最強の
モニター心電図

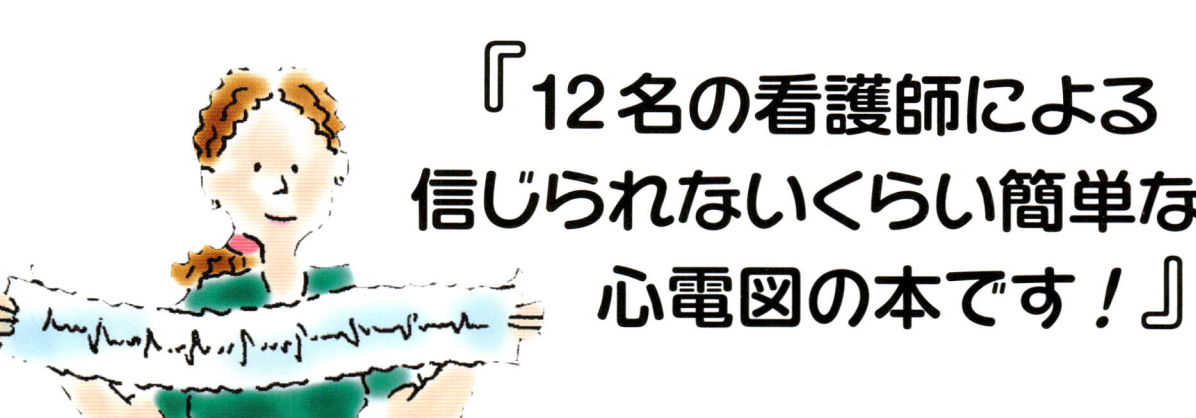

『12名の看護師による
信じられないくらい簡単な
心電図の本です！』

監修 山下 武志
著者 ダイアン・M・アレン／ナンシー・ベッケン ほか
翻訳 平山 いずみ

ガイアブックスは
地球の自然環境を守ると同時に
心と身体の自然を保つべく
"ナチュラルライフ"を提唱していきます。

© 2011 by Lippincott Williams & Wilkins. All rights reserved. This book is protected by copyright. No part of it may be reproduced, stored in a retrieval system, or transmitted, in any form or by any means—electronic, mechanical, photocopy, recording, or otherwise—without prior written permission of the publisher, except for brief quotations embodied in critical articles and reviews and testing and evaluation materials provided by publisher to instructors whose schools have adopted its accompanying textbook.

Lippincott Williams & Wilkins/Wolters Kluwer Health did not participate in the translation of this title.

This is a translation of "ECG Interpretation Made Incredibly Easy! (5e)"

Published by arrangement with Lippincott Williams & Wilkins/Wolters Kluwer Health Inc., USA

〈お断り〉

本書には詳しい指示、副作用、および医薬品の投薬計画が記載されていますが、これらは変更する可能性があるため、医薬品情報については、製造業者から提供された容器に記載された内容をご確認ください。著者、編集者、出版社、および販売業者は、本書の誤り、欠落、または本書情報の有用性に関するいかなる結果についても責任を負いかねることをお断りします。

◆ 12人の現役看護師による共同作業の成果 ◆

山下 武志
心臓血管研究所 所長

　心電図……用語としては聞きなれたこの検査法、誰もが苦手意識をもっているだろう。聞きなれているから違和感はないものの、よくよく見てみると日本語とは思えない奇妙な漢字の並びだ。そして、この奇妙な漢字の並び方と同じように、心電図の記録はいかにも奇妙な線の連続に見える……これが医師を含めた多くの医療者の実感かもしれない。

　しかし、看護師ならばどのような病棟に配属されても、一生この心電図から逃れることはできないことは困りものだ。どの病棟にも心電図モニターというものが配備されているからだ。しかも、この心電図モニター、最近ではセントラルモニターとして、数名あるいは10数名の心電図が同時に表示されるようになっている。「できれば勤務中にアラーム音は鳴らないでほしい」と願う人は多い。しかし、世の中、そう願う時に限ってアラーム音が鳴るものだ。

　このようにして、心電図を人並みに（少なくとも得意になれなくても）マスターしなければと思うのは誰しも同じ……そう思って本屋に行くと心電図の教科書は数えきれないぐらい陳列されている（何を隠そう、この監修者の本も並べられているはずだ）。これだけの教科書があってどうやって選べばいいのか、途方に暮れてしまう。

　開き直って、どうしてこれだけの教科書が世に出たのか、考えてみよう。看護師にとって満足できるような教科書がなかったからに違いない。看護師にとって学びやすい心電図の教科書、その1冊をみんなが求めている。

　このような中、初めて日本語訳されたこの教科書は……アメリカで5版というすごい発刊歴をもつ看護師対象のテキストである。現場の看護師から満足されない限り、5版も版を重ねることは難しい（読者からそっぽを向かれた教科書は数多い。それは廃刊となるので人の記憶にも残らない）。この数字が語るもの、それはテキスト執筆者にとって多くの読者から満足が得られたという記念碑なのである。

　本のタイトルは、日本語では『最強のモニター心電図』という比較的おとなしいものだが、英語では『Incredibly Easy!（信じられないぐらい簡単!）』。
　この本の決め手は、すべての内容が看護師によって書かれたということだと思う。患者の看護をするという視点で心電図を理解しよう、そしてそれを看護に生かそうという気持ちが著者の間で共有されていることが伝わってくる。そして、5版を重ねる努力は、このテキストが時代遅れでないことの証明でもある。医療の進歩は著しく、どのようなテキストもその内容が陳腐化するのに、このテキストには最新の知識が埋まっている。

　まさに素晴らしい看護師の共同作業。このテキストを手にすれば、明日からの看護が進歩することは間違いなしだと思う。

著者一覧

Diane M. Allen (ダイアン・M・アレン)
登録看護師、看護学修士、成人科ナース・プラクティショナー正式免許、臨床検査技師。ウーマック陸軍医療センターにて、ナース・プラクティショナーとして勤務。

Nancy Bekken (ナンシー・ベッケン)
登録看護師、理学修士、クリティカルケア登録看護師。成人クリティカルケアスペクトラム・ヘルスにて、看護教育専門官として勤務。

Karen Crisfulla (カレン・クリスフラ)
登録看護師、臨床専門看護師、看護学修士、クリティカルケア登録看護師。ペンシルバニア大学病院にて、臨床専門看護師として勤務。

Maurice H. Espinoza (モーリス・H・エスピノザ)
登録看護師、看護学修士、臨床専門看護師、クリティカルケア登録看護師。カリフォルニア大学アーヴァイン医療センターにて、臨床専門看護師として勤務。

Kathleen M. Hill (キャスリーン・M・ヒル)
登録看護師、看護学修士、心臓外科クリティカルケア専門看護師免許。クリーブランド・クリニック外科ICUにて、臨床専門看護師として勤務。

Cheryl Kabeli (シェリル・カベリ)
登録看護師、看護学修士、ファミリーナースプラクティショナー正式免許、臨床専門看護師正式免許。シャンプレーン・バレー心臓胸部外科にて、ナース・プラクティショナーとして勤務。

Karen Knight-Frank (カレン・ナイトフランク)
登録看護師、理学修士、臨床専門看護師、クリティカルケア登録看護師、クリティカルケア専門看護師。サン・ノゼ総合病院クリティカルケアにて、臨床専門看護師として勤務。

Marcella Ann Mikalaitis (マーセラ・アン・ミカライティス)
登録看護師、看護学修士、クリティカルケア登録看護師。ドイルズタウン病院(Pa.)循環器ICUにて、看護師次長として勤務。

Cheryl Rader (シェリル・レイダー)
登録看護師、看護学士、心臓外科クリティカルケア登録看護師免許。カンザス市セント・ルークス病院(Mo.)静脈療法看護にて、看護師次長として勤務。

Leigh Ann Trujillo (リー・アン・トゥルヒーオ)
登録看護師、看護学士。セント・ジェームズ病院医療センターにて、臨床教育専門官として勤務。

Rebecca Unruh (レベッカ・アンルー)
登録看護師、看護学修士。ノースカンザスシティー病院(Mo.)循環器ICUおよび心臓リハビリテーションにて、看護師長として勤務。

Opal V. Wilson (オパール・V・ウィルソン)
登録看護師、医療助手、看護学修士。ルイジアナ州立大学医療センターPCテレメトリーユニットにて、登録看護師長として勤務。

本書はなぜこれほど素晴らしいのでしょうか？

1. 心電図解釈に関する重要必須事項を網羅しているからです（重要性の低いものは割愛）。
2. 学んだことが記憶に定着しやすくなるように構成されているからです。
3. 読めば知識が増え、スキルが向上し、おもわずにんまり。

　本当かって？　それでは本書で繰り返し登場するこれらのマークをぜひ一度ご覧になってみてください。

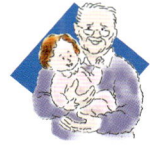

年齢と発達段階 患者の年齢による心電図の変化を特定。

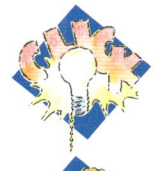

わかった！ 自動式体外除細動器の使用法など、複雑な手順をわかりやすく説明。

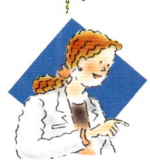

見落としに注意 最も重大な結果を招く不整脈を特定。

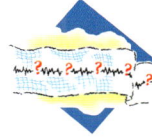

複雑なシグナル 心電図のモニタリングと解釈において頻繁に遭遇する問題への対処法をアドバイス。

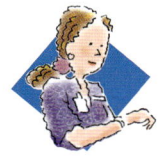

ワンポイント解説 各種不整脈に関する重要必須項目を強調。これで手早く復習できる。

　ほらね？　言ったとおりでしょう？
でもこれだけではありませんよ。ページの余白に私たちナースを探してみて。そこで私たちは重要な概念を説明したり、大事なポイントをおさらいしたり、皆さんを励ましたりしています。それから、あちこちのページでユーモアのスパイスをピリッと効かせ、皆さんが楽しく学習できるようお手伝いします。
　どうか本書が皆さんのお役に立ちますように。皆さんのご活躍を期待しています！

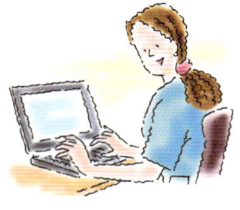

Joy

目 次

12人の現役看護師による共同作業の成果　山下 武志 iii
著者一覧 iv
本書はなぜこれほど素晴らしいのでしょうか？ v

Part I　心電図の基礎

1　心臓の解剖学と生理学 3
　心臓の解剖学の概要 3
　　心臓の外部構造／心臓の内部構造／心臓内部の血液の流れ
　心臓の生理学の概要 9
　　心周期の力学／心臓の神経分布／電気的インパルスの伝達／心臓の刺激伝導系／異常なインパルス
　クイッククイズ 20

2　心電図の測定法 23
　心電図の概要 23
　　誘導と面／心電図の種類／心電図モニタリング／誘導のすべて／電極の基礎／電極の装着方法
　心調律の観察 36
　モニターのトラブル 37
　クイッククイズ 41

3　心電図の解釈 43
　心電図波形の概要 43
　　P派／PR間隔／QRS派／ST部分／T派／QT間隔／U派
　8ステップ法 51
　　ステップ1:リズムを測定する／ステップ2:心拍数を測定する／ステップ3:P派を評価する／ステップ4:PR間隔を測定する／ステップ5:QRS派の持続時間(QRS幅)を測定する／ステップ6:T派を評価する／ステップ7:QT間隔の持続時間を測定する／ステップ8:その他の要素を評価する
　正常洞調律とは何か 56
　クイッククイズ 58

Part II　不整脈の診断

4　洞結節不整脈 63
　洞結節不整脈の概要 63
　洞不整脈 63
　洞徐脈 66
　洞頻脈 69
　洞停止 73
　　発生機序[頻繁に長時間]／注目すべき所見[停止を繰り返す場合に見られる徴候]／治療[緊急処置／軽度の洞停止を放置しない／症状が悪化した時]
　洞不全症候群 78
　クイッククイズ 83

5	心房不整脈		87
	心房不整脈の概要		87
	心房期外収縮		88
	心房頻拍		90
	心房粗動		96
	心房細動		99
	移動性ペースメーカー		103
	クイッククイズ		107
6	接合部不整脈		111
	接合部不整脈の概要		111
	接合部期外収縮		114
	接合部補充調律		116
	促進接合部調律		118
	接合部頻拍		119
	クイッククイズ		123
7	心室不整脈		127
	心室不整脈の概要		127
	心室期外収縮		128
	心室固有調律		133
	心室頻拍		137
	心室細動		142
	心静止		145
	クイッククイズ		149
8	房室ブロック		153
	房室ブロックの概要		153
	第1度房室ブロック		155
	第2度I型房室ブロック		157
	第2度II型房室ブロック		160
	第3度房室ブロック		163
	クイッククイズ		168

Part III 不整脈の治療

9	非薬物治療		175
	ペースメーカーの概要		175
	ペースメーカーとともに機能する		177
	恒久的ペースメーカーと一時的ペースメーカー／デマンド型ペースメーカー／ペースメーカーコード／ペースメーカーのモード		
	ペースメーカーの評価		186
	トラブルシューティング／看護上の注意点／患者教育		

両心室ペースメーカーの概要 191
　適応／両心室ペースメーカーを装着した患者の看護／患者教育
高周波アブレーションの概要 194
　適応／手順／看護上の注意点／患者教育
ICDの概要 196
　ICDとは何か／患者教育
クイッククイズ 201

10　薬物治療 205
抗不整脈薬の概要 205
　抗不整脈薬の分類
抗不整脈薬各論 208
　Ia群抗不整脈薬／Ib群抗不整脈薬／Ic群抗不整脈薬／II群抗不整脈薬／III群抗不整脈薬／IV群抗不整脈薬／分類に当てはまらない抗不整脈薬
抗不整脈薬に関する患者教育 232
クイッククイズ 235

Part IV　12誘導心電図

11　12誘導心電図の取り方 239
12誘導心電図の概要 239
　12の誘導の役割／電気軸／12誘導心電図の測定
加算平均心電図 250
クイッククイズ 252

12　12誘導心電図の解釈 255
12誘導心電図の解釈の概要 255
　心電図の各波形成分について／電気軸を求める／軸偏位
12誘導心電図に影響を及ぼす疾患 262
　狭心症／脚ブロック／心筋梗塞
心筋梗塞の種類を特定する 271
　前壁心筋梗塞／中隔心筋梗塞／側壁心筋梗塞／下壁心筋梗塞／右室心筋梗塞／後壁心筋梗塞
クイッククイズ 280

巻末資料
演習問題 286
二次救命処置アルゴリズム 304
　心停止／徐脈／頻拍
心電図読解演習問題 310
よく似た心電図の鑑別診断 339
不整脈クイックガイド 350
用語集 355
参考文献 357
索引 358

Part I 心電図の基礎

1 心臓の解剖学と生理学 3

2 心電図の測定法 23

3 心電図の解釈 43

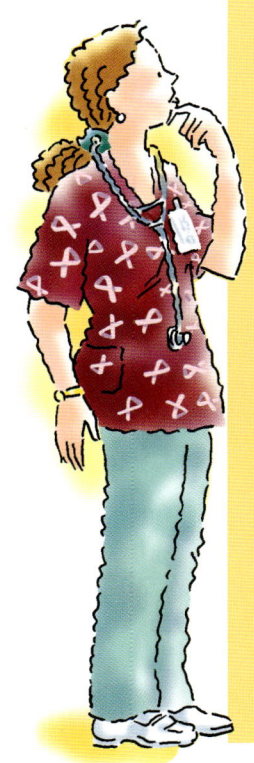

1

心臓の解剖学と生理学

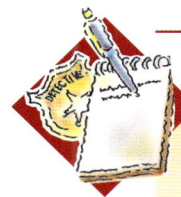

この章の概要

この章では以下の内容について学習する。
- 心臓の位置と構造
- 心臓壁の多層構造
- 心臓内部の血液の流れとそれに関与する構造物
- 心周期の諸相
- 心臓の細胞の特性
- 心臓の刺激伝導系と不整脈との関係

心臓の解剖学の概要

心臓の解剖学には、心臓の位置、心臓の構造、心臓壁、心室・心房、弁、および冠循環の配置と構造が含まれる。

心臓の外部構造

心臓は円錐形の筋性臓器である。心臓は、左右を両側の肺に、前後を胸骨と脊椎に挟まれた縦隔洞と呼ばれる領域に位置している。心臓は逆三角形の形をして、少し傾いた状態で縦隔洞に収まっている。心臓の上端（心基部）は第二肋骨の直下にあり、心臓の下端（心尖部）は左前下方を向いて横隔膜に接している（p.4「小児の心臓の位置」を参照）。

心臓の大きさは身体の大きさによって異なるが、縦およそ12.5cm、幅およそ9cmで、本人の拳の大きさにほぼ等しい。心臓の重さは通常225-340gで、身体の大きさ、年齢、性別、および運動習慣の有無によって異なる。通常、運動選手の心臓は平均的な人の心臓よりも重く、高齢者の心臓は軽い（「高齢

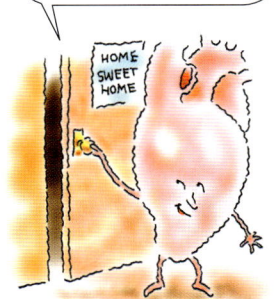

縦隔は心臓のおうちです。

者の心臓」を参照）。

層、また層

心臓壁は心外膜、心筋層、心内膜の3層よりなる（「心臓壁の多層構造」を参照）。最も外側の心外膜は、漿膜性心膜の臓側板にあたり、扁平上皮細胞から構成され、下部の結合組織を覆っている。中間の層である心筋層は、心臓壁を構成する3層のうち最も厚い。この筋組織の層は心拍ごとに収縮する。最も内側の層である心内膜は、微小血管と平滑筋束を伴う内皮組織から構成される。

心膜と呼ばれる結合組織の層は心臓を包み、心臓を保護する丈夫な袋の役割を果たしている。心膜は線維性心膜と漿膜性心膜から成る。丈夫な白色の線維組織から成る線維性心膜は、心臓をゆるやかに取り囲んで保護している。この線維性心膜は大血管、横隔膜、胸骨に結合している。線維性心膜の内側にある薄く滑らかな部分が漿膜性心膜であり、壁側板（線維性心膜の内側にある）と臓側板（心臓の表面に付着している）の2層から成る。

層と層の間に

臓側板と壁側板の間には心膜腔があり、ここには10-20mlの薄く透明な心膜液が存在し、臓側板と壁側板の表面を潤滑し、心臓を保護している。心膜液が過剰に存在する状態は心膜液貯留と呼ばれ、血液駆出の減少をもたらす。

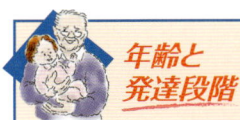

年齢と発達段階

小児の心臓の位置

乳児の心臓は成人に比べ、より水平に近い状態で胸郭内に存在する。このため心尖部は第4肋間腔に位置する。4歳までは心尖拍動が左鎖骨中線の左側で触知される。7歳までには成人と同じ位置に移行する。

心臓の内部構造

心臓には4つの部屋（2心房2心室）がある（p.6「正常な心臓の内部構造」を参照）。左右の心房は、心室に送られる血液を貯蔵する部屋である。右心房は、身体から上・下大静脈を通って還流する酸素化されていない血液と、心臓から冠静脈洞を通って還流する酸素化されていない血液を受け取る。左心房は、肺から4本の肺静脈を通って還流する酸素化された血液を受け取る。心房中隔は左右の心房を隔て、両心房の収縮に寄与する。心房の収縮により、血液は心室へと送り出される。

血液を送り出す

左右の心室は、心臓から血液を送り出す部屋である。右心室は右心房から血液を受け取り、肺動脈を介して肺へと血液を送り出す。肺に達した血液は、酸素を取り込み二酸化炭素を放出する。左心室は左心房から酸素化された血液を受け取り、大動脈を介して全身へと血液を送り出す。心室中隔は左右

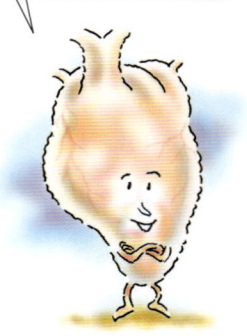

ぼくは横隔膜の上にいるよ。

心臓壁の多層構造

以下に心臓壁の断面図を示す。心臓壁は構成する様々な層から構成される。

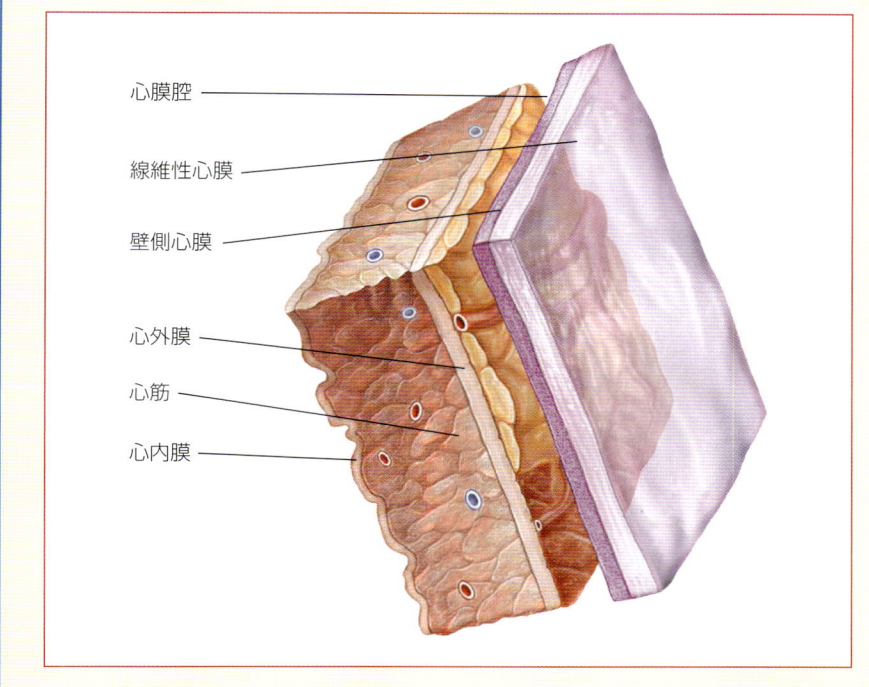

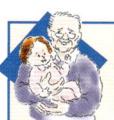 **年齢と発達段階**

高齢者の心臓

通常、心臓は加齢に伴い若干小さくなり、収縮力と収縮効率が低下する（ただし高血圧や心疾患の患者には例外が見られる）。多くの人は70歳までに安静時心拍出量が30-35％低下する。

加齢に伴い過敏に

加齢により心筋の過敏性が増すため、洞不整脈や洞徐脈に加えて期外収縮が発生することがある。さらに、増加した線維組織が洞房結節や心房の結節間伝導路に浸潤し、心房細動や心房粗動を引き起こすことがある。

の心室を隔て、両心室の血液駆出に寄与する。

心室壁や心房壁の厚さは、各々が担う加圧作業の量によって異なる。心房は、心室に送る血液を貯める場所であり、遠くまで血液を送り出すわけではないので、その壁は心室壁に比べてかなり薄い。同様に、左心室が体血管抵抗に抗して全身へと血液を拍出するのに対し、右心室はそれより低い肺血管抵抗に抗して肺へと血液を拍出するため、左心室壁は右心室壁に比べてかなり厚い。

一方向弁

心臓には4つの弁、すなわち2つの房室弁（三尖弁と僧帽弁）と2つの半月弁（大動脈弁と肺動脈弁）がある。これらの弁は、各々が接する心房・心室内の圧力変化に応じて開閉する。この4つの弁は、心臓内の血流を順方向に保つ一方向弁として働く。

正常な心臓の内部構造

以下の図に正常な心臓の解剖学的構造を示す。

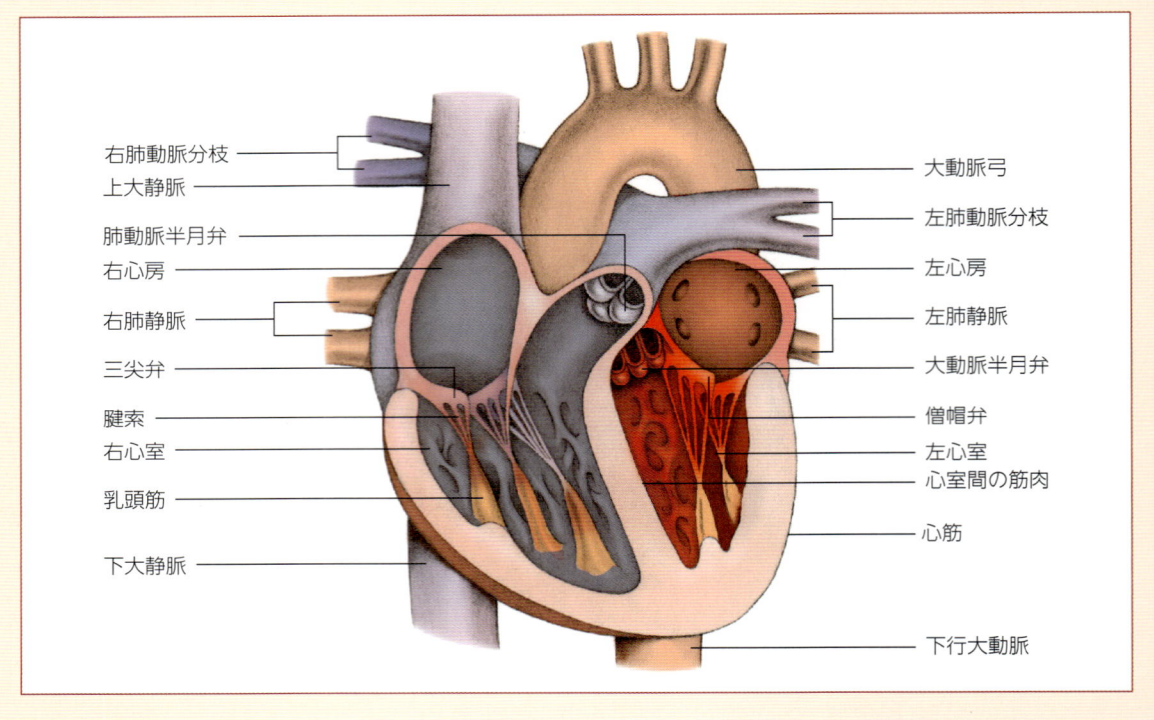

これらの弁が閉じることで、血液の逆流が妨げられる。弁が閉じると心音が発生し、聴診器で聴取される。

心房と心室の間にある2つの房室弁は、三尖弁および僧帽弁と呼ばれる。三尖弁は右心房と右心室の間に、僧帽弁は左心房と左心室の間にある。

腱索

僧帽弁には2つの、三尖弁には3つの弁尖がある。弁尖は腱索と呼ばれる線維によって心臓壁の乳頭筋に固定されている。腱索は心室収縮期に弁尖が心房内に突出するのを防ぐ。腱索が損傷すると血液が心房に逆流し、心雑音が発生する。

圧力を受けて

半月弁には肺動脈弁と大動脈弁がある。これらは弁尖が3枚の半月のよう

に見えることから半月弁と呼ばれる。半月弁には高い圧力がかかるため、房室弁と比べてかなり単純な構造になっている。

半月弁は心室内の圧力によって開き、肺動脈血や大動脈血の後方圧によって弁尖が押されることで閉鎖する。肺動脈と右心室の接合部にある肺動脈弁は、右心室から肺動脈へは血液を流すが、右心室への逆流は阻止する。大動脈と左心室の接合部にある大動脈弁は、左心室から大動脈へは血液を流すが、左心室への逆流は阻止する。

心臓内部の血液の流れ

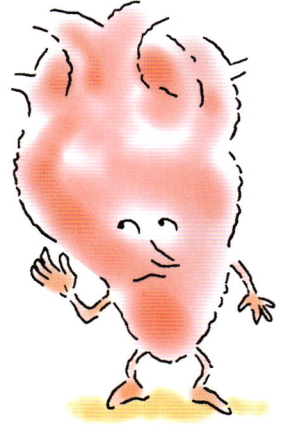

弁が閉まる時、心音が聞こえるよ。

心臓内部の血液の流れを理解することは、心臓の機能を包括的に理解し、電気的活動の変化が末梢血流に及ぼす影響を理解する上で極めて重要である。身体からの酸素化されていない血液は上・下大静脈を通って心臓へと還流し、右心房に流れ込む。そこから血液は三尖弁を介して右心室へと流れ込む。

肺循環と体循環

右心室は肺動脈弁を介して肺動脈へ、さらに肺へと血液を拍出する。血液は肺から肺静脈を通って左心房に流れ込む。ここまでの循環路を肺循環と呼ぶ。

左心房内の圧力が臨界点に達すると僧帽弁が開き、血液が左心室に流れ込む。すると左心室は収縮し、大動脈弁を介して大動脈へ、さらに全身へと血液を拍出する。血液は静脈を通って右心房に戻る。ここまでの循環路を体循環と呼ぶ。

冠循環

脳やその他全ての臓器と同様、心臓も生存のために十分な血液供給を必要とする。心臓の表面を走る冠動脈は、心筋に血液と酸素を供給する。冠血流を理解すれば、ある特定の冠動脈の閉塞により、心臓のどの領域が冒されるか予想できるので、心筋梗塞患者の治療に役立つ。

冠動脈口が開く時

冠動脈口（大動脈から冠動脈に血液を送り出す開口部）は大動脈弁の近傍に位置する。収縮期には左心室が大動脈を介して血液を送り出し、大動脈弁が開くため、冠動脈口は部分的に覆われてしまう。拡張期には左心室に血液が充満し、大動脈弁が閉じるため、冠動脈口が開通して、冠動脈は血液で満たされる。

頻脈時には拡張期が短縮するため、冠動脈口から冠動脈に流れ込む血液の量が減る。また、心室が収縮すると冠動脈が圧迫されて冠血流が減るため、頻脈は冠血流を妨げる。

右冠動脈

右冠動脈ならびに左冠動脈（左冠動脈主幹部とも呼ばれる）は、上行大動脈のヴァルサルヴァ洞と呼ばれる領域から各々1本の枝として分かれ出る。右冠動脈は、右心房、右心室、および左心室下壁・後壁の一部に血液を供給する。人口の50%では、右冠動脈は洞房結節にも血液を供給している。ヒス束と房室結節も右冠動脈から血液供給を受ける。

左冠動脈

左冠動脈は左心房表面にそって走り、2本の主な分枝（左前下行枝と左回旋枝）に分かれる。左前下行枝は左心室表面を心尖に向かって走り、左心室前壁、心室中隔、右脚、左脚前枝に血液を供給する。左前下行枝の分枝（中隔穿通枝と対角枝）は左右の心室への血液供給を補う。

旋回する回旋枝

左回旋枝は左心室側壁と左心房に酸素化された血液を供給する。さらに人口の約半数では洞房結節にも血液を供給している。また、左回旋枝は左脚後枝にも血液を供給する。左回旋枝は左心室のまわりを巡り、左心室後壁に血液を供給する。

循環が保たれるために

2本以上の動脈が同じ領域に血液を供給する場合、通常それらは吻合部（血流の迂回路につながる接合部）を介して連結している。こうした小動脈のネットワーク（側副循環）が、直接心筋を栄養する毛細血管に血液を供給している。通常は側副循環が十分に発達しているため、主要な冠動脈が粥腫で閉塞しても、側副循環により心臓への血液供給は維持される。

心臓の静脈

心臓にも、身体の他の部分と同様に静脈がある。心臓の静脈には心筋の毛細血管から酸素化されていない血液が注ぎこむ。心臓の静脈は合流して冠静脈洞と呼ばれる大きな血管となる。この冠静脈洞を通って血液は右心房に戻り、循環し続ける。

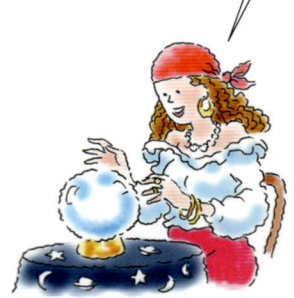

冠血流を理解すれば、ある特定の冠動脈の閉塞により、心臓のどの領域が冒されるか予想できます。

心臓の生理学の概要

　ここでは、心周期、心筋の神経支配、脱分極-再分極サイクル、刺激伝導系、異常なインパルスがもたらす影響などについて論じる。（p.10「心周期における現象」を参照）。

心周期の力学

　1回の心拍の間に、心室の拡張（弛緩）と収縮が起こる。
　拡張期には心室が弛緩して心房が収縮し、三尖弁と僧帽弁が開いて血液が送り出される。大動脈弁と肺動脈弁は閉じている。
　収縮期には心房は弛緩して血液を貯める。僧帽弁と三尖弁は閉じている。心室内圧の上昇により大動脈弁と肺動脈弁が開く。続いて心室が収縮し、血液が循環系を流れる。

心房キック

　心房の収縮によって心室に送られる血液の量（心房キック）は、心拍出量（1分間に左右の心室から拍出される血液の量）の30％に相当する（「循環に関する豆知識」を参照）。心房細動などある種の不整脈が発生すると、心房キックが消失し、そのため心拍出量が低下することがある。頻脈も心拍出量に影響を与えるが、これは拡張期が短縮して、心室が血液で満たされる時間（充満時間）が短くなるためである。充満時間が短縮すると、心室収縮期に駆出される血液の量が低下し、循環血液量が低下する。

均衡の維持

　心周期によって心拍出量が生み出される。心拍出量とは心臓が1分間に拍出する血液の量であり、心拍数と1回拍出量の積に等しい（p.12「前負荷、後負荷、収縮性を理解する」を参照）。1回拍出量とは、1回ごとの心室収縮で駆出される血液量のことである。
　心拍出量は通常4-8ℓ/分で、身体の大きさに依存する。心臓は、身体が必要とするだけの血液を送り出す。1回拍出量に影響を与える3つの要素が、前負荷、後負荷、および心筋の収縮性である。これら3つの要素のバランスにより心拍出量は最適な値となる。

前負荷

　前負荷とは、心室筋線維の伸展度のことであり、拡張期末期の左心室内の

心周期における現象

心周期は以下の5つの現象から成り立っている。

1. 心室の等容性収縮

心室の脱分極に反応して、心室心筋の張力が高まる。心室内圧の上昇により僧帽弁と三尖弁が閉じる。肺動脈弁と大動脈弁はこの時期には閉じている。

2. 心室駆出

心室内圧が大動脈圧や肺動脈圧を超えると、大動脈弁や肺動脈弁が開き、心室が血液を駆出する。

3. 等容性弛緩

心室内圧が大動脈圧や肺静脈圧より低くなると、大動脈弁や肺静脈弁が閉じる。この時期には全ての弁が閉じている。血液が心房に流入する間、心房の弛緩が起きる。

4. 心室充満

心房内圧が心室内圧を超えると、僧帽弁と三尖弁が開き、血液が受動的に心室に流れ込む。この時期に心室充満の70％が達成される。

5. 心房収縮

1回ごとの心室収縮で駆出される血液のうち残り30％は、心房収縮（心室拡張期の後期と一致）によって心室に送られる。

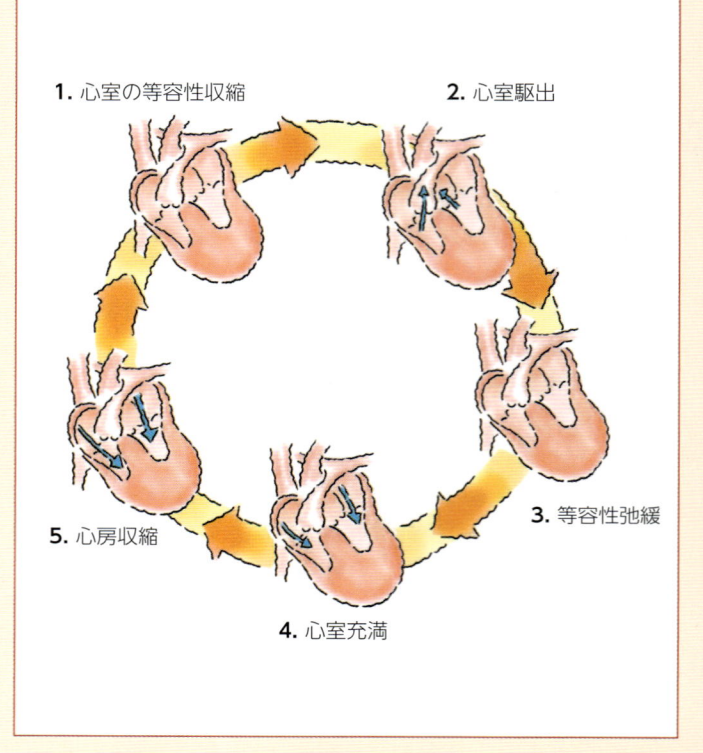

血液の量と圧力によって決まる。

後負荷

後負荷とは、左心室が血液を体循環に送り出すために超えなければならない圧力の大きさのことである。この抵抗が大きいほど、心臓は血液を拍出するために大きな力を生み出さねばならない。

収縮性

収縮性とは、心筋細胞が脱分極後に収縮する能力のことである。収縮性は、

拡張期末期の心筋線維の伸展度に依存する。心筋線維の伸展度が過剰であっても不十分であっても、収縮性と心室からの駆出血液量は変化する。これは、部屋の反対側に向かって輪ゴムを飛ばす時のことを思い出してみれば、理解しやすい。伸ばし方が足りなければ、輪ゴムは遠くまで飛ばない。伸ばしすぎればプツンと切れてしまう。しかし、ちょうどいい具合に伸ばせば、輪ゴムは狙った距離まで飛んでいく。

> **循環に関する豆知識**
> - 2.5cmに25本の毛細血管が存在する。
> - 全身には約100億本の毛細血管がある。
> - 1個の赤血球が心臓を出て毛細血管を通り再び心臓に戻るまでにかかる時間は、平均で1分未満である。

心臓の神経分布

心臓には、自律神経系を構成する2系統の分枝、すなわち交感神経（アドレナリン作動性神経）と副交感神経（コリン作動性神経）が分布している。

交感神経系は、基本的に心臓の働きを促進する。2種類の化学物質（ノルエピネフリンとエピネフリン）は交感神経系の影響を強く受ける。これらの化学物質は心拍数、自動能、房室伝導、収縮性を増大させる。

心臓にブレーキをかける

一方、副交感神経系は心臓のブレーキとして働く。副交感神経の一つである迷走神経は、心拍数を低下させ、房室結節や心室の刺激伝導を抑制するインパルスを伝える。副交感神経系が刺激されるとアセチルコリンが放出され、心拍数が低下する。

迷走神経は圧受容器（大動脈と内頸動脈にある特殊な神経細胞）によって刺激される。圧受容器を刺激する状態は、迷走神経も刺激する。

例えば、圧受容器は引き伸ばされることによって刺激されるが、血圧上昇時や頸動脈圧迫時にはこうした状態が生じることがある。頸動脈洞マッサージと呼ばれる手技では、上昇した心拍数を低下させるために、意図的に頸動脈の圧受容器を活性化する。

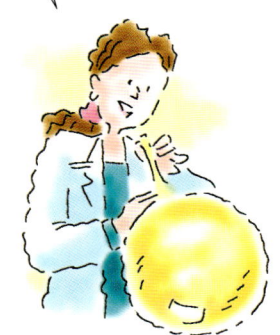

収縮性とは、心臓が風船のように伸展する能力のことです。

電気的インパルスの伝達

電気的インパルスが発生しなければ、心臓は収縮できない。電気的インパルスの生成と伝達は、心筋細胞の4つの特徴に依存している。
- 自動能とは、細胞が自発的にインパルスを生成する能力のことである。ペースメーカー細胞には自動能がある。
- 興奮性とは、イオンの細胞膜通過によって生じるものであり、細胞が電気的刺激に対して反応する能力のことである。
- 伝導性とは、他の心筋細胞に対して電気的インパルスを伝達する能力のことである。

前負荷、後負荷、収縮性を理解する

前負荷、後負荷、収縮性をよりよく理解するには、心臓を風船に見立てるとよい。

前負荷

前負荷とは、心室筋線維の受動的伸展の度合いのことである。この伸展度は、拡張期末期に心室内に充満する血液の容積に依存する。スターリングの法則に従えば、心筋は拡張期に大きく伸展するほど、収縮期に力強く収縮する。前負荷は、空気を吹き込まれて膨らんでいく風船と同じように考えることができる。空気をたくさん吹き込むほど、風船は大きく伸展する。

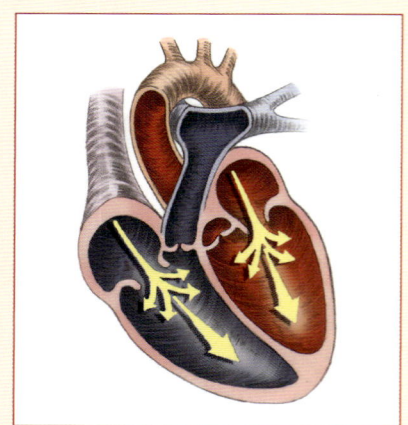

収縮性

収縮性とは、心筋に本来備わっている正常な収縮力のことである。収縮性は前負荷の影響を受ける。伸展度が大きいほど、力強い収縮となる。つまり、風船にたくさん空気を吹き込むほど、伸展度は大きくなり、吹き込み口を開放した時に風船は遠くまで飛んでいく。

後負荷

血液を駆出する際、心室の心筋は大動脈圧を上回る圧力を生み出さねばならない。この圧力のことを後負荷という。この時の抵抗は風船の口の結び目であり、風船はこの抵抗に逆らって空気を外に押し出さねばならない。

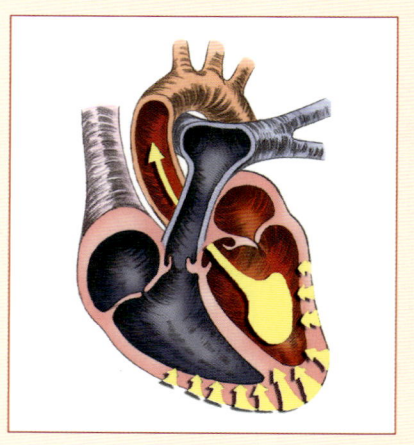

● 収縮性とは、細胞が刺激を受けた後に収縮する能力のことである。

脱分極と再分極

インパルスが伝わると、心筋細胞では脱分極と再分極のサイクルが進行する（p.14「脱分極-再分極サイクル」を参照）。休止状態の心筋細胞は分極

している（電気的な活動が全く起こっていない）と考えられる。細胞膜によって隔てられた細胞の内と外では、ナトリウムやカリウムなどのイオン濃度が異なり、細胞内は外部に対して陰性に荷電した状態にある。これを静止電位と呼ぶ。刺激が生成すると、イオンが細胞膜を通過し、活動電位が生じる。これを細胞の脱分極という。

細胞は完全に脱分極すると、再分極と呼ばれるプロセスを経て休止状態に戻ろうとする。細胞内の電荷は逆転し、通常の状態に戻る。

1回の脱分極-再分極サイクルは、5つの時相（第0相から第4相）から成る。活動電位は、この5つの時相の間に生じる電位の変化を示す曲線によって表される（p.15「活動電位曲線」を参照）。

記憶を呼び覚ます魔法の言葉

再分極（repolarization）のRは休息（rest）のRと考えると、脱分極と再分極の違いを覚えやすい。再分極は心周期の休止期に起こることを忘れないように。

活動電位曲線の諸相

第0相では、細胞は近傍細胞からインパルスを受け脱分極する。第1相では最初の急速な再分極が起こり、続く第2相（プラトー期）では穏やかに再分極が進行する。

第1相、第2相、および第3相初期には、心筋細胞は絶対不応期にあると言われる。この時期には、どれほど強い刺激でも細胞を興奮させることはできない。

第3相では急速な再分極が起き、細胞は最初の状態に戻る。第3相の後半は、細胞は相対不応期にあり、極めて強い刺激であれば脱分極が起こりうる。

第4相は活動電位の休止期である。第4相末期までには、細胞は次の刺激に対して応答できる状態になる。

これらの電気的な活動は全て心電図上に表れる。心電図に表れるのは電気的な活動のみであり、心臓の実際の拍出活動が示されるわけではない。

心臓の刺激伝導系

脱分極と再分極が起こると、それによって発生した電気的インパルスは、刺激伝導系と呼ばれる経路に沿って心臓全体に伝わる（p.16「心臓の刺激伝導系」を参照）。

インパルスは洞房結節から結節間伝導路とバッハマン束を経て房室結節に伝わる。ここからヒス束、右脚・左脚を経て、最後にプルキンエ線維に達する。

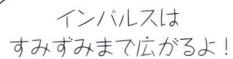

インパルスはすみずみまで広がるよ！

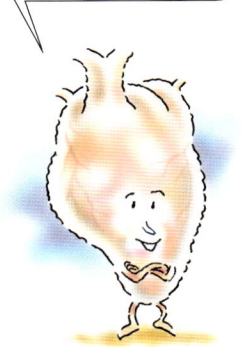

ペースを決める

洞房結節は右心房の右上部、すなわち上大静脈が右心房の組織と結合する部分にある。洞房結節は心臓の主要なペースメーカーであり、毎分60-

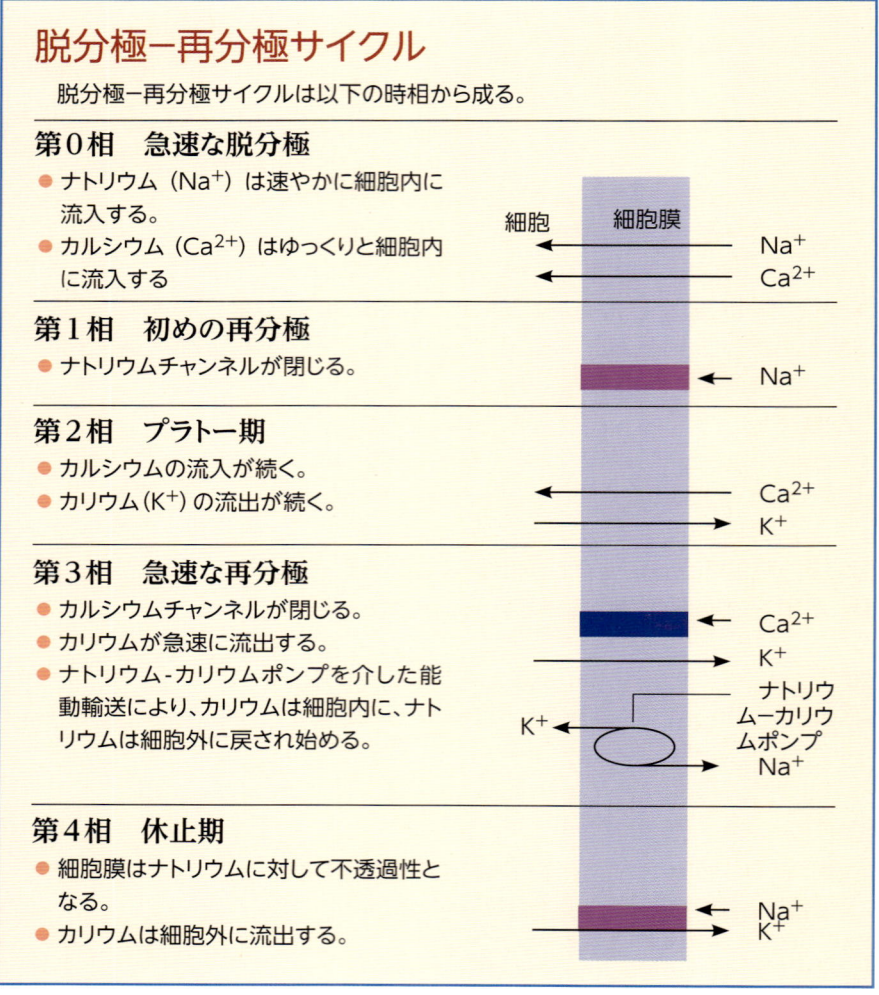

脱分極-再分極サイクル

脱分極-再分極サイクルは以下の時相から成る。

第0相　急速な脱分極
- ナトリウム（Na⁺）は速やかに細胞内に流入する。
- カルシウム（Ca²⁺）はゆっくりと細胞内に流入する

第1相　初めの再分極
- ナトリウムチャンネルが閉じる。

第2相　プラトー期
- カルシウムの流入が続く。
- カリウム（K⁺）の流出が続く。

第3相　急速な再分極
- カルシウムチャンネルが閉じる。
- カリウムが急速に流出する。
- ナトリウム-カリウムポンプを介した能動輸送により、カリウムは細胞内に、ナトリウムは細胞外に戻され始める。

第4相　休止期
- 細胞膜はナトリウムに対して不透過性となる。
- カリウムは細胞外に流出する。

100回の頻度でインパルスを生成する。生成したインパルスは、特殊な経路を伝わり心臓全体に広がる。脱分極の直後は細胞が刺激に応答できないため、通常、インパルスが逆方向に進むことはない。

バッハマン束

　洞房結節から発生したインパルスは、次にバッハマン束（洞房結節から左心房へと伸びる組織の路）を通って伝えられる。インパルスは前方、中央、後方の結節間伝導路を通って右心房全体に伝わると考えられている。しかしながら、これらの結節間伝導路が実際に存在するかどうかは不明である。インパルスは速やかに左右の心房に伝わるため、左右の心房はほぼ同時に収縮する。

活動電位曲線

活動電位曲線は、脱分極−再分極サイクルにおける心筋細胞の電気的変化を示したものである。このグラフには、ペースメーカー細胞以外の心筋細胞における電気的変化が示されている。

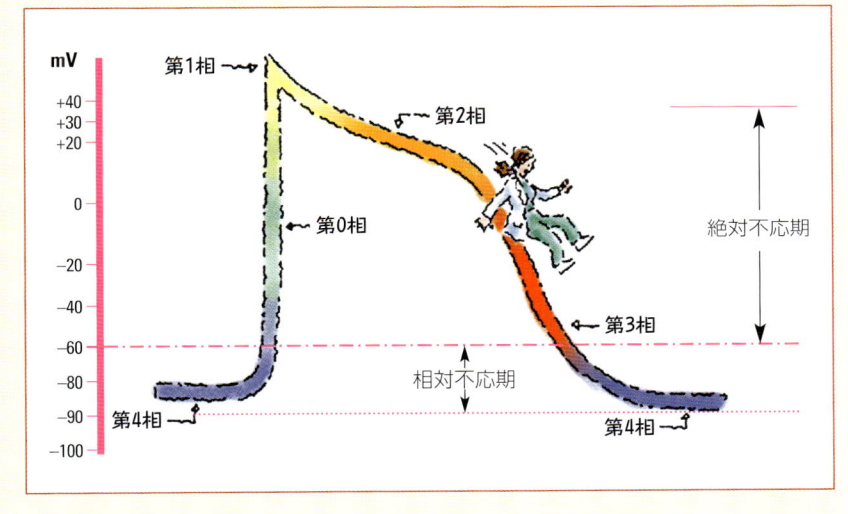

房室結節、伝導速度の遅い結節

　　　房室結節は右心房下部の冠静脈洞開口部の近傍にあり、ここに到達したインパルスの伝導を遅らせる役割を果たしている。房室結節の組織自体にペースメーカー細胞はないが、房室結節を取り囲む組織（接合部組織と呼ばれる）には、毎分40-60回の頻度でインパルスを生成（発火）できるペースメーカー細胞が含まれている。
　　房室結節の主な機能は、インパルスを0.04秒遅らせ、心室の早すぎる収縮を防ぐことである。この伝導遅延により、心房が収縮する間に、心室が十分に血液を貯めることができる。また、この伝導遅延によって、心筋が最大限に伸展し、最大心拍出量を生み出すことも可能になる。

分　岐

　　　ヒス束（房室結節から心室へ、さらに心室中隔へと伸びる組織の路）では、インパルスの伝導速度が再び速くなり、心室へと伝えられる。ヒス束は右脚と左脚に分かれる。

心臓の刺激伝導系

特殊線維が電気的インパルスを心臓全体の細胞に伝え、心臓を収縮させる。心臓の刺激伝導系の構成要素を以下の図に示す。

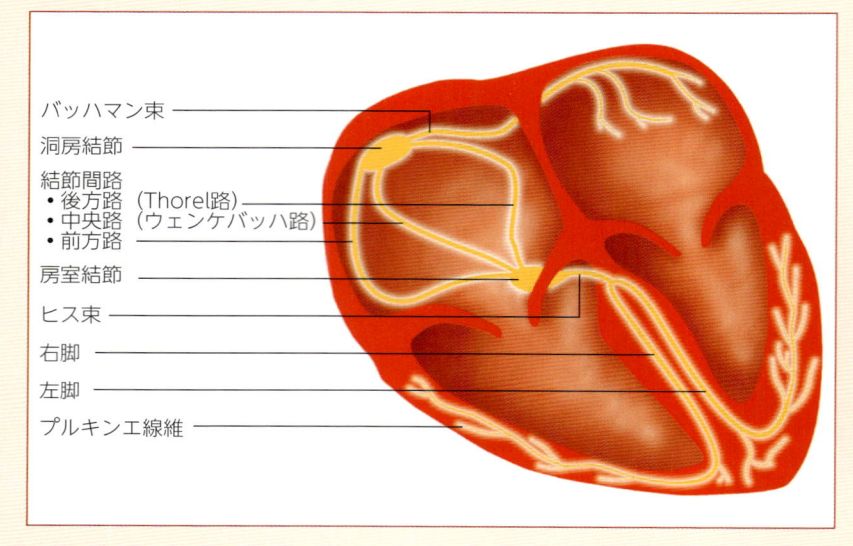

- バッハマン束
- 洞房結節
- 結節間路
  - 後方路（Thorel路）
  - 中央路（ウェンケバッハ路）
  - 前方路
- 房室結節
- ヒス束
- 右脚
- 左脚
- プルキンエ線維

右脚は心室中隔の右側を下降して右心室へ、左脚は心室中隔の左側を下降して左心室へと延びている。

続いて左脚は2本の枝（線維束）、すなわち左脚前枝（左心室前壁に延びる）と左脚後枝（左心室側壁・後壁に延びる）に分かれる。インパルスの伝導速度は、左脚（サイズが大きく壁が厚い左心室に刺激を伝える）の方が右脚（サイズが小さく壁が薄い右心室に刺激を伝える）よりもかなり速い。

この伝導速度の違いがあるために、左右の心室は同時に収縮することができる。心室全体に延びるこの特殊神経組織のネットワークは、ヒス-プルキンエ系として知られている。

プルキンエ線維

プルキンエ線維は、右脚・左脚から心内膜を通り、心筋組織の深部へと伸びている。この線維はインパルスを速やかに心筋に伝え、心筋の脱分極と収縮を促す。

プルキンエ線維にもペースメーカー機能があり、毎分20-40回の頻度で（時にはそれより低い頻度で）インパルスを発生させることができる（p.18「心臓

のペースメーカー」を参照)。通常、ヒス束からの伝導が遮断されたり、高位のペースメーカー(洞房結節または房室結節)がインパルスを生成しない場合にのみ、プルキンエ線維がペースメーカーとして活性化される(p.18「小児におけるペースメーカーの興奮頻度」を参照)。

異常なインパルス

心臓が正常なインパルスを生成する過程について理解できたので、次に、インパルスの伝導異常を引き起こす原因(自動能、インパルスの逆行性伝導、リエントリーによる異常、異所性収縮など)について考えてみよう。

心臓が「手動」操縦に切り替わる時

自動能は、外部からの刺激なしに自発的にインパルスを生成するという、ペースメーカー細胞が持つ特殊な性質のことである。細胞の自動能の亢進や低下は不整脈を引き起こすことがある。例えば頻脈は、洞房結節より下位のペースメーカー細胞の自動能の亢進によって誘発されることが多い。同様に、洞房結節細胞の自動能の低下によって、徐脈あるいは補充調律(下位のペースメーカーの発火による代償性収縮)が発生することがある。

同調性の低下

房室結節よりも下位の部位で発生したインパルスは、心房へと逆向きに伝導することがある。通常、この逆方向(逆行性)の伝導は正常な伝導よりも速度が遅く、心房・心室の同調性収縮が損なわれることがある。

リエントリー

インパルスは連続して2回の脱分極を引き起こすことがある。この場合の脱分極の間隔は、正常な脱分極の間隔より短い。このような現象はリエントリーと呼ばれる。リエントリーでは、インパルスの伝導に遅れが生じ、細胞が再分極するのに十分な時間が経過する。このような場合、同一のインパルスが再び同じ領域に入り、もう一度インパルスを発生させる。

後脱分極

損傷したペースメーカー細胞(または非ペースメーカー細胞)は、完全にではなく部分的に脱分極することがある。部分的な脱分極は、自発的または2次的な脱分極を誘発することがあり、これには撃発活動と呼ばれる反復性の異所性発火が関与している。

ヒス束は
右脚と左脚に分かれます。
この枝、
とっても役に立つわね!

心臓のペースメーカー

房室接合部組織やプルキンエ線維など下部領域のペースメーカー細胞は、通常は洞房結節からインパルスを受け取るため、自らインパルスを発生することはない。これらは高位のペースメーカーからの伝導が途絶えた場合（心筋梗塞により洞房結節が損傷した場合など）にのみインパルスを発生する。

発火頻度

左の図に、心臓の３つの重要な部位にあるペースメーカー細胞の固有発火頻度を示す。

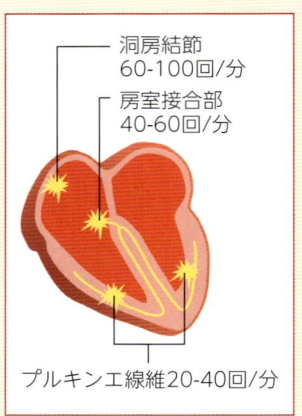

洞房結節 60-100回/分
房室接合部 40-60回/分
プルキンエ線維 20-40回/分

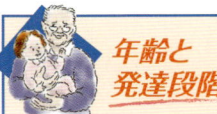

年齢と発達段階

小児におけるペースメーカーの興奮頻度

３歳未満の幼児では、房室結節の発火頻度は50-80回/分、プルキンエ線維の発火頻度は40-50回/分である。

このようにして起きる脱分極を後脱分極と呼ぶ。細胞が完全に再分極する前に起きる脱分極は早期後脱分極と呼ばれ、低カリウム血症、ペーシング頻度の低下、薬物毒性などはこれを誘発することがある。細胞が完全に再分極した後に起きる脱分極は遅延後脱分極と呼ばれ、ジゴキシン毒性、高カルシウム血症、カテコールアミンの分泌亢進などはこれを誘発することがある。後脱分極は心房頻拍や心室頻拍を惹起することがある。各種の不整脈についてさらに後の章で学習する。

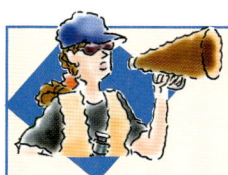

お疲れ様！
心臓の解剖学と生理学の復習

心臓の弁
- 三尖弁（右心房と右心室を隔てる房室弁）
- 僧帽弁（左心房と左心室を隔てる房室弁）
- 大動脈弁（左心室と大動脈を隔てる半月弁）
- 肺動脈弁（右心室と肺動脈を隔てる半月弁）

血液の流れ
- 身体からの酸素化されていない血液は右心房に戻り、次いで右心室に流れ込む
- 右心室は血液を肺に送り出し、血液は肺で酸素化される。血液は左心房に戻り、次いで左心室に流れ込む。
- 酸素化された血液は左心室から大動脈へ、さらに全身へと送り出される。

冠動脈と冠静脈
- 右冠動脈（右心房、右心室、および左心室の一部に血液を供給する）
- 左冠動脈前下行枝（左心室前壁、心室中隔、右脚、および左脚前枝に血液を供給する）
- 回旋枝（左心室側壁、左心房、左脚後枝に血液を供給する）
- 冠静脈（心筋の毛細血管から血液を集める）
- 冠静脈洞（血液を右心房に戻す）

心周期の力学
- 心房キック（心拍出量の30％に寄与する）
- 心拍出量（心臓が1分間に送り出す血液の量、1回拍出量と心拍数の積に等しい）
- 1回拍出量（1回ごとの心室収縮により駆出される血液の量。前負荷、後負荷、収縮性の影響を受ける）
- 前負荷（拡張期末期の心室心筋が血液によって受動的に伸展される度合い）
- 後負荷（左心室が大動脈に血液を駆出する時にかかる抵抗）
- 収縮性（心筋細胞が脱分極後に収縮する能力）

心臓の神経支配
- 自律神経系を構成する2系統の分枝が心臓に分布している。
- 交感神経系（ノルエピネフリンとエピネフリンの放出により、心拍数、自動能、房室伝導、および収縮性を高める）
- 副交感神経（迷走神経が刺激されると、アセチルコリンが放出されることによって心拍数および房室伝導が低下する）

電気的インパルスの伝導
- 電気的インパルスの発生と伝導は、以下に示す細胞の性質に依存する。
- 自動能（ペースメーカー細胞に見られるように、細胞が自発的にインパルスを発生する能力）
- 興奮性（細胞が電気的刺激に対して反応する能力）
- 伝導性（細胞が電気的インパルスを他の心筋細胞に伝える能力）
- 収縮性（細胞が刺激を受けた後収縮

心臓の解剖学と生理学の復習(続き)

する能力)

脱分極－再分極サイクル
- インパルスが伝わると、心筋細胞は以下に示す脱分極と再分極のサイクルに入る。
- 第0相、急激な脱分極(細胞が近傍細胞からインパルスを受け取り、脱分極する)
- 第1相、初期の再分極(初期の急速な再分極が起こる)
- 第2相、プラトー期(穏やかに再分極が進行する)
- 第3相、急速な再分極(細胞が最初の状態に戻る)
- 第4相、休止期(細胞は休止して次の刺激に備える)

心臓の刺激伝導
- 電気的インパルスは洞房結節で発生し、結節間伝導路とバッハマン束を経て房室結節に伝わる。
- インパルスは房室結節を出てヒス束を下降し、右脚左脚を経て、プルキンエ線維に伝わる。

固有発火頻度
- 洞房結節、60-100回／分
- 房室接合部、40-60回／分
- プルキンエ線維、20-40回／分

異常なインパルス
- 自動能(心筋細胞が自発的にインパルスを発生する能力)
- 逆行性伝導(心房へと逆方向に伝わるインパルス)
- リエントリー(インパルスが正常な伝導路ではなく旋回路を通って伝わること)

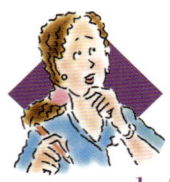

クイッククイズ

1. 自動能とは細胞のどのような能力のことを指しているか。
    A． 自発的にインパルスを発生する能力。
    B． インパルスをあらゆる方向に送る能力。
    C． 洞房結節以外の領域で発生したインパルスを遮断する能力。
    D． 刺激を受けてインパルスを発生する能力。

    答え：A． 自動能(細胞が自発的にインパルスを発生する能力)は心筋細胞が持つユニークな特徴である。

2. 心臓の副交感神経が刺激されるとどのようなことが起こるか。
    A． 心拍数が上昇し、収縮性が低下する。
    B． 心拍数が上昇し、房室伝導が促進される。
    C． 心拍数が低下し、房室伝導が抑制される。
    D． 心拍数が低下し、収縮性が増大する。

答え：C． 迷走神経（副交感神経）が刺激されると、心拍数が低下し、房室伝導が抑制される。

3. 心臓本来のペースメーカーはどれか。
   A． 洞房結節
   B． 房室結節
   C． ヒス束
   D． プルキンエ線維

   答え：A． 洞房結節は心臓本来のペースメーカーであり、固有の興奮頻度は60-100回／分である。

4. 房室結節で生じるインパルスの伝導遅延によって、心房は、
   A． 同時に再分極できる。
   B． 心室より先に収縮できる。
   C． ヒス束にインパルスを送ることができる。
   D． 十分に血液を貯めることができる。

   答え：B． 0.04秒の伝導遅延があるため、心房が収縮する間に心室は十分に血液を貯めることができ、心拍出量が最適化される。

5. 冠動脈が血液で満たされるのはいつか。
   A． 心房収縮期
   B． 心房拡張期
   C． 心室収縮期
   D． 心室拡張期

   答え：D． 冠動脈に血液が流入するのは心室拡張期（心室充満期）である。心室拡張期には大動脈弁が閉じるため、冠動脈開口部から冠動脈への血液の流入が大動脈弁によって妨げられることはない。

6. 圧受容器が刺激されると心拍数はどうなるか。
   A． 上昇する。
   B． 低下する。
   C． 変化しない。
   D． 不規則になる。

   答え：B． 圧受容器が刺激されると、心拍数は低下する。

7. 半月弁と呼ばれる2つの弁は次のうちどれか。
   A． 肺動脈弁と三尖弁
   B． 肺動脈弁と大動脈弁
   C． 大動脈弁と僧帽弁
   D． 大動脈弁と三尖弁

   答え：B． 大動脈弁と肺動脈弁が半月弁である。

8. 拡張期末期に心室筋が血液によって受動的に伸展する度合いのことをなんと呼ぶか。
   A. 前負荷
   B. 後負荷
   C. 心室収縮
   D. 心拍出量

   答え：A. 前負荷とは、拡張期末期の心室筋が血液によって受動的に伸展する度合いのことである。前負荷は、心臓への静脈還流の増加に伴い増大する。

9. 急性心筋梗塞で入院した患者が、36回/分という心拍数を示している。この所見から、どの領域がペースメーカーとして機能していると考えられるか。
   A. 洞房結節
   B. 房室結節
   C. バッハマン束
   D. プルキンエ線維

   答え：D. 洞房結節（興奮頻度60-100回/分）および房室結節（興奮頻度40-60回/分）が損傷した場合、プルキンエ線維が20-40回/分の頻度でインパルスを発生する。

採点法

☆☆☆ 全問正解だった人、万歳！ あなたは正しい心臓の知識を持った、流行の最先端を行く人です。

☆☆ 6-8問正解だった人、よく頑張りました。その調子です。あなたは明らかに、正しい心臓の知識を持った人です。

☆ 正解が5問以下だった人、元気を出して。この章をおさらいすれば挽回できますよ。

2 心電図の測定法

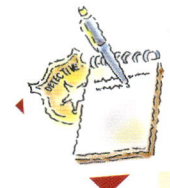

この章の概要

この章では以下の内容について学習する。
- 効果的な看護を行う上での心電図の重要性
- 誘導と面の役割
- 心電図モニタリングシステムの種類
- 電極の装着、誘導の選択、心電図測定の正しいテクニック
- 心臓モニタリングにおいて発生する諸問題への対策

心電図の概要

　心臓の電気的活動は、周辺組織を通り皮膚へと放射する電流を発生させる。皮膚に電極を装着すると、電極はこの電流を感知して心電図モニターに送り、電流は心臓の脱分極‐再分極サイクルを描出する波形に変換される。

　すでに学んだように、刺激の波が心臓に伝わると脱分極が起き、心筋が収縮する。再分極は、この状態からもとの休止状態に戻るプロセスであり、その結果心筋は弛緩する。

　この過程で心筋細胞に生じる一連の電気的現象を正確に記録したものが心電図である。心電図を見ることで心筋収縮の諸相を監視し、調律を判定し、伝導障害を特定することができる。一連の心電図記録が保存されていれば、治療開始前とその後とを比較して、心機能を評価することができる。

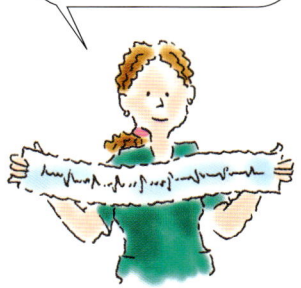

1枚の心電図には、心臓で起きている一連の現象が示されています。

誘導と面

　心電図法を理解するためには、誘導と面を理解する必要がある。皮膚に装着された電極は、心臓から放出される電流の方向を測定する。この電流が波形に変換される。

心電図には、異なる複数の方向から捉えたこれらの波形に関する情報が記録される。このときの方向は、誘導や面という言葉で表される。

誘 導

陽極と陰極との間で心臓の電気的活動を検出し、波形として描出することを「誘導」と呼ぶ。陽極と陰極を結ぶ仮想の線は誘導軸と呼ばれ、心臓を流れる電流の方向は軸という言葉で表される。

心臓を流れる電流の向きは心電図の波形の向きに影響を与える（「電流の方向と波形の振れ」を参照）。電気的活動がない場合や、測定できないほど弱い場合には、波形はほぼ直線となる。この線を等電位線と呼ぶ。

面

心臓の電気的活動を投影する断面のことを「面」と呼ぶ。前額面は心臓の中心を通る垂直断面であり、心臓の電気的活動はこの面の上に前後方向から投影される。水平面は心臓の中心を通る水平断面であり、心臓の電気的活動はこの面の上に上下方向から投影される。

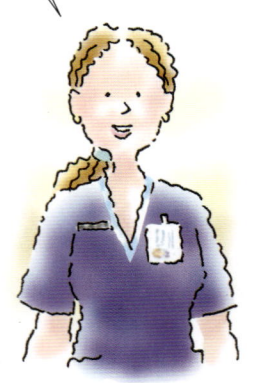

誘導と面は、様々な方向から心臓の電気的活動を描出します。

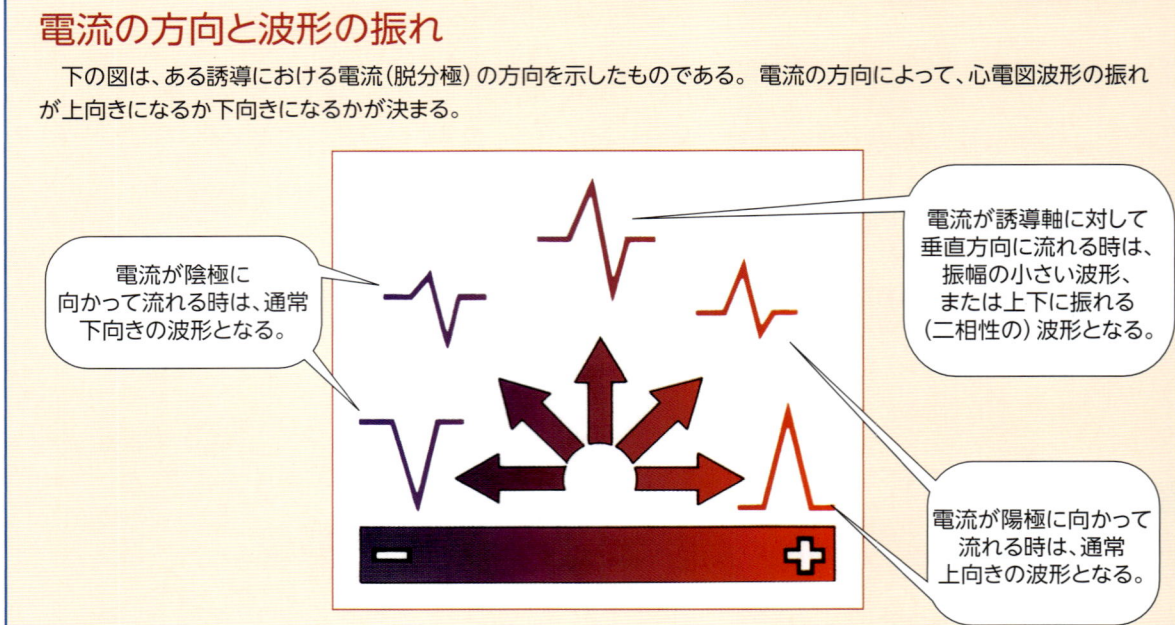

電流の方向と波形の振れ

下の図は、ある誘導における電流（脱分極）の方向を示したものである。電流の方向によって、心電図波形の振れが上向きになるか下向きになるかが決まる。

心電図の種類

　　心電図には12誘導心電図と単一誘導心電図の2種類がある。どちらも心機能に関する重要な情報が得られる。

12誘導心電図

　　12誘導心電図は、12の異なる方向から心臓の状態を捉えて記録し、電気的活動の全体像を映し出す。この12通りの方向からの測定は、患者の四肢と胸部に電極を装着することで可能になる。肢誘導と胸部（前胸部）誘導は、異なる面に投影された情報を反映する。

　　異なる誘導からは異なる情報が得られる。6つの肢誘導（第I、第II、第III、aV_R、aV_L、aV_F誘導）からは、心臓の前額面（垂直面）に投影された情報が得られる。第I、第II、第III誘導のモニタリングには陽極と陰極が必要であり、このため双極誘導と呼ばれる。増幅誘導（aV_R、aV_L、aV_F誘導）は、1個の電極から得られる情報を記録するため、単極誘導と呼ばれる。

　　6つの前胸部誘導（V_1、V_2、V_3、V_4、V_5、V_6誘導）からは、心臓の水平面に投影された情報が得られる。前胸部誘導も増幅誘導と同様に1個の電極で測定するため、単極誘導と呼ばれる。これらの誘導では、心電計が算出した心臓の中心の電位を対極電位として用いる。

単一誘導心電図

　　心臓の状態を監視するために用いられることもある単一誘導心電図は、単一または複数の誘導で同時に心臓の電気的活動を記録する。胸部電極で心臓の電気的活動を捉え、モニターに表示する。モニターには心拍数やその他の測定値も表示され、心調律を記録紙に印刷することもできる。

　　モニタリングによく用いられる誘導は、第I、第II、第III、V_1、V_6、MCL_1、MCL_6誘導などである（MCLは modified chest lead の略）。MCL_1、MCL_6誘導は、12誘導心電図のV_1、V_6単極誘導と波形が似通っている。しかしながら、MCL_1、MCL_6誘導は双極誘導である。

心電図モニタリング

　　どのようなタイプの心電図モニタリングシステムを用いるか（有線式モニタリングかテレメトリーか）は、それを実施する場所や患者の状態によって異なる。双方のシステムについて見ていこう。

有線式モニタリング

　有線式モニタリングでは、電極を直接心電図モニターに接続する。有線式モニターは患者のベッドサイドの棚や壁に固定されていることが多い。点滴用スタンドに取り付けて持ち運べるモニターもあり、除細動器が付属しているものもある。

　モニターには心調律が常時表示され、心電図波形はナースステーションのコンソール（セントラルモニター）に送られる。モニターもコンソールもアラーム機能を備えており、心電図をプリントアウトできる。有線式モニターでは、パルスオキシメトリーや血圧、血行動態に関する各種測定値などのパラメーターについても、附属機器を患者に装着して測定することができる。

いくつかの短所

　有線式モニタリングは複数の患者を、病棟内の複数の場所から常時観察できるため、集中治療室や緊急治療部において広く用いられている。しかし、有線式モニタリングには以下のような短所がある。
- 患者はケーブルでモニターにつながれているため、移動を制限される。
- 電極やケーブルが胸部に装着されているため、患者は不快感を感じる。
- 患者が動いた時にリード線が外れ、モニタリングが中断する可能性がある。

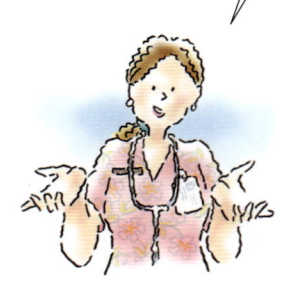

どちらの心電図モニタリングシステムにも長所と短所があります。

テレメトリーモニタリング

　テレメトリーモニタリングは、患者が比較的自由に動けるステップダウン病棟や外科内科混合病棟において広く用いられている。この方式では、患者が携帯する電池式小型送信機が、電気信号を他の場所へ送信し、送信先のモニター画面にその信号が表示される。この種の心電図モニタリングでは、有線式モニタリングに付き物のリード線やケーブルの煩わしさから、患者が開放される。

　それでもやはり皮膚電極は患者の胸部に装着する必要がある。各々の電極は細いリード線で小型送信機に接続され、患者はこの送信機をポケットやポーチに入れて携帯する。この方式は、活動時や強いストレスのかかる状況において発生する不整脈の検出に特に有用である。ただし、ほとんどのシステムでは、心拍数と心調律しかモニターできない。

誘導のすべて

　電極を装着する位置は誘導によって異なり、異なる誘導は異なる方向から心

臓の電気的活動を描出する。誘導の選択にあたっては、心電図波形の特定の部位、すなわち心周期の特定の時相における電気的現象が強調される誘導を選択するとよい。

第II、V_1、V_6誘導などはモニタリングに最もよく用いられるが、患者の状態に合わせて誘導を変更する必要がある。複数描出が可能なシステムであれば、複数の誘導で患者をモニタリングしてもよい。

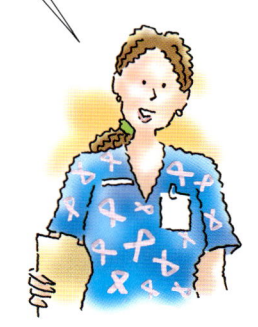

患者さんの状態に合わせて誘導を変更しましょう。

接地電極

双極誘導では第3の電極（接地電極）を胸部に装着して、心電図の記録波形に電気的干渉が現れるのを防ぐ。

第I誘導

第I誘導は、心臓の右から左に流れる電流の状態を描出する。電流は陰極から陽極に流れるため、この誘導では陽極を左上肢または胸部左側に、陰極を右上肢に装着する。第I誘導では上向きの波形が描かれ、心房調律やヘミブロックのモニタリングに有用である。

第II誘導

第II誘導は上向きの波形を描く。陽極は患者の左下肢に、陰極は右上肢に装着する。持続的モニタリングでは電極を体幹部に装着し、陽極を左鎖骨中線上の触知可能な最下肋骨の下に、陰極を右鎖骨下に装着する。この誘導では電流は左下方向に流れる。第II誘導は高電位の陽性波（上向きの波形）を描く傾向があり、このためP波、R波、T波の波高が高くなる。第II誘導はルーチンのモニタリングによく用いられ、洞結節不整脈や心房不整脈の検出に有用である。

第III誘導

第III誘導は上向きの波形を描く。陽極は左下肢、陰極は左上肢に装着する。第II誘導と同様に、第III誘導も下壁心筋梗塞に伴う変化の検出に有用である。

これら3つの双極肢誘導（第I、第II、第III誘導）の誘導軸は心臓の周囲に三角形を描く。これらの誘導は、前額面に投影された心臓の電気的活動を描出する（p.28「アイントーヴェン三角」を参照）。

増幅誘導

aV_R、aV_L、aV_F誘導は増幅誘導と呼ばれる。これらの単極誘導で得られる波形は本来小さく、これを心電図で増幅するため増幅誘導と呼ばれる

アイントーヴェン三角

標準肢誘導では、図に示すようにアイントーヴェン三角と呼ばれる位置に電極を装着する。第Ⅰ、第Ⅱ、第Ⅲ誘導の電極は心臓からほぼ等距離に、正三角形を描くように配置する。

軸

第Ⅰ誘導の軸は肩から肩を結ぶ線であり、右上肢には陰極、左上肢には陽極を装着する。

第Ⅱ誘導の軸は、右上肢の陰極と左下肢の陽極を結ぶ線であり、第Ⅲ誘導の軸は左上肢の陰極と左下肢の陽極を結ぶ線である。

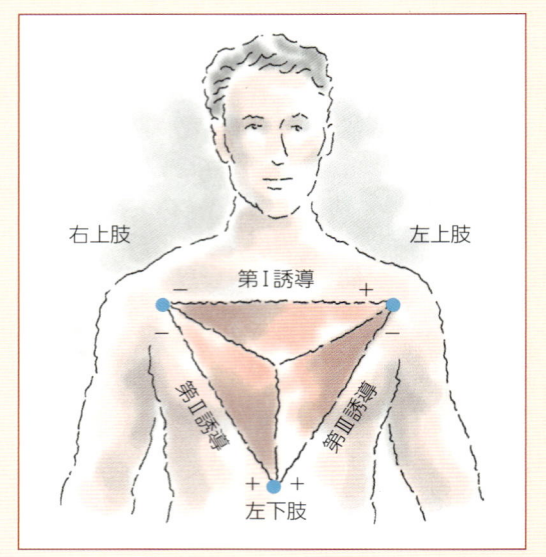

（「増幅誘導」参照）。"a" は "augmented"（増幅された）、"R, L, F" はそれぞれの誘導の陽極装着位置を表す。

aV_R誘導では陽極が右上肢（R）に置かれ、心臓の電気的活動は陽極から遠ざかる方向に進むため、下向きの波形となる。aV_L誘導では陽極が左上肢に置かれ、心電図波形は上向きとなる。aV_F誘導では陽極が左下肢に置かれ（名称はaV_Fだが）、上向きの波形となる。これら3つの肢誘導も、前額面に投影された心臓の電気的活動を描出する。

前胸部誘導

6つの単極前胸部誘導では、胸部を横断するように電極を配置する。これらの誘導は、水平面に投影された心臓の電気的活動を描出する（p.30「前胸部誘導」参照）。前胸部誘導には、次のようなものがある。

● V_1誘導

前胸部V_1誘導では第4肋間腔胸骨右縁に電極を装着する。V_1誘導はMCL_1誘導と波形が似ており、P波、QRS波、ST部分が特によく描出される。V_1誘導は、右心室と左心室の異所性収縮の鑑別に役立つ（異所性収縮とは、

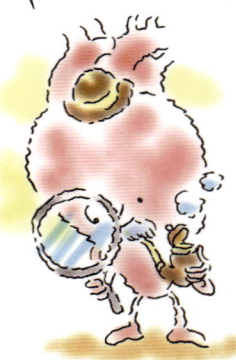

胸部を横断するように電極を配置する前胸部誘導V_1-V_6は、水平面に投影された心臓の電気的活動を描出するのじゃ。

増幅誘導

aV_R、aV_L、aV_F 誘導は増幅誘導と呼ばれる。これらの誘導では、1個の電極といずれかの肢電極の間で電気的活動を測定する。aV_R 誘導では心臓に関する特定の情報は得られない。aV_L 誘導では心臓側壁の電気的活動の様子が示される。aV_F 誘導では、心臓下壁の電気的活動の様子が示される。

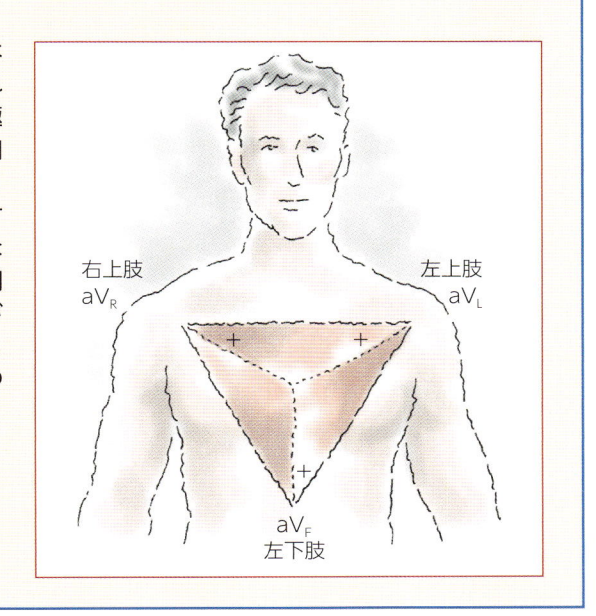

右上肢 aV_R　　左上肢 aV_L
aV_F　左下肢

正常な刺激伝導系以外の領域で心筋の過敏性亢進やその他の刺激により発生する収縮のこと）。心室不整脈やST部の変化、脚ブロックなどのモニタリングにも有用である。

● V2誘導

第4肋間腔胸骨左縁に電極を装着する。

● V3誘導

電極装着部位はV_2誘導とV_4誘導の中間である。V_1、V_2、V_3誘導は二相性、すなわち上向きにも下向きにも振れる波形を描く。V_2、V_3誘導はST上昇の検出に用いられる。

● V4誘導

第5肋間腔左鎖骨中線上に電極を装着する。二相性の波形を描く。

● V5誘導

第5肋間腔左前腋窩線上に電極を装着する。上向きの波形を描き、V_4誘導と同様、ST部やT波の変化を描出する。

● V6誘導

第5肋間腔左中腋窩線上に電極を装着する。上向きの波形を描く。

前胸部誘導

下の図は、各種前胸部（胸部）誘導がどの方向から心臓を見ているかを示したものである。

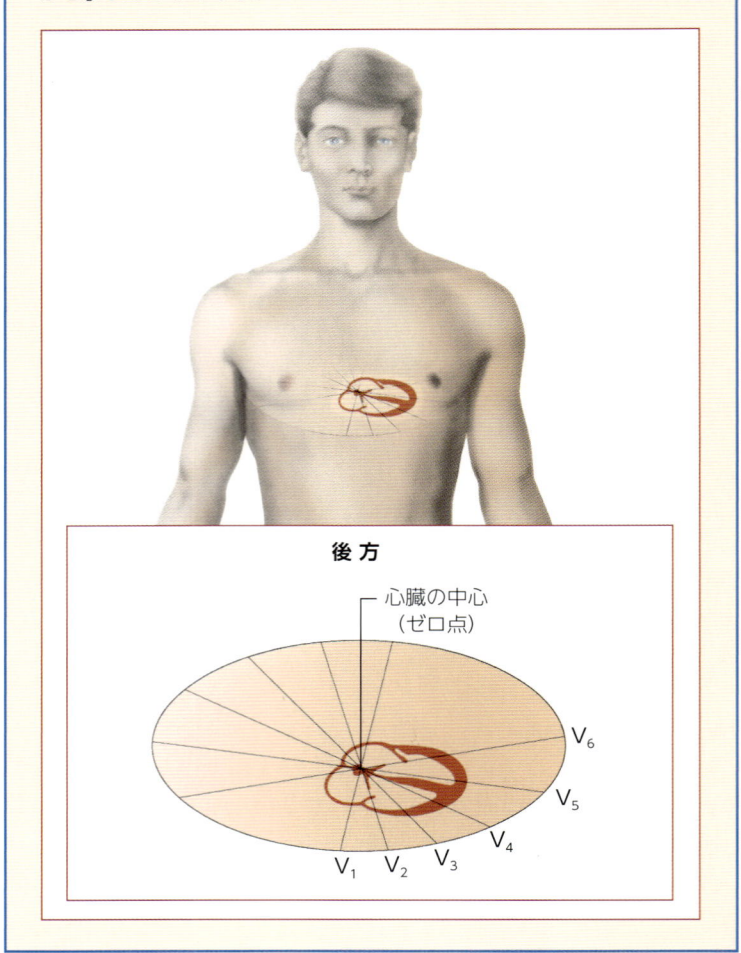

後　方
心臓の中心（ゼロ点）
V_1　V_2　V_3　V_4　V_5　V_6

MCL₁誘導

　MCL_1誘導は12誘導心電図のV_1誘導と波形が似通っている。陰極を左上胸部に、陽極を第4肋間腔胸骨右縁に、接地電極は通常右上胸部（右鎖骨下）に装着して測定する。

　陽極を心臓の右側に装着し、電流が左心室に向かって流れる時、波形は下向きとなる。このため、異所性収縮（異常収縮）では上向きの波形が現れる。

この誘導は、心室期外収縮のモニタリングや各種頻脈（心室頻拍と上室性頻拍など）の鑑別に有用である。また、MCL₁誘導は、脚欠損やP波の変化を評価したり、ペースメーカーのリード線が適切に留置されているか確認する際にも用いることができる。

MCL₆誘導

MCL₁誘導の代わりにMCL₆誘導が用いられることがある。MCL₁誘導と同様、MCL₆誘導でも心室伝導の変化をモニターできる。MCL₆誘導の陽極は、V6誘導と同じ位置に置く。陽極は第5肋間腔左中腋窩線上に、陰極は左肩の下に、接地電極は右肩の下に装着する。

> 5点誘導法では、MCL₁-MCL₆誘導と標準肢誘導をモニターできるよ。やっほーい！

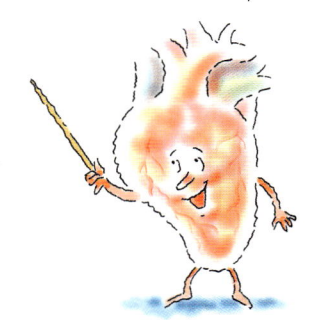

電極の基礎

3個または5個の電極（リード線）を用いる方法（3点誘導法または5点誘導法）は、心臓のモニタリングに用いられることがある（p.32「リード線の接続法」を参照）。どちらも患者への偶発的な感電を予防するため接地電極を用いる。

3点誘導法では1個の陽極、1個の陰極、および接地電極を用いる。

広く用いられる5点誘導法ではもう1個の胸部電極を用いて、標準肢誘導に加えMCL₁-MCL₆の任意の誘導をモニターする（p.33「5点誘導法」を参照）。5点誘導法では電極の装着位置は標準化されている。電極に取り付けるリード線は、患者の胸部に正しく装着できるよう色分けされていることが多い。

ベッドサイド心電図モニタリングの新しい応用法の1つが、少ない電極で持続的に12誘導心電図を導出するシステム（EASI誘導心電図）である。この方法では、高度なアルゴリズムを用いて、体幹部の独特な位置に装着したわずか5個の電極から12誘導心電図を導出する。EASI誘導心電図では12誘導の波形全てを同時に表示し、記録することができる（p.34「EASI誘導心電図法を理解する」を参照）。

電極の装着方法

患者に電極を装着する前に、心電計は心拍数と調律をモニターする機器であって、これらに影響を与えることはないということを患者が理解しているかどうか確認すること。測定中にアラームが鳴っても、大抵はリード線が外れたことを知らせるアラームなので、あわてる必要はないと患者に伝えておく。

電極を装着する手順を患者に説明し、患者のプライバシーを確保し、手を洗

リード線の接続法

　以下の図は、よく用いられる誘導（5点誘導法、3点誘導法、テレメトリー法）の正確な電極の位置を示したものである。RAは右上肢、LAは左上肢、RLは右下肢、LLは左下肢、Cは胸部、Gは接地電極を表す。

電極の位置

　3点誘導法と5点誘導法では、電極の装着位置はどの誘導も共通である。誘導を変更する場合には、誘導選択スイッチを操作して目的の誘導に切り替える。ただし、電極の位置を変更する必要がある場合もある。

テレメトリー

　テレメトリーモニタリング法では、2個の電極と接地電極だけで3点誘導法・5点誘導法と同じ誘導を導出できる。

> これが最もよく用いられる電極の位置です。

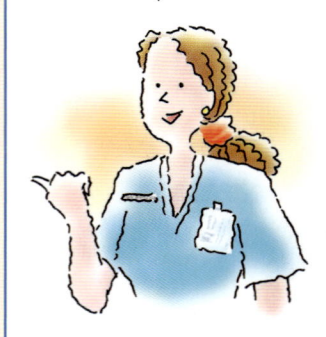

5点誘導法　　3点誘導法　　テレメトリー法

第Ⅰ誘導

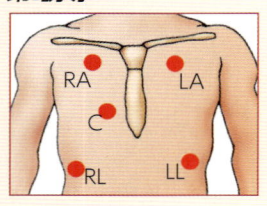

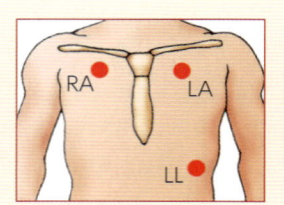

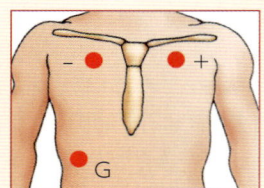

第Ⅱ誘導

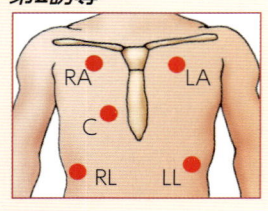

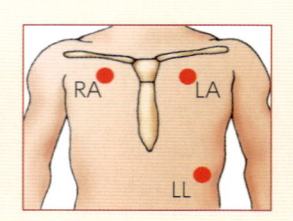

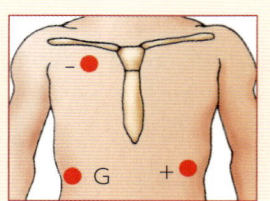

第Ⅲ誘導

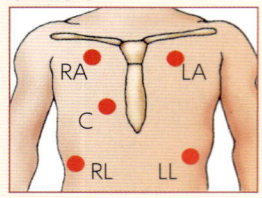

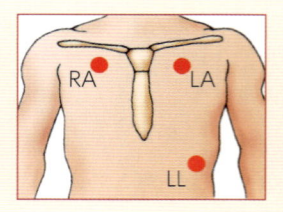

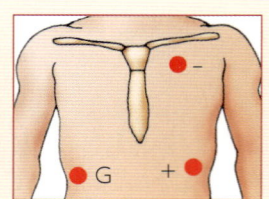

誘導のすべて　33

リード線の接続法(続き)

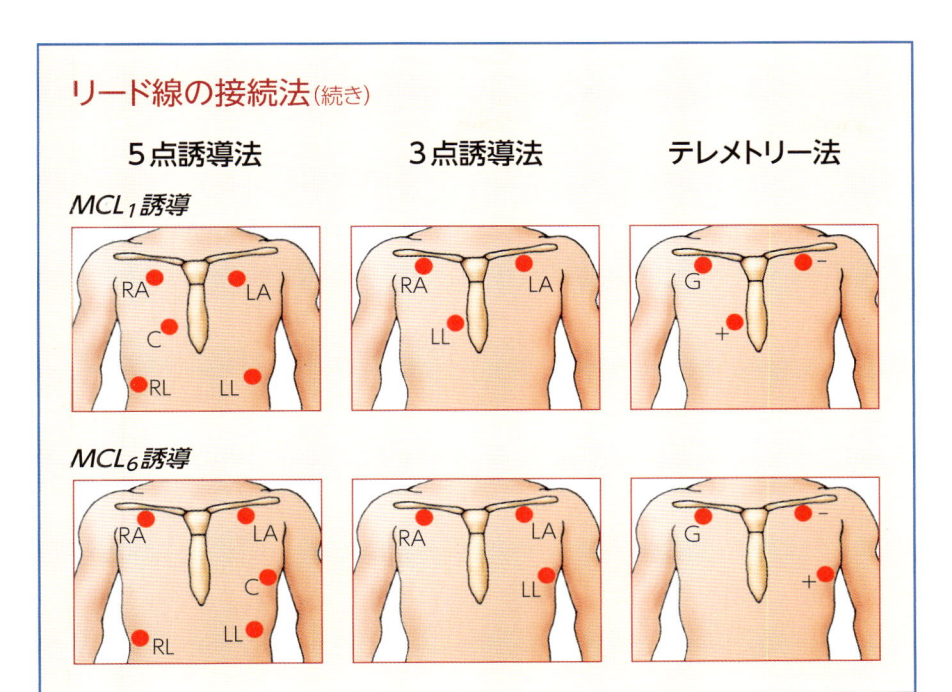

5点誘導法　　　**3点誘導法**　　　**テレメトリー法**

MCL₁誘導

MCL₆誘導

5点誘導法

下の図は、5点誘導法の正しい電極の位置を示したものである。図に示した胸部電極の位置はV₁誘導のものであるが、任意の胸部誘導の位置に変更することもできる。電極は以下のように色分けされている。

白：	黒：	緑：	赤：	茶：
右上肢(RA)	左上肢(LA)	右下肢(RL)	左下肢(LL)	胸部(C)

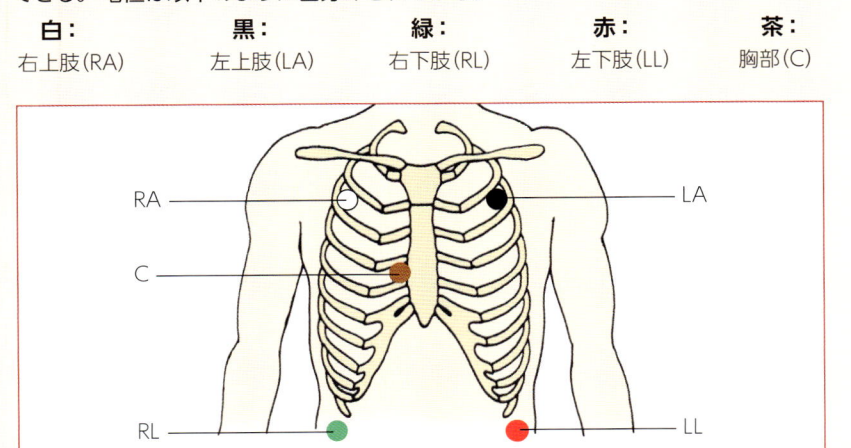

EASI誘導心電図

　5個の電極を用いるEASI誘導心電図（少数の電極による連続12誘導心電図）は、前額面、水平面、矢状面から3次元的に心臓の電気的活動を描出する。このため12誘導の情報が得られる。モニタリングシステムの電子回路がこの情報に演算処理を加え、12誘導心電図を導出する。

　EASI誘導心電図の電極の装着位置は以下のようになる。
- E電極：胸骨下部、第5肋間腔の高さ
- A電極：第5肋間腔左中腋窩線上
- S電極：胸骨上部
- I電極：第5肋間腔右中腋窩線上
- G電極：体幹部の任意の部位

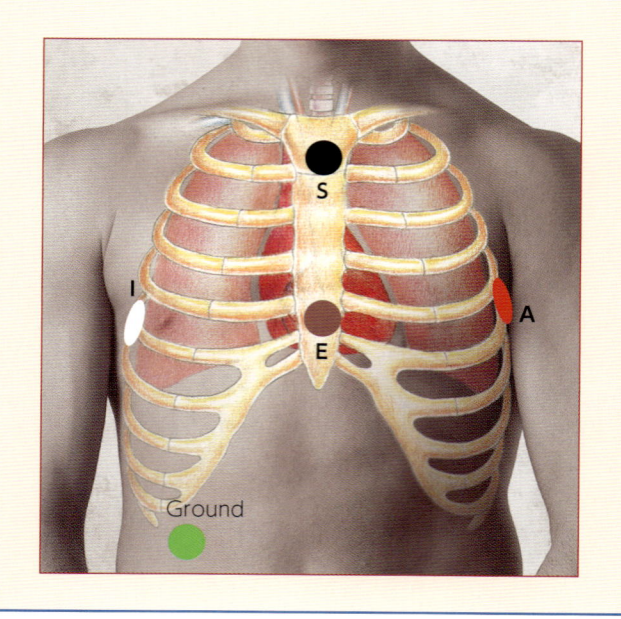

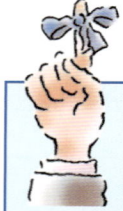

記憶を呼び覚ます魔法の言葉

5電極構成の電極装着位置を覚えるには、まず「白が右上」と考えよう。そして、木々に積もった雪（緑の電極の上に白い電極）と炎から立ち上る煙（赤い電極の上に黒い電極）を思い浮かべよう。そしてもちろん、心臓のそばにはチョコレート（茶色の電極）がある。

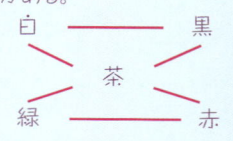

白　―――　黒
　　　茶
緑　―――　赤

浄する。患者の胸部を露出し、選択した誘導を測定するのための電極装着部位を選ぶ。電極を装着する部位は軟部組織上または骨の近傍とし、骨の隆起部、筋肉の厚い部分、皮膚に皺のある部分などは避ける。このような部位では心電図にアーチファクト（心臓の電気的活動とは無関係な波形）が生じる可能性がある。

皮膚の前処理

　次に患者の皮膚の前処理を行う。はじめに、患者の胸部を石鹸と水で洗

い、水分をよく拭き取る。毛髪は電気的接触を妨げることがあるので、密生した毛髪をはさみで切る。続いて、電極の裏に付いている特殊な粗い布、あるいは乾いたタオル、ガーゼなどを用いて、各部位を皮膚が赤くなるまで素早くこする。皮膚を傷つけないように注意する。素早くこすることで死んだ皮膚の細胞を取り除き、電気的接触を改善することができる。

脂性肌の患者の場合、各部位をアルコール綿でふき、空気乾燥させる。こうすることで電極を密着させ、またアルコールが電極と皮膚の間に残るのを防ぐことができる。アルコールが残った場合、皮膚を刺激し皮膚損傷の原因となる。

電極の貼付け方

電極を装着するには、裏当て材を剥がし、電極の粘着ゲルが乾いていないことを確認する。粘着ゲルが乾いている場合は廃棄して他の電極を用いる。乾いた電極では電気的接触を良好に保てず、波形に干渉が生じる。

以下の要領で、前処理の済んだ部位に電極を1個ずつ装着する。
- 電極の片側を患者の皮膚に押し当て、そっと引っ張り、反対側を患者の皮膚に押し当てる。
- 2本の指を使い、電極の周囲の粘着ゲルを患者の胸に押し当てる。こうすることでゲルが密着し、電極が安定する。
- この手順を繰り返し、1個ずつ電極を装着する。
- 24時間ごとに電極を取り外し、患者の皮膚の状態を評価して、新たな電極を正しい位置に装着する。

クリップ式とスナップ式

リード線やケーブルをモニターに接続し、リード線を電極に接続する必要もある。リード線にはクリップ式のものとスナップ式のものがあり、後者を用いることが多い（「クリップ式リード線とスナップ式リード線」を参照）。スナップ式を用いる場合は、患者の胸部に電極を貼り付ける直前に、リード線を電極に接続する。胸部に貼り付けた電極の上からリード線を押し付けて接続すると、電極の接触が悪くなることがある。

クリップ式リード線を用いる場合は、患者の皮膚に電極をしっかり固定した後、リード線を接続する。そうすれば、クリップを取り付ける動作によって電極と皮膚の接触不良を招くことはない。

クリップ式リード線とスナップ式リード線

モニタリング用のリード線にはいくつかの種類がある。クリップ式リード線は、患者の胸部に電極を装着した後に、リード線を電極に接続すべきである。スナップ式リード線は、患者の胸部に電極を装着する直前に、リード線を電極に接続すべきである。そうすることで患者に不快感を与えず、電極と皮膚との接触不良を防ぐことができる。

クリップ式リード線

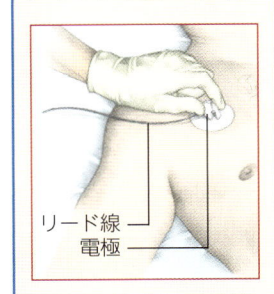

スナップ式リード線

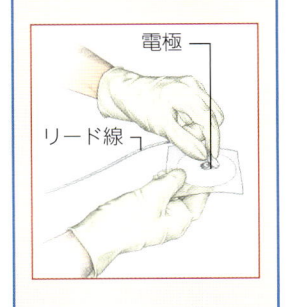

心調律の観察

電極を正しい位置に装着し、モニターの電源を入れ、必要なケーブルを接続したら、スクリーンを見てみよう。患者の心電図波形が見えるはずである。タッチパネルで操作できるモニタリングシステムもあるが、ほとんどのシステムは押しボタンを操作する必要がある。波形のサイズが大きすぎる、または小さすぎる場合は、感度を調節してサイズを変更する。波形の表示される位置がスクリーンの上部または下部に偏りすぎている場合には、位置を調節する。

患者の心尖拍動数とモニターに表示される心拍数とを比較して、モニターが各々の心拍を検出しているかどうか確認する。病院の方針と患者の状態によって、心拍数の上限と下限を設定する。通常、患者の心拍数±10-20回/分を上限値・下限値としてアラームを設定する。

不整脈検出機能付きのモニターは、アラームが作動すると自動的に心電図波形を用紙に記録する。他の誘導を選択すれば、他の方向から見た患者の心調律の状態がわかる。誘導選択ボタン(スイッチ)を操作して誘導を選択することができる。

印刷

患者の心調律の記録を印刷するには、モニターの記録管理ボタンを押す。心電図はセントラルコンソールで印刷される。モニターに付属している記録計で心電図を印刷できるシステムもある。

ほとんどのモニター記録システムでは、日付、時刻、患者の氏名と識別番号が印字される。しかし、そうした機能がないシステムの場合、日付、時刻、患者

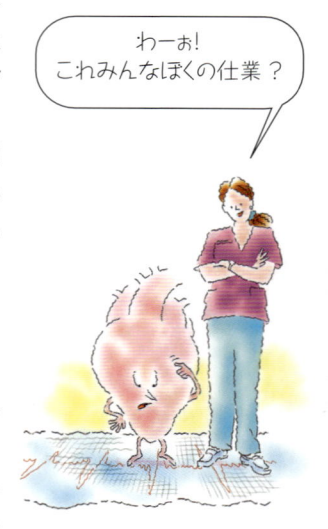

わーぉ!
これみんなぼくの仕事?

心電図記録紙の目盛り

下の図に、心電図記録紙の縦軸と横軸の目盛りが表す測定値を示す。

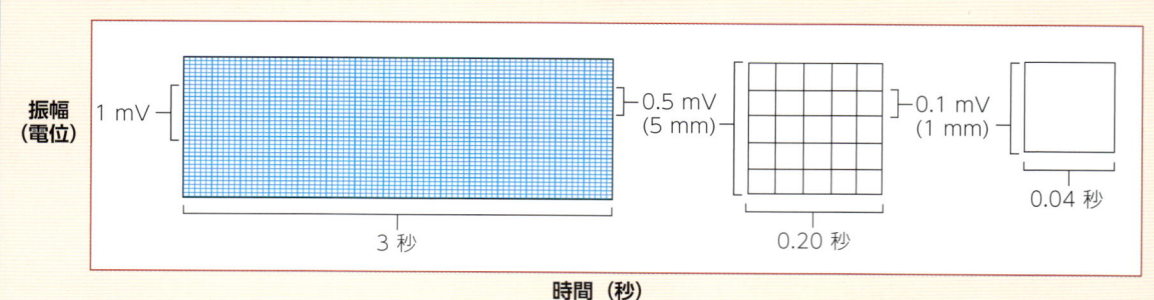

振幅(電位) 1 mV　　0.5 mV (5 mm)　　0.1 mV (1 mm)　　0.04 秒　　0.20 秒　　3 秒

時間(秒)

の氏名と識別番号、および調律の解釈を心電図に記入する。その他、投与された薬物、胸痛の有無、記録時の患者の活動の状態など、適切な臨床情報を心電図に記入する。心電図は患者の診療記録の適切なセクションに保存する。

すべては紙の上に

　心臓の電流は波形に変換され、記録紙の上に描出される。記録紙には縦横の目盛り線が刻まれている（「心電図記録紙の目盛り」を参照）。

　心電図記録紙の横軸は時間を表す。細い目盛り線の1区画は0.04秒に相当し、細い目盛り線5区画で太い目盛り線1区画（0.2秒）になる。この0.2秒という数字は、0.04秒（細い目盛り線1区画）に5をかけたものである。太い目盛り線5区画は1秒（5×0.2）に相当する。患者の心拍数を計算するには、通常6秒間の心電図記録（太い目盛り線30区画分）を用いる。

　心電図の縦軸は振幅（ミリメートル、mm）または電位（ミリボルト、mV）を表す。細い目盛り線1区画（1mm）は0.1mV、太い目盛り線1区画（5mm）は0.5mVに相当する。ある波形、部分、あるいは間隔についてその振幅を決定するには、各々の波形の最も高い点（あるいは最も低い点）とベースラインとの距離が細い目盛り線で何区画分になるか数える。

モニターのトラブル

　最適な心臓モニタリングを行うためには、信頼性の高い心電図記録を取る上で障害となりうる問題を認識する必要がある（p.38-39、「モニターのトラブルシューティング」を参照）。そうした障害を引き起こす原因として、患者の体動により生じるアーチファクトや、機器類の不適切な装着・接続あるいは機能低下などがある。

アーチファクト

　アーチファクト（波形干渉とも呼ばれる）は、過剰な体動（身体の震え）がある時に観察される。心電図のベースラインは波打ち、凹凸や細かい振動が現れる。電極が乾いていると接触不良のためこのような問題が生じることがある。

干　渉

　電気的干渉（60Hz干渉とも呼ばれる）は漏電によって生じる。他室の機器や、正しく接地されていない機器からの干渉によっても生じることがある。その結果、漏洩電流が60Hzのパルスを発生させる。このような干渉が生じると

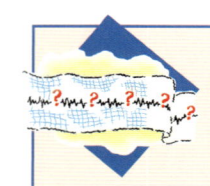

複雑なシグナル
モニターのトラブルシューティング

心電図モニタリングで発生するトラブルの原因と対策を示す。

表示される波形	予想される原因	対 策
アーチファクト（波形干渉）	● 患者の状態（痙攣、悪寒、不安） ● 接点の腐食 ● 電極の不適切な装着 ● リード線やケーブルの短絡 ● 同室内の他の電子機器からの電気的干渉 ● 室内の不適切な湿度による静電気干渉	● 患者が痙攣を起こしている場合、医師に報告し、指示に応じて治療を行う。 ● 患者を保温し、患者を落ち着かせる。 ● 腐食した配線を交換する。 ● 電極を確認し、必要に応じて装着し直す。皮脂や死んだ皮膚の細胞が伝導を阻害するため、患者の皮膚を清拭する。 ● 電極のゲルを確認する。ゲルが乾燥していたら新しい電極を装着する。 ● 破損した機器を交換する。 ● 全ての電子機器が共通接地に接続されていることを確認する。全ての3点プラグについてプロングが緩んでいないことを確認する。臨床工学部に報告する。 ● 可能なら室内の湿度を40％に調節する。
心拍数上昇アラームの誤作動 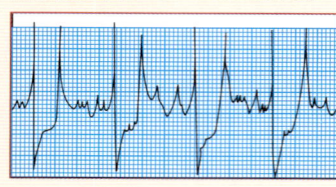	● 高すぎる感度設定（特にMCL$_1$誘導）	● 高カリウム血症の徴候や症状がないか患者を評価する。 ● 感度を設定し直す。
弱いシグナル	● 電極の不適切な装着 ● QRS波の波高が低すぎて記録できない ● リード線またはケーブルの破損	● 電極を装着し直す。 ● QRS波の波高が1mVを上回るように感度を設定し直す。 ● 別の誘導で患者をモニターしてみる。 ● 破損したリード線やケーブルを交換する。

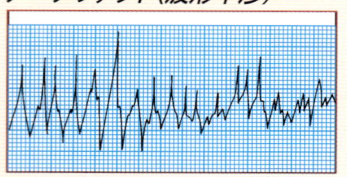

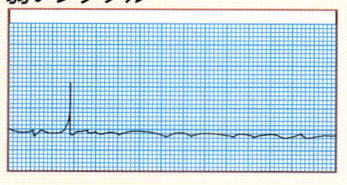

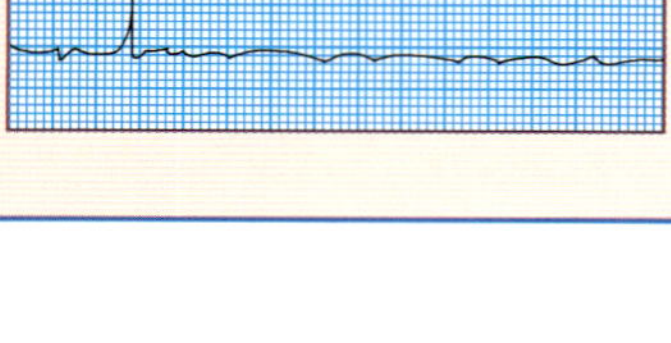

モニターのトラブル

モニターのトラブルシューティング(続き)

表示される波形	予想される原因	対　策
ベースラインドリフト	● 患者の体動 ● 呼吸に伴う胸壁の動き ● 電極の不適切な装着（骨の上など）	● 患者を落ち着かせる。 ● ケーブルが引っ張られて電極が患者の身体から剥がれていないか確認する。 ● 電極を装着し直す。
毛羽立ったベースライン(電気的干渉)	● 同室内の他の機器からの電気的干渉 ● 患者のベッドが正しく接地されていない ● 電極の機能障害	● 全ての電子機器を共通接地に接続する。 ● 全ての3点プラグについてプロングが緩んでいないことを確認する。 ● 患者のベッドを病室の共通接地に接続する。 ● 電極を交換する。
ベースライン(波形が表示されない)	● 電極の不適切な装着（心臓の軸に対して垂直の位置） ● 電極が剥がれている ● 電極のゲルが乾燥している ● リード線やケーブルの破損	● 電極を装着し直す。 ● 電極が剥がれていないか確認する。必要に応じて装着し直す。 ● 電極のゲルを確認する。ゲルが乾燥していたら新しい電極を装着する。 ● 破損したリード線やケーブルを交換する。

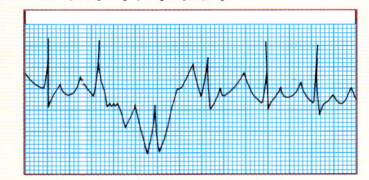

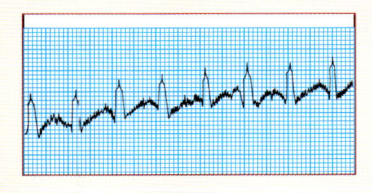

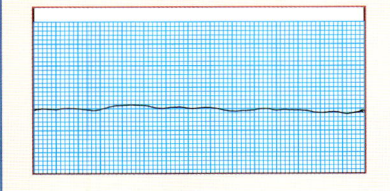

心電図のベースラインは太くなり、信頼性の低いものとなる。

ベースラインドリフト

　ベースラインドリフトとはベースラインが波打つ状態、つまり、すべての波形が存在するもののベースラインが安定しない状態のことである。呼吸に伴う胸壁の動き、電極の不適切な装着、電極の接触不良が原因であることが多い。

機器の故障

　リード線やケーブルの損傷といった機器の故障も、モニタリングに障害をもたらすことがある。過度に劣化した機器は接地不良を招くことがあり、患者を偶発的な感電のリスク

劣化した機器はトラブルの原因になります。患者さんが感電する可能性もあるんですよ。

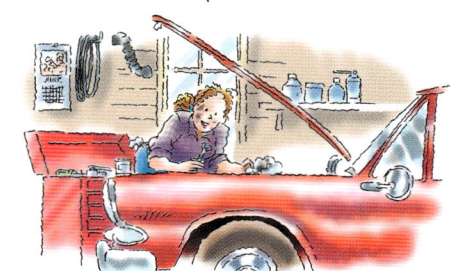

に曝すことになる。

　ある種のアーチファクトは不整脈に似ており、モニターがそのように診断してしまうことに注意する。例えばモニターは、患者が歯磨きをしている時などの微かな振動を感知して、致死性の心室頻拍と判断することがある。それゆえ、モニターではなく患者を治療するのだということを忘れてはならない。病棟で用いられているモニタリングシステムに精通するほど、そして患者をよく知るほど、こうした問題にいち早く気づいて原因を特定し、適切に対処できるようになる。

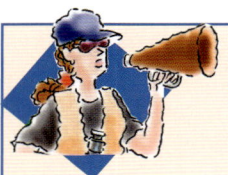

お疲れ様！
心電図の測定法の復習

誘導と面
- 誘導とは、陽極と陰極の間で心臓の電気的活動を検出し、波形として描出すること。
  - 電流が陰極に向かって流れる時は、通常下向きの波形となる。
  - 電流が陽極に向かって流れる時は、通常上向きの波形となる。
- 面とは、心臓の電気的活動を投影する断面のこと。
  - 前額面とは心臓の中心を通る垂直断面。電気的活動は前額面上に前後方向から投影される。
  - 水平面とは心臓の中心を通る水平断面。電気的活動は水平面上に上下方向から投影される。

心電図の種類
- 12誘導心電図は12通りの方向から心臓の電気的活動を記録する。
- 単一誘導または2誘導モニタリングは、心臓を持続的に監視できる。

12誘導心電図
- 6つの肢誘導は、前額面（垂直断面）に投影された情報を記録する。
- 双極誘導（第Ⅰ、第Ⅱ、第Ⅲ誘導）ではモニタリングに陽極と陰極が必要である。
- 単極誘導（aV_R、aV_L、aV_F誘導）は、1本のリード線から得られる情報を記録するもので、必要な電極は1個のみである。
- 6つの前胸部誘導（V_1-V_6）は水平面に投影された情報を記録する。

第Ⅰ、第Ⅱ、第Ⅲ誘導
- 第Ⅰ、第Ⅱ、第Ⅲ誘導は、通常上向きの心電図波形を描く。
- 第Ⅰ誘導は、心房不整脈やヘミブロックのモニタリングに有用である。
- 第Ⅱ誘導はルーチンモニタリングによく用いられ、洞結節不整脈や心房不整脈の検出に有用である。
- 第Ⅲ誘導は、下壁心筋梗塞に伴う変化の検出に有用である。

前胸部誘導
- V_1誘導
  - 二相性
  - 左心室と右心室の異所性収縮を鑑別する
  - 心室不整脈、ST部の変化、脚ブロックをモニターする
- V_2およびV_3誘導
  - 二相性
  - ST上昇をモニターする
- V_4誘導
  - 二相性の波形を描く
  - ST部およびT波の変化をモニターする
- V_5誘導
  - 上向きの心電図波形を描く
  - ST部およびT波の変化をモニターする（V_4誘導と併用した場合）
- V_6誘導

心電図の測定法の復習 (続き)

- 上向きの心電図波形を描く
- 脚ブロックを検出する

MCL誘導

- MCL_1誘導
  - V_1誘導と類似
  - QRS波に関連する不整脈、P波の変化、脚の欠損を評価する
  - 期外収縮をモニターする
  - 各種頻拍性不整脈を鑑別する
- MCL_6誘導
  - V_6誘導と類似
  - 心室伝導の変化をモニターする

電極の構成

- 3点誘導法では1個の陽極、1個の陰極、および1個の接地電極を用いる。
- 5点誘導法では、もう1個の胸部誘導電極を用いてMCL誘導をモニターしたり、あるいは標準肢誘導をモニターする。

心電図記録紙

- 横軸の細い目盛り線で1区画=0.04秒
- 横軸の細い目盛り線で5区画=太い目盛り線で1区画=0.2秒
- 横軸の太い目盛り線で5区画=1秒
- 通常の記録紙=横軸の太い目盛り線で30区画=6秒
- 縦軸の細い目盛り線で1区画=0.1 mV
- 縦軸の太い目盛り線で1区画=0.5 mV
- 振幅(mV)=波形の最も高い点(あるいは低い点)とベースラインとの距離が細い目盛り線で何区画分になるか。

モニタリングにおける問題

- アーチファクト：過度の体動や電極の乾燥によりベースラインが波打ち、凹凸や細かい振動が現れる。
- 干渉：漏電、他の機器からの干渉、不適切な接地などにより、ベースラインが太く、信頼性の低いものとなる。
- ベースラインドリフト：胸壁の動き、電極の不適切な装着、電極の接触不良によって、ベースラインが波打つ。
- 機器の故障：機器の劣化や故障により、モニタリングに問題が生じ、患者は感電のリスクに曝される。

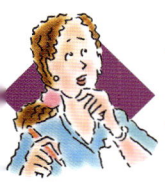

クイッククイズ

1. 心電図記録紙の横軸は何を表すか。
   A. 時間
   B. 速度
   C. 電位
   D. 振幅

   答え：A． 横軸は時間を表し、細い目盛り線1区画を0.04秒として波形を記録する。

2. 心電図記録紙の縦軸は何を表すか。
   A. 時間
   B. 速度
   C. 電位
   D. 振幅

心電図の測定法

　　答え：C．　縦軸は、波形の高さによって電位を表す。

3. 電流がどのような方向に流れると、二相性の波形となるか。
    A．　陽極の後方
    B．　陽極に対して垂直方向
    C．　陽極の上方
    D．　陽極の前方
    答え：B．　電流が陽極に対して垂直方向に流れると、二相性の波形（一部は等電位線の上に、一部は下に現れる波形）となる。

4. リード線が患者の胸部から外れると、波形はどのようになるか。
    A．　モニター上で大きくなる。
    B．　モニター上で小さくなる。
    C．　モニター上で波打つ。
    D．　モニターに表示されなくなる。
    答え：D．　リード線が外れると、モニタリングのプロセスが中断し、モニターに波形が表示されなくなる。

5. 第Ⅱ誘導をモニターするには、
    A．　陽極を左鎖骨中線上の触知可能な最下肋骨の下に、陰極を右鎖骨下に装着する。
    B．　陽極を右鎖骨下中央に、陰極を左鎖骨下中央に装着する。
    C．　陽極を左鎖骨下に、陰極を右鎖骨中線上の右鎖骨下に装着する。
    D．　陽極を右鎖骨中線上の触知可能な最下肋骨の下に、陰極を左鎖骨下に装着する。
    答え：A．　この電極の位置が、第Ⅱ誘導の正しい電極の位置である。

採点

☆☆☆ 全問正解だった人、極めて優秀です！　私達、思い切ってあなたに心電図をとってもらおうかしら？

☆☆ 4問正解だった人、素晴らしい！　あなたの成績をモニターする必要はほとんどないわ。

☆ 正解が3問以下だった人、あきらめずに頑張って！　もう一度おさらいすれば、流れは正しい方向に向かい始めますよ。

3 心電図の解釈

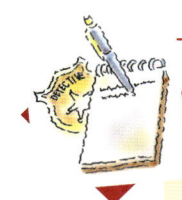

この章の概要

この章では以下の内容について学習する。
- 心電図波形の成分、その重要性および多様性
- 心電図記録から心拍数を計算しリズムを評価する方法
- 心電図解釈への段階的アプローチ
- 正常洞調律の特性

心電図波形の概要

　心電図上の1拍の複合波には、1心周期に起きる電気的現象が描写されている。1拍の複合波は、P波、Q波、R波、S波、T波の5つの波形から構成される。Q波、R波、S波をまとめてQRS波と呼ぶ。心電図波形は、電気的インパルスが心房から心室へ伝わる過程を表している（p.44「正常な心電図」を参照）。

P波

　P波は正常な心電図波形の最初に現れる成分であり、心房の脱分極の過程（電気的インパルスが心房全体に伝わる過程）を描出する。P波を評価する際、その特性、特に位置、形状、振れに注意すること。正常なP波は以下のような特性を持つ。
- 位置：QRS波の前に現れる
- 振幅：高さ2-3mm
- 持続時間：0.06-0.12秒
- 形状：通常は丸みを帯びた上向きの波形（陽性波）

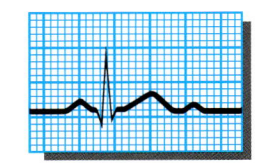

- 振れ：第Ⅰ、第Ⅱ、aV$_F$、V$_2$-V$_6$誘導では陽性波、第Ⅲ、aV$_L$誘導では通常陽性波だが例外もあり、aV$_R$誘導では下向きの波形（陰性波）、V$_1$誘導では二相性

P波の振れと形状が正常（例えば第Ⅱ誘導ではP波が丸みを帯びた滑らかな陽性波）で、常にQRS波に先行して現れる場合、この電気的インパルスは洞房結節で発生していると考えられる。心房の収縮はP波の途中から始まるが、それは心電図には現れない。心電図に記録されるのは電気的活動のみであり、機械的活動すなわち収縮は記録されないということを忘れてはならない。

正常な心電図

以下の図に正常な心電図波形の構成要素を示す。

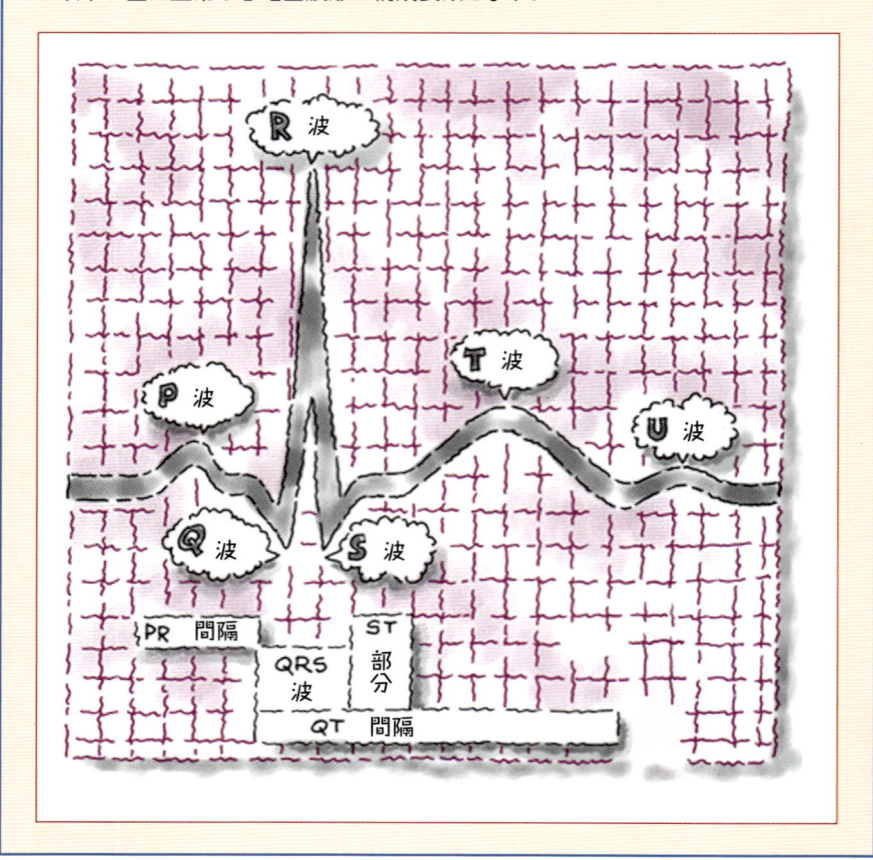

（図：R波、P波、Q波、S波、T波、U波、PR間隔、QRS波、ST部分、QT間隔）

心電図波形は、電気的インパルスが心房から心室へ伝わる過程を表しています。

P波の異常

　P波の先鋭化やノッチ、増高などは、慢性閉塞性肺疾患や肺塞栓症、弁膜症、心不全などの疾患に伴う心房肥大を示唆する可能性がある。陰性P波は、房室接合部から心房への逆行性伝導を示唆する可能性がある。上向きの洞性P波が反転している場合は、逆行性伝導の可能性を考慮すること。

　P波に変化が見られる場合、異なる複数の部位からインパルスが発生している可能性がある（移動性ペースメーカーによる調律、心房組織の過敏性亢進、洞房結節近傍の損傷など）。P波が消失している場合、洞房結節とは異なる部位からインパルスが生じている可能性がある（接合部調律、心房細動など）。

PR間隔

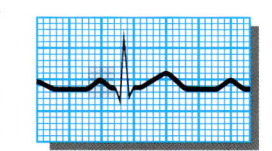

　PR間隔には、心房から房室結節、ヒス束、右脚および左脚へとインパルスが伝わる過程が記録されている。PR間隔を評価する際、特にその持続時間に注目すること。PR間隔の変化は、刺激生成の異常、あるいは房室ブロックに見られるような伝導遅延を示唆する。正常なPR間隔は以下のような特徴を持つ（振幅、形状、振れは測定されない）。
- 位置：P波の始まりからQRS波の始まりまで
- 持続時間：0.12-0.20秒

　小児ではこれとは異なる特性が見られる。(p.46「小児の心拍数、PR間隔、QRS間隔」を参照)。

PR間隔の短縮と延長

　PR間隔の短縮（0.12秒未満）は、洞房結節以外の部位での刺激生成を示唆する。こうした変化は接合部不整脈や早期興奮症候群に関連して認められる。PR間隔の延長（0.20秒超）は、ジゴキシン毒性や心ブロックによる心房や房室接合部の伝導遅延（虚血や伝導系組織の疾患による遅延）を示唆する可能性がある。

QRS波

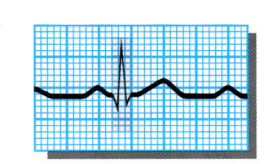

　QRS波はP波に続いて現れる波形であり、心室の脱分極の過程を描出する。心室は脱分極の直後、すなわちQRS波が現れた直後に収縮する。この収縮によって血液は心室から動脈へと駆出され、脈拍が生じる。

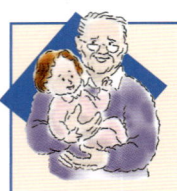

> *年齢と発達段階*
>
> ## 小児の心拍数、PR間隔、QRS間隔
>
> 小児は成人と比べて心室が小さく代謝要求が高いため、乳児や小児の心拍は成人よりも速い。心拍が速く心室が小さいため、PR間隔やQRS間隔は短くなる。
>
> | 年齢 | 心拍数(回/分) | PR間隔(秒) | QRS間隔(秒) |
> |---|---|---|---|
> | 1-3週 | 100-180 | 0.07-0.14 | 0.03-0.07 |
> | 1-6カ月 | 100-185 | 0.07-0.16 | 0.03-0.07 |
> | 7-11カ月 | 100-170 | 0.08-0.16 | 0.03-0.08 |
> | 1-3歳 | 90-150 | 0.09-0.16 | 0.03-0.08 |
> | 4-5歳 | 70-140 | 0.09-0.16 | 0.03-0.08 |
> | 5-7歳 | 65-130 | 0.09-0.16 | 0.03-0.08 |
> | 8-11歳 | 60-110 | 0.09-0.16 | 0.03-0.09 |
> | 12-16歳 | 60-100 | 0.09-0.18 | 0.03-0.09 |

必ずしも機械的な収縮を意味しない

心電図モニターに表示される波形は、心臓の電気的活動を示しているに過ぎないことを忘れてはならない。波形が現れていても、心臓の機械的な収縮とそれに続く脈拍が保証されるわけではない。期外収縮に見られるように収縮が弱い場合や、無脈性電気活動に見られるように収縮が起こらない場合もある。それゆえ、心電図を読む前に患者の状態を確認すること。

正常なQRS波

QRS波を評価する際、持続時間と形状に特に注意すること。正常なQRS波は以下のような特性を持つ。
- 位置：PR間隔に続いて現れる
- 振幅：高さ5-30mm、ただし誘導によって異なる
- 持続時間：0.06-0.10秒、すなわちPR間隔の2分の1。Q波の始まりからS波の終わりまでを測定するが、Q波が消失している場合にはR波の始ま

QRS波の波形の多様性

以下の図は様々な形状のQRS波を示したものである。QRS波を記述する際、正常すなわち振幅の大きい波（5mm超）は大文字で示し、振幅の小さい波（5mm未満）は小文字で示す。QRS波に第2のR波が現れることもあり、これはR'波と呼ばれる。

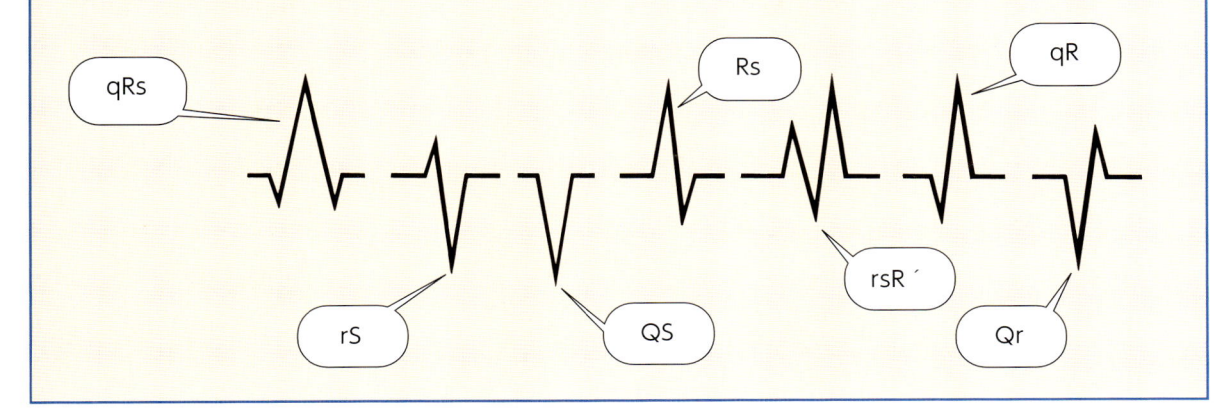

qRs　　　　　Rs　　　　　qR

rS　　　QS　　　rsR'　　Qr

りから測定する。
- 形状：Q波（P波の後に初めて現れる陰性波）、R波（P波またはQ波の後に初めて現れる陽性波）、およびS波（R波の後に初めて現れる陰性波）から構成される。必ずしも3つの波形がすべて現れるとは限らない。心室は速やかに脱分極するため、心電図記録紙と自動記録針が接触する時間は極めて短く、通常QRS波は心電図の他の成分に比べて持続時間が短い。また、誘導によって形状が異なる（「QRS波の波形の多様性」を参照）。
- 振れ：第Ⅰ、第Ⅱ、第Ⅲ、aV_L、aV_F、V_4-V_6誘導では陽性波、aV_R、V_1-V_3誘導では陰性波

極めて重要な手がかり

QRS波の持続時間は心室内伝導時間と等しい。このため、QRS波を識別し正しく解釈することは極めて重要である。QRS波がP波を伴わない場合、インパルスは心室から発生していると考えられ、心室不整脈が示唆される（「高齢者の心電図」を参照）。

深く広く

深く広いQ波は心筋梗塞を示唆する可能性がある。この場合、Q波の振幅はR波の25％以上、Q波の持続時間は0.04秒以上となる。ノッチのある

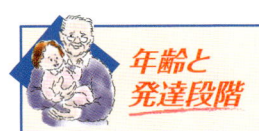

年齢と発達段階

高齢者の心電図

心電図を解釈する際、常に患者の年齢を意識すること。加齢による心電図所見の変化には、PR間隔、QRS幅、およびQT間隔の延長、QRS波の振幅低下、ならびにQRS波の軸の左への移動などがある。

R波は脚ブロックを、QRS幅の延長（0.12秒超）は心室伝導遅延を、QRS波の消失は房室ブロックまたは心室静止を示唆する可能性がある。

ST部分

ST部分は、心室の収縮（脱分極）の完了から心室の回復（再分極）の開始までの期間に相当する。QRS波の終わりとST部分の始まりを示す点はJ点として知られている。

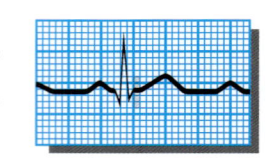

正常なST部分

ST部分の振れに特に注意すること。正常なST部分は以下のような特性を持つ（振幅、持続時間、形状は観察されない）
- 位置：S波からT波の始まりまで
- 振れ：通常は等電位（陽性でも陰性でもない）だが、一部の前胸部誘導では、-0.5mmから+1mmまでの範囲で変動が見られる。

あまり正常でないST部分

ST部分の変化は心筋の損傷を示唆する可能性がある。ST部分は上昇することもあれば低下することもある（「ST部分の変化」を参照）。

ST部分の変化

患者の心電図のST部分を詳細にモニターすれば、心筋梗塞の発症前に心筋の虚血や損傷を検出できる。

ST部分の低下

ベースラインから0.5mm以上の低下が見られる場合、ST部分の低下と見なす。ST部分の低下は心筋の虚血またはジゴキシン毒性を示唆する。

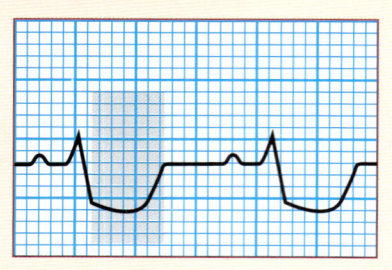

ST部分の上昇

ベースラインから1mm以上の上昇が見られる場合を、ST部分の上昇と見なす。ST部分の上昇は心筋の損傷を示唆する。

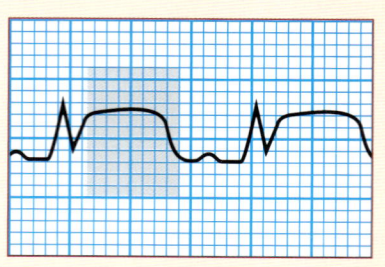

T波

　T波は心室の回復（再分極）の過程を描出する。T波を評価する際、振幅、形状、振れに注意すること。正常なT波は以下のような特性を持つ（持続時間は測定されない）。
- 位置：S波に続いて現れる
- 振幅：第Ⅰ、第Ⅱ、第Ⅲ誘導では0.5mm、前胸部誘導では10mm以下
- 形状：通常は丸みを帯びた滑らかな波形
- 振れ：通常、第Ⅰ、第Ⅱ、V_3-V_6誘導では陽性波、aV_R誘導では陰性波、その他の誘導では一定ではない

どうしてT波がこんなにでこぼこなの？

　T波のピークは、心室の再分極過程の相対不応期、すなわち期外刺激に対する細胞の感受性が特に増大する時期（受攻期）に相当する。T波に複数の隆起部が見られる場合、そこにはP波が隠れている可能性がある。P波が隠れているとすれば、心房の脱分極が起きており、心室より上部でインパルスが発生していることになる。

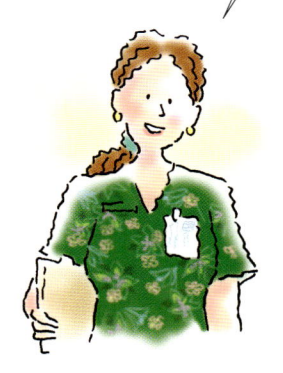

T波の増高、陰性化、先鋭化

　T波の増高や先鋭化は、心筋損傷や高カリウム血症を示唆する。第Ⅰ、第Ⅱ、V_3-V_6誘導におけるT波の陰性化は心筋虚血を、成人におけるT波の著明なノッチや先鋭化は心膜炎を示唆する可能性がある。

QT間隔

　QT間隔は心室の脱分極と再分極の過程に相当する。QT間隔の長さは心拍数によって変化する。心拍数が上昇するほどQT間隔は短くなる。QT間隔を評価する際、その持続時間に注意すること。
　正常なQT間隔は以下のような特性を持つ（振幅、形状、振れは観察されない）。
- 位置：QRS波の始まりからT波の終わりまで
- 持続時間：年齢、性別、心拍数によって異なる。通常は0.36-0.44秒。リズムが規則的であればRR間隔の2分の1以下となる。

QT間隔の重要性

　QT間隔は、心室の脱分極-再分極サイクルの所要時間に相当する。QT間隔の異常は、心筋の障害を示唆する可能性がある。QT間隔の延長は、相

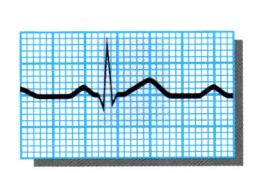

> 成人のT波に著明なノッチや先鋭化が見られる場合、心膜炎の可能性があります。

QT間隔の延長を誘発する薬物

QT間隔延長作用を有する(トルサード・ド・ポアンの発症リスクを高める)薬物を以下に示す。

薬剤名	薬剤クラス	薬剤名	薬剤クラス
アミオダロン(アンカロン)	抗不整脈薬	ハロペリドール(セレネース)	抗精神病薬
アミトリプチリン	抗うつ薬	イブチリド	抗不整脈薬
クロルプロマジン	抗精神病薬／制吐薬	ケトコナゾール(ニゾラール)	抗真菌薬
クラリスロマイシン(クラリシッド)	抗生物質	レボフロキサシン(クラビット)	抗生物質
デシプラミン	抗うつ薬	メサドン(メサペイン)	オピオイド作動薬
ジソピラミド(ノルペース)	抗不整脈薬	プロカインアミド	抗不整脈薬
ドフェチリド	抗不整脈薬	キニジン	抗不整脈薬
ドラセトロン	制吐薬	セルトラリン(ジェイゾロフト)	抗不整脈薬
ドロペリドール(ドロプレタン)	鎮静薬／制吐薬	ソタロール(ソタコール)	抗不整脈薬
エリスロマイシン(エリスロシン)	抗生物質／胃腸機能調整薬	スマトリプタン(イミグラン)	片頭痛治療薬
フルオキセチン	抗うつ薬	チオリダジン	抗精神病薬

対不応期の延長を意味する。QT間隔の延長が見られる場合、トルサード・ド・ポアンと呼ばれる致死性不整脈のリスクが増大する。

こうした異常はある種の薬物(Ia群抗不整脈薬など)とも関連がある(「QT間隔の延長を誘発する薬物」を参照)。QT延長症候群は、特定の家系に見られる先天性刺激伝導障害である。ジゴキシン毒性や高カルシウム血症はQT間隔の短縮を招くことがある。

U波

U波は、プルキンエ線維や心室伝導線維の回復期に相当する。U波は常に心電図上に現れるわけではない。U波の特性で最も重要なのはその形状である。

U波が出現する場合、正常なU波は以下のような特性を持つ(振幅、持続

時間は測定しない）。
- 位置：T波に続いて現れる
- 形状：通常は丸みを帯びた陽性波
- 振れ：陽性波

U波は心電図に現れないこともある。高カルシウム血症や低カリウム血症、ジゴキシン毒性などにより顕著なU波が出現することがある。

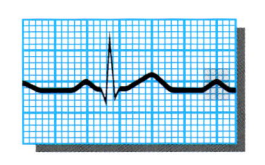

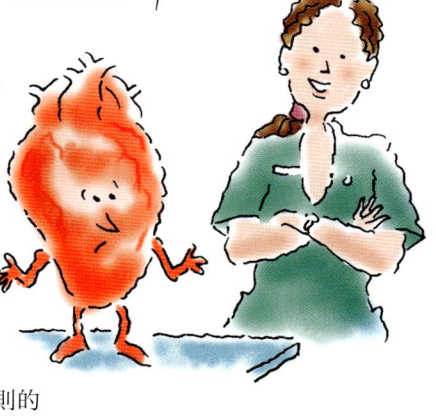

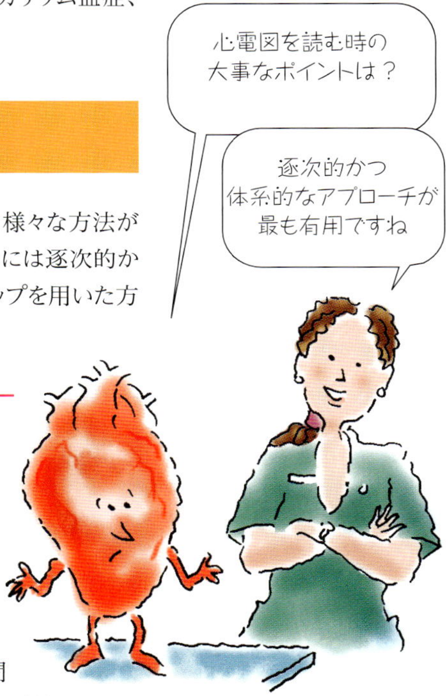

8ステップ法

心電図を解釈する力は、実践によって磨かれる技能である。様々な方法が用いられるが、一貫した方針を貫く必要がある。心電図の解析には逐次的かつ体系的なアプローチが必要であり、以下に述べる8つのステップを用いた方法はその一例である。

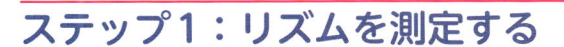

心電図を読む時の大事なポイントは？

逐次的かつ体系的なアプローチが最も有用ですね

ステップ1：リズムを測定する

心房や心室のリズムを測定するには、紙と鉛筆を用いる方法とキャリパーを用いる方法がある（p.52「リズムを測定する方法」を参照）。

心房のリズムを評価するには、PP間隔（連続する2つのP波の間隔）を測定する。PP間隔は、呼吸に伴うわずかな変動があっても、規則的でなければならない。数周期にわたりPP間隔を比較する。PP間隔がほぼ一定であれば、心房のリズムは規則的であると言える。PP間隔に変動があれば、心房のリズムが不規則であることがわかる。

心室のリズムを判定するには、連続する2つのR波の間隔を測定する。R波が消失している場合は、隣接する2つのQ波の間隔を測定する。RR間隔は一定でなければならない。

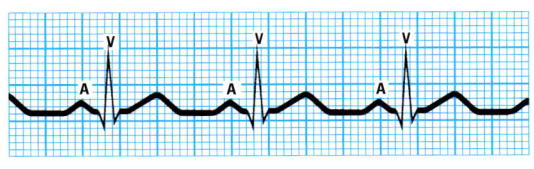

次に、数周期にわたりRR間隔を比較する。心房のリズムと同様、間隔がほぼ一定であればリズムは規則的であると言える。間隔に変動があればリズムが不規則であることがわかる。

次の点を確認しよう。リズムはどの程度不規則なのか。わずかに不規則なのか、それとも著しく不規則なのか。その不規則性にはあるパターン（規則的

リズムを測定する方法

心房や心室のリズムを測定するには、紙と鉛筆を用いる方法とキャリパーを用いる方法がある。

紙と鉛筆を用いる方法

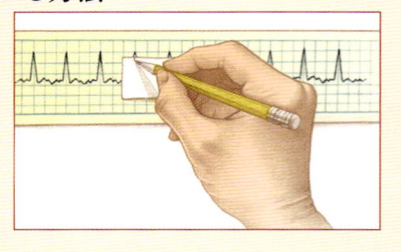

心電図を平らな場所に置く。一枚の紙片の端（直線部）を心電図のベースラインに添って置く。紙片を動かして端をR波の頂点に近づける。上の図に示すように、連続する2つのQRS波のR波の位置を、鉛筆を用いて紙に記す。これがRR間隔である。

次に紙片を横に動かし、鉛筆で記した2つの目印を次のRR間隔に合わせる。RR間隔が一定であれば、心室のリズムは規則的である。RR間隔に変動があれば、心室のリズムは不規則である。

同じ方法を用いてPP間隔を測定し、心房のリズムが規則的か否か判定する。

キャリパーを用いる方法

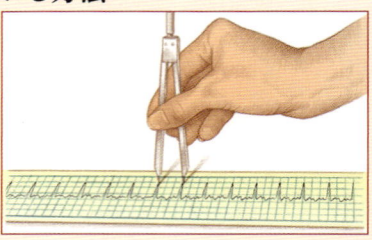

心電図を平らな場所に置き、キャリパーの一方の先端を、連続する2つのQRS波の1拍目のR波に合わせる。そして上の図に示すように、キャリパーのもう一方の先端を2拍目のR波に合わせる。これがRR間隔である。

2拍目のR波に合わせたキャリパーの先端を軸としてキャリパーを回転させ、もう一方の先端が3拍目のR波の頂点に一致するかどうか確認する。その次のRR間隔も同様に確認する。間隔が一定であれば心室のリズムは規則的であり、変動があれば心室のリズムは不規則である。

同じ方法を用いてPP間隔を測定し、心房のリズムが規則的か否か判定する。

に不規則なパターン）が認められるか。0.04秒未満の変動は正常と見なされることに注意する。

ステップ2：心拍数を測定する

心房拍数や心室拍数を測定するには3つの方法のうちいずれかを用いるが、それだけに頼ってはならない。必ず脈拍を取り、心電図上の心拍数との相関を確認すること。

10倍法

心拍数を計算する最も簡単な方法は10倍法である。これは特にリズムが不規則な場合に有用である。心電図記録紙には3秒ごと（太い目盛り線で15区画ごと）に標線が刻まれている。心房拍数を計算するには6秒間の心電図

心拍数の計算

　数列法で心拍数を推定する際、右の表を用いてより正確な値を求めることができる。R波とR波の間の目盛りの数を数えた後、右の表を用いて心拍数を求める。

　例えば、細い目盛り線で20区画、すなわち太い目盛り線で4区画あった場合、心拍数は75回/分となる。心房拍数を求めるには、R波の代わりにP波に対して同じ方法を適用する。

迅速な推定

　この迅速な計算法はカウントダウン法とも呼ばれている。「300、150、100、75、60、50」という一連の数字を記憶すれば、RR間隔やPP間隔が太い目盛り線で何区画分に相当するかという数字を指標として、心室拍数や心房拍数を素早く推定することができる。

細い目盛り線での区画数	心拍数
5 (太い目盛り線で1区画)	300
6	250
7	214
8	187
9	166
10 (太い目盛り線で2区画)	150
11	136
12	125
13	115
14	107
15 (太い目盛り線で3区画)	100
16	94
17	88
18	83
19	79
20 (太い目盛り線で4区画)	75
21	71
22	68
23	65
24	63
25 (太い目盛り線で5区画)	60
26	58
27	56
28	54
29	52
30 (太い目盛り線で6区画)	50
31	48
32	47
33	45
34	44
35 (太い目盛り線で7区画)	43
36	41
37	40
38	39
39	38
40 (太い目盛り線で8区画)	37

をとり、P波の数を数え10倍する。6秒間の心電図10枚で1分になる。心室拍数を求める場合は、R波で同様の計算をする。

1500法

　心拍リズムが規則的であれば1500法を用いる。この方法は、細い目盛り線1500区画で1分になることからこう呼ばれる。連続する2つのP波の間隔が、細い目盛り線で何区画に相当するかを数え、その数で1500を割ると心房拍数が求められる。心室拍数を求めるには、連続する2つのR波について同様の計算をする。

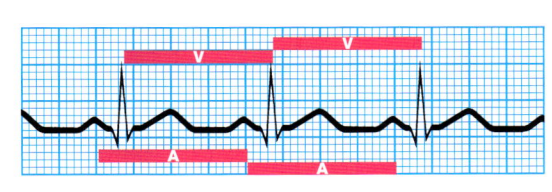

数列法

　心拍数を求める第3の方法は数列法である。この方法では一連の数字を記憶する必要がある（「心拍数の計算」を参照）。心房拍数を求めるには、太い目盛り線にピークが重なっているP波を見つけ、それに続く6本の太い目盛り線に300、150、100、75、60、50の数字を割り当てる。次のP波のピークを見つけ、それに最も近い太い目盛り線に割り当てられた数字から、心房拍数を推定する。心室拍数を推定するには、同じ方法をR波に適用する。

ステップ3：P波を評価する

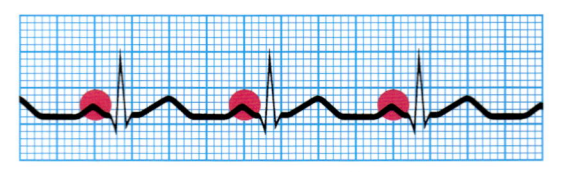

　心電図上のP波を評価する際、次の点を確認しよう。P波は認められるか。どのP波も波形は正常か。サイズや波形に変動はないか。どのQRS波もP波を1つ伴っているか。

ステップ4：PR間隔を測定する

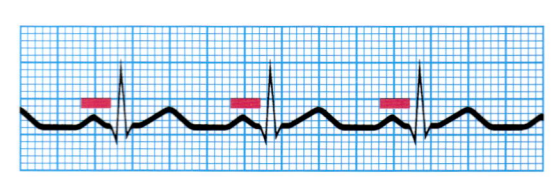

　PR間隔を測定するには、P波の始まりからQRS波の始まりまでの間に、細い目盛り線で何区画あるか数え、その数に0.04秒をかける。そして次の点を確認しよう。PR間隔は0.12-0.20秒の正常範囲内にあるか。PR間隔は一定か。

ステップ5：QRS波の持続時間（QRS幅）を測定する

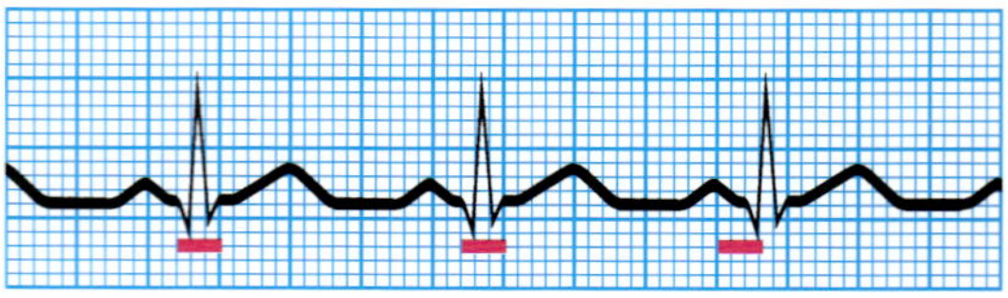

　QRS幅を測定する際、ピークの幅ではなく、必ずPR間隔の終わりからS波の終わりまでの時間を測定すること。QRS波には水平部分がないことを忘れてはならない。QRS幅を求めるには、QRS波の始まりから終わりまでの間に細い目盛り線で何区画あるか数え、その数に0.04秒をかける。そして次の点を確認しよう。QRS幅は0.06-0.10秒の正常範囲内にあるか。QRS波のサイズや波形に変動はないか（ある場合は、各々のQRS波のサイズを測定し記録する）。どのP波の後にもQRS波が存在するか。

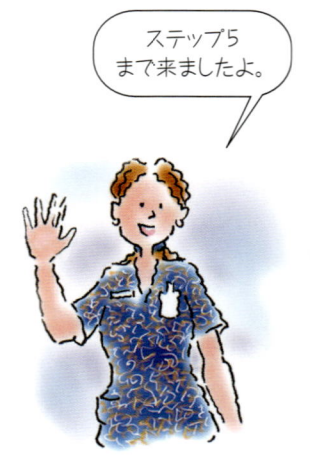

ステップ6：T波を評価する

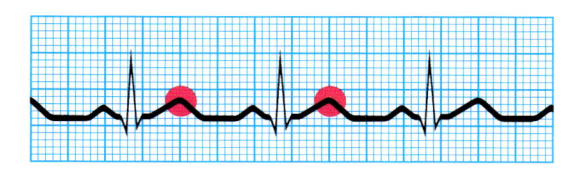

　T波を評価する際、次の点を確認しよう。T波はあるか。どのT波も波形は正常か。どのT波も振幅は正常か。振幅に変動はないか。T波の振れ（極性）はQRS波と同じか。

ステップ7：QT間隔の持続時間を測定する

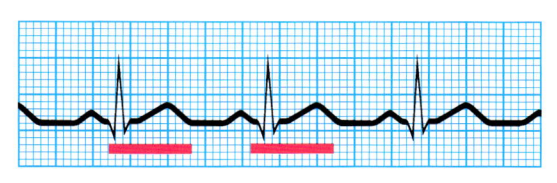

　QRS波の始まりからT波の終わり（T波がベースラインに戻る点）までの間に、細い目盛り線で何区画あるか数える。この数に0.04秒をかける。次の点を確認しよう。QT間隔は0.36-0.44秒の正常範囲内にあるか（「QT間隔の補正」を参照）。

ステップ8：その他の要素を評価する

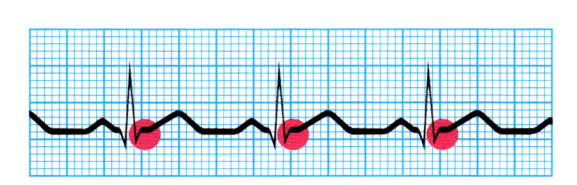

　異所性収縮やその他の異常がないか確認する。ST部分についても異常がないか確認し、U波の有無を調べる。所見を記録し、心電図を解釈する（所見に基づき調律を判定する）。

- 調律の発生源（例、洞結節、心房、房室結節、心室）
- 心拍数の特徴（例、徐脈、頻脈）
- 調律の異常（例、粗動、細動、心ブロック、補充調律、その他の不整脈）

QT間隔の補正

　QT間隔は心拍数の影響を受ける。心拍数が上昇するとQT間隔は短縮し、心拍数が低下するとQT間隔は延長する。このため、標準心拍数を60としてQT間隔を評価することが望ましい。この補正QT間隔はQTcとして知られる。

　以下の式によりQTcを求める。

$$\frac{QT間隔}{\sqrt{RR間隔(秒)}}$$

QTcの正常値は女性では0.46秒未満、男性では0.45秒未満である。男性でも女性でもQTcが0.50秒を上回ると、トルサード・ド・ポアンの発症リスクが上昇する。

正常洞調律とは何か

不整脈を識別する前に、まず正常洞調律の特徴を理解する必要がある。正常洞調律とは、洞房結節から発生したインパルスが正常な伝導路（洞結節から心房、房室結節、ヒス束、右脚・左脚、プルキンエ線維に至る経路）を通り心室に伝わる過程を記録したものである。正常洞調律は、それ以外のあらゆる調律を比較する際の基準となるものである（「正常洞調律」を参照）。

正常とはどのような状態か

先述の8ステップ法を用いて評価するなら、正常洞調律の特徴とは次のようなものである。
- 心房や心室のリズムは規則的である。
- 心房拍数や心室拍数は60-100回／分（洞房結節の正常発火頻度）で、すべてのインパルスが心室に伝導している。

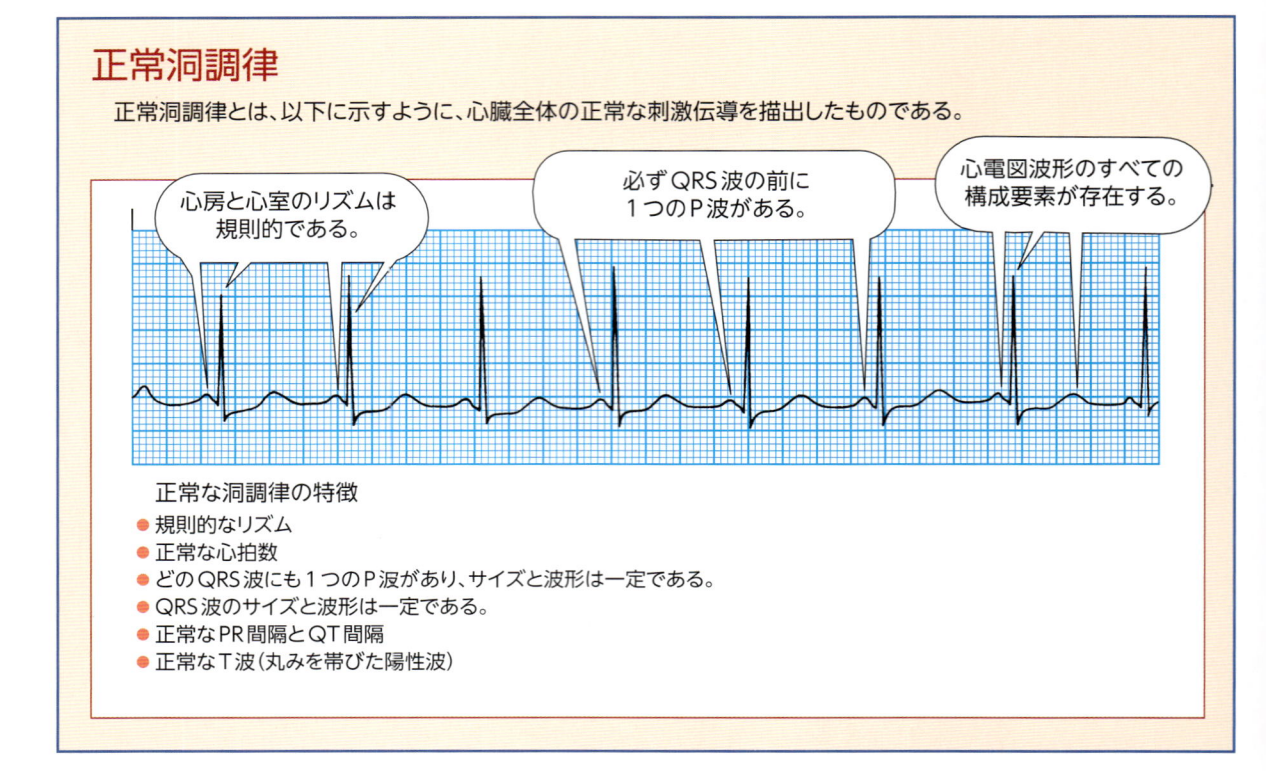

正常洞調律

正常洞調律とは、以下に示すように、心臓全体の正常な刺激伝導を描出したものである。

（吹き出し）心房と心室のリズムは規則的である。
（吹き出し）必ずQRS波の前に1つのP波がある。
（吹き出し）心電図波形のすべての構成要素が存在する。

正常な洞調律の特徴
- 規則的なリズム
- 正常な心拍数
- どのQRS波にも1つのP波があり、サイズと波形は一定である。
- QRS波のサイズと波形は一定である。
- 正常なPR間隔とQT間隔
- 正常なT波（丸みを帯びた陽性波）

- P波は、第Ⅱ誘導では丸みを帯びた滑らかな陽性波であり、洞結節で発生したインパルスが心房に伝導していることを示している。
- PR間隔は正常(0.12-0.20秒)で、インパルスが正常伝導路を通っていることを示している。
- QRS幅は正常(0.12秒未満)で、心室での刺激伝導と回復の過程が正常であることを示している。
- T波は第Ⅱ誘導では陽性波で、正常な再分極が起きていることを示している。
- QT間隔は正常範囲内(0.36-0.44秒)にある。
- 異所性収縮(異常な収縮)は認められない。

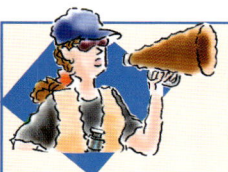

お疲れ様!
心電図の解釈の復習

正常なP波
- 位置:QRS波の前
- 振幅:高さ2-3mm
- 持続時間:0.06-0.12秒
- 形状:通常は丸みを帯びた陽性波
- 振れ:第Ⅰ、第Ⅱ、aV_F、V_2-V_6誘導では陽性波、第Ⅲ、aV_L誘導では通常陽性波だが変動あり、aV_R誘導では陰性波、V_1誘導では二相性または変動あり

正常なPR間隔
- 位置:P波の始まりからQRS波の始まりまで
- 持続時間:0.12-0.20秒

正常なQRS波
- 位置:PR間隔の後
- 振幅:高さ5-30mm、ただし誘導によって異なる
- 持続時間:0.06-0.10秒(PR間隔の2分の1)
- 形状:Q波、R波、S波から成る。
- 振れ:第Ⅰ、第Ⅱ、第Ⅲ、aV_L、aV_F、V_4-V_6誘導では陽性波、aV_R、V_1-V_3誘導では陰性波

正常なST部分
- 位置:S波からT波の始まりまで
- 振れ:通常は等電位だが、一部の前胸部誘導では-0.5mmから+1mmまでの範囲で変動がある。

正常なT波
- 位置:S波の後
- 振幅:第Ⅰ、第Ⅱ、第Ⅲ誘導では0.5mm、前胸部誘導では10mm以下
- 形状:通常は丸みを帯びた滑らかな波形
- 振れ:第Ⅰ、第Ⅱ、V_3-V_6誘導では通常陽性波、aV_R誘導では陰性波、その他の誘導では様々

正常なQT間隔
- 位置:QRS波の始まりからT波の終わりまで
- 持続時間:様々だが、通常は0.36-0.44秒。

正常なU波
- 位置:T波の後
- 形状:通常は丸みを帯びた陽性波

(次ページへ続く)

心電図の解釈の復習（続き）

- 振れ：陽性波

心電図の解釈：8ステップ法
- ステップ1：心拍リズムを測定する
- ステップ2：心拍数を測定する
- ステップ3：P波を評価する
- ステップ4：PR間隔を測定する
- ステップ5：QRS幅を測定する
- ステップ6：T波を評価する
- ステップ7：QT間隔を測定する
- ステップ8：異所性収縮などの異常がないか確認する。

正常洞調律
- 正常洞調律は、様々な調律を比較する際の基準となる。

特 徴
- 規則的なリズム
- 正常な心拍数
- どのQRS波にも1つのP波があり、P波のサイズや波形はほぼ一定
- QRS波のサイズと波形はほぼ一定
- 正常なPR間隔とQT間隔
- 正常なT波

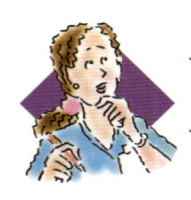

クイッククイズ

1. P波は何を描出するか。
   A. 心房の再分極
   B. 心房の脱分極
   C. 心室の脱分極
   D. 心室の再分極

   答え：B．インパルスの心房全体への伝導、すなわち心房の脱分極によってP波が発生する。

2. QRS幅の正常値は次のうちどれか。
   A. 0.06-0.10秒
   B. 0.12-0.20秒
   C. 0.24-0.28秒
   D. 0.36-0.44秒

   答え：A．正常なQRS幅（心室の脱分極過程に相当する）は、0.06-0.10秒である。

3. 心房から心室への刺激伝導に関する情報を集めるには、何を調べればよいか。
   A. P波

B．PR間隔
　　C．ST部分
　　D．T波
　　答え：B．　PR間隔は、心房脱分極から心室脱分極までの時間に相当する。正常なPR間隔は0.12-0.20秒である。

4. 心筋細胞が期外刺激に対して感受性を示すのは、次のどの時期以降か。
　　A．P波の終わり
　　B．R波の始まり
　　C．Q波の始まり
　　D．T波のピーク
　　答え：D．　T波のピークは（絶対不応期ではなく）相対不応期の始まりと一致する。相対不応期の心筋細胞は刺激に対して感受性を示す。

5. 心房拍数と心室拍数を求めるには、次のうちどの距離を細い目盛り線で測ればいいか。
　　A．P波の終わりと次のP波の始まり
　　B．連続する2つのP波またはR波
　　C．連続する2つのT波の中間
　　D．P波の始まりとT波の終わり
　　答え：B．　心房拍数と心室拍数を求めるには、連続する2つのP波またはR波の間隔が、細い目盛り線で何区画になるか数え、その値で1500を割る。

心電図演習問題

次の心電図を読み、それぞれの特徴を空欄に記入しなさい。

心電図1

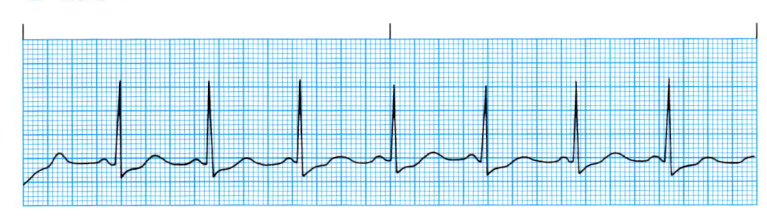

心房のリズム：＿＿＿＿＿＿＿＿＿　　QRS波：＿＿＿＿＿＿＿＿＿
心室のリズム：＿＿＿＿＿＿＿＿＿　　T波：＿＿＿＿＿＿＿＿＿＿
心房拍数：＿＿＿＿＿＿＿＿＿＿＿　　QT間隔：＿＿＿＿＿＿＿＿＿
心室拍数：＿＿＿＿＿＿＿＿＿＿＿　　その他：＿＿＿＿＿＿＿＿＿
P波：＿＿＿＿＿＿＿＿＿＿＿＿＿　　**解釈**：＿＿＿＿＿＿＿＿＿
PR間隔：＿＿＿＿＿＿＿＿＿＿＿

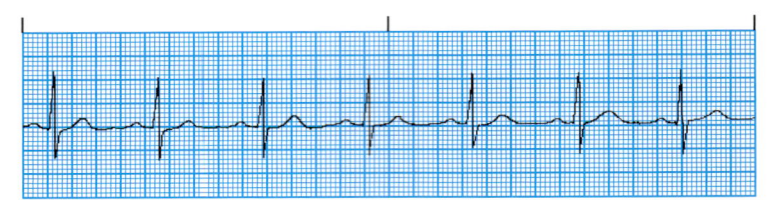

心電図2

心房のリズム：＿＿＿＿＿＿＿＿＿
心室のリズム：＿＿＿＿＿＿＿＿＿
心房拍数：＿＿＿＿＿＿＿＿＿＿
心室拍数：＿＿＿＿＿＿＿＿＿＿
P波：＿＿＿＿＿＿＿＿＿＿＿＿
PR間隔：＿＿＿＿＿＿＿＿＿＿

QRS波：＿＿＿＿＿＿＿＿＿＿
T波：＿＿＿＿＿＿＿＿＿＿＿
QT間隔：＿＿＿＿＿＿＿＿＿＿
その他：＿＿＿＿＿＿＿＿＿＿
解釈：＿＿＿＿＿＿＿＿＿＿＿

心電図演習問題の解答

1. リズム：心房・心室ともに規則的
   心拍数：心房・心室ともに79回/分
   P波：サイズ・波形ともに正常
   PR間隔：0.12秒
   QRS波：0.08秒、サイズ・波形ともに正常
   T波：正常な波形
   QT間隔：0.44秒
   その他：なし
   解釈：正常洞調律

2. リズム：心房・心室ともに規則的
   心拍数：心房・心室ともに72回/分
   P波：サイズ・波形ともに正常
   PR間隔：0.20秒
   QRS波：0.10秒、サイズ・波形ともに正常
   T波：正常な波形
   QT間隔：0.42秒
   その他：なし
   診断：正常洞調律

採点

☆☆☆ クイズは全問正解、すべての空欄を正しく記入できた人、万歳！ もういつでも私達の心電図を読解できますね。

☆☆ クイズに4問正解、ほとんどの空欄を正しく記入できた人、非常に優秀です！あなたにはピッカピカの新品キャリパーを差し上げましょう。

☆ クイズの正解は3問以下で、ほとんどの空欄を正しく記入できなかった人、元気を出して！ それでもあなたは最高よ！

Part II 不整脈の診断

4 洞結節不整脈	63
5 心房不整脈	87
6 接合部不整脈	111
7 心室不整脈	127
8 房室ブロック	153

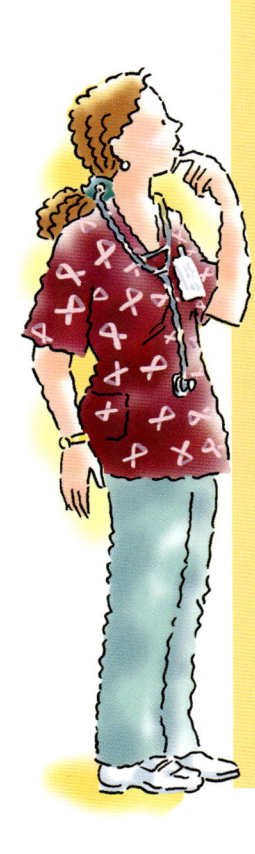

4

洞結節不整脈

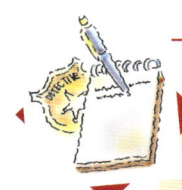

この章の概要

この章では以下の内容について学習する。
- 様々な洞結節不整脈を正しく判定する方法
- 不整脈の成立機序における洞房結節の役割
- 各種洞結節不整脈の原因、意義、治療、および看護上の注意事項
- 各種洞結節不整脈に関連する評価所見
- 心電図上の洞結節不整脈の解釈

洞結節不整脈の概要

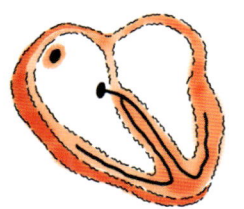

心臓が正常に機能している時、洞房結節（洞結節とも呼ばれる）が主要なペースメーカーとして働く。これは、洞結節の自動発火頻度が、心臓の他のペースメーカーよりも高いためである。安静時成人の洞結節の固有発火頻度は60-100回／分である。

洞結節は右冠動脈や左回旋枝から血液を供給されている。自律神経系は、迷走神経（副交感神経の1つ）と複数の交感神経を介して洞結節を神経支配している。迷走神経刺激は洞結節の発火頻度を低下させ、交感神経刺激はこれを上昇させる。

洞不整脈 (sinus arrhythmia)

洞房結節のペースメーカー細胞が不規則に発火する状態を洞不整脈という。心拍数は正常範囲内にあるが、心拍リズムは不規則で、呼吸周期に連動

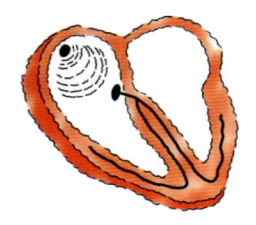

して変化する。運動選手や小児の洞不整脈は珍しいものではないが、乳児にはまれである。呼吸とは無関係な様々な状態、例えば下壁心筋梗塞、加齢、ジゴキシン（ジゴシン）やモルヒネの使用、頭蓋内圧亢進を伴う状態なども洞不整脈の原因となり得る。

発生機序

洞不整脈は、呼吸に対する正常な心臓の反応であり、迷走神経反射の抑制（迷走神経の緊張低下）によって発生する。吸気時には、心臓への血液還流の増大により迷走神経の緊張が低下し、その結果心拍数が上昇する。心電図波形の間隔は狭まり、PP間隔（連続する2つのP波の間に経過する時間）は短縮する。

呼気時には、静脈還流の減少により迷走神経の緊張が亢進し、心拍数は低下し、PP間隔は延長する（「呼吸と洞不整脈」を参照）。

洞不全症候群

通常、洞不整脈が重大な影響をもたらすことはなく、症状も現れないことが多い。ただし、高齢者におけるPP間隔の著しい変動は、洞不全症候群を示唆する可能性がある。洞不全症候群は洞不整脈に関連した病態であり、重篤化する可能性がある。

呼吸と洞不整脈

洞不整脈が呼吸に連動している場合、吸気時には心拍数の上昇、呼気時には心拍数の低下が見られる。

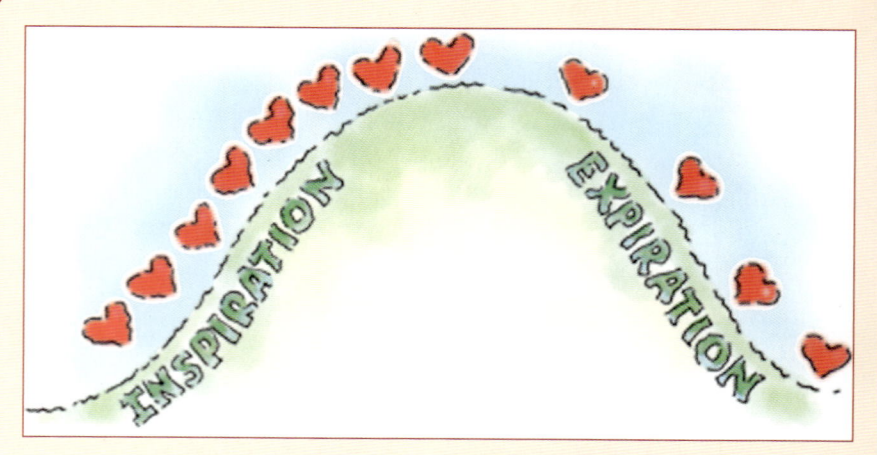

洞不整脈

注目すべき所見

洞不整脈の有無を評価する場合、心拍リズムが不規則で、呼吸に連動した周期性が見られることを確認する(「洞不整脈の判定」を参照)。PP間隔(またはRR間隔)の最大値と最小値の差は0.12秒を上回る。

心房拍数と心室拍数は正常範囲内(60-100回/分)で、呼吸とともに変動する(吸気時に上昇、呼気時に低下)。その他のパラメーターはQT間隔以外は全て正常である。QT間隔は若干変動することもあるが、正常範囲内に留まる。

全ては呼吸の中に

末梢脈拍数が吸気時に上昇し、呼気時に低下していないか観察する。洞不整脈を誘発する基礎原因がある場合、その徴候と症状を記録するとよい。

心拍数低下時に洞不整脈を検出するのは容易である。しかし、運動時やアトロピン投与後など、心拍数上昇時には洞不整脈が消失することもある。

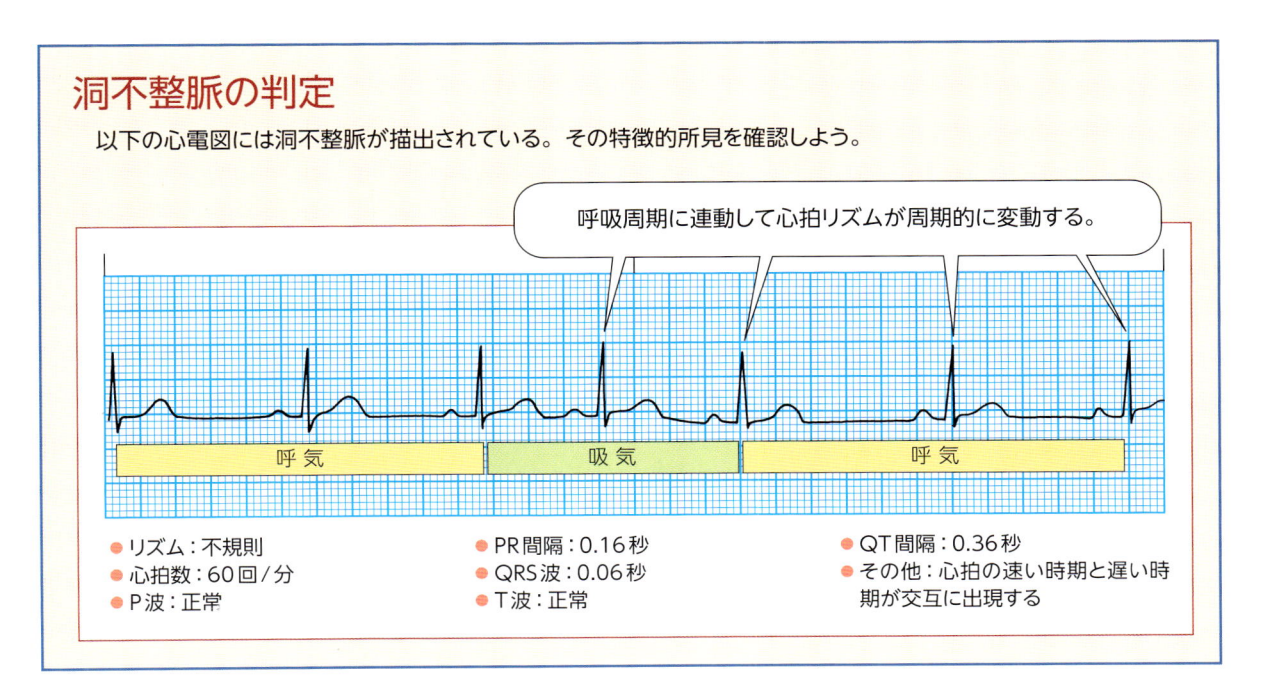

洞不整脈の判定

以下の心電図には洞不整脈が描出されている。その特徴的所見を確認しよう。

呼吸周期に連動して心拍リズムが周期的に変動する。

- リズム：不規則
- 心拍数：60回/分
- P波：正常
- PR間隔：0.16秒
- QRS波：0.06秒
- T波：正常
- QT間隔：0.36秒
- その他：心拍の速い時期と遅い時期が交互に出現する

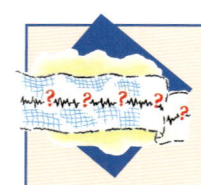

複雑なシグナル
洞不整脈は長めに観察する

洞不整脈をその他の調律と混同しないようにする。洞不整脈は一見、心房細動、心房期外収縮を伴う正常洞調律、洞房ブロック、または洞停止のように見えることもある。心電図モニターと患者の呼吸パターンを数分間観察し、心拍数測定とリズムの評価を行う。そしていつものように患者の脈拍を確認する。

治療

通常、無症状であれば治療の必要はない。呼吸と無関係な洞不整脈の場合、基礎原因の治療が必要となることがある。

洞不整脈の患者を看護する場合、呼吸中の心拍リズムを観察し、不整脈が呼吸周期に連動しているかどうか判定する。心電図モニターを注意深く観察し、波形の解釈を誤らないようにする(「洞不整脈は長めに観察する」を参照)。

投与を継続する

薬物(硫酸モルヒネなどの鎮静薬)が洞不整脈を誘発している場合でも、医師はその投与を継続することがある。しかし、ジゴキシンを投与中の患者に突然洞不整脈が発生した場合は、直ちに医師に報告する。ジゴキシン毒性が発現している可能性がある。

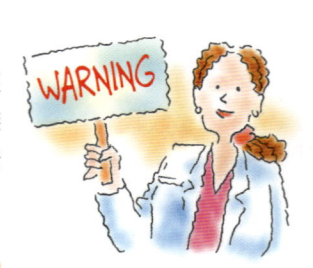

> ジゴキシンを投与されている患者さんに突然洞不整脈が発生したら、直ちに医師に報告しましょう。

洞徐脈 (sinus bradycardia)

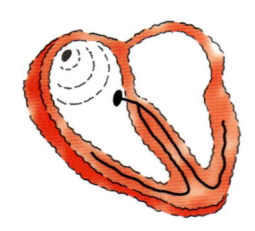

洞結節の発火頻度が60回/分未満で、心拍リズムが規則的な状態を洞徐脈という。洞徐脈は睡眠中や、心機能の良好な人(例えば運動選手)によく見られる不整脈で、病的な状態ではない。洞徐脈は多くの運動選手に見られるが、これは彼らの心機能が高く、通常より少ない努力で1回拍出量を正常に維持できるためである。洞徐脈は睡眠中にも発生するが、これは代謝要求が低下するためである。

発生機序

洞徐脈は通常、血流要求の低下に対する正常な反応として発生する。このような場合、迷走神経刺激が増大し、交感神経刺激が低下する(「洞徐脈の原因」を参照)。その結果、洞房結節の自動能(細胞が自発的にインパルスを発生する傾向)が低下する。

耐えられる状態か？

洞房結節に血液を供給している右冠動脈に閉塞が生じると、下壁心筋梗塞が発生する。下壁心筋梗塞発症後の患者には高頻度で洞徐脈が認められる。洞徐脈の原因はそれ以外にも数多くあり、ある種の薬物の使用によって誘発されることもある。

洞徐脈の臨床的意義は、心拍数低下の程度や症状の有無によって異なる。例えば、多くの成人は心拍数45-59回/分程度の洞徐脈には耐えられるが、45回/分未満の洞徐脈には耐えられないことが多い。

無症状？　なら問題ありません。

洞徐脈では全く症状が現れないことも多く、重大な影響が生じることはまれである。心拍出量低下の症状が見られない限り、治療は必要ない(巻末資料「ACLSアルゴリズム」を参照)。

症状あり？　それは問題です。

しかし、洞徐脈により症状が発現した場合は、迅速な対応が不可欠である。心臓に基礎疾患を有する患者は、心拍数の低下を1回拍出量の増加で補えない可能性がある。その結果、心拍出量が低下し、低血圧症やめまいなどの徴候や症状が現れる。また、徐脈が見られる場合、心室頻拍や心室細動などのより重篤な不整脈を発症しやすくなる可能性がある。

洞徐脈の原因

洞徐脈の原因には以下のようなものがある。
- 心臓以外の疾患(高カリウム血症、頭蓋内圧亢進、甲状腺機能低下症、低体温症、睡眠、緑内障など)
- 迷走神経刺激の増大または交感神経刺激の低下をもたらす状態(睡眠、深くリラックスした状態、ヴァルサルヴァ手技、頸動脈洞マッサージ、嘔吐など)
- 心疾患(下壁心筋梗塞の直後に発生する洞房結節疾患や心筋症、心筋炎、心筋虚血など)
- ある種の薬物、特にβアドレナリン受容体遮断薬、ジゴキシン(ジゴシン)、カルシウムチャンネル遮断薬、リチウム(リーマス)、ならびにソタロール(ソタコール)やアミオダロン(アンカロン)、プロパフェノン(プロノン)、キニジンなどの各種抗不整脈薬

急性下壁心筋梗塞の患者に洞徐脈が認められても、血圧低下を伴わない限り、好ましくない予後徴候とは見なされない。洞徐脈は小児にはまれであるため、小児では好ましくない予後徴候と見なされる（「小児の徐脈と頻脈」を参照）。

注目すべき所見

洞徐脈では心房や心室のリズムは規則的であり、心房拍数や心室拍数は60回/分を下回るものの一定である（「洞徐脈の判定」を参照）。その他の特性は全て正常である。常にQRS波に先行してP波が現れ、PR間隔、QRS波、T波、QT間隔は正常である。

心拍出量が低下する時

患者が心拍出量の低下を補うことができる間は、症状が発現しないことが多い。しかし、代償機序が破綻すると、低血圧症やめまいなど心拍出量低下の徴候や症状が現れることが多い。

心房期外収縮や接合部期外収縮、心室期外収縮などの異所性収縮が増加すると、動悸や脈拍不整の症状が現れることがある。大脳への血流が低下すると、錯乱など意識レベル低下の症状が現れることがある。徐脈により失神を来すこともある（ストークス・アダムズ症候群）。

治 療

無症状でバイタルサインが安定している患者には、治療は必要ない。引き続き患者の心調律を観察し、徐脈の進行と継続時間をモニターする。安静時と運動時における患者の洞徐脈への耐性を評価する。投与薬物の見直しを行う。洞房結節抑制作用のある薬物（ジゴキシン、βアドレナリン受容体遮断薬、カルシウムチャンネル遮断薬など）の中止について医師と相談する。これらの薬物を投与する前に、心拍数が安全な範囲内にあることを確認する。

基礎原因の特定と是正

症状のある患者については、基礎原因を特定し是正する。同時に、心拍数を維持するため経皮的ペーシングを行う必要がある。ペースメーカーを待つ間、あるいはペーシングが奏功しない場合、アトロピンやエピネフリン、ドパミンなどの薬物を用いる。

アトロピン0.5mgを急速静注する。3-5分の間隔をおいて、総投与量が3mgに達するまで繰り返し投与してもよい。アトロピンが奏効しない場合、エピ

年齢と発達段階

小児の徐脈と頻脈

小児の徐脈と頻脈は、前後の状況を踏まえて評価する。睡眠中の健康な乳児に徐脈（90回/分未満）が見られることもあり、啼泣やその他の興奮状態における正常な反応として頻脈が見られることもある。新生児期から青年期にかけて心拍数は大きく変化するため、徐脈や頻脈については単一の定義を全ての小児に適用することはできないということを忘れてはならない。

小児の洞徐脈は芳しくない徴候です。

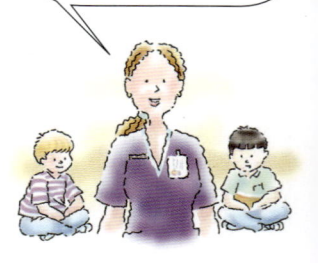

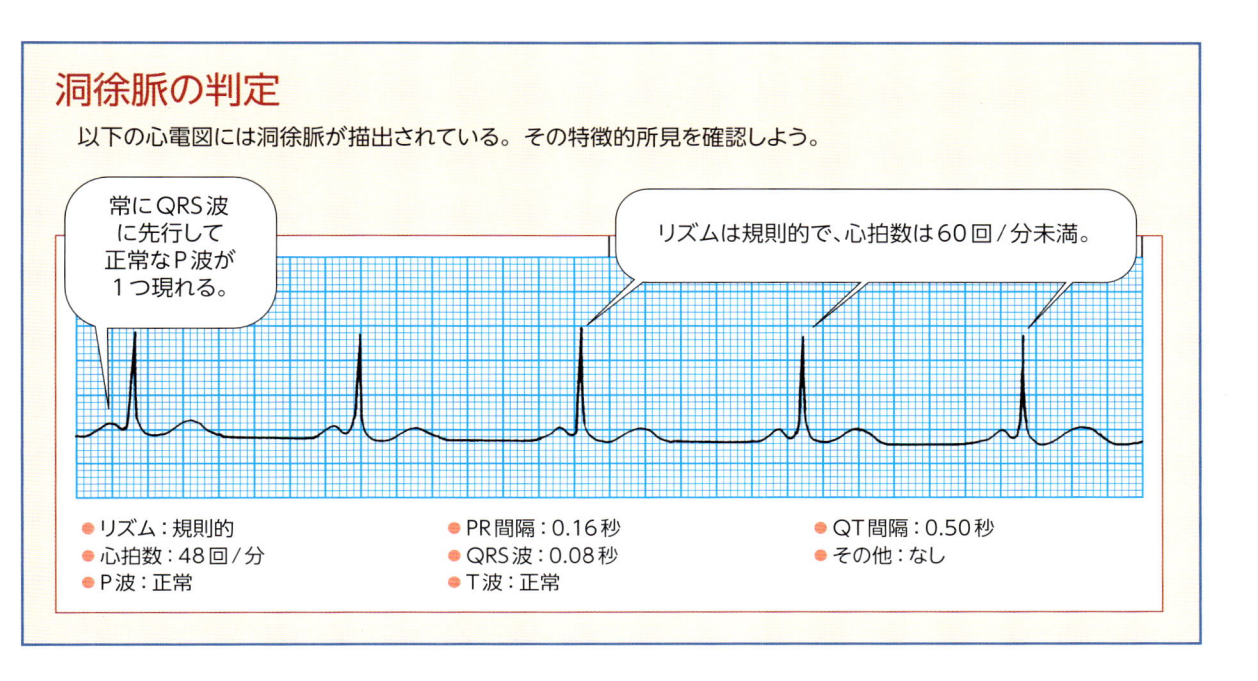

洞徐脈の判定

以下の心電図には洞徐脈が描出されている。その特徴的所見を確認しよう。

常にQRS波に先行して正常なP波が1つ現れる。

リズムは規則的で、心拍数は60回/分未満。

- リズム：規則的
- 心拍数：48回/分
- P波：正常
- PR間隔：0.16秒
- QRS波：0.08秒
- T波：正常
- QT間隔：0.50秒
- その他：なし

ネフリンを2-10μg/分の速度で点滴静注する。低血圧を伴う徐脈には、ドパミンを2-10μg/kg/分の速度で点滴静注する。慢性的な症候性洞徐脈の治療には、恒久的ペースメーカーの植込みが必要となる。

ABCを確認する

突然著しい洞徐脈が発生した場合、気道（airway）、呼吸（breathing）、循環（circulation）を評価する。これらが十分に確保されている場合、有効な心拍出量が維持されているかどうか調べる。もし維持されていなければ、症状が発現する（p.70「症候性徐脈の手がかり」を参照）。

アトロピンを投与する際、必ず適正用量を守ること。0.5mg未満では逆説的な効果が現れ、さらに心拍数が低下する恐れがある。心臓移植を受けた患者はアトロピンには反応せず、ペーシングによる緊急処置が必要となることを忘れてはならない。

洞頻脈 (sinus tachycardia)

洞不整脈の中で洞徐脈がカメだとすれば、洞頻脈はウサギである。成人では、心拍数が100回/分を上回る状態を洞頻脈という。激しい運動をした時

症候性徐脈の手がかり

患者が徐脈に耐えられない場合、以下のような徴候や症状が発現することがある。
- 低血圧症
- 冷たく湿った皮膚
- 精神状態の変容
- めまい
- 視覚障害
- 断続性ラ音、呼吸困難、第Ⅲ心音（心不全を示唆する）
- 胸痛
- 失神

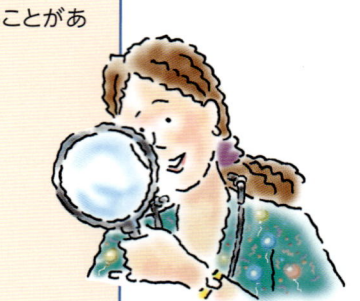

以外に、心拍数が160回/分を上回ることはまれである。運動時の到達可能な最大心拍数は加齢とともに低下する。

発生機序

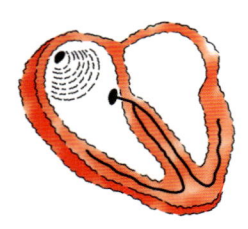

洞頻脈の臨床的意義は、その基礎原因によって異なる（「洞頻脈の原因」を参照）。洞頻脈は、運動や感情の高ぶりに対する身体の反応として発生することもあり、臨床上全く問題のないものもある。また、血液量減少、出血、疼痛に伴い洞頻脈が発生することもある。洞頻脈を誘発する刺激が取り除かれると、洞頻脈は自然に解消する。

心臓への有害な影響

洞頻脈は、極めて重大な結果をもたらす重篤な不整脈となることもある。心拍数上昇時には心筋の酸素要求量が増大するため、冠動脈疾患を有する患者では頻脈が胸痛を誘発することがある。

大動脈弁狭窄症や肥大型心筋症などの閉塞性心疾患を有する患者では、心拍数の上昇が有害な影響をもたらす可能性がある。

洞頻脈は、急性心筋梗塞発症後の患者の30％に発生する。広範囲に及ぶ心筋損傷と洞頻脈との間に関連が認められることから、洞頻脈は予後不良の徴候と見なされる。持続性の頻脈は、心不全や心原性ショックが切迫していることを示唆する可能性がある。

洞頻脈の原因

洞頻脈は、運動、疼痛、ストレス、発熱、あるいは恐怖や不安などの強い感情に対する正常な反応として発生することがある。以下のような状況においても洞頻脈が発生する可能性がある。

- 心不全、心原性ショック、心膜炎などの心疾患
- ショック、貧血、呼吸促迫症、肺塞栓症、敗血症、甲状腺機能亢進症における代償機序として
- アトロピン、イソプロテレノール（プロタノール）、アミノフィリン、ドパミン、ドブタミン、エピネフリン、アルコール、カフェイン、ニコチン、アンフェタミンなどの薬物投与時

洞頻脈　71

注目すべき所見

　　洞頻脈では心房と心室のリズムは規則的である（「洞頻脈の判定」を参照）。心房拍数と心室拍数は等しく、一般に100-160回/分である。洞徐脈と同様、正常なサイズ・波形のP波が、常にQRS波に先行して現れるが、P波の振幅は増大することがある。心拍数の上昇に伴い、P波は先行するT波に重なり、識別できなくなることがある。

　　PR間隔、QRS波、T波は正常である。頻脈時にはQT間隔が短縮することが多い。

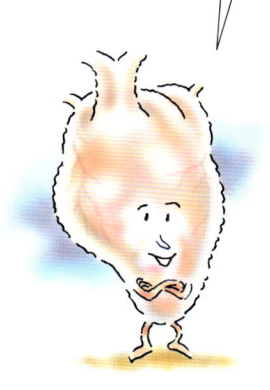

> 洞頻脈では、脈拍数が100回/分を超え、なおかつリズムが規則的かどうか観察しよう。

脈拍チェック！

　　洞頻脈の患者を評価するには、脈拍数が100回/分を超えているものの心拍リズムは規則的であることを確認する。症状は現れないことが多い。しかし、心拍出量が低下し代償機序が破綻すると、低血圧症、失神、視覚障害などを来すことがある（p.72「頻脈時に起きる現象」を参照）。

　　患者は胸痛や動悸を訴えることがあり、その際、胸がドキドキする、あるいは心拍が抜ける感じがするなどと表現することが多い。また、患者は不安やいらだちを訴えることもある。心不全に陥ると、断続性ラ音や過剰心音（第Ⅲ心音）、頸静脈怒張などの徴候が現れる。

洞頻脈の判定

以下の心電図には洞頻脈が描出されている。その特徴的所見を確認しよう。

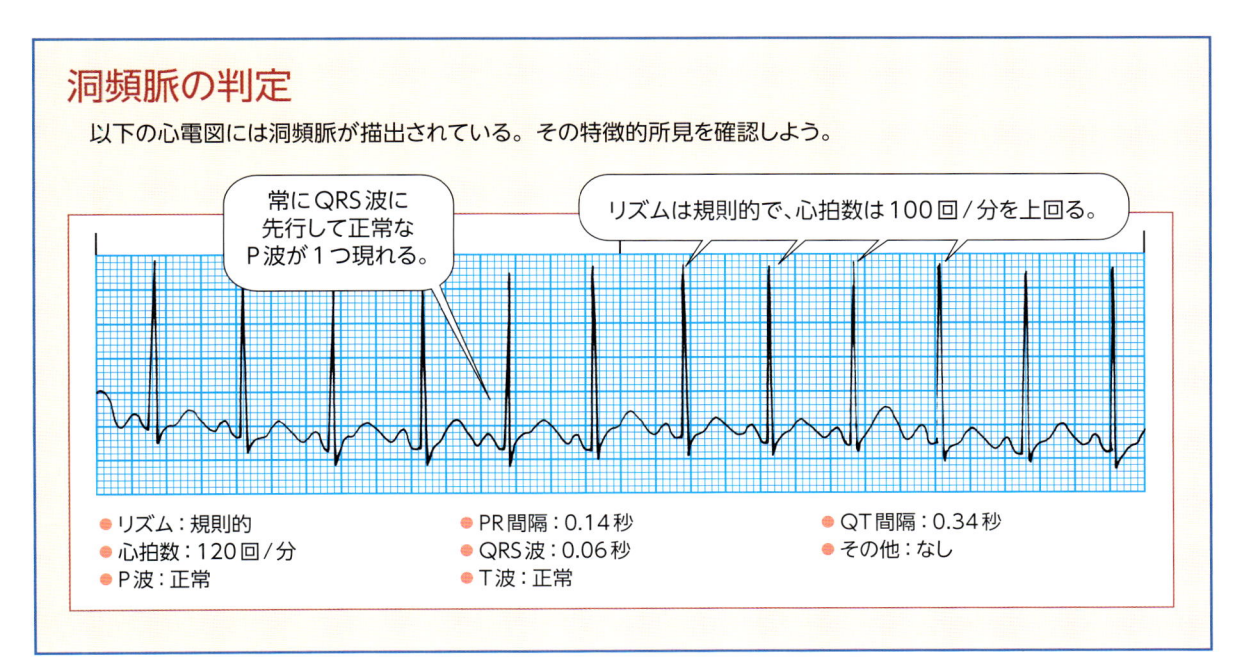

> 常にQRS波に先行して正常なP波が1つ現れる。

> リズムは規則的で、心拍数は100回/分を上回る。

- リズム：規則的
- 心拍数：120回/分
- P波：正常
- PR間隔：0.14秒
- QRS波：0.06秒
- T波：正常
- QT間隔：0.34秒
- その他：なし

頻脈時に起きる現象

頻脈時には心室充満時間の短縮と1回拍出量の低下により、心拍出量が低下する可能性がある。正常な状態では、拡張期の心室容積は120-130mℓに達する。頻脈時には心室容積の低下により低血圧症と末梢循環の悪化を来す。

心拍出量が急激に低下すると、心房内圧が低下し、末梢循環が悪化する。頻脈時には、心筋の酸素要求量の増大と心室拡張期（冠血流が最大となる時期）の短縮により、心筋虚血が悪化する。

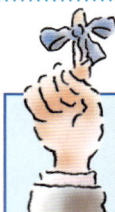

記憶を呼び覚ます魔法の言葉

徐脈（bradycardia）のbは未満（below）のbと考えると、洞徐脈と洞頻脈を区別して覚えやすい。洞徐脈は心拍数60回/分未満、一方、洞頻脈は100回/分を上回る。どちらも、正常なP波に続いて正常なQRS波が現れる。

治療

無症状の患者を治療する場合、洞頻脈の原因を特定することに重点を置く。症状のある患者を治療する場合は、十分な心拍出量と組織灌流を維持しつつ、基礎原因を特定し是正する。例えば、出血による頻脈の場合、止血、輸血、輸液などの処置を行う。

心拍数を低下させる

頻脈により心筋虚血を来した場合、心拍数を低下させるための薬物療法を行うとよい。最もよく用いられる薬物は、メトプロロール（ロプレソール）やアテノロール（テノーミン）などのβアドレナリン受容体遮断薬や、ベラパミル（ワンラン）などのカルシウムチャンネル遮断薬などである。

薬物使用歴を調べる

患者の薬歴を調べる。一般用医薬品の交感神経作用薬（交感神経系の作用を模倣した薬物）は、洞頻脈の一因となることがある。このような薬物は点鼻薬や感冒薬にも含まれている。

カフェイン、ニコチン、アルコール、およびコカインやアンフェタミン等の嗜好性薬物など、頻脈を誘発する可能性のある薬物や嗜好品の使用状況についても、患者から聴取する必要がある。これらの使用歴がある患者には、使用を避けるよう指導する。

さらに実施すべき対策

洞頻脈の患者には、さらに次のような対応が必要である。
- 洞頻脈は心筋の損傷を招く恐れがあるため、胸痛や絞扼感の有無を確認する。断続性ラ音や第Ⅲ心音、頸静脈怒張など、心不全の徴候や症状がないか調べる。

カフェインやニコチン、アルコール、嗜好性薬物などを避けるよう、患者さんに指導しましょう。

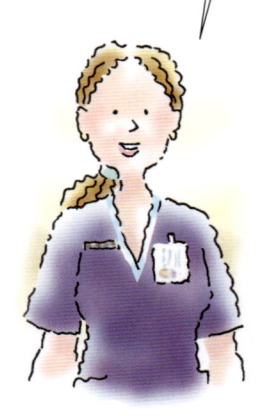

- 毎日の摂取量、排出量、および体重をモニターする。
- 患者の意識レベルを確認して脳灌流を評価する。
- 患者のために静かな環境を整える。恐怖や不安は不整脈の悪化を招くため、こうした感情を緩和できるよう手助けする。
- 処置や治療の内容を説明する。リラクセーションの方法についても情報を提供する。
- 心筋梗塞後に突然発生する洞頻脈は、梗塞巣の拡大を示唆する可能性がある。早期に治療を開始するには早期発見が極めて重要である。
- 頻脈は肺塞栓症の初期によく見られる徴候であることを忘れてはならない。特に患者が血栓塞栓症のリスク因子を有する場合は、肺塞栓症を疑うこと。

洞停止 (sinus arrest)

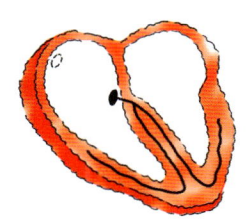

刺激生成異常の1つである洞停止は、心房の電気的活動の欠落（心房静止と呼ばれる状態）によって生じる（「洞停止の原因」を参照）。心房静止時には心房に刺激が伝わらず、1拍のPQRST複合波の全成分が心電図から欠落する。

通常、このような複合波の欠落（停止）以外には、心電図の異常は認められない。心房静止のうち、1-2拍の収縮が欠落するものを一時的洞停止（sinus pause）と呼び、3拍以上の収縮が欠落するものを洞停止（sinus arrest）と呼ぶ。

洞停止と第3度洞房ブロック（進出ブロックとも呼ばれる）の心電図は極めてよく似ている（p.74-75「洞房ブロックを理解する」を参照）。

発生機序

洞房結節がインパルスを発生できなくなると、洞停止が発生する。このような状態は、急性感染症や心疾患、迷走神経刺激などの様々な状態によって誘発される。洞停止は洞不全症候群にも見られる。

洞停止の臨床的意義は、患者の症状によって異なる。停止が短時間で頻度も低ければ無症状であることが多く、治療も必要ない。洞停止の発生から次の発生まで数日から数週間の間、正常な洞調律が維持されることもある。不整脈の自覚症状が全くない場合もある。

健康な成人でも睡眠中に2-3秒の停止が発生することは珍しいことではなく、迷走神経の緊張亢進の傾向が強い患者（頸動脈洞過敏症候群）では往々にして発生する。

洞停止を誘発する原因

以下に示すような状態は、洞停止を誘発する可能性がある。

- 洞結節疾患（線維化や特発性変性など）
- ヴァルサルヴァ手技や頸動脈洞マッサージ、嘔吐などによる迷走神経の緊張亢進
- ジゴキシン（ジゴシン）、キニジン、プロカインアミド、サリチル酸塩（特に毒性発現量を投与した場合）
- βアドレナリン受容体遮断薬の過量投与（メトプロロール（ロプレソール）やプロプラノロール（インデラル）など）
- 慢性冠動脈疾患、急性心筋炎、心筋症、高血圧性心疾患などの心疾患
- 下壁心筋梗塞
- 洞不全症候群
- 急性感染症

洞房ブロックを理解する

　洞房ブロックでは、洞房結節は一定の間隔でインパルスを発生する。しかし、これらのインパルスの心房への伝導に遅延が生じることがある。この遅延時間の長さによって、洞房ブロックは第1度、第2度、第3度の3つのカテゴリーに分類される。第2度はさらにI型とII型に分類される。

　第1度洞房ブロックでは、洞結節の発火と心房の脱分極との間に遅延が生じる。心電図には洞結節の活動が現れないため、第1度洞房ブロックは検出できない。しかし、それ以外の3つのタイプの洞房ブロックは検出できる。

第2度I型洞房ブロック

　第2度I型洞房ブロックでは、洞結節から周辺の心房組織への伝導時間が徐々に延長し、ついには1拍の収縮が完全に欠落するに至る。停止時間はPP間隔最小値の2倍未満である。

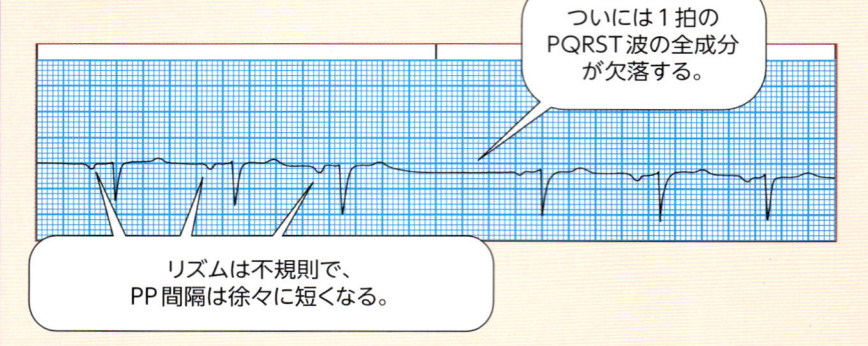

> ついには1拍のPQRST波の全成分が欠落する。

> リズムは不規則で、PP間隔は徐々に短くなる。

第2度II型洞房ブロック

　第2度II型洞房ブロックでは、洞結節から周辺の心房組織への伝導時間は正常だが、突然1回のインパルスが遮断される。停止継続時間はPP間隔の整数倍である。

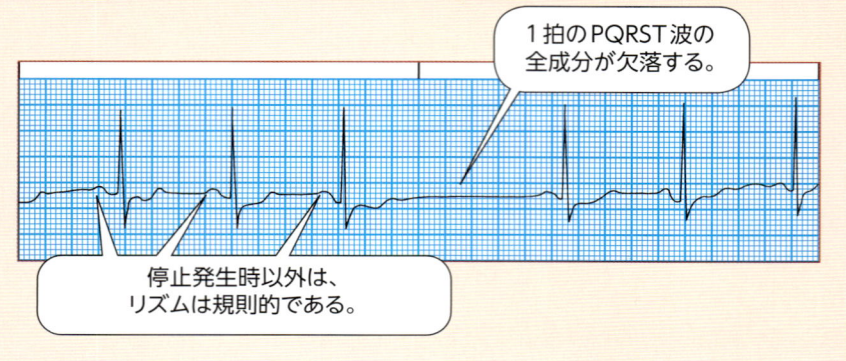

> 1拍のPQRST波の全成分が欠落する。

> 停止発生時以外は、リズムは規則的である。

> 遅延時間の長さによって、洞房ブロックは3つのカテゴリーに分類されます。

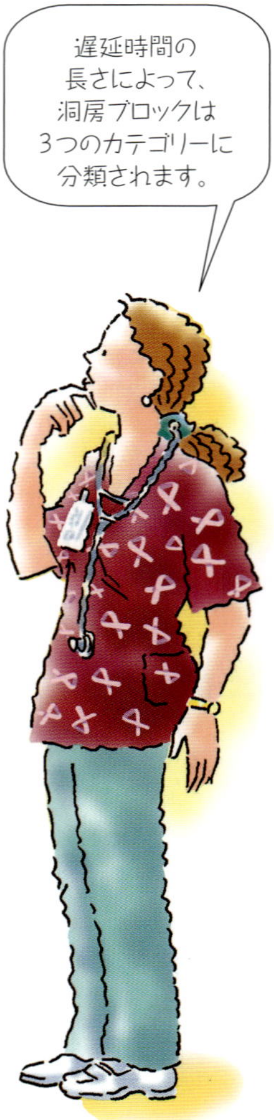

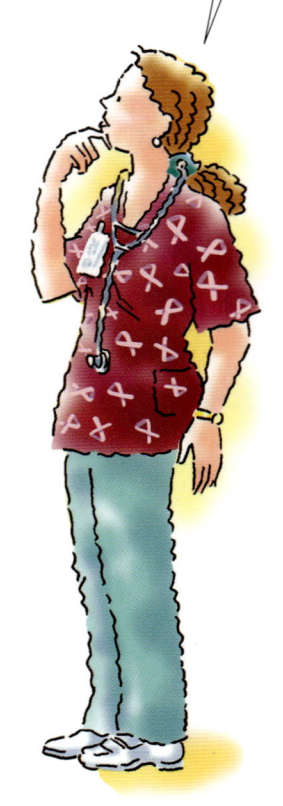

洞停止　75

洞房ブロックを理解する(続き)

第3度洞房ブロック

　第3度洞房ブロックでは、複数のインパルスが遮断され、長時間の洞停止が発生する。停止継続時間は洞調律の整数倍とはならない。第3度洞房ブロックの心電図は洞停止と似ているが、その発生機序は異なる。

　第3度洞房ブロックは複数のインパルスの伝導途絶により起こるが、洞停止はインパルスが発生しないために起こる。どちらも心房の活動停止を引き起こす。

　洞停止では、接合部補充収縮によって心拍が再開する。第3度洞房ブロックの停止継続時間は一様ではなく、洞性収縮により心拍が再開する。

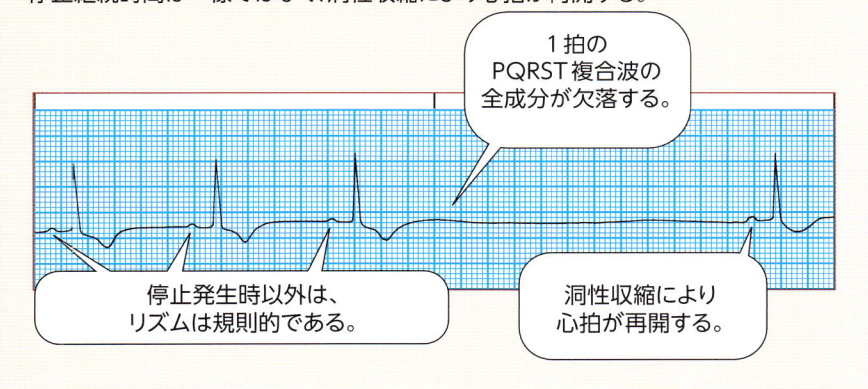

> 1拍のPQRST複合波の全成分が欠落する。

> 停止発生時以外は、リズムは規則的である。

> 洞性収縮により心拍が再開する。

> 洞停止は事故の原因になります。自動車事故は特に心配ね。

頻繁に長時間

　洞停止が頻繁に起こり長時間続く場合は、症状が発現することが多い。通常、7秒以内の心静止では、失神あるいはそれに近い状態となる。

　長時間の停止により、患者は転倒し外傷を負うことがある。それ以外にも深刻な事態を招く可能性がある。例えば、自動車運転中に不整脈の症状が発現した場合、死亡事故につながる恐れがある。

注目すべき所見

　洞停止の有無を評価する場合、心房静止時に複合波が消失することを除けば、心房と心室のリズムが規則的であることを確認する（p.76「洞停止の判定」を参照）。心房拍数と心室拍数は等しく、通常は正常範囲内に留まる。ただし、停止により心拍数は変動する。

洞停止の判定

以下の心電図には洞停止が描出されている。その特徴的所見を確認しよう。

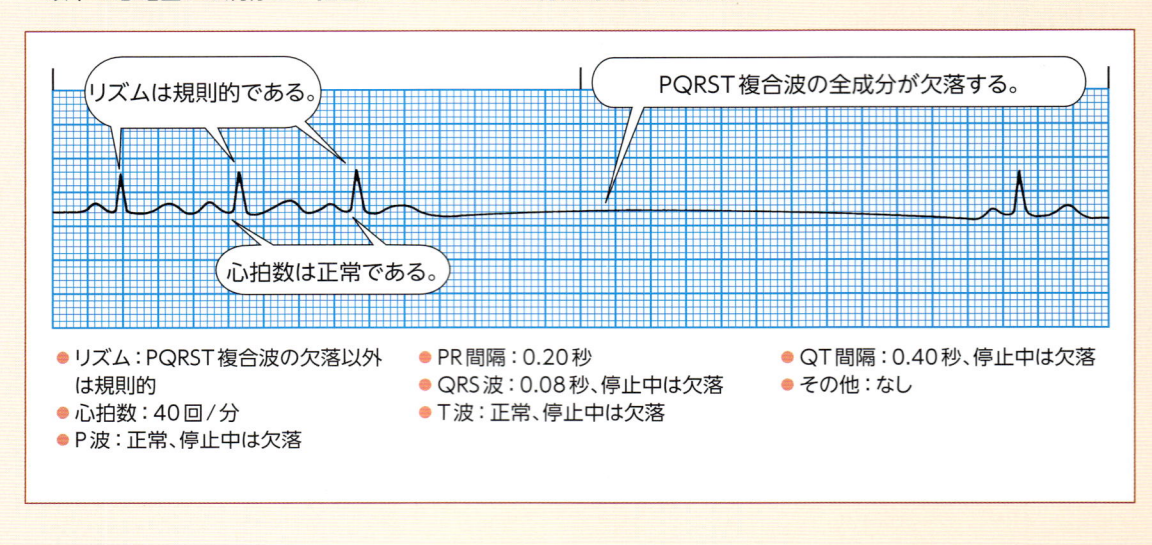

（図中の注釈）
- リズムは規則的である。
- 心拍数は正常である。
- PQRST複合波の全成分が欠落する。

- リズム：PQRST複合波の欠落以外は規則的
- 心拍数：40回／分
- P波：正常、停止中は欠落
- PR間隔：0.20秒
- QRS波：0.08秒、停止中は欠落
- T波：正常、停止中は欠落
- QT間隔：0.40秒、停止中は欠落
- その他：なし

　正常P波が必ずQRS波に先行して現れるが、停止時には欠落する。PR間隔はP波が現れる時には正常で、P波が欠落する時には測定できない。QRS波、T波、QT間隔は、これらが現れる時には正常で、停止時には欠落する。

　接合部補充収縮、心房期外収縮、接合部期外収縮、心室期外収縮が見られることもある。洞停止では、停止の継続時間は直前のRR間隔の整数倍にはならない。

停止を繰り返す場合に見られる徴候

　洞停止が発生すると脈拍と心音が欠落する。通常、症状は現れない。停止が繰り返し発生すると、血圧低下、精神状態の変容、冷たく湿った皮膚などの、心拍出量低下の徴候が現れることがある。患者がめまいや視覚障害を訴えることもある。

治療

　無症状の患者には治療は必要ない。軽度の症状を呈する患者には、心拍出量の維持と洞停止の原因特定に重点を置き治療を行う。ジゴキシンやβア

失神と洞停止

洞停止が認められる患者は失神のリスクがある。患者に意識消失の既往があるか、あるいは意識を失いかけたことがあるか聴取する。
転倒の既往についても尋ねる。意識消失または転倒の既往がある患者には、各々のエピソードについて詳細を尋ねる（どこで、どのように失神したかなど）。

目撃者から聴取する

できればエピソードを目撃した友人や家族に、各エピソードの発生当時の状況や、患者が意識を失っていた時間がどれくらいであったか尋ねる。
こうして集めた情報から、迷走神経機構が関与しているか否か判断できることもある。失神の既往や洞停止の心電図所見が認められる患者には、さらに精密な電気生理学的評価が必要と考えられる。

> めまいや浮遊感を訴える患者は、失神する可能性があるんだよ。

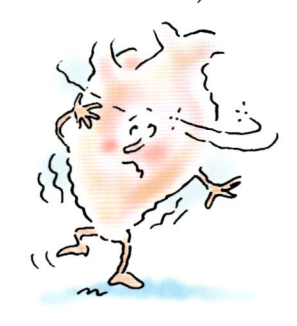

ドレナリン受容体遮断薬、カルシウムチャンネル遮断薬などの、洞房結節抑制作用を持つ薬物を中止するなどの対応が考えられる。

緊急処置

循環虚脱の徴候を示す患者には緊急処置が必要である。洞徐脈と同様、一時的ペースメーカーの使用や、アトロピンまたはエピネフリンの投与などの緊急処置を行う。長期的な管理には恒久的ペースメーカーの植込みを行うこともある。

洞停止の患者では、十分な心拍出量と灌流を維持することが治療の目標となる。必ず停止の頻度や継続時間を記録し報告する。停止の原因が洞停止と洞房ブロックのどちらであるか判定する。

軽度の洞停止を放置しない

どのような状況で洞停止が発生するのか調べる。睡眠中に洞停止が検出される場合、重大な影響はないと考えられる。洞停止が繰り返し発生する場合、心拍出量低下を示す証拠（精神状態の変容、低血圧、冷たく湿った皮膚など）がないか患者を評価する。

めまいや浮遊感、視覚障害がないか聴取する。意識が遠のくような感覚がないか。もしあるなら、長時間の洞停止により失神する可能性がある（「失神と洞停止」を参照）。

患者のバイタルサイン、停止発生時にどのような感覚があったか、どのような活動をしていたかを記録する。迷走神経刺激を増大させる活動（ヴァルサル

ヴァ手技や嘔吐など）により洞停止が発生しやすくなる。

症状が悪化した時

　洞停止の進行の程度を調べる。患者が不安定な状態に陥ったら、直ちに医師に報告する。頭部を低くし、医師の指示や医療機関の方針に従い、アトロピンまたはエピネフリンを投与する。洞停止を助長する薬物の使用は差し控え、これらの薬物を引き続き投与すべきか否か医師に相談する。

　ジゴキシンやキニジン、プロカインアミドなどを使用している場合は、毒性の徴候に注意する。血清中のジゴキシン濃度や電解質濃度を測定する。ペースメーカーの植込み術を受けた患者には、退院後のペースメーカーの管理について指導を行う。

洞不全症候群　(sick sinus syndrome)

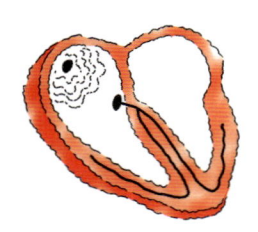

　洞不全症候群（洞結節機能不全とも呼ばれる）は、洞房結節の異常を伴う様々な病態の総称である。洞不全症候群は、刺激生成障害または心房伝導障害によって引き起こされる。

　洞不全症候群では通常、初期症状として徐脈が現れ、散発的な心房細動（突然発生し短時間で停止する速い心房細動）を伴う洞停止や洞房ブロックのエピソードを繰り返す。また、患者は、その他の心房頻脈性不整脈の発作（心房粗動や、徐脈頻脈症候群と呼ばれることもある異所性心房頻拍など）を起こす傾向がある。

　洞不全症候群は60歳以上に好発するが、どの年齢にも発生し得る。小児では、開心術で洞房結節に損傷を負った患者を除いて、洞不全症候群が発生することはまれである。有病率に男女差はない。自覚症状のないまま徐々に進行し、慢性の経過をたどる。

洞不全症候群の原因

洞不全症候群の原因には以下のようなものがある。
- 洞房結節の線維化を招く状態（加齢、粥状硬化性心疾患、心筋症など）
- 開心術（特に心臓弁の手術）による洞房結節の損傷、心膜炎、リウマチ性心疾患
- 自律神経支配に影響を与える自律神経障害（過度の迷走神経緊張や自律神経系の変性など）
- ジゴキシン（ジゴシン）、βアドレナリン受容体遮断薬、カルシウムチャンネル遮断薬などの心臓作用性薬物

発生機序

　洞不全症候群は、洞結節の自動能の低下や、伝導異常、洞結節領域から外部への伝導遮断などによって引き起こされる（「洞不全症候群の原因」を参照）。こうした状態は、洞結節領域の自律神経系の変性や、下壁心筋梗塞後の血液供給の中断などによる洞結節の部分的な破壊によって生じる。

進出ブロック

　さらに、ある種の状態は洞房結節周辺の心房壁の損傷を招き、進出ブロック

を引き起こす。炎症や心房組織の変性をもたらす状態も洞不全症候群の原因となり得る。しかし、多くの場合、洞不全症候群の原因は不明である。

洞不全症候群の予後

　洞不全症候群の臨床的意義は、患者の年齢、他の疾患の有無、発生する不整脈のタイプと継続時間によって異なる。心房細動を伴う場合、血栓塞栓症の合併リスクが高まるため、予後は不良である。

　洞不全症候群で長時間の停止が発生すると、失神を来すことがある。失神を誘発するのに十分な停止継続時間は、患者の年齢、その時の姿勢、脳血管の状態によって異なる。2-3秒以上の停止は重大な影響を及ぼすと考えるべきである。

長期的な問題

　診断において重要となるのは、刺激生成・伝導障害発生時に症状が発現するか否かという点である。進行性で慢性の経過をたどるため、症状のある患者は生涯にわたる治療が必要となる。さらに洞不全症候群は血栓塞栓症を合併する可能性があり、それに伴い脳卒中や末梢血管塞栓症を発症する可能性もある。

> 洞不全症候群による長時間の停止は失神発作を引き起こします。2-3秒間続く停止は重大な影響があると考えてね。

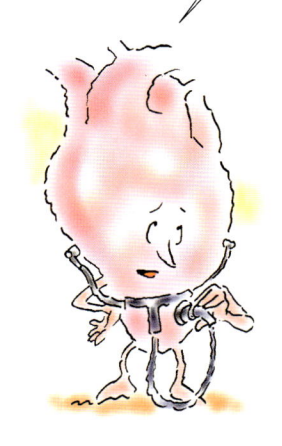

注目すべき所見

　洞不全症候群は、間欠的または慢性的な様々な調律障害が現れる（p.80「洞不全症候群の判定」を参照）。これらの調律障害には、以下に示すものや、これらを合併した状態などがある。
- 洞徐脈
- 洞房ブロック
- 洞停止
- 洞徐脈と洞頻脈が交互に発現する状態
- 心房細動や心房粗動などの心房頻脈性不整脈のエピソード
- 洞結節の機能低下により運動時に心拍数が上昇しない

心拍数の変動を確認する

　洞停止を伴う不規則な心拍リズムや、心拍数の突然の変化がないか観察する。心房拍数と心室拍数は高いこともあれば低いこともあり、速い心拍と遅い心拍が停止による中断をはさんで交互に繰り返されることもある。

　調律の変化に伴いP波は変化するが、通常はQRS波に先行してP波が現れる。PR間隔は正常範囲内に留まることが多いが、調律の変化に伴い変動

洞結節不整脈

洞不全症候群の判定

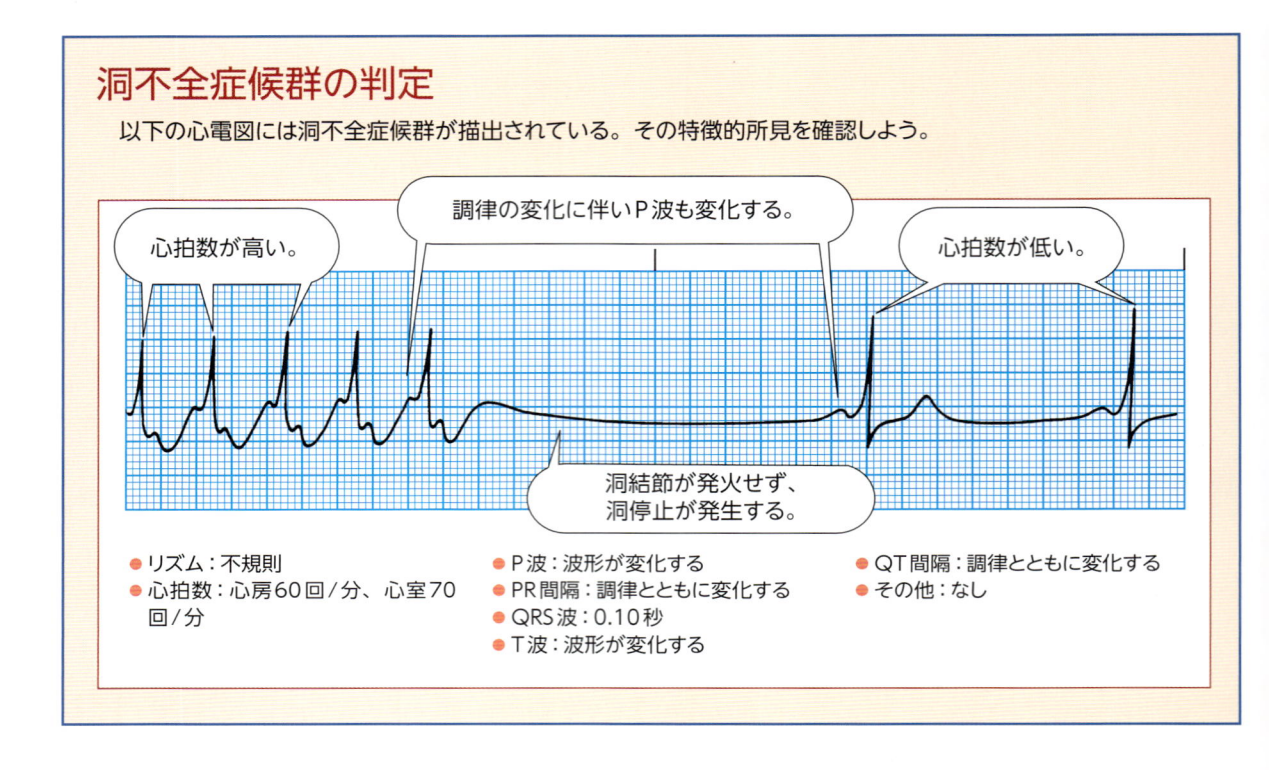

以下の心電図には洞不全症候群が描出されている。その特徴的所見を確認しよう。

- 心拍数が高い。
- 調律の変化に伴いP波も変化する。
- 心拍数が低い。
- 洞結節が発火せず、洞停止が発生する。

- リズム：不規則
- 心拍数：心房60回/分、心室70回/分
- P波：波形が変化する
- PR間隔：調律とともに変化する
- QRS波：0.10秒
- T波：波形が変化する
- QT間隔：調律とともに変化する
- その他：なし

する。通常QRS波とT波は正常である。QT間隔も通常は正常だが、調律の変化に伴い変動することもある。

一定のパターンはない

患者の心拍数は高いことも低いことも正常なこともある。心拍リズムは規則的なこともあれば不規則なこともある。通常こうした不規則な状態は、モニターや脈拍の触診で検出できる。触診では、脈拍が極端に速くなったり遅くなったりするのがわかる。

運動中や労作時の心拍数をモニターすると、心拍数の上昇が見られないなど、運動に対する不適切な反応が観察されることがある。徐脈頻脈症候群、心房粗動、心房細動、洞房ブロック、または洞停止などのエピソードがモニターで検出されることもある。

過剰心音

その他にどのような所見が認められるかは、患者の状態による。例えば、基礎疾患として心筋症がある場合には、肺の断続性ラ音、第Ⅲ心音、左室心尖拍

運動中の心拍数をモニターすると、不適切な反応が認められることがあります。もう止まってもいい？

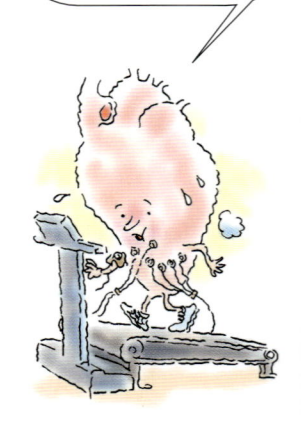

動の拡大・移動などが認められることがある。
　洞不全症候群では、低血圧症、視覚障害、失神などの、心拍出量低下の徴候や症状が認められることがある（「精神状態を確認する」を参照）。

治療

　他の洞不整脈と同様、無症状の患者には治療は必要ない。しかし、症状のある患者には、症状の緩和と基礎原因の是正を目的として治療を行う。
　症候性徐脈には、まずアトロピンまたはエピネフリンを投与するとよい。一時的または恒久的ペースメーカーを用いてもよい。頻脈性不整脈には、メトプロロールやジゴキシンなどの抗不整脈薬を投与するとよい。

薬物療法は必ずしも有効ではない

　残念ながら、頻脈性不整脈の予防に用いた薬物が、背景にある洞結節疾患や徐脈性不整脈を悪化させることがある。心房細動の群発（発作）が起きたら抗凝固薬が必要となる。抗凝固薬は、心房細動の合併症である血栓塞栓症や脳卒中の予防に有効である（「塞栓症を発見する」を参照）。

観察し記録する

　洞不全症候群の患者を看護する場合、患者が経験するすべての不整脈と、患者に発現する徴候や症状を観察し記録する。患者の心拍リズムが運動や疼痛に対してどのように反応するか評価し、心拍リズムの変化を観察する。
　カルシウムチャンネル遮断薬やβアドレナリン受容体遮断薬などの抗不整脈薬の投与を開始した後は、患者を注意深く観察する。抗凝固薬を併用する場合や、ペースメーカーを埋め込む場合は、必ず患者とその家族に十分な説明を行う。

年齢と発達段階

精神状態を確認する

　高齢の洞不全症候群患者は精神状態の変容を来す可能性がある。このため、十分な評価を行い、脳卒中、譫妄、認知症などの障害を除外する。

塞栓症を発見する

　洞不全症候群の患者を看護する場合、塞栓症の徴候や症状に注意する。特に心房細動が見られる患者の場合は、さらに注意を要する。心臓内で形成された血餅が崩壊し、血流に乗って移動し、肺、心臓、脳、腎臓、腸などの臓器への血液供給を遮断する可能性がある。

早期発見

　錯乱や視覚障害などの神経学的変化、衰弱、胸痛、呼吸困難、多呼吸、頻拍、急性疼痛発作などの症状がないか調べる。早期発見により迅速な治療が可能となる。

洞結節不整脈の復習

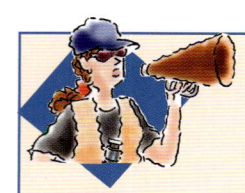

お疲れ様！

洞房結節
- 主要なペースメーカーとして働く
- 固有発火頻度は安静時成人で60-100回/分
- 右冠動脈と左回旋枝から血液供給を受ける

洞不整脈

特徴的所見
- リズム：不規則、呼吸周期と連動
- 心拍数：正常範囲内、呼吸に伴い変化
- その他のパラメーター：QT間隔の変動

治療
- 無症状なら治療は不要
- 基礎原因の是正

洞徐脈

特徴的所見
- リズム：規則的
- 心拍数：60回/分未満
- その他のパラメーター：正常

治療
- 無症状なら治療は不要
- 基礎原因の是正
- 一時的ペーシングで心拍数を上げる
- アトロピンまたはエピネフリンで心拍数を維持する
- 低血圧症にはドパミン
- 必要に応じて恒久的ペーシング

洞頻脈

特徴的所見
- リズム：規則的
- 心拍数：心房と心室で等しく、通常100-160回/分
- PR間隔：正常
- QRS波：正常
- T波：正常
- QT間隔：短縮

治療
- 無症状なら治療は不要
- 基礎原因の治療
- 症状のある患者にはβアドレナリン受容体遮断薬またはカルシウムチャンネル遮断薬

洞停止

特徴的所見
- リズム：PQRST複合波の欠落以外は規則的
- 心拍数：心房と心室で等しく、正常範囲内だが、停止により変動することがある
- P波：P波が現れる時は正常で一定、P波が欠落する時は測定できない
- QRS波：現れる時は正常、停止時には欠落
- T波：現れる時は正常、停止時には欠落
- QT間隔：現れる時は正常で、停止時には欠落

治療
- 無症状なら治療は不要
- 基礎原因の是正
- アトロピンまたはエピネフリンで心拍数を維持
- 一時的ペースメーカーで十分な心拍出量と灌流を維持
- 必要に応じて恒久的ペースメーカー

洞不全症候群

特徴的所見
- リズム：洞停止により不規則となり、突然心拍数が変化する
- 心拍数：高い、低い、またはその双方が混在した状態
- P波：調律とともに変化、通常はQRS波

（次ページに続く）

洞結節不整脈の復習 (続き)

の前に出現
- QRS波：正常
- T波：正常
- QT間隔：正常、調律とともに変化

治療
- 無症状なら治療は不要
- 基礎原因の是正
- 症候性徐脈にはアトロピンまたはエピネフリン
- 必要に応じて一時的または恒久的ペースメーカー
- 頻脈性不整脈にはメトプロロールやジゴキシンなどの抗不整脈薬
- 心房細動が発現したら抗凝固薬

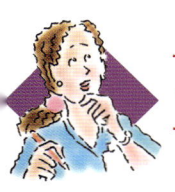

クイッククイズ

1. 心拍数40回/分の症候性洞徐脈の患者に見られる典型的な症状は次のうちどれか。
   A. 高血圧
   B. 低血圧および呼吸困難
   C. 顔面紅潮および運動失調
   D. ふくらはぎの疼痛および乾性咳嗽

   答え：B. 症候性徐脈の患者は、心拍出量低下により低血圧と呼吸困難を来すことがある。また胸痛、断続性ラ音、第Ⅲ心音、突然出現する錯乱状態などが認められる。

2. 症候性洞徐脈の患者には、薬物投与のための静脈路を確保するなどの適切な看護を行う。投与すべき薬物は次のうちどれか。
   A. アトロピン
   B. 抗凝固薬
   C. カルシウムチャンネル遮断薬
   D. βアドレナリン受容体遮断薬

   答え：A. 洞徐脈の標準的治療薬はアトロピンまたはエピネフリンである。

3. 心拍数が一定の周期で上昇と低下を繰り返す不規則な心拍リズムがモニターに示されている。この調律は次のどれを描出していると考えられるか。
   A. 洞停止
   B. 洞徐脈
   C. 正常洞調律
   D. 洞不整脈

答え：D． 洞不整脈は運動選手や幼児によく見られ、呼吸周期とともに心拍数が変化する。治療を要することはまれである。

4. 洞不全症候群の治療に用いられるのは、次のうちどれか。
   A． βアドレナリン受容体遮断薬
   B． 補助換気
   C． ペースメーカー植込み術
   D． カルディオバージョン

   答え：C． 一時的または恒久的ペースメーカーは、洞不全症候群の患者の心拍数を一定に維持するためよく用いられる。

5. 心筋梗塞発症後の患者に見られる持続性頻脈は、何を示唆するか。
   A． 慢性洞不全症候群
   B． 肺塞栓症または脳卒中
   C． 治癒の過程
   D． 切迫した心不全または心原性ショック

   答え：D． 洞頻脈は急性心筋梗塞患者の30％に発生し、広範な心筋損傷との関連が認められることから、予後不良の徴候と見なされる。

6. メトプロロールやアテノロールなどのβアドレナリン受容体遮断薬や、ジルチアゼムなどのカルシウムチャンネル遮断薬は、次のうちどの洞結節不整脈の治療に用いられるか。
   A． 洞徐脈
   B． 洞頻脈
   C． 洞停止
   D． 洞不整脈

   答え：B． βアドレナリン受容体遮断薬やカルシウムチャンネル遮断薬は洞頻脈の治療に用いられることがある。

心電図演習問題

8ステップの方法を用いて次の心電図を解釈し、特徴を空欄に記入しなさい。

心電図1

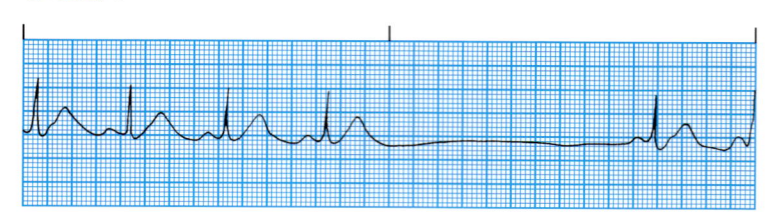

心房のリズム：_____
心室のリズム：_____
心房拍数：_____
心室拍数：_____
P波：_____
PR間隔：_____

QRS波：＿＿＿＿＿＿＿＿＿＿＿＿＿＿＿＿＿＿＿＿＿＿＿
T波：＿＿＿＿＿＿＿＿＿＿＿＿＿＿＿＿＿＿＿＿＿＿＿＿
QT間隔：＿＿＿＿＿＿＿＿＿＿＿＿＿＿＿＿＿＿＿＿＿＿
その他：＿＿＿＿＿＿＿＿＿＿＿＿＿＿＿＿＿＿＿＿＿＿
解釈：＿＿＿＿＿＿＿＿＿＿＿＿＿＿＿＿＿＿＿＿＿＿

心電図2

心房のリズム：＿＿＿＿＿＿＿＿＿＿＿＿＿＿＿＿＿＿＿
心室のリズム：＿＿＿＿＿＿＿＿＿＿＿＿＿＿＿＿＿＿＿
心房拍数：＿＿＿＿＿＿＿＿＿＿＿＿＿＿＿＿＿＿＿＿＿
心室拍数：＿＿＿＿＿＿＿＿＿＿＿＿＿＿＿＿＿＿＿＿＿
P波：＿＿＿＿＿＿＿＿＿＿＿＿＿＿＿＿＿＿＿＿＿＿＿＿
PR間隔：＿＿＿＿＿＿＿＿＿＿＿＿＿＿＿＿＿＿＿＿＿＿
QRS波：＿＿＿＿＿＿＿＿＿＿＿＿＿＿＿＿＿＿＿＿＿＿＿
T波：＿＿＿＿＿＿＿＿＿＿＿＿＿＿＿＿＿＿＿＿＿＿＿＿
QT間隔：＿＿＿＿＿＿＿＿＿＿＿＿＿＿＿＿＿＿＿＿＿＿
その他：＿＿＿＿＿＿＿＿＿＿＿＿＿＿＿＿＿＿＿＿＿＿
解釈：＿＿＿＿＿＿＿＿＿＿＿＿＿＿＿＿＿＿＿＿＿＿

心電図3

心房のリズム：＿＿＿＿＿＿＿＿＿＿＿＿＿＿＿＿＿＿＿
心室のリズム：＿＿＿＿＿＿＿＿＿＿＿＿＿＿＿＿＿＿＿
心房拍数：＿＿＿＿＿＿＿＿＿＿＿＿＿＿＿＿＿＿＿＿＿
心室拍数：＿＿＿＿＿＿＿＿＿＿＿＿＿＿＿＿＿＿＿＿＿
P波：＿＿＿＿＿＿＿＿＿＿＿＿＿＿＿＿＿＿＿＿＿＿＿＿
PR間隔：＿＿＿＿＿＿＿＿＿＿＿＿＿＿＿＿＿＿＿＿＿＿
QRS波：＿＿＿＿＿＿＿＿＿＿＿＿＿＿＿＿＿＿＿＿＿＿＿
T波：＿＿＿＿＿＿＿＿＿＿＿＿＿＿＿＿＿＿＿＿＿＿＿＿
QT間隔：＿＿＿＿＿＿＿＿＿＿＿＿＿＿＿＿＿＿＿＿＿＿

その他：＿＿＿＿＿＿＿＿＿＿＿＿＿＿＿＿＿＿＿＿＿＿＿
解釈：＿＿＿＿＿＿＿＿＿＿＿＿＿＿＿＿＿＿＿＿＿＿＿

心電図演習問題の解答

1. リズム：停止時以外は規則的
   心拍数：心房・心室ともに50回／分
   P波：停止時の欠落を除けばサイズ・波形ともに正常
   PR間隔：0.16秒
   QRS波：0.10秒、停止時の欠落を除けば振幅・形状ともに正常
   T波：停止時の欠落を除けば正常
   QT間隔：0.42秒
   その他：停止継続時間は直前の洞調律の整数倍ではない
   解釈：洞停止

2. リズム：規則的
   心拍数：心房・心室ともに110回／分
   P波：正常な波形
   PR間隔：0.14秒
   QRS波：0.08秒、正常なサイズと波形
   T波：正常な波形
   QT間隔：0.36秒
   その他：なし
   解釈：洞頻脈

3. リズム：心房・心室ともに不規則
   心拍数：心房・心室ともに90回／分
   P波：正常
   PR間隔：0.12秒
   QRS波：0.10秒（正常範囲内）
   T波：正常
   QT間隔：0.30秒
   その他：なし
   解釈：洞不整脈

採点

☆☆☆ クイズに全問正解、演習問題の空欄も全て正しく記入できた人、すごいわ！
ご近所のクラブに繰り出して、一晩中盛り上がっちゃいましょう！

☆☆ クイズに5問正解、空欄もほとんど正しく記入できた人、すばらしい！ クラブに着いたら、あなたがダンスパレードをリードしてね！

☆ クイズの正解は4問以下、演習問題もたくさん間違っちゃった人、心配ご無用！
ちょっと勉強すれば、あなたは誰にも負けないわ！

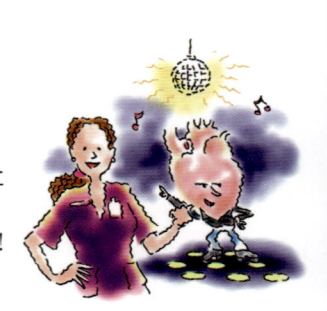

5 心房不整脈

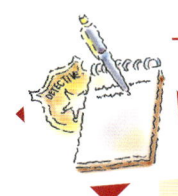

この章の概要

この章では以下の内容について学習する。
- 様々な心房不整脈を正しく判定する方法
- 各種心房不整脈の原因、意義、治療、および看護上の注意事項
- 各種心房不整脈に関連する評価所見
- 心電図上の心房不整脈の解釈

心房不整脈の概要

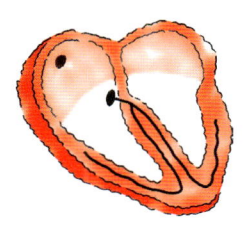

心房不整脈は最もよく見られる心調律障害であり、洞房結節とは異なる領域から発生するインパルスによって惹起される。心房不整脈は心室充満時間に影響を与え、心房キックの強さを低下させることがある（心房キックとは心房収縮により心室に送られる血液の量。正常な心臓では15-25％に相当する）。

トリプルプレー

心房不整脈の発生には、自動能の亢進、旋回性リエントリー、後脱分極の3つの機序が関与していると考えられる。では、これらの誘発原因について簡単に触れた後、各種心房不整脈について概説する。

● 自動能の亢進

心房心筋線維の自動能（自発的にインパルスを発生させる能力）の亢進により、異常なインパルスが発生することがある。自動能の亢進をもたらす原因には、細胞外因子（例、低酸素、アシドーシス、低カルシウム血症、ジゴキシン毒性など）と、心臓本来のペースメーカーである洞房結節の機能低下を招く様々な状態がある。例えば、迷走神経の緊張亢進や低カリウム血症は洞房結節の不応期を延長させ、その結果心房の心筋線維からインパルスが発生するようにな

る。
● リエントリー

リエントリーでは、伝導速度の遅い伝導路に沿ってインパルスが緩徐に伝播する。遅れて到着したにもかかわらず、このインパルスは再分極中の心筋を再び興奮させるに十分な活性を保持している。冠動脈疾患、心筋症、心筋梗塞ではリエントリーが発生することがある。

● 撃発活動

損傷細胞は部分的に再分極することがある。部分的な再分極は、撃発活動と呼ばれる反復性の異所性興奮を引き起こすことがある。撃発活動による脱分極は後脱分極と呼ばれ、心房頻拍や心室頻拍を惹起することがある。細胞損傷やジゴキシン毒性などの状態では後脱分極が発生することがある。では次に、各種心房不整脈について詳しく見ていこう。

心房期外収縮 (premature atrial contraction)

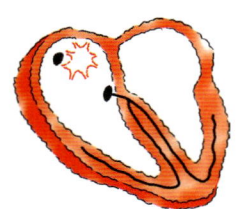

心房期外収縮は洞房結節とは異なる部位から発生する。通常は心房内の過敏性の亢進した部位（異所性中枢）が、洞房結節に代わって1拍から数拍の間ペースメーカーとして働く。洞房結節が発火し、再び発火可能な状態になる前に、過敏な異所性中枢が割り込むようにして発火する。

心房期外収縮が房室結節を介して心臓全体に伝導するか否かは、その発生のタイミングや房室結節・心室伝導系の状態に左右される。心房期外収縮が伝導しない、すなわち遮断された場合、QRS波は出現しない。

> 煙草に含まれるニコチンはPACの原因になるよ。オエッ！

発生機序

心房期外収縮は正常な心臓にもしばしば発生する不整脈であり、アルコール、ニコチン、不安、疲労、発熱、感染症により誘発される。これらの因子の排除または管理により、この不整脈を是正できる。

また、心房期外収縮は、冠動脈疾患、心臓弁膜症、急性呼吸不全、低酸素症、肺疾患、ジゴキシン毒性、およびある種の電解質不均衡とも関連がある。

心疾患のない患者では、心房期外収縮が危険をもたらすことはまれである。事実、全く症状が現れないことも多く、長期にわたり発見されないまま経過することもある。患者は心房期外収縮を通常の動悸と同じように感じることもあれば、脈が抜けるように感じることもある。

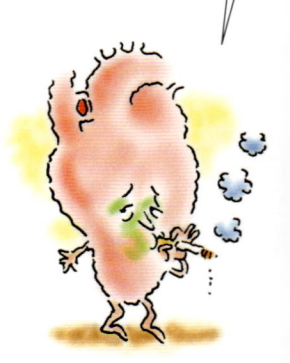

初期の徴候

しかし、心疾患を有する患者では、心房期外収縮により心房細動や心房粗動などの重篤な不整脈が誘発される恐れがある。急性心筋梗塞の患者では、心房期外収縮が心不全や電解質不均衡の初期徴候となることもある。強い疼痛や不安により神経ホルモンのカテコールアミンが放出され、心房期外収縮が誘発されることもある。

注目すべき所見

心房期外収縮に特徴的な心電図所見は、洞性P波と比べて異常な波形を示すP波が、本来よりも早い時期に出現することである（「非伝導性心房期外収縮と第2度房室ブロック」を参照）。

心房期外収縮が心室に伝導した場合、基本調律と同様のQRS波が現れる。心房期外収縮の後には停止が見られることが多い。

心房期外収縮が起こると、洞房結節が早期に脱分極してリセットされ、正常なサイクルが中断される。次の洞性収縮は、正常調律で予想されるより早い時期に起こる。このため、1拍の心房期外収縮をはさんだ2回の正常収縮のPP間隔は、3回連続の洞性収縮の場合よりも短くなる。これを非代償性休止期と呼ぶ（p.90「心房期外収縮の判定」を参照）。

T波に埋もれて

心電図上で心房期外収縮の有無を調べる場合、心房と心室のリズムが不規則になっていることを確認する。基本調律は通常規則的である。心房期外収縮に続いて休止期が訪れると、リズムは不規則になる。異常な波形のP波が本来よりも早い時期に出現し、先行するT波に埋没してT波を変形させることもある（波高の増大、隆起部の発生）。P波の波形に変動が見られる場合、複数の異所性中枢の存在が示唆される。

異所性中枢の位置により、PR間隔は正常範囲に留まることもあれば、短縮や軽度の延長が生じることもある。P波が本来より早い時期に出現し、その後QRS波が現れない場合、非伝導性心房期外収縮が起きている。

心房期外収縮は、2段脈（1拍おきに発生）、3段脈（2拍おきに発生）、あるいは2連発（2拍連続）として発生することがある。

心房期外収縮が起きると、末梢脈拍や心尖拍動のリズムが不規則になることがある。患者は動悸や、脈が抜ける感覚、あるいは心臓が速く不規則に鼓動する感覚を訴えることがある。心疾患を有する患者では、低血圧症や失神など心拍出量低下の徴候や症状が現れることがある。

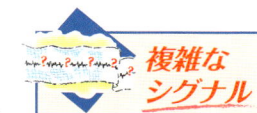

複雑なシグナル

非伝導性心房期外収縮と第2度房室ブロック

非伝導性心房期外収縮と第2度Ⅱ型房室ブロックを混同してはならない。第2度Ⅱ型房室ブロックでは、PP間隔は一定である。しかし、非伝導性心房期外収縮は、早期に房室結節に到達する心房性インパルスであり、この時点では房室結節はまだ再分極していない。

このため、この早期P波は心室に伝導されない。下の心電図では、先行するT波に重なるようにP波が描出されている。

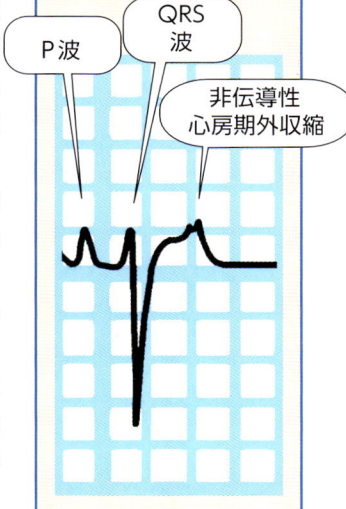

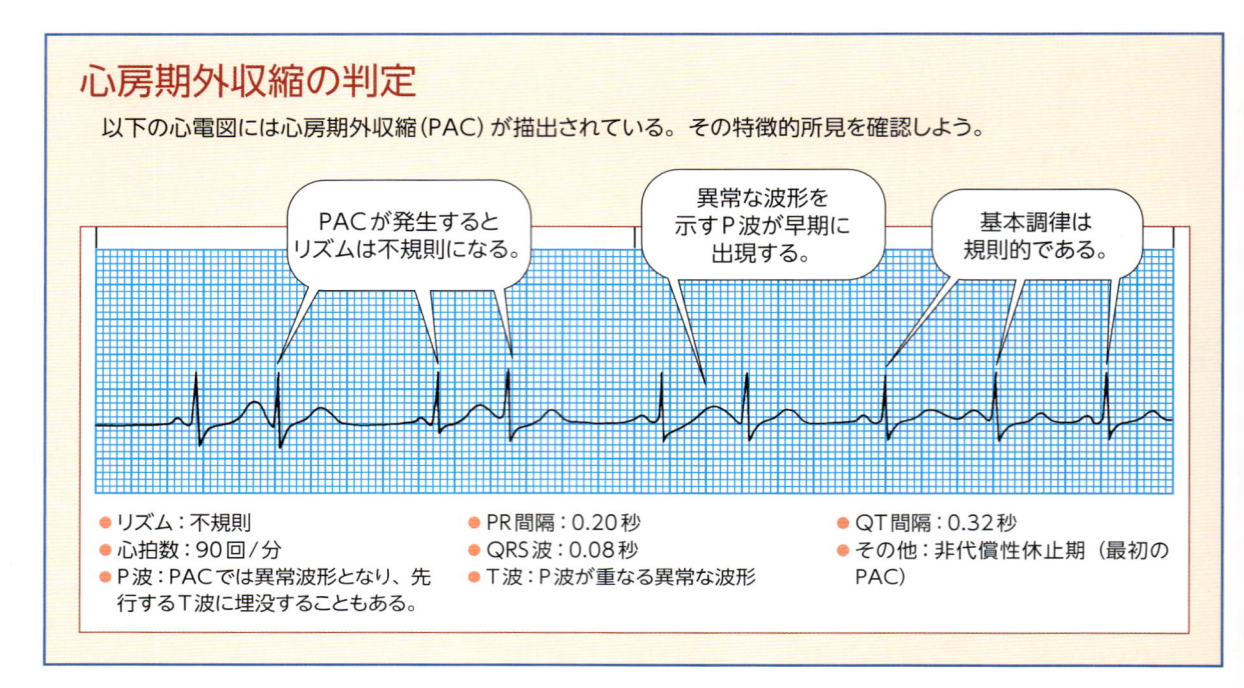

心房期外収縮の判定

以下の心電図には心房期外収縮（PAC）が描出されている。その特徴的所見を確認しよう。

- PACが発生するとリズムは不規則になる。
- 異常な波形を示すP波が早期に出現する。
- 基本調律は規則的である。

- リズム：不規則
- 心拍数：90回/分
- P波：PACでは異常波形となり、先行するT波に埋没することもある。
- PR間隔：0.20秒
- QRS波：0.08秒
- T波：P波が重なる異常な波形
- QT間隔：0.32秒
- その他：非代償性休止期（最初のPAC）

治療

　無症候性の患者は治療を必要としない。しかし、症状のある患者には、カフェイン、アルコール、ニコチンなどの誘発因子の摂取を避けるよう指導する。

　心房期外収縮の患者を看護する場合、期外収縮の誘発原因を探るため患者の評価を行う。個々の患者に対し、基礎原因を是正または回避するよう指導する。例えば、該当する患者には、カフェインやニコチンの摂取を避けるよう指導し、不安を和らげるためのストレス緩和法を指導する。

　虚血性心疾患や心臓弁膜症を有する患者の場合、心不全、電解質不均衡、およびより重篤な心房不整脈の発症を示唆する徴候や症状がないか監視する必要がある。

> カフェインやアルコールの摂り過ぎでPACが起きることもあるんですよ。

心房頻拍 (Atrial tachycardia)

　心房頻拍は上室頻拍（心室より高位の領域での刺激生成により誘発される頻拍）の1つである。心房頻拍では心房拍数が150-250回/分となる。心房拍数の上昇により拡張期が短縮し、その結果心房キックの消失、心拍出量の低下、冠血流の低下、虚血による心筋の変化を来す。

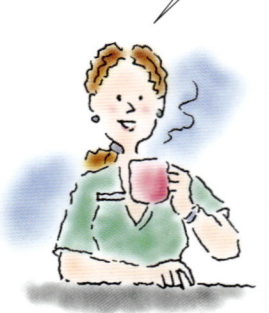

心房頻拍には、ブロックを伴う心房頻拍、多源性心房頻拍、および発作性心房頻拍の3つのタイプがある。

発生機序

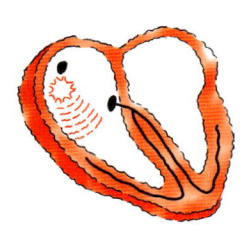

心房頻拍は、正常な心臓を持つ患者にも発生することがある。このような症例では、カフェイン等刺激物の過剰摂取、マリファナの使用、電解質不均衡、低酸素症、身体的または精神的ストレスなどが、心房頻拍と関連していることが多い。しかし、心房頻拍は通常、原発性心疾患または二次性心疾患に随伴して認められる。

心房頻拍の原因となる心疾患には、心筋梗塞、心筋症、先天性奇形、WPW症候群、心臓弁膜症などがある。心房頻拍は洞不全症候群にも認められる。その他に心房頻拍を誘発する原因としては、肺性心、甲状腺機能亢進症、体高血圧症、ジゴキシン毒性などがあり、ジゴキシン毒性は心房頻拍の原因としては最も頻度が高い(「ジゴキシン毒性の徴候」を参照)。

良くない徴候？

健常者の心房頻拍は通常良性である。しかし、特に心臓に基礎疾患を有する患者に心房頻拍が発生した場合には、より重篤な心室不整脈の前兆と考えられる。

心房頻拍により心室拍数が上昇すると、心室充満時間の短縮、心筋の酸素消費量の増大、酸素供給量の低下が起きる。その結果、狭心症、心不全、虚血による心筋の変化、さらに心筋梗塞さえ起こることがある。

注目すべき所見

心房頻拍の特徴は、連続3回以上の心房性異所性収縮が起こり、心拍数が150-250回/分となることである。P波が出現する場合、通常は陽性波で、QRS波がその後に続く。

心房収縮が1対1の比で心室に伝導する(P波の後に必ずQRS波が出現する)場合は、心房拍数と心室拍数は等しくなる。一部の症例では心房収縮が散発的にしか伝導しないことがあり、これは房室伝導系が遮断されていることを意味する。このブロックのため、一部のインパルスは心室に到達できなくなる。

房室結節を門番あるいはドア係だと考えてみよう。この門番は、心房のインパルスを規則的に(例えば1回おきに)心室へ入れてくれることもあれば、不規

ジゴキシン毒性の徴候

ジゴキシン毒性は心房頻拍以外にも様々な変化を引き起こす。特にカリウム濃度が低い患者やアミオダロン(アンカロン)を投与中の患者にジゴキシンを用いる場合(どちらの組み合わせもジゴキシン毒性のリスクを増大させる可能性があるため)、以下のような徴候や症状に注意する。

- 中枢神経系:疲労、全身の筋力低下、激越、幻覚
- 眼・耳・鼻・咽喉:黄緑色の光輪が見える、視覚障害
- 消化器系:食欲不振、悪心、嘔吐
- 循環器系:不整脈(最も頻度が高いのは房室ブロックを伴うあるいは伴わない伝導障害、心室期外収縮、上室不整脈)、心不全の増悪、低血圧症(ジゴキシンの心毒性は生命を脅かす恐れがあるため、常に迅速な対応が必要である)

則に(例えば2回連続して、次は3回、その次は1回というように)入れてくれることもある。

速いけれど規則的

　心房頻拍の有無について心電図を評価する場合、心房のリズムは常に規則的だが、心室のリズムはブロックが一定なら規則的、そうでなければ不規則になることを確認する(「心房頻拍の判定」を参照)。連続3回以上の心房性異所性収縮が起き、心房拍数は150-250回/分となる。心室拍数は、房室伝導比によって異なる。

　伝導遮断が存在しない場合、P波とQRS波の出現比は1:1である。心拍数上昇によりP波が識別不能となることもあり、直前のST部分やT波に埋没することもある。P波とその直前のT波とを識別できない場合は、PR間隔を測定できない。

　房室伝導に異常がなければ、QRS波は通常正常である(「各種心房頻拍の判定」を参照)。T波は正常なこともあれば、陰性化することもある(虚血がある場合)。QT間隔は正常範囲内に留まることが多いが、心拍数上昇により短縮することもある。長時間の不整脈により虚血が起こり、ST部分とT波に変化が現れることがある。

房室結節は、門番やドア係みたいな役目をしてるんだよ。

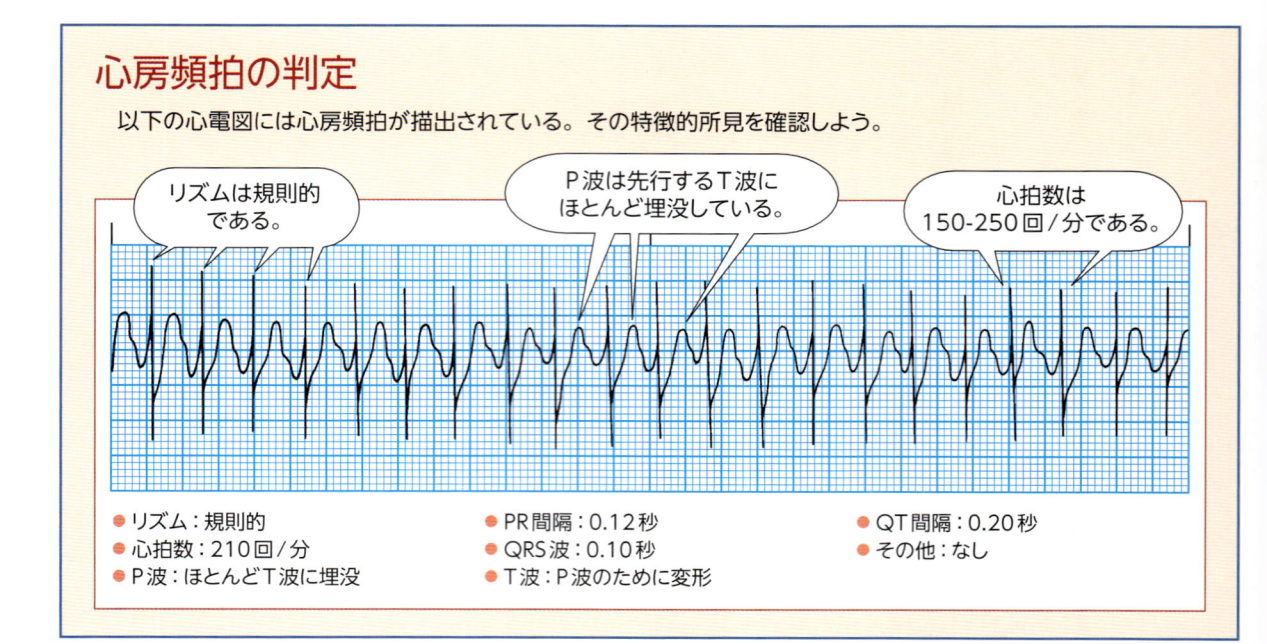

心房頻拍の判定

以下の心電図には心房頻拍が描出されている。その特徴的所見を確認しよう。

リズムは規則的である。

P波は先行するT波にほとんど埋没している。

心拍数は150-250回/分である。

- リズム：規則的
- 心拍数：210回/分
- P波：ほとんどT波に埋没
- PR間隔：0.12秒
- QRS波：0.10秒
- T波：P波のために変形
- QT間隔：0.20秒
- その他：なし

バイタルサインを確認する

　心房頻拍の患者は、心尖拍動や末梢脈拍が速くなる。心房頻拍の型によっては心拍リズムが規則的なこともあれば、不規則になることもある。発作性心房頻拍の患者は、突然心拍が速くなる、あるいは突然動悸が激しくなると訴えることがある。持続性頻拍と心拍数上昇により心拍出量が低下し、視覚障害、失神、血圧低下を来す恐れがある。

各種心房頻拍の判定

心房頻拍は3つの型に分類される。それぞれの概略を説明する。

ブロックを伴う心房頻拍

　ブロックを伴う心房頻拍は、心房組織の自動能亢進により惹起される。心房拍数が上昇し房室伝導が障害されると、2:1ブロックが起こることが多い。第2度I型（ウェンケバッハ型）房室ブロックが見られることもある。ではその特徴的所見を観察しよう。

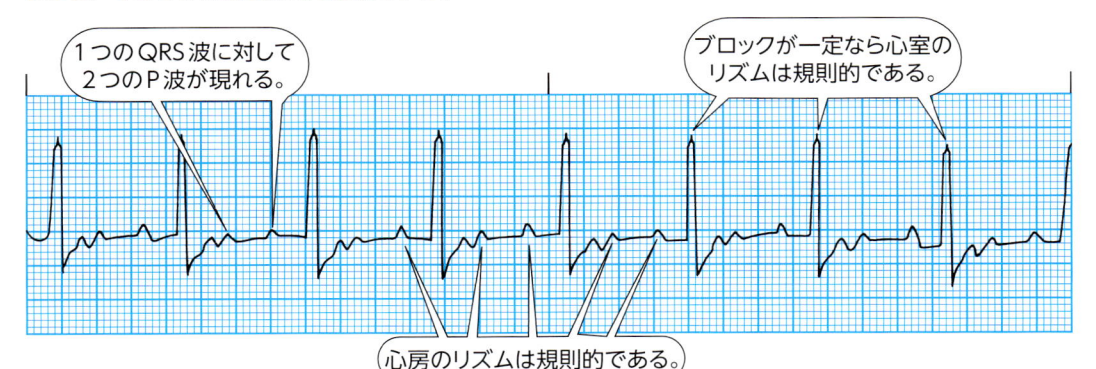

（心電図）
- 1つのQRS波に対して2つのP波が現れる。
- ブロックが一定なら心室のリズムは規則的である。
- 心房のリズムは規則的である。

- リズム：心房は規則的。心室は、ブロックが一定なら規則的、そうでなければ不規則。
- 心拍数：心房拍数は150-250回/分で、心室拍数の整数倍。心室拍数は遮断の頻度によって異なる。
- P波：軽度の異常、異所性ペースメーカーの部位により波形が異なる
- PR間隔：通常は正常
- QRS波：通常は正常
- T波：通常識別不能
- QT間隔：測定できないことがある
- その他：1つのQRS波に対して複数のP波が現れる

（次ページへ続く）

心房不整脈

各種心房頻拍の判定（続き）

多源性心房頻拍（multifocal atrial tachycardia, MAT）

　多数の心房内異所性中枢が間欠的に発火し、心房頻拍が起こることを多源性心房頻拍という。心電図上では様々な波形のP波が見られ、慢性肺疾患の患者に好発する。下の心電図に見られるベースラインの変動は、胸壁の動きによるものである。では、その特徴的所見を観察しよう。

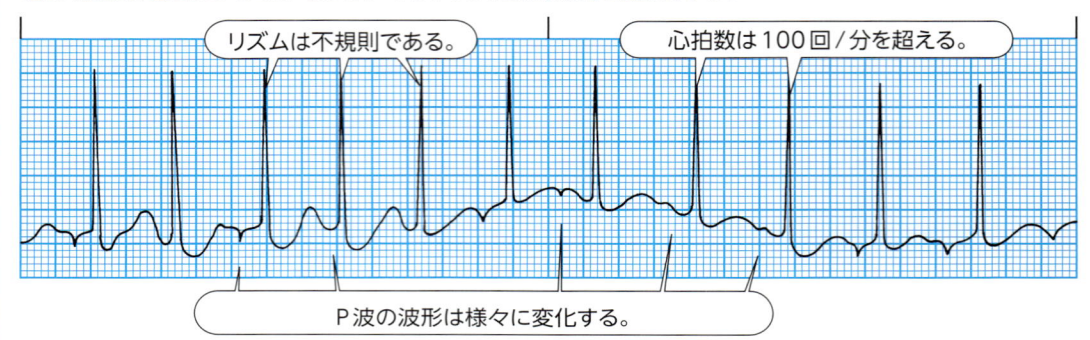

- リズムは不規則である。
- 心拍数は100回/分を超える。
- P波の波形は様々に変化する。

- リズム：心房心室ともに不規則
- 心拍数：心房は100-250回/分で通常160回/分未満、心室は101-250回/分
- P波：波形は様々に変化し、少なくとも3種類の異なる波形が現れる。
- PR間隔：変動する
- QRS波：通常は正常、不整脈が持続すると異常波形となることがある
- T波：通常、変形している
- QT間隔：測定できないことがある
- その他：なし

発作性心房頻拍（paroxysmal atrial tachycardia, PAT）

　発作性上室頻拍の1種である発作性心房頻拍は、短時間の頻拍と正常洞調律が交互に現れるのが特徴である。単一の異所性中枢が立て続けに発火することで、発作性心房頻拍は突然始まり突然終わる。発作性心房頻拍は心房期外収縮に続いて発生することが多い。ではその特徴的所見を確認しよう。

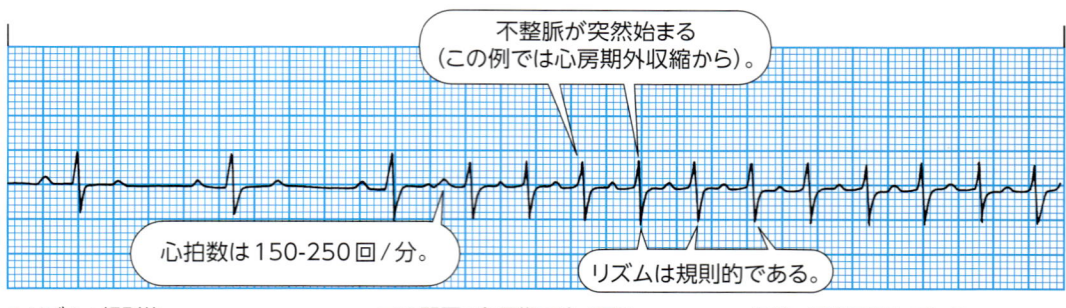

- 不整脈が突然始まる（この例では心房期外収縮から）。
- 心拍数は150-250回/分。
- リズムは規則的である。

- リズム：規則的
- 心拍数：150-250回/分
- P波：異常、先行するT波に埋没することがある
- PR間隔：各周期で全く同じ
- QRS波：伝導障害が見られることもある
- T波：通常変形している
- QT間隔：測定できないことがある
- その他：1つのQRS波に対して1つのP波が現れる

治 療

　頻拍の種類やQRS波の幅、患者の臨床的安定性などによって治療法は異なる。ジゴキシン毒性は、心房頻拍の最もよくある原因の1つである。このため、毒性の徴候や症状がないか患者を評価し、血清中のジゴキシン濃度をモニターすることが重要である。

　心房頻拍の治療にヴァルサルヴァ手技または頸動脈洞マッサージを用いてもよい（「高齢の患者に頸動脈洞マッサージをしてはならない」「頸動脈洞マッサージを理解する」を参照）。迷走神経刺激は徐脈や心室不整脈、心静止などを引き起こす可能性があることに注意する。迷走神経刺激手技を用いる場合は、蘇生器がすぐに使える状態になっていることを確認する。

年齢と発達段階

高齢の患者に頸動脈洞マッサージをしてはならない

　高齢者には未診断の頸動脈粥状硬化がある可能性があり、しかもかなり重篤な状態であっても頸動脈雑音が聴取されないことがある。このため、中年後期から高齢期の患者には頸動脈洞マッサージを行うべきではない。

頸動脈洞マッサージを理解する

　頸動脈洞マッサージは心房頻拍の診断に用いられる。頸動脈洞マッサージによって迷走神経が刺激され、洞房結節の発火が抑制され、房室結節の伝導速度が低下する。その結果、洞房結節が再び主要なペースメーカとして機能するようになる。頸動脈洞マッサージには、心拍数低下や血管拡張、心室不整脈、脳卒中、心静止などを引き起こすリスクがある。

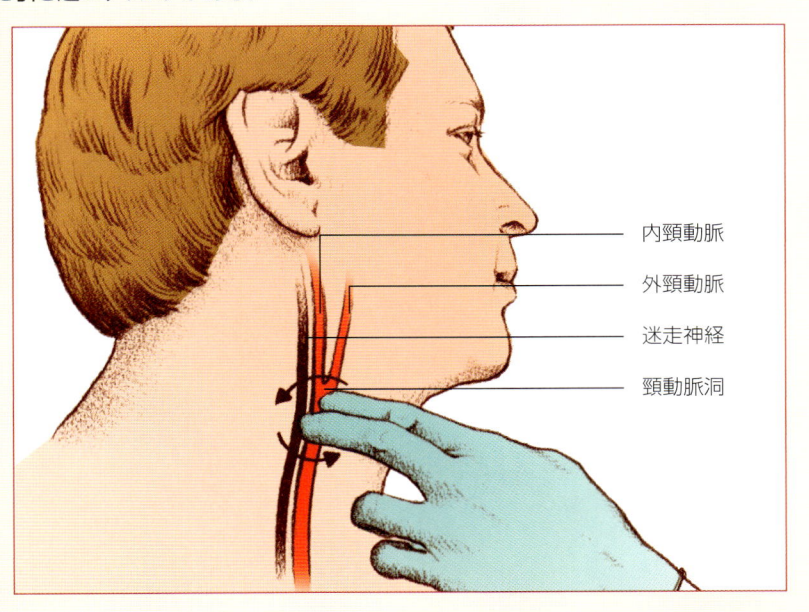

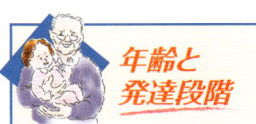

- 内頸動脈
- 外頸動脈
- 迷走神経
- 頸動脈洞

ご高齢の患者さんに頸動脈洞マッサージをしてはいけません。

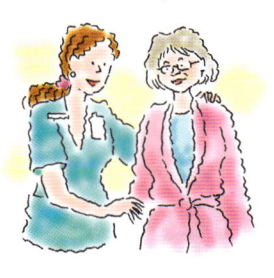

最適な治療の選択肢

ジゴキシンやβアドレナリン受容体遮断薬、カルシウムチャンネル遮断薬などの薬物を用いてもよい。他の治療が奏効しない場合、あるいは患者が臨床的に不安定な状態にある場合、同期カルディオバージョンを用いてもよい。

心房頻拍を止めるために心房オーバードライブペーシングを用いてもよい。この治療は異所性ペースメーカーの脱分極を抑制するため、洞房結節が再び正常に機能できるようになる。

心電図をモニターする

心房頻拍の患者を看護する場合、心拍リズムを注意深くモニターする。それによって心房頻拍の原因に関する情報が得られ、治療に役立つことがある。さらに、胸痛や心拍出量低下の徴候、心不全や心筋虚血の徴候や症状などがないか継続的に観察する。

心房粗動 (atrial flutter)

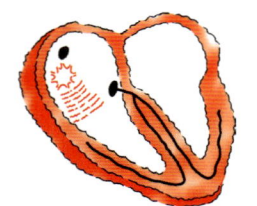

上室頻拍の1種である心房粗動は、心房拍数が250-350回/分になることがその特徴であるが、一般的に300回/分前後のことが多い。心房粗動は単一の心房内異所性中枢から発生し、その成立には旋回性リエントリーとおそらくは自動能の亢進が関与していると考えられる。

心電図上では、心房拍数上昇によりP波は識別不能となる。各種波形が融合してノコギリの歯のように見えることから、鋸歯状波またはf波と呼ばれる。このような波形が心房粗動の特徴である。

> 心房粗動は第2度房室ブロックを伴うことが多いです。

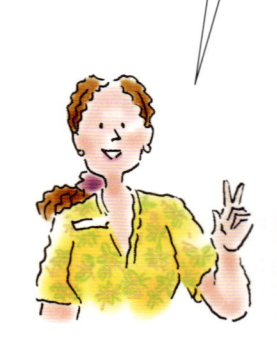

発生機序

心房粗動は第2度房室ブロックを伴うことが多い。この場合、房室結節で一部のインパルスに伝導途絶が生じる。このため心室拍数は低下する。

心房組織の肥大や心房内圧の上昇をもたらす状態は、心房粗動を誘発する可能性がある。このような状態は、重度の僧帽弁疾患や甲状腺機能亢進症、心膜疾患、原発性心筋疾患などの患者に多く見られる。心臓外科手術後の患者や、急性心筋梗塞、慢性閉塞性肺疾患、全身性低酸素血症などの患者にも、心房粗動が発生することがある。健常者に心房粗動が起こることはまれである。心房粗動が健常者に発生した場合、内因性心疾患の存在が示唆され

心房粗動

伝導比を評価する

　心房粗動の臨床的意義は、房室結節を通じて伝わるインパルスの数（房室伝導比として表される。例、2:1、4:1）と、その結果生じる心室拍数によって決まる。心室拍数が極めて低い（40回/分未満）場合や、極めて高い（150回/分超）場合には、心拍出量が著しく低下する恐れがある。

　通常、心室拍数が高いほど、心房粗動は危険な状態となる。心室拍数の上昇は、心室充満時間の短縮や冠動脈血流の低下をもたらし、狭心症や心不全、肺水腫、低血圧症、失神などを引き起こす恐れがある。

注目すべき所見

　心房粗動に特徴的な所見は、ノコギリの歯のように見える異常P波である（「心房粗動の判定」を参照）。房室ブロックの程度によって、心室拍数は心房拍数の2分の1から4分の1の値となる。

　房室結節は通常180回/分を超えるインパルスを受け入れることはなく、1拍おき、2拍おき、あるいは3拍おきにインパルスを伝導する。この割合によっ

> 鋸歯状P波は心房粗動の特徴的所見です。

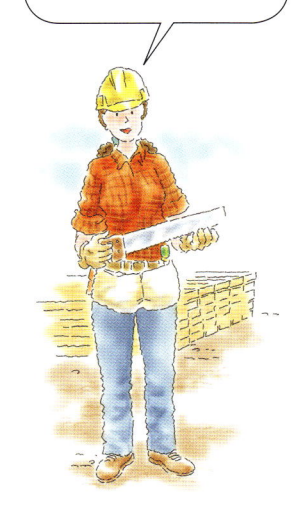

心房粗動の判定

以下の心電図には心房粗動が描出されている。その特徴的所見を確認しよう。

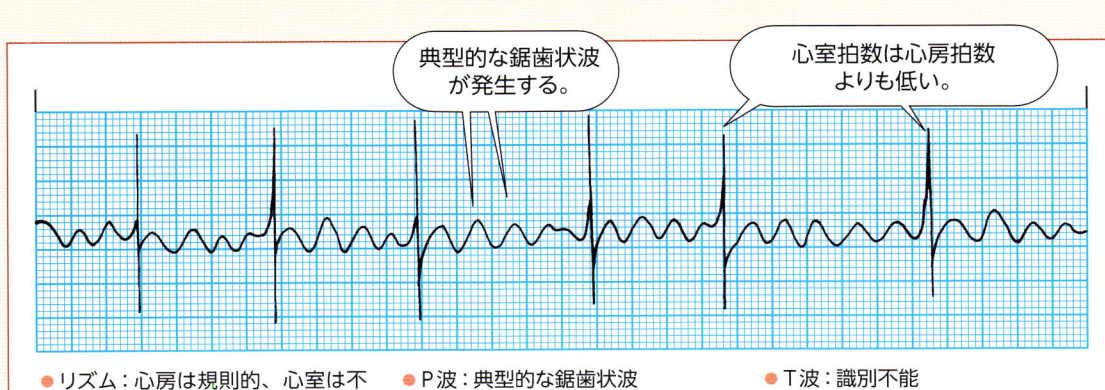

> 典型的な鋸歯状波が発生する。

> 心室拍数は心房拍数よりも低い。

- リズム：心房は規則的、心室は不規則
- 心拍数：心房拍数280回/分、心室拍数60回/分
- P波：典型的な鋸歯状波
- PR間隔：測定不能
- QRS波：0.08秒
- T波：識別不能
- QT間隔：測定不能
- その他：なし

て心室拍数が決まる。

　最もよく見られる心拍数の１つが150回/分である。心房拍数が300回/分であれば、この時の調律は2:1ブロックと呼ばれる（「心房粗動と洞頻脈」を参照）。

　通常、QRS波は正常だが、これに粗動波が重なるとQRS幅が延長する。T波は識別できず、QT間隔も測定できない。

　心房のリズムは細動波と粗動波の間で変動することがあり、こうした不整脈は一般に心房細粗動と呼ばれる。

誤解を招く脈拍

　心房粗動の患者を看護していると、末梢脈拍や心尖拍動は正常な心拍数とリズムを示していることに気づくことがある。これは、脈拍が心房のインパルスの数ではなく、心室の収縮回数を反映しているからである。

　心室拍数が正常であれば、症状が発現しないこともある。しかし、心室拍数が上昇すると、心拍出量低下や心代償不全の徴候や症状が現れることがある。

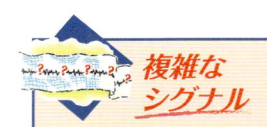

複雑なシグナル

心房粗動と洞頻脈

　心拍数150回/分の洞頻脈に遭遇した場合、別の見方をしてみよう。この数値は、2:1伝導の心房粗動によく見られる心拍数である。粗動波がないか注意深く観察すること。粗動波はQRS波に隠れると見えにくくなることがある。他の誘導で波形を確認する必要があるかもしれない。

治 療

　患者の血行動態が不安定な場合、直ちに同期カルディオバージョンを行う必要がある。カルディオバージョンとは、心臓に電流を流して不整脈を治療する方法であり、R波のピークに同期させて通電する。R波に同期させることにより、受攻期にあたるT波に同期して通電するという事態を回避できる。受攻期に通電した場合、心室頻拍や心室細動を誘発する可能性がある。

心拍数の調節と正常調律への変換

　血行動態が安定している患者の場合、心拍数の調節や正常洞調律への変換を図ることが治療の中心となる。患者の心機能や、早期興奮症候群との関連性、心房粗動の継続時間（48時間未満か、それ以上か）などにより、治療内容は異なる。

　例えば、正常な心機能を持つ患者に心房粗動が認められ、その継続時間が通常の範囲内であった場合、直流電流（DC）カルディオバージョンを考慮する。しかし、心房粗動が48時間以上続いている患者に、適切な抗凝固療法を行わずDCカルディオバージョンを施行した場合、血栓塞栓症のリスクが増大する。

注意を怠らない

心房粗動は内因性心疾患を示唆することがあるため、心拍出量低下の徴候や症状がないか患者を注意深く監視する。ジゴキシンの洞房結節抑制作用に注意する。カルディオバージョンが必要な場合、指示に応じて鎮静薬や麻酔薬を投与できるよう静脈路を確保しておく。ベッドサイドに蘇生器を準備しておく。カルディオバージョンは心拍数を低下させる可能性があるため、徐脈に注意する。

心房細動 （atrial fibrillation）

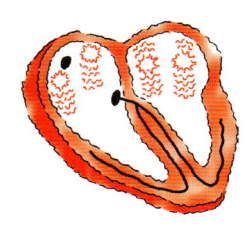

心房組織に生じる無秩序で非同期性の電気的活動を心房細動という。心房細動は最もよくある不整脈であり、米国では200万人が罹患していると推定されている。リエントリー回路で多数のインパルスが発生することにより心房細動が起きる。心房粗動と同様、心房細動でも心房キックが消失する。異所性インパルスが400-600回/分の頻度で発生し、心房は収縮せず、小刻みに震えるようになる。

心室は、房室結節を通過したインパルスにのみ反応する。心電図上では心房の活動はもはやP波として描出されず、不規則に動揺するベースライン（細動波またはf波と呼ばれる）として描かれる。心房細動は持続性のこともあれば、発作性（突然始まり短時間で停止する）のこともある。心房期外収縮に続いて心房細動が起きることもあれば、心房期外収縮が心房細動を誘発することもある。

インパルスが不規則に房室結節を通過するため、この不整脈に特徴的な不規則的に不規則な心室の反応が起きる。不規則的に不規則なR波を見たら、心房細動を疑う。

発生機序

心房細動は心房粗動や心房頻拍よりも発生頻度が高い。心房細動は心臓外科手術の後に発生することがある。また、長期にわたる低血圧症、肺塞栓症、慢性閉塞性肺疾患、電解質不均衡、僧帽弁閉鎖不全症、僧帽弁狭窄症、甲状腺機能亢進症、感染症、冠動脈疾患、急性心筋梗塞、心膜炎、低酸素症、心房中隔欠損症なども心房細動を誘発する可能性がある。

健常者でも、コーヒー、アルコール、ニコチンなどの過剰摂取、疲労、ストレス

> 刺激が足りない時はちょいと練習して活を入れるわ。心房キックの消失には何か別のものが必要ね。

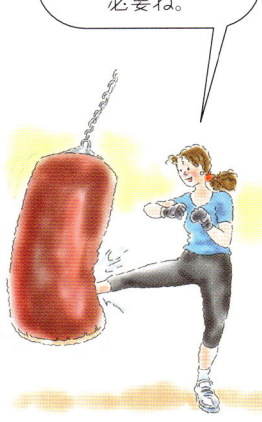

などにより心房細動が発生することがある。ある種の薬物（アミノフィリンやジゴキシンなど）が心房細動の一因となることもある。運動中のカテコールアミンの放出も心房細動を誘発する可能性がある。

心房キックの消失

他の心房不整脈と同様、心房細動は心房キックの消失を招く。心房キックの消失と、心拍数上昇に伴う充満時間の短縮により、臨床上重大な問題が生じる可能性がある。心室拍数が100回/分を超える（制御不能な心房細動と呼ばれる）状態になると、心不全や狭心症を発症したり、失神を来す恐れがある。

閉塞性肥大型心筋症や僧帽弁狭窄症、リウマチ性心疾患、人工僧帽弁などの心疾患をすでに有する患者は、心房細動に対する耐性が低い傾向があり、ショックや重度の心不全を発症する恐れがある。

治療せず放置した場合、心房細動は循環虚脱や血栓生成、全身性の動脈塞栓、肺塞栓症などを引き起こす可能性がある（「洞調律の回復に伴うリスク」を参照）。

> ### 洞調律の回復に伴うリスク
>
> 心房細動の患者は、心房内血栓や全身性の動脈塞栓のリスクが高い。心房が収縮しないため血液が心房内に貯留し、血栓が形成される可能性がある。
>
> 正常洞調律が回復して心房が正常に収縮すると、血餅が崩壊して肺循環や体循環に流出し、破滅的な結果をもたらす可能性がある。

注目すべき所見

心房細動に特徴的な所見は、P波の欠落と不規則な心室の反応である。心房内の複数の異所性中枢が発火すると、無秩序な脱分極が起きる（「心房細動の判定」を参照）。

心房は複数の小さな部分がそれぞれに活性化され、その結果、心房の筋肉は収縮するのではなく、小刻みに震えるようになる。心電図上には、はっきりと識別できるP波ではなく、凹凸のあるベースライン（f波）が出現する。

この素晴らしきフィルター

房室結節は、一部のインパルスを遮断するフィルターとして働き、毎分400-600回も発生する無秩序な心房のインパルスから心室を守っている。ただし、房室結節自体はすべてのインパスルを受け入れるわけではない。房室結節周辺の筋組織が不応期にある場合、心房の他の領域からのインパルスは房室結節に到達できない。さらに、房室結節は受け入れた心房インパルスの一部しか心室に伝導しない。

この2つの因子により、心房細動に特徴的なRR間隔の大きな変動が説明できる。

心房細動の判定

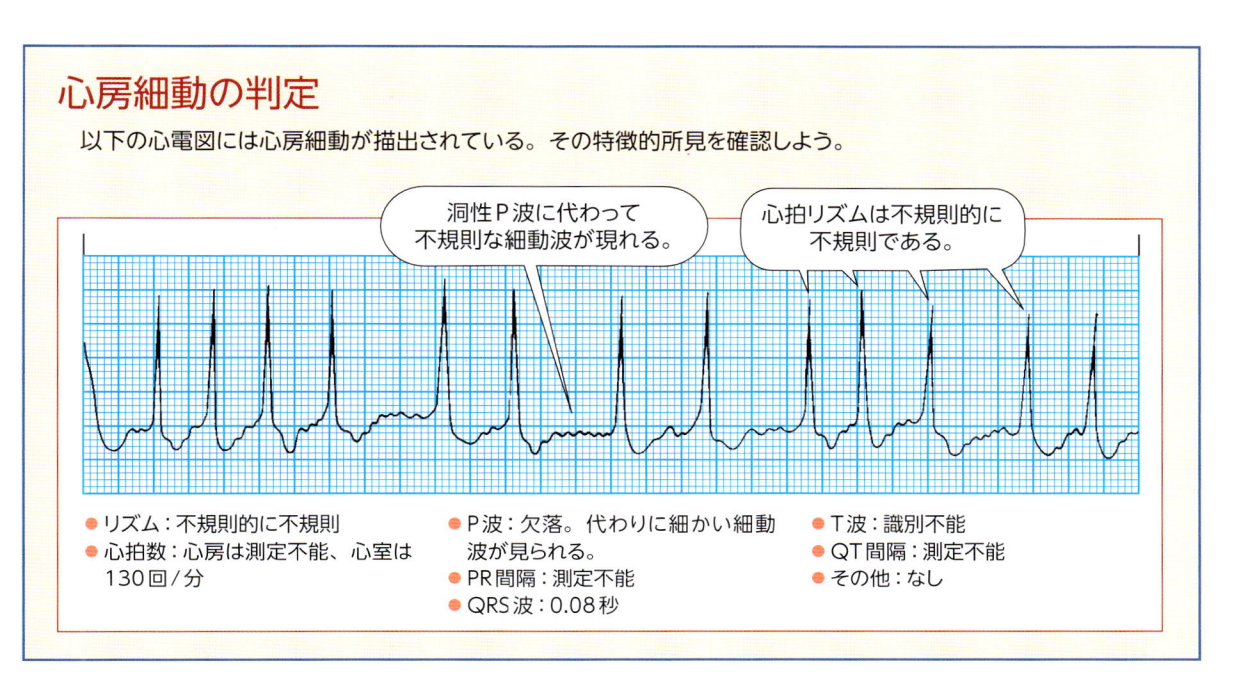

以下の心電図には心房細動が描出されている。その特徴的所見を確認しよう。

> 洞性P波に代わって不規則な細動波が現れる。

> 心拍リズムは不規則的に不規則である。

- リズム：不規則的に不規則
- 心拍数：心房は測定不能、心室は130回/分
- P波：欠落。代わりに細かい細動波が見られる。
- PR間隔：測定不能
- QRS波：0.08秒
- T波：識別不能
- QT間隔：測定不能
- その他：なし

ほとんど測定できない

　心房拍数はほとんど測定不能だが、通常は400回/分を超える。心室拍数は通常100-150回/分だが、それを下回ることもある。心室拍数が100回/分以下であれば、心房細動は制御された状態にあると見なされる。100回/分を上回る場合、心房細動は制御されない状態にあると見なされる。

　心房細動はf波が著明であれば「粗い心房細動」と呼ばれ、そうでなければ「細かい心房細動」と呼ばれる。心房細動と心房粗動が混在することもある。細動波と粗動波が交互に現れるような波形がないか観察する。

心尖拍動数と橈骨動脈の脈拍数の差

　心房細動の患者を看護していると、心尖拍動数よりも橈骨動脈の脈拍数の方が低いことに気付くことがある。これは、心臓が強く収縮する時とは違い、弱い収縮では触知可能な末梢脈拍が生じないためである。

　脈拍のリズムは不規則である。心室拍数が高い場合、低血圧や浮遊感などの心拍出量低下の徴候・症状が現れることがある。心房細動が長時間続き慢性化するような場合には、心拍出量低下を代償できるだけの心機能が維持されていると考えられる。ただし、このような患者は、肺や脳などの臓器に塞栓が生じるリスクが通常より高く、肺塞栓症や脳塞栓症の徴候が現れることがある。

治療

　心房細動治療の主な目標は、心室拍数を100回/分以下に下げることである。これには、心室の収縮を抑制する薬物を用いる方法と、カルディオバージョンと薬物を併用して洞調律の回復を図る方法がある。
　心房細動の治療は、心房粗動と同様のガイドラインに従って行う。

タイミングがすべて

　電気的カルディオバージョンは、治療開始から48時間以内に行うのが最も有効であり、長時間経過した心房細動には効果が低い。重度の狭心症や心拍出量低下の徴候が認められる患者には、緊急処置が必要である。
　突然心房細動を発症した患者には、もし患者の協力が得られれば、ヴァルサルヴァ手技または頸動脈洞マッサージを施行してもよい。その結果、心室拍数が低下することもあるが、洞調律の回復は期待できない。

> 症状のある患者さんには、直ちに同期カルディオバージョンを行って正常洞調律を回復させます。リズムはとても重要です。

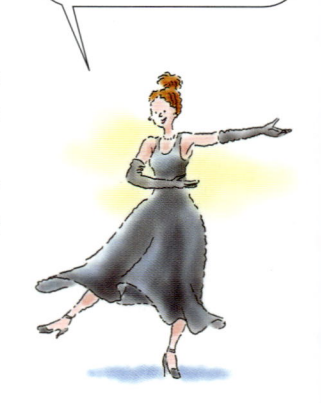

同期カルディオバージョンの仕組み

　不整脈により心拍出量低下と血圧低下を来した患者には、同期カルディオバージョンを考慮する。この方法は待機的治療として用いることもあれば、緊急処置として行うこともある。例えば、心房細動患者の症状緩和に用いることもあれば、心室頻拍患者の救命に用いることもある。

エネルギーを同期させる

　同期カルディオバージョンは除細動と似ているが、一般的にカルディオバージョンに用いられるエネルギーは、除細動に用いられるエネルギーよりも小さい。同期カルディオバージョンでは、カルディオバータ（除細動器）を用いて患者の心電図のR波と同期させる。発火ボタンを押すと、カルディオバータが次のR波を感知してエネルギーを放電する。

刺激を加えるタイミング

　心房の脱分極を止め正常洞調律を回復させるためには、R波に合わせて刺激を与える必要がある。刺激を加えるタイミングがT波と同期してしまうと、致死性不整脈のリスクが増大する。発火ボタンを押してから実際に放電が起こるまでに若干時間のずれがあることを忘れてはならない。「離れてください」と叫んでから患者の胸部にパドルを当て、実際に放電が起こるまでそのまま待つ。

ジゴキシン毒性に注意

　ジゴキシン毒性が認められる患者に同期カルディオバージョンを施行すると、致死性不整脈が発生する恐れがあることに注意する。

カルディオバージョン

　症状のある患者には直ちに同期カルディオバージョンを施行する必要がある。特に慢性または発作性心房細動の患者では、カルディオバージョンにより血栓が生じる恐れがあるため、適切な抗凝固薬を投与しておく必要がある。

　正常洞調律の回復により、力強い心房の収縮が突然再開する。心房内に血栓が形成されていた場合には、収縮の再開により全身性の塞栓症を来す恐れがある（「同期カルディオバージョンの効果」を参照）。

機能を回復する

　慢性心房細動の患者では、カルディオバージョン施行後の正常洞調律の維持と心室拍数の調節に、ジゴキシンやプロカインアミド、プロプラノロール（インデラル）、キニジン、アミオダロン（アンカロン）、ベラパミル（ワソラン）などの薬物が用いられる。これらの薬物には、心房の不応期を延長し洞房結節のペースメーカー機能を回復させる薬物と、主に洞房結節の伝導速度を抑制し心室拍数を調節する薬物とがある。通常の治療に反応しない症候性心房細動には、高周波アブレーション療法を行うとよい。

　心房細動の患者を評価する際、末梢脈拍と心尖拍動の双方を調べる。モニター心電図を装着していない患者は、脈が不規則になっていないか、心尖拍動数と橈骨動脈の脈拍数に差がないか注意する。

　心拍出量低下や心不全の症状がないか評価する。薬物を投与している患者については、血清中の薬物濃度をモニターし、毒性の徴候がないか患者を観察する。心拍数の変化や失神、めまい、胸痛、心不全の徴候（呼吸困難や末梢性浮腫の悪化など）があれば報告するよう患者に指導する。

> さあ助けに行くわよ！カルディオバージョン後の正常洞調律の維持には薬物療法が有効です。

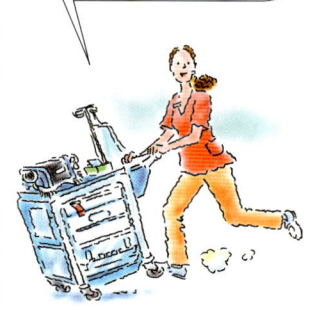

移動性ペースメーカー（wandering pacemaker）

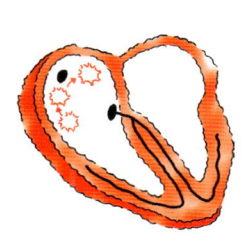

　移動性ペースメーカーとは、心臓のペースメーカーが洞房結節からそれ以外の領域（心室より高位の領域）に移動するために生じる不規則な心拍リズムのことである。インパルスの発生部位は洞房結節からそれ以外の心房内の部位へ、あるいは房室接合部へと、1拍ごとに移動することもある。P波とPR間隔は、ペースメーカー部位の移動に応じて1拍ごとに変化する。

心房不整脈

発生機序

移動性ペースメーカーの原因には次のようなものがある。
- 迷走神経の緊張亢進
- ジゴキシン毒性
- リウマチ性心炎などの器質的心疾患

若年者に見られる移動性ペースメーカーは病的なものではなく、心拍数の低い運動選手によく見られる。通常は一過性であるため、発見されにくい。移動性ペースメーカーが重症化することはまれだが、慢性的な不整脈は心疾患の徴候であり、経過観察を要する。

注目すべき所見

インパルスの発生部位が移動するため、心電図上の心拍リズムは若干不規則になる。心拍数は通常正常（60-100回/分）だが、60回/分未満になることもある。ペースメーカー部位が移動するとP波の形状も変化する。

インパルスは洞房結節、心房、あるいは房室接合部から発生する。インパル

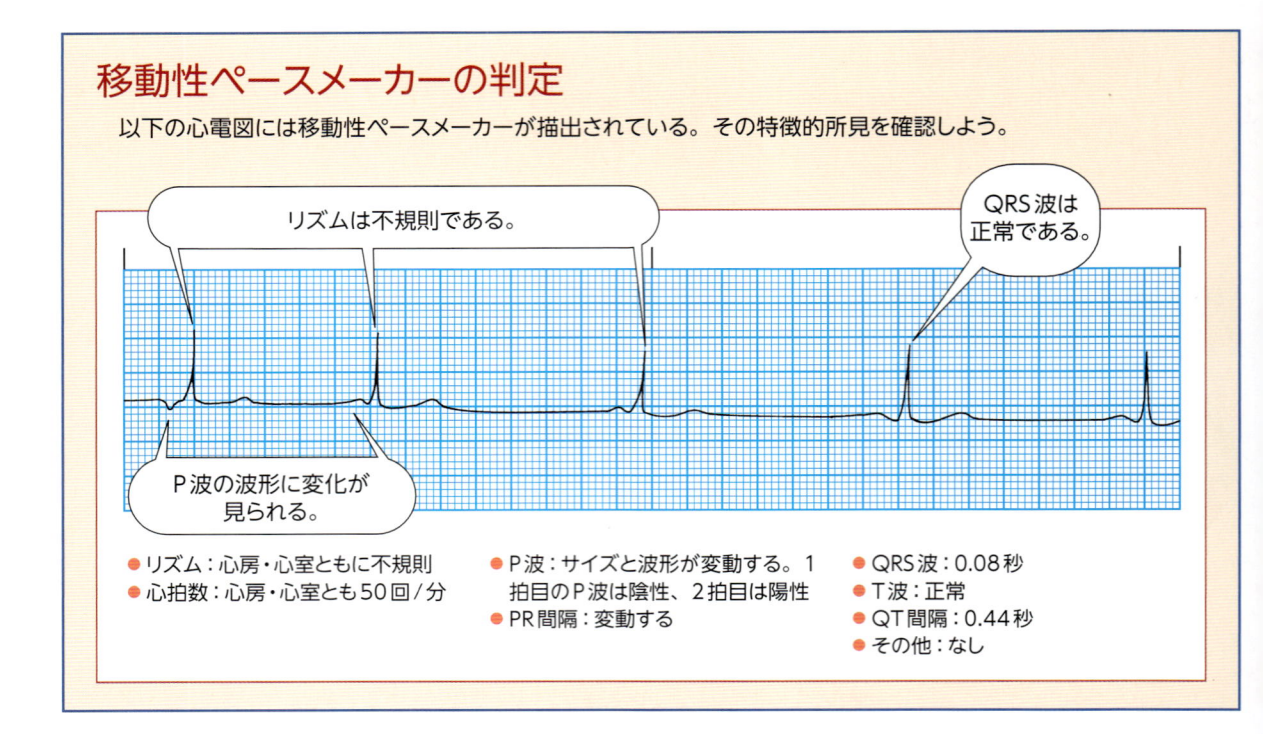

移動性ペースメーカーの判定

以下の心電図には移動性ペースメーカーが描出されている。その特徴的所見を確認しよう。

- リズムは不規則である。
- P波の波形に変化が見られる。
- QRS波は正常である。

- リズム：心房・心室ともに不規則
- 心拍数：心房・心室とも50回/分
- P波：サイズと波形が変動する。1拍目のP波は陰性、2拍目は陽性
- PR間隔：変動する
- QRS波：0.08秒
- T波：正常
- QT間隔：0.44秒
- その他：なし

スが房室接合部から発生する場合、P波はQRS波の前後に現れることもあれば、QRS波と重なることもある。ペースメーカー部位が移動するとPR間隔も1拍ごとに変化するが、0.20秒以上に延長することはない。

PR間隔とQRS波に注目

PR間隔の変動によりRR間隔は若干不規則になる。インパルスが房室接合部から発生すると、PR間隔は0.12秒未満となる。心室の脱分極は正常に起こるため、QRS波は0.12秒未満となる。T波とQT間隔は通常正常だが、QT間隔は変動することがある（「移動性ペースメーカーの判定」を参照）。

症状が現れることはまれであり、患者が不整脈に気づかないことも多い。心拍数と心拍リズムは正常なこともあれば、不規則なこともある。

治療

治療を要することはまれである。しかし、症状がある患者は基礎原因を治療する必要がある。

患者の心拍リズムをモニターし、血行動態の不安定化徴候がないか調べる。血圧や精神状態、皮膚の色調なども評価する。

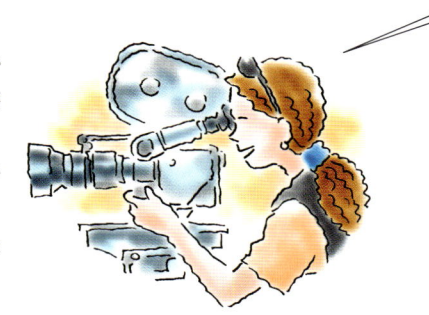

> 大抵の移動性ペースメーカーは治療しなくても大丈夫。でも、心拍リズムをモニターして、患者さんを注意深く見守ってね。

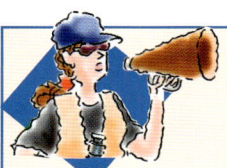

お疲れ様！
心房不整脈の復習

心房期外収縮（PAC）

特徴的所見
- リズム：PACが発生すると不規則になる
- P波：異常波形のP波が早期に出現する。直前のT波に埋没することもある。
- PR間隔：通常は正常。若干短縮または延長することもある。
- QRS波：伝導性PACでは基本調律のQRS波に近い波形。非伝導性PACではP波の早期出現とQRS波の欠落が認められる。

治療
- 無症状なら治療は不要
- 基礎原因の是正
- ジゴキシン、プロカインアミド、キニジンなどの薬物を用いて心房の不応期を延長する

（次ページに続く）

心房不整脈の復習(続き)

心房頻拍

特徴的所見

- リズム：心房は規則的、MATでは不規則。心室は遮断の頻度が一定なら規則的、そうでなければ不規則。
- 心拍数：心房150-250回/分、連続3回以上の心房性異所性収縮。心室は変動。
- P波：QRS波との比は1:1（伝導遮断がない場合）。識別できないこともあり、直前のST部分やT波に埋没することもある。MATでは少なくとも3種類の異なるP波が見られる。
- PR間隔：測定できないこともあり、MATでは変動が見られる。
- QRS波：通常は正常
- T波：正常または陰性波
- QT間隔：通常は正常範囲内、短縮することもある
- 虚血に伴いST部分とT波に変化が生じることがある。

治療

- 基礎原因の是正
- 血中のジゴキシン濃度と毒性徴候をモニターする
- ヴァルサルヴァ手技または頸動脈洞マッサージ
- カルシウムチャンネル遮断薬、βアドレナリン受容体遮断薬、またはジゴキシン。同期カルディオバージョン
- 心房オーバードライブペーシングで不整脈を止める

心房粗動

特徴的所見

- リズム：心房は規則的。心室は房室伝導のパターンに依存。
- 心拍数：通常、心房は心室より高い。
- P波：鋸歯状の異常波形
- QRS波：通常は正常だが、他の波形と融合するとQRS幅が延長する。
- T波：識別不能
- QT間隔：測定不能

治療

- 心房粗動が48時間以上継続している場合、抗凝固薬を投与後、調律の変換を行う。
- 心機能が低下している場合、ジゴキシン、ジルチアゼム、またはアミオダロンを用いて心拍数を調節する。48時間以内であれば、同期カルディオバージョンまたはアミオダロンを用いて調律の変換を行う。

心房細動

特徴的所見

- リズム：不規則的に不規則
- 心拍数：心房は通常400回/分超。心室は100-150回/分の範囲で変動、さらに低いこともある。
- P波：欠落
- f波：P波は識別不能、凹凸のあるベースラインとなる。
- RR間隔：大きく変動する

治療

- 心房粗動と同様のガイドラインに従う

移動性ペースメーカー

特徴的所見

- リズム：不規則
- 心拍数：通常は正常または60回/分未満
- P波：サイズと波形が変化する
- PR間隔：変動。常に0.20秒未満。
- QRS波：通常は正常、0.12秒未満
- QT間隔：変動することがある

治療

- 無症状なら治療は不要
- 基礎原因の是正

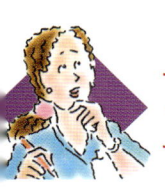

クイッククイズ

1. 心房期外収縮の特徴的所見は次のうちどれか。
   A. 規則的な心房のリズム
   B. 異常波形のP波が早期に出現する
   C. P波に続いて異常伝導QRS波が出現する
   D. 規則的な心室のリズム

   答え：B. 心房期外収縮は洞房結節とは異なる部位から発生するため、P波は早期に出現し、その形状も洞性P波とは異なる。

2. 心房粗動の治療法を決める上で考慮すべき重要な要素は次のうちどれか。
   A. 心房拍数
   B. 心室拍数
   C. 粗動波の形状
   D. QT間隔

   答え：B. 心室拍数が高すぎる、または低すぎる状態は、心拍出量の低下を招く。心室拍数が高い場合、直ちにカルディオバージョンを行う必要があると考えられる。

3. 制御された心房細動では、心室拍数は次のうちどの値を示すか。
   A. 60回/分未満
   B. 100回/分以下
   C. 100回/分を上回る
   D. 120回/分を上回る

   答え：B. 心室拍数が100回/分以下の心房細動は制御された状態にあると考えられ、通常、治療は必要ない。100回/分を超える場合は制御されない状態にあると考えられ、カルディオバージョンなどの治療が必要となることがある。

4. 頸動脈洞マッサージはどのような目的で用いられるか。
   A. 心房期外収縮を停止させる
   B. 房室ブロックにおいて心室拍数を上げる
   C. 心房頻拍を洞調律に変換する
   D. 粗動波の発生を抑制する

   答え：C. 頸動脈洞マッサージは洞房結節の発火を抑制し、房室伝導速度を低下させることで、心房静止の状態をもたらす。その結果、洞房結節が再び主要なペースメーカーとして機能し始める。心房粗動では、頸動脈洞マッサージにより房室ブロックが増強され、心室拍数が低下するが、調律の変換は起こらない。

5. 心房細動の治療において、電気的カルディオバージョンが最も効果を発揮するのは次のうちどの時期か。
   A. 発症から48時間以内
   B. 治療開始から2週間以内
   C. 発症から4カ月以内
   D. 発症から1年以内

   答え：A． 電気的カルディオバージョンは治療開始から48時間以内に行うのが最も効果的で、長時間経過した心房細動では効果が低い。

6. 移動性ペースメーカーの患者の心電図にはどのような所見が認められるか。
   A. 早期に収縮が起こり不規則なリズムになる。
   B. 心拍数40回/分の規則的なリズム。
   C. インパルス生成部位が移動するため若干不規則となる。
   D. 心拍数60-100回/分の規則的なリズム。

   答え：C． 移動性ペースメーカーとは、心臓のペースメーカーが洞房結節からそれ以外の領域（心室より高位の領域）に移動した際に生じる不規則なリズムのことである。様々な部位でインパルスが発生するため、心電図上の心拍リズムは若干不規則になる。

心電図演習問題

8ステップの方法を用いて次の心電図を解釈し、それぞれの波形の特徴を空欄に記入しなさい。

心電図1

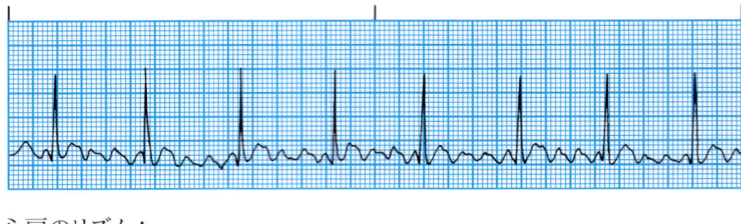

心房のリズム：＿＿＿＿＿＿＿＿＿＿＿＿＿＿＿＿＿＿＿＿＿＿＿＿
心室のリズム：＿＿＿＿＿＿＿＿＿＿＿＿＿＿＿＿＿＿＿＿＿＿＿＿
心房拍数：＿＿＿＿＿＿＿＿＿＿＿＿＿＿＿＿＿＿＿＿＿＿＿＿＿＿
心室拍数：＿＿＿＿＿＿＿＿＿＿＿＿＿＿＿＿＿＿＿＿＿＿＿＿＿＿
P波：＿＿＿＿＿＿＿＿＿＿＿＿＿＿＿＿＿＿＿＿＿＿＿＿＿＿＿＿＿
QRS波：＿＿＿＿＿＿＿＿＿＿＿＿＿＿＿＿＿＿＿＿＿＿＿＿＿＿＿
T波：＿＿＿＿＿＿＿＿＿＿＿＿＿＿＿＿＿＿＿＿＿＿＿＿＿＿＿＿＿
QT間隔：＿＿＿＿＿＿＿＿＿＿＿＿＿＿＿＿＿＿＿＿＿＿＿＿＿＿＿

その他：＿＿＿＿＿＿＿＿＿＿＿＿＿＿＿＿＿＿＿＿＿＿＿＿＿＿＿
解釈：＿＿＿＿＿＿＿＿＿＿＿＿＿＿＿＿＿＿＿＿＿＿＿＿＿＿＿

心電図2

心房のリズム：＿＿＿＿＿＿＿＿＿＿＿＿＿＿＿＿＿＿＿＿＿＿
心室のリズム：＿＿＿＿＿＿＿＿＿＿＿＿＿＿＿＿＿＿＿＿＿＿
心房拍数：＿＿＿＿＿＿＿＿＿＿＿＿＿＿＿＿＿＿＿＿＿＿＿＿
心室拍数：＿＿＿＿＿＿＿＿＿＿＿＿＿＿＿＿＿＿＿＿＿＿＿＿
P波：＿＿＿＿＿＿＿＿＿＿＿＿＿＿＿＿＿＿＿＿＿＿＿＿＿＿
PR間隔：＿＿＿＿＿＿＿＿＿＿＿＿＿＿＿＿＿＿＿＿＿＿＿＿
QRS波：＿＿＿＿＿＿＿＿＿＿＿＿＿＿＿＿＿＿＿＿＿＿＿＿
T波：＿＿＿＿＿＿＿＿＿＿＿＿＿＿＿＿＿＿＿＿＿＿＿＿＿＿
QT間隔：＿＿＿＿＿＿＿＿＿＿＿＿＿＿＿＿＿＿＿＿＿＿＿＿
その他：＿＿＿＿＿＿＿＿＿＿＿＿＿＿＿＿＿＿＿＿＿＿＿＿
解釈：＿＿＿＿＿＿＿＿＿＿＿＿＿＿＿＿＿＿＿＿＿＿＿＿

心電図3

心房のリズム：＿＿＿＿＿＿＿＿＿＿＿＿＿＿＿＿＿＿＿＿＿＿
心室のリズム：＿＿＿＿＿＿＿＿＿＿＿＿＿＿＿＿＿＿＿＿＿＿
心房拍数：＿＿＿＿＿＿＿＿＿＿＿＿＿＿＿＿＿＿＿＿＿＿＿＿
心室拍数：＿＿＿＿＿＿＿＿＿＿＿＿＿＿＿＿＿＿＿＿＿＿＿＿
P波：＿＿＿＿＿＿＿＿＿＿＿＿＿＿＿＿＿＿＿＿＿＿＿＿＿＿
PR間隔：＿＿＿＿＿＿＿＿＿＿＿＿＿＿＿＿＿＿＿＿＿＿＿＿
QRS波：＿＿＿＿＿＿＿＿＿＿＿＿＿＿＿＿＿＿＿＿＿＿＿＿
T波：＿＿＿＿＿＿＿＿＿＿＿＿＿＿＿＿＿＿＿＿＿＿＿＿＿＿
QT間隔：＿＿＿＿＿＿＿＿＿＿＿＿＿＿＿＿＿＿＿＿＿＿＿＿
その他：＿＿＿＿＿＿＿＿＿＿＿＿＿＿＿＿＿＿＿＿＿＿＿＿
解釈：＿＿＿＿＿＿＿＿＿＿＿＿＿＿＿＿＿＿＿＿＿＿＿＿

解答

1. リズム：規則的
心拍数：心房 310 回/分、心室 80 回/分
P波：鋸歯状
PR間隔：測定不能
QRS波：0.08 秒
T波：正常な波形
QT間隔：0.36 秒
その他：なし
解釈：心房粗動

2. リズム：不規則
心拍数：心房・心室ともに 80 回/分
P波：正常な波形
PR間隔：0.14 秒
QRS波：0.08 秒
T波：正常な波形
QT間隔：0.36 秒
その他：正常な収縮と心房期外収縮が交互に発現
解釈：心房期外収縮を伴う正常洞調律

3. リズム：不規則
心拍数：心房測定不能、心室 60 回/分
P波：欠落、粗い細動波が見られる
PR間隔：測定不能
QRS波：0.12 秒
T波：識別不能
QT間隔：測定不能
その他：なし
解釈：心房細動

採点

☆☆☆ クイズは全問正解、空欄もすべて正しく記入できた人、抜群に優秀です！ あなたは心房ワールドシリーズのMVPです。

☆☆ クイズは5問正解、空欄もほとんど記入できた人、素晴らしい！ あなたは将来有望なパワーヒッター、きっといつか心房の殿堂入りを果たすことでしょう。

☆ 正解は4問以下、多くの空欄が空欄のままだった人、ここが踏ん張り所よ。ちょいとバッティング練習をすれば、たちまち心房球場のホームランバッターになれるわ。

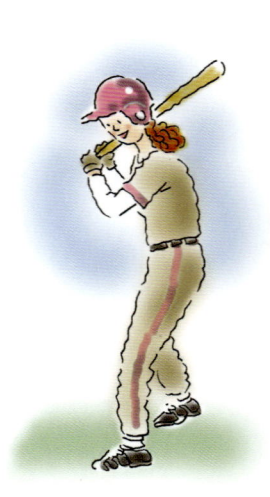

6 接合部不整脈

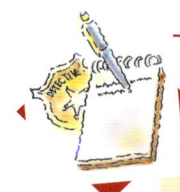

この章の概要

この章では以下の内容について学習する。
- 様々な接合部不整脈を正しく判定する方法
- 各種接合部不整脈の原因、意義、治療、および看護上の注意事項
- 各種接合部不整脈に関連する評価所見
- 心電図上の接合部不整脈の解釈

接合部不整脈の概要

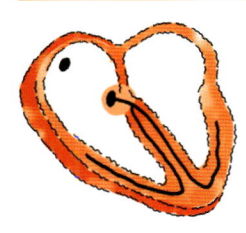

接合部不整脈は、房室接合部（房室結節とヒス束の周辺領域）で発生する。高位のペースメーカーである洞房結節の抑制による刺激伝導の低下、あるいは伝導遮断により、接合部不整脈が発生する。こうした状態では房室接合部のペースメーカー細胞が電気的インパルスを発生するようになることがある。

> 正常なインパルスのおかげで血液を送り続けることができるんだよ。

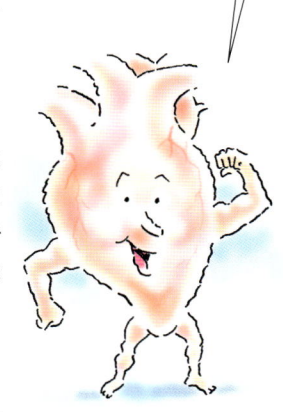

正常なインパルス

正常な刺激伝導では、心房から心室にインパルスが伝わる際、房室結節において伝導速度が緩徐になる。このため、心房の収縮と心室の収縮との間に時間的遅れが生じ、心房は可能な限り多くの血液を心室に送り込むことができる。しかし、インパルスは必ずしも正常な形で伝わるとはかぎらない（p.112「WPW症候群」を参照）

インパルスはどっちに進んだ？

房室接合部は右心房下部の三尖弁近傍に位置するため、この領域でインパルスが発生すると心臓の脱分極が通常とは異なる形で進行する。インパルス

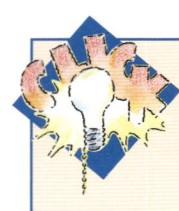

わかった！
WPW症候群(Wolr-Parkinson-White syndrome)における刺激伝導

　刺激伝導は常に正常な形で起こるとはかぎらない。例えば、WPW症候群では、房室接合部とは異なる副伝導路が発達し、下図のように心房と心室を連絡している。WPW症候群の多くは先天性の調律障害であり、若年の小児や20-35歳の成人に好発する。

速い伝導
　WPW症候群に見られる副伝導路はケント束と呼ばれ、心房・心室間で双方向にインパルスを伝導する。房室結節での伝導遅延が起こらないため、伝導速度は正常伝導に比べて著しく速い。その結果、逆行性伝導、旋回性リエントリー、リエントリー頻拍が発生する。

心電図を確認する
　WPW症候群ではPR間隔の短縮（0.10秒未満）とQRS幅の延長（0.10秒超）が見られる。心室の脱分極の様式が通常とは異なるためQRS波の起始部が不明瞭となる。このWPW症候群に特徴的な所見はデルタ波と呼ばれる（挿入図参照）。

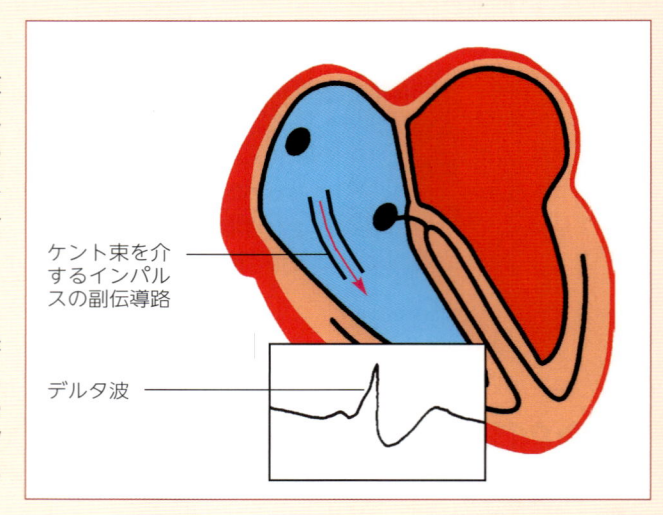

治療
　心房細動や心房粗動などの頻脈性不整脈が認められる場合は治療が必要となる。まず、電気生理学的検査で副伝導路の位置を特定し、それに応じて治療法を検討する。治療抵抗性の頻脈性不整脈には高周波アブレーションを用いるとよい。

（図中ラベル：ケント束を介するインパルスの副伝導路／デルタ波）

　が上に伝わるため、心房では後ろ向き（逆行性）の脱分極が起こり、第Ⅱ、第Ⅲ、aV_F誘導で陰性P波が出現する。これらの誘導では通常、陽性P波が見られる（「P波を見つける」を参照）。

　インパルスは下にも伝わり、心室では前向き（順行性）の脱分極が起こり、陽性QRS波が出現する。陰性P波が見られる不整脈は、心房内もしくは房室接合部に起源を持つと考えられる。

接合部不整脈と混同されやすい不整脈

　心房不整脈は、誤って接合部不整脈と判定されることがある。これは心房

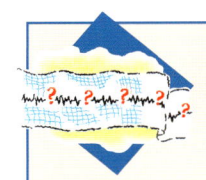

接合部不整脈の概要

複雑なシグナル

P波を見つける

房室接合部のペースメーカー細胞が発火すると、インパルスが最初に心房に到達することもあれば、最初に心室に到達することもある。このため、陰性P波は必ずしもQRS波の前に現れるとはかぎらない。下の心電図は、接合部調律のP波が様々な位置に出現することを示している。

最初に心房に到達する場合

心房が先に脱分極すると、P波はQRS波の前に現れる。

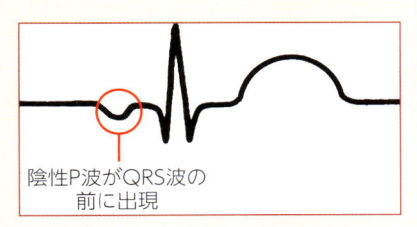

陰性P波がQRS波の前に出現

最初に心室に到達する場合

心室が先に脱分極すると、QRS波がP波の前に現れる。

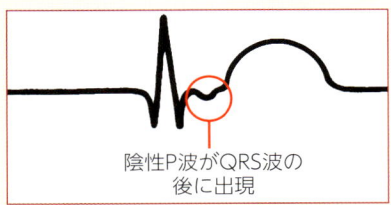

陰性P波がQRS波の後に出現

心房と心室に同時に到達する場合

心室と心房が同時に脱分極すると、P波はQRS波に隠れて見えなくなる。

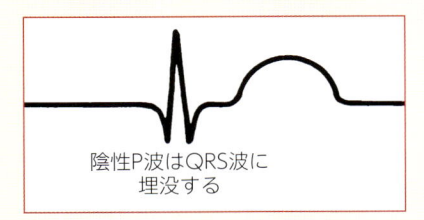

陰性P波はQRS波に埋没する

の下部領域でインパルスが発生すると、逆行性脱分極による陰性P波が生じるためである。PR間隔を確認することで、心房不整脈と接合部不整脈を鑑別することができる。

QRS波の前に陰性P波が出現し、PR間隔が正常（0.12-0.20秒）であれば、心房に起源を持つ不整脈である。PR間隔が0.12秒未満であれば房室接合部に起源を持つ不整脈である。

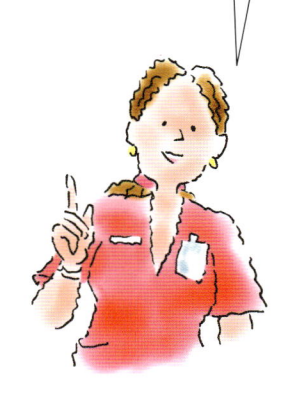

> 心房不整脈を房室接合部不整脈と間違えないでね。PR間隔をチェックしましょう。

接合部期外収縮
(premature junctional contraction, PJC)

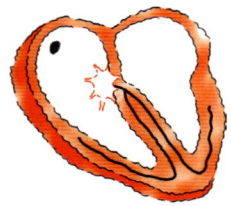

接合部期外収縮は、正常洞調律で予想されるより早い時期に発生する収縮であり、心拍リズムの不整を引き起こす。房室接合部領域の過敏な部位がペースメーカーとして働き、早期にあるいは不規則に発火してこのような異所性拍動を引き起こす。

房室接合部に由来するすべての収縮と同様、心房の逆行性脱分極が起こり、陰性P波が発生する。心室では正常な脱分極が起こる。

発生機序

接合部期外収縮を誘発する原因には、毒性が発現する濃度のジゴキシン（2.5ng/mℓ超）、カフェインの過剰摂取、下壁心筋梗塞、リウマチ性心疾患、心臓弁膜症、低酸素症、心不全、心臓外科手術後の房室接合部の腫脹などがある。

通常、接合部期外収縮自体は危険ではないが、患者を注意深くモニターし、他に洞結節機能不全の徴候がないか評価する必要がある。

注目すべき所見

接合部期外収縮は、正常洞調律で予想されるより早い時期に心電図上に出現し、心拍リズムの不整をもたらす。患者の基本調律によっては、接合部期外収縮以外に心房・心室リズムの不整が認められないこともある。

P波の陰性化

第Ⅱ、第Ⅲ、aV_F誘導で陰性P波がないか観察する。インパルスの発生時期によっては、P波がQRS波の前または後に出現することもあれば、両者が同時に出現することもある（「接合部期外収縮の判定」を参照）。同時に出現した場合、P波はQRS波に隠れて見えなくなる。P波がQRS波の前に現れる場合、PR間隔は0.12秒未満となる。

通常、心室では正常な脱分極が起こるため、QRS波は形状・幅ともに正常である（QRS幅0.12秒未満）。通常T波とQT間隔は正常である。

> PJCの波形には eary beatが現れるよ。どっちかって言うとぼくはこっちの方が好き ♪ when the beat goes on... the beat goes on... ♪

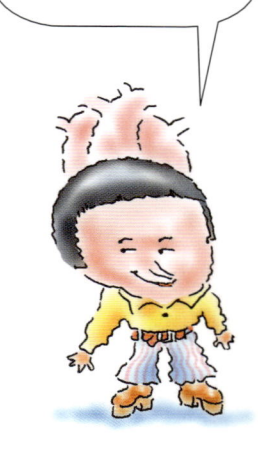

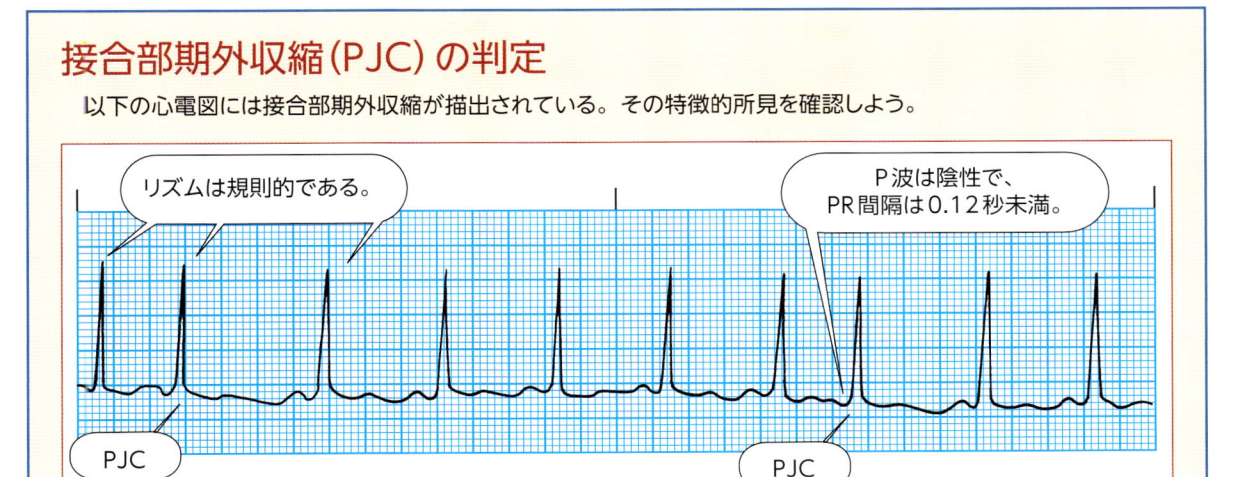

接合部期外収縮(PJC)の判定

以下の心電図には接合部期外収縮が描出されている。その特徴的所見を確認しよう。

- リズムは規則的である。
- P波は陰性で、PR間隔は0.12秒未満。
- PJC

- リズム：心房心室ともに不規則
- 心拍数：100回/分
- P波：PJCでは陰性P波がQRS波の前に出現、その他は正常
- PR間隔：基本調律では0.14秒、PJCでは0.06秒
- QRS波：0.06秒
- T波：正常な波形
- QT間隔：0.36秒
- その他：PJCの後に停止が見られる

鼓動が速くなる感覚

患者は無症状のこともあれば、動悸(胸の鼓動が速くなる感覚)を訴えることもある。不規則な脈拍を触知できることもある。接合部期外収縮が頻繁に発生すると、一時的に心拍出量が低下し血圧低下を来すことがある。

治療

通常、無症候性の接合部期外収縮は治療を必要としない。症状が認められる場合は、基礎原因を治療する必要がある。ジゴキシン毒性が原因であれば、投与を中止して血清中のジゴキシン濃度をモニターする必要がある。

また、患者の血行動態の安定性もモニターすべきである。異所性拍動が頻繁に発生するようであれば、カフェイン摂取を控える、または避ける必要がある。

接合部補充調律 (junctional escape rhythm)

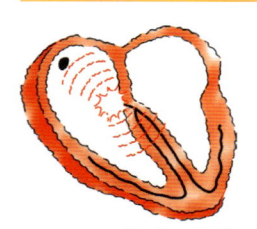

接合部補充調律とは、心房からの伝導遅延が生じた後に発生する一連の心拍のことである。房室接合部の細胞の正常な固有発火頻度は40-60回/分である。

高位のペースメーカー部位において発火頻度の低下、発火の停止、あるいは伝導途絶が生じた場合、房室接合部が心臓のペースメーカーとなる。接合部補充収縮はこのような代償機序の一例である。接合部補充収縮により心室静止が回避されるので、これを抑制してはならない。

年齢と生活習慣を確認する

接合部補充心拍は、睡眠中の健康な小児や運動習慣のある成人にも発生することがある。このような場合、治療は必要ない。

逆行性伝導と陰性P波

接合部補充調律では、すべての接合部不整脈と同様、逆行性伝導によって心房の脱分極が起こる。P波は陰性波となるが、心室では正常なインパルスの伝導が起こる(「年齢と生活習慣を確認する」を参照)。

発生機序

洞房結節の機能障害や房室接合部の自動能亢進をもたらす疾患や状態は、接合部補充調律の誘発原因となり得る。これには次のようなものがある。
- 洞不全症候群
- 迷走神経刺激
- ジゴキシン毒性
- 下壁心筋梗塞
- リウマチ性心疾患

接合部補充調律の影響

接合部補充調律が患者に有害な影響を与えるか否かは、患者の心臓が心拍数低下や心拍出量低下にどれだけ耐えられるかにかかっている。心臓の耐性が低いほど接合部補充調律の影響は大きい。

> 接合部補充心拍(junctional escape beat)を抑制してはならないのと同じように、beachへのescapeも抑制してはなりません。

注目すべき所見

接合部補充調律では、心拍数40-60回/分の規則正しいリズムが見られる。第II、第III、aV_F誘導で陰性P波を確認しよう。

P波はQRS波の前あるいは後に現れることもあれば、QRS波に埋没す

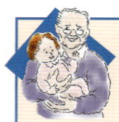

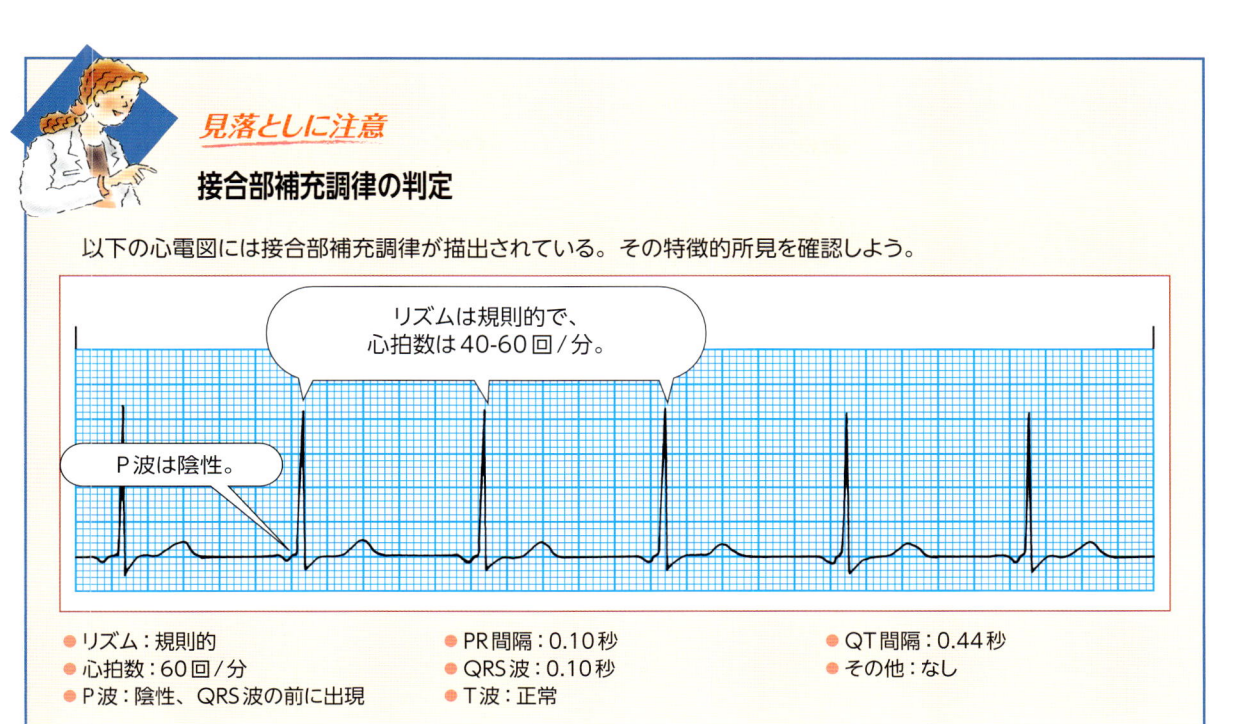

接合部補充調律

見落としに注意
接合部補充調律の判定

以下の心電図には接合部補充調律が描出されている。その特徴的所見を確認しよう。

（図中の吹き出し）
- リズムは規則的で、心拍数は40-60回／分。
- P波は陰性。

- リズム：規則的
- 心拍数：60回／分
- P波：陰性、QRS波の前に出現
- PR間隔：0.10秒
- QRS波：0.10秒
- T波：正常
- QT間隔：0.44秒
- その他：なし

ることもある。PR間隔は、P波がQRS波の前に出現する場合のみ測定可能で、0.12秒未満である（「接合部補充調律の判定」を参照）。

通常、心室ではインパルスが正常に伝導するため、P波以外の心電図波形（QRS波、T波、QT間隔など）は正常となるはずである。

緩徐ではあるが少なくとも規則的

接合部補充調律の患者の心拍は、緩徐で規則的（40-60回／分）である。症状が現れないこともある。しかし、心拍数が60回／分未満に低下すると十分な心拍出量が得られず、低血圧症、失神、尿量減少を来す恐れがある。

治療

接合部補充調律の治療には基礎原因の是正が必要となる（例えばジゴキシンの投与の中止）。心拍数を上げるためにアトロピンを投与してもよい。症状のある患者には、一時的または恒久的ペースメーカーを挿入するとよい。

看護にあたっては、患者の血清中のジゴキシン濃度と電解質濃度をモニターし、心拍出量低下の徴候（低血圧、失神、尿量減少など）がないか観察する。

接合部不整脈

血圧低下が認められる患者はできるだけ頭部を低くし、ベッドサイドにアトロピンを準備しておく。必要であればジゴキシンの投与を中止する。

促進接合部調律 (accelerated junctional rhythm)

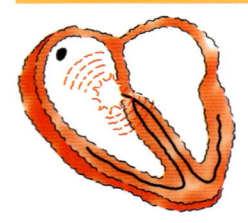

房室接合部の過敏な部位においてペースメーカーの発火頻度が上昇すると、促進接合部調律が発生する。心房では逆行性脱分極が、心室では正常な脱分極が起こる。心拍数は通常60-100回/分となる。

発生機序

洞房結節や房室結節の自動能に影響を与える疾患や状態は、促進接合部調律を誘発する可能性がある。それには以下のようなものがある。
- ジゴキシン毒性
- 低カリウム血症
- 下壁または後壁心筋梗塞

促進接合部調律の判定

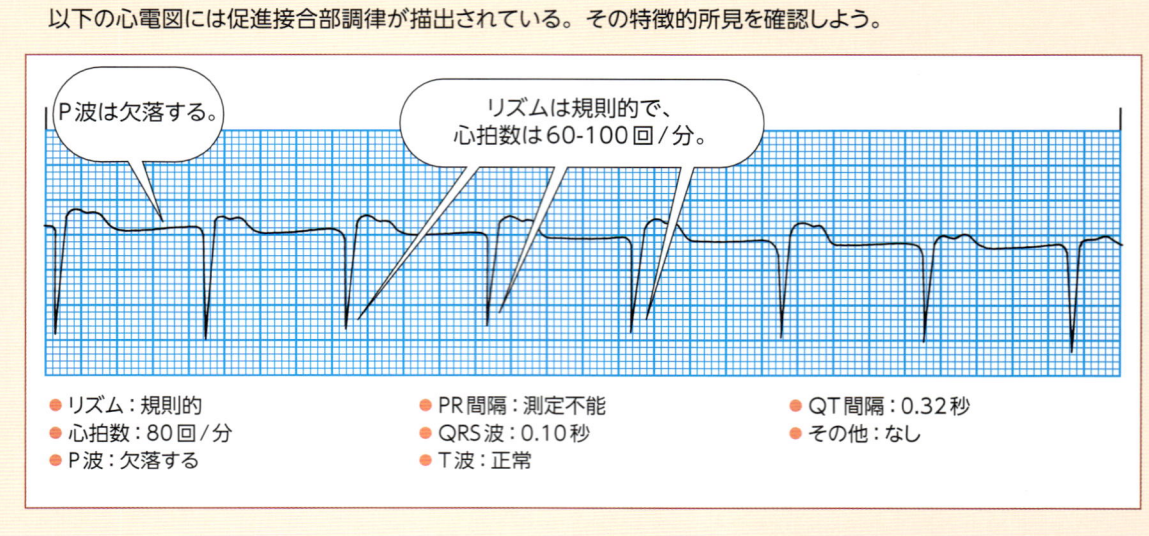

以下の心電図には促進接合部調律が描出されている。その特徴的所見を確認しよう。

> P波は欠落する。

> リズムは規則的で、心拍数は60-100回/分。

- リズム：規則的
- 心拍数：80回/分
- P波：欠落する
- PR間隔：測定不能
- QRS波：0.10秒
- T波：正常
- QT間隔：0.32秒
- その他：なし

- リウマチ性心疾患
- 心臓弁膜症

心房キックが消失すると

血圧低下、失神、尿量減少などの心拍出量低下の症状が現れる場合、促進接合部調律は重大な意義を持つ。QRS波の後で心房の脱分極が起こり、心房から心室への血液駆出（心房キック）が妨げられると、このような状態に陥る恐れがある。

注目すべき所見

促進接合部調律では、リズムが規則的で心拍数が60-100回/分であることを確認する（「促進接合部調律の判定」を参照）。P波が出現する時は、第Ⅱ、第Ⅲ、aV_F誘導では陰性波となり、QRS波の前または後に出現することもあれば、QRS波に埋没することもある。P波がQRS波の前に現れる場合、PR間隔は0.12秒未満となる。QRS波、T波、QT間隔はすべて正常である（「幼児の接合部補充調律における心拍数」を参照）。

血圧低下、めまい、錯乱

促進接合部調律は洞調律と同様の心拍数となるため、症状が現れないこともある。しかし、心拍出量が低下すると、めまい、血圧低下、錯乱などの症状が現れ、末梢血管脈拍の減弱が認められる。

治 療

促進接合部調律の治療には基礎原因の是正が必要となる。看護介入としては、患者が促進接合部調律にどの程度耐えられるか観察し、血清中のジゴキシン濃度をモニターし、指示に応じてジゴキシンの投与を中止する。

カリウムなどの電解質濃度を測定し、指示に応じて電解質補給を行う。バイタルサインをモニターして血行動態の安定性を評価する。心拍出量低下の徴候がないか観察する。症状のある患者には一時的ペーシングが必要となることもある。

接合部頻拍 (junctional tachycardia)

接合部期外収縮が3回以上連続して起こる状態を接合部頻拍という。房

年齢と発達段階

幼児の補充調律は心拍数が高い

3歳未満の乳幼児では、房室結節性補充調律の心拍数は50-80回/分となる。したがって、乳幼児では心拍数が80回/分を超えた場合のみ促進接合部調律と見なす。

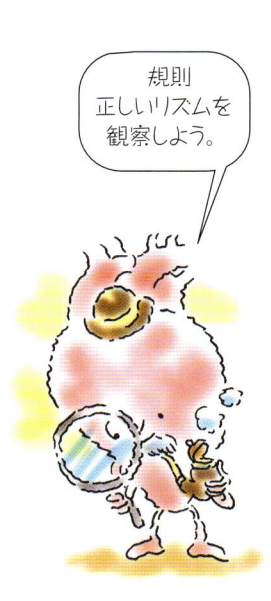

規則正しいリズムを観察しよう。

接合部不整脈

接合部頻拍の判定

以下の心電図には接合部頻拍が描出されている。その特徴的所見を確認しよう。

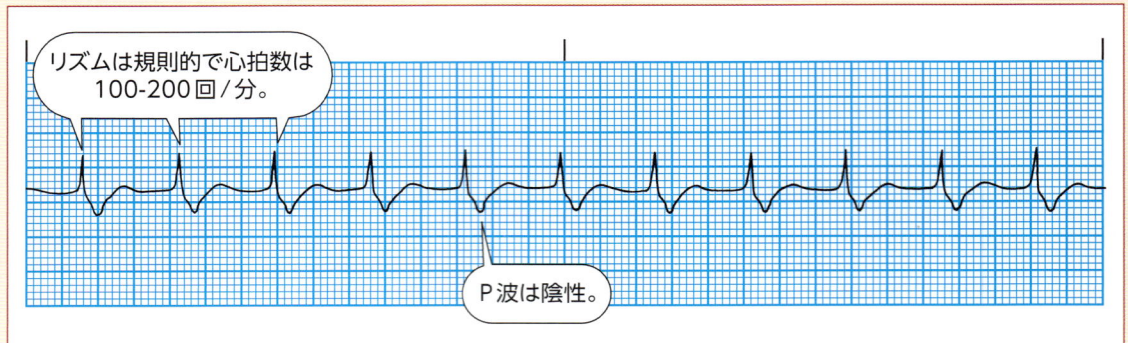

- リズムは規則的で心拍数は100-200回/分。
- P波は陰性。

- リズム：心房・心拍ともに規則的
- 心拍数：心房・心室ともに115回/分
- P波：陰性、QRS波の後に出現
- PR間隔：測定不能
- QRS波：0.08秒
- T波：正常
- QT間隔：0.36秒
- その他：なし

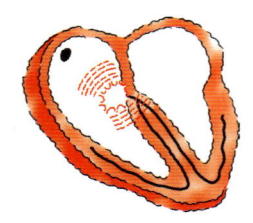

室接合部中枢の自動能が亢進し、洞房結節のペースメーカー機能を上回ると、接合部頻拍が発生する。

心房では逆行性脱分極が起こり、心室では正常な伝導が起こる。心拍数は通常100-200回/分となる（p.120「接合部頻拍の判定」を参照）。

発生機序

接合部頻拍を誘発する原因には次のようなものがある。
- ジゴキシン毒性（最もよくある原因。低カリウム血症によって増強する）
- 下壁または後壁の心筋梗塞もしくは虚血
- 小児の先天性心疾患
- 心臓外科手術後の房室結節の腫脹

調律の破綻

心拍数や基礎原因、併存する心疾患の重症度などによって、接合部頻拍の意義は異なる。心拍数が上昇すると1心拍ごとの心室充満血液量が減少し、その結果十分な心拍出量が得られなくなる恐れがある。また、心拍数の上昇は心房キックの消失をもたらす。

注目すべき所見

　　心電図上の接合部頻拍の有無を評価する場合、心拍数が100-200回/分の範囲内にあるか確認する。第Ⅱ、第Ⅲ、aV_F誘導では陰性P波がQRS波の前後に出現することもあれば、QRS波に埋没することもある。

　　P波の出現時期によってはPR間隔を測定できないこともある。P波がQRS波の前に出現する場合にのみPR間隔は測定可能であり、必ず0.12秒未満となる。

　　QRS波は正常である。T波にP波が重なる場合や、心拍が速すぎてT波を確認できない場合以外は、T波は正常である（「接合部頻拍と上室頻拍」を参照）。

心拍数上昇 = 不安定化

　　心拍数の高い患者は、心拍出量の低下と血行動態の不安定化を来す可能性がある。脈拍数は増加し、めまいや血圧低下など心拍出量低下の徴候が現れることがある。

治　療

　　基礎原因に対する治療を行う必要がある。原因がジゴキシン毒性の場合、

各種接合部不整脈の心拍数を比較する

　接合部調律に与えられる名称は、心拍数によって異なる。下の図は、各種接合部調律の名称と心拍数との関係を示している。

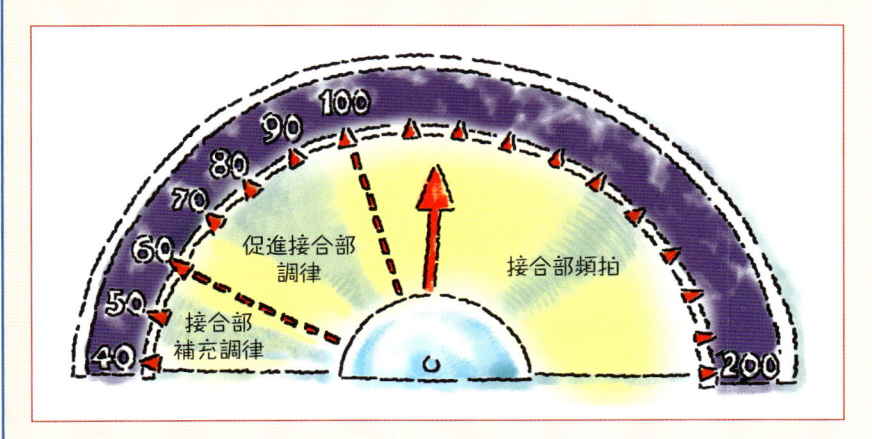

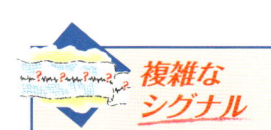

複雑なシグナル

接合部頻拍と上室頻拍

　QRS幅の短縮が認められる頻拍は、その起源が接合部と心房のどちらにあるのか判断に迷うことがある。心拍数が150回/分に近づくと、それまで見えていたP波は直前のT波に埋没して見えなくなり、P波の形状から頻拍の起源を推定できなくなる。

　このような時には「上室頻拍」という用語を用いる。これは心室より高位の領域に起源を持つ頻拍の総称である。例えば上室頻拍には、心房粗動や多源性心房頻拍、接合部頻拍などが含まれる。

ジゴキシンの投与を中止する。症状の見られる患者に迷走神経刺激手技やベラパミルなどの薬物を用いると、心拍数が低下する可能性がある。(「各種接合部不整脈の心拍数を比較する」を参照)。

心筋梗塞や心臓手術後の急性期に接合部頻拍が発生した場合、一時的ペースメーカーを用いて心調律をリセットする必要がある。小児の永続性不整脈は薬物療法に抵抗性を示し、外科手術が必要となることがある。反復性接合部頻拍の患者には、アブレーション療法に続いて恒久的ペースメーカー植込み術を行うとよい。

接合部頻拍の患者は、心拍出量低下の徴候がないか監視する必要がある。また、血清中のジゴキシン濃度とカリウム濃度を測定し、指示に応じてカリウム補給剤を投与する。ジゴキシンによる重篤な症状が見られる場合、医師はジゴキシン抗体製剤(ジゴキシンと結合する薬物)の投与を指示することがある。

> 接合部頻拍に伴う心拍出量低下の徴候はないかな？あ〜、くたびれたよ〜。

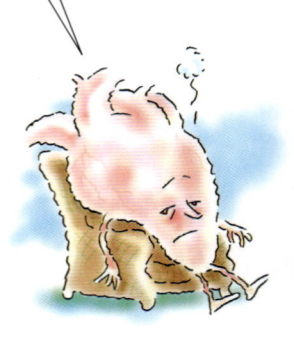

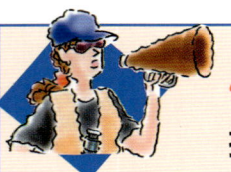

お疲れ様！
接合部不整脈の復習

接合部不整脈の概要
- 房室接合部で発生する
- 洞房結節の抑制あるいは伝導遮断により発生する
- 逆行性脱分極が起こり、陰性P波が第Ⅱ、第Ⅲ、aV$_F$誘導で見られる

WPW症候群
特徴的所見
- PR間隔：0.10秒未満
- QRS波：0.10秒超、起始部は不明瞭となることがある(デルタ波)

治療
- 無症状であれば治療は不要
- 頻脈性不整脈が示唆される場合はその治療を行う
- 他の治療に反応しない場合は高周波アブレーションを行う

接合部期外収縮(PJC)
特徴的所見
- リズム：PJCが発生すると不規則になる
- 心拍数：基本調律によって異なる
- P波：陰性波。QRS波の前後に出現、またはQRS波に埋没。欠落することもある。
- PR間隔：0.12秒未満または測定不能
- QRS波：通常は正常
- T波：通常は正常
- QT間隔：通常は正常
- その他：PJCの後に代償性の停止が見られることがある

治療
- 無症状であれば治療は不要
- 基礎原因の是正
- ジゴキシン毒性が示唆される場合、投与を中止する
- カフェインの摂取を控える、または避ける

接合部不整脈の復習(続き)

接合部補充調律

特徴的所見
- リズム：規則的
- 心拍数：40-60回/分
- P波：第Ⅱ、第Ⅲ、aV_Fでは陰性波。QRS波の前後に出現、またはQRS波に埋没。
- PR間隔：P波がQRS波の前に出現する場合、0.12秒未満
- QRS波：正常、0.12秒未満
- T波：正常
- QT間隔：正常

治療
- 基礎原因の是正
- 症候性徐脈にはアトロピン
- 薬物治療に反応しない場合、一時的または恒久的ペースメーカーを挿入
- ジゴキシン毒性が示唆される場合、投与を中止する。

促進接合部調律

特徴的所見
- リズム：規則的
- 心拍数：60-100回/分
- P波：第Ⅱ、第Ⅲ、aV_F誘導では陰性波（出現する場合）、QRS波の前後に出現、またはQRS波に埋没。
- PR間隔：P波がQRS波の前に出現した時のみ測定可、0.12秒以下
- QRS波：正常
- T波：正常
- QT間隔：正常

治療
- 基礎原因の是正
- ジゴキシン毒性が示唆される場合、投与を中止する
- 症候性の場合、一時的ペースメーカーを挿入する

接合部頻拍

特徴的所見
- リズム：規則的
- 心拍数：100-200回/分
- P波：第Ⅱ、第Ⅲ、aV_F誘導では陰性波。QRS波の前後に出現または埋没
- PR間隔：0.12秒未満に短縮、あるいは測定不能
- QRS波：正常
- T波：通常は正常だが、P波が重なることがある
- QT間隔：通常は正常

治療
- 基礎原因の是正
- ジゴキシン毒性が示唆される場合、投与を中止する
- 症候性の場合、一時的または恒久的ペースメーカーを挿入する
- 症候性の場合、迷走神経刺激手技やベラパミルなどの薬物を用いて心拍数を下げる

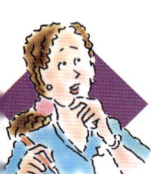

クイッククイズ

1. 接合部補充調律ではP波はどこに出現するか。
   A. T波に重なる
   B. 先行するQ波の頂点
   C. QRS波の前、後、あるいはQRS波に重なる
   D. 予想されるよりも速い時期

答え：C．　すべての接合部不整脈において、陰性P波が第Ⅱ、第Ⅲ、aV_F誘導で観察される。QRS波の前、後、あるいはQRS波と重なるように出現する。

2. 促進接合部調律のQRS波の特徴は。
   A．　QRS幅が短縮する。
   B．　QRS幅が延長する。
   C．　振幅が低下する。
   D．　正常である。

   答え：D．　促進接合部調律では心室が正常に脱分極するため、QRS波の形は正常で、QRS幅も0.12秒未満の正常範囲内となる。

3. インパルスが房室結節を通過する際に生じる正常な伝導遅延によって、心房は、
   A．　大静脈から流入する血液で完全に満たされる。
   B．　可能な限り多くの血液を心室に送り込むことができる。
   C．　洞結節とは異なる部位で発生する異所性インパルスに対して非感受性を保つことができる。
   D．　同時に収縮することができる。

   答え：B．　正常な刺激伝導では、心房から心室にインパルスが伝えられる際、房室結節において伝導速度が緩徐になる。このため、心房の収縮と心室の収縮との間に時間的遅れが生じ、心房は可能な限り多くの血液を心室に送り込むことができる。

4. 接合部調律において心房よりも先に心室が脱分極すると、P波は
   A．　QRS波の前に現れる。
   B．　QRS波に重なるように現れる。
   C．　QRS波の後に現れる。
   D．　現れない。

   答え：C．　心室が先に脱分極すると、P波はQRS波の後に現れる。

心電図演習問題

8ステップの方法を用いて次の心電図を解釈し、それぞれの波形の特徴を空欄に記入しなさい。

クイッククイズ

心電図1

心房のリズム：＿＿＿＿＿＿＿＿＿＿＿　　QRS波：＿＿＿＿＿＿＿＿＿＿＿
心室のリズム：＿＿＿＿＿＿＿＿＿＿＿　　T波：＿＿＿＿＿＿＿＿＿＿＿＿＿
心房拍数：＿＿＿＿＿＿＿＿＿＿＿＿＿　　QT間隔：＿＿＿＿＿＿＿＿＿＿＿
心室拍数：＿＿＿＿＿＿＿＿＿＿＿＿＿　　その他：＿＿＿＿＿＿＿＿＿＿＿
P波：＿＿＿＿＿＿＿＿＿＿＿＿＿＿＿　　**解釈**：＿＿＿＿＿＿＿＿＿＿＿＿
PR間隔：＿＿＿＿＿＿＿＿＿＿＿＿＿

心電図2

心房のリズム：＿＿＿＿＿＿＿＿＿＿＿　　QRS波：＿＿＿＿＿＿＿＿＿＿＿
心室のリズム：＿＿＿＿＿＿＿＿＿＿＿　　T波：＿＿＿＿＿＿＿＿＿＿＿＿＿
心房拍数：＿＿＿＿＿＿＿＿＿＿＿＿＿　　QT間隔：＿＿＿＿＿＿＿＿＿＿＿
心室拍数：＿＿＿＿＿＿＿＿＿＿＿＿＿　　その他：＿＿＿＿＿＿＿＿＿＿＿
P波：＿＿＿＿＿＿＿＿＿＿＿＿＿＿＿　　**解釈**：＿＿＿＿＿＿＿＿＿＿＿＿
PR間隔：＿＿＿＿＿＿＿＿＿＿＿＿＿

心電図3

心房のリズム：＿＿＿＿＿＿＿＿＿＿＿　　QRS波：＿＿＿＿＿＿＿＿＿＿＿
心室のリズム：＿＿＿＿＿＿＿＿＿＿＿　　T波：＿＿＿＿＿＿＿＿＿＿＿＿＿
心房拍数：＿＿＿＿＿＿＿＿＿＿＿＿＿　　QT間隔：＿＿＿＿＿＿＿＿＿＿＿
心室拍数：＿＿＿＿＿＿＿＿＿＿＿＿＿　　その他：＿＿＿＿＿＿＿＿＿＿＿
P波：＿＿＿＿＿＿＿＿＿＿＿＿＿＿＿　　**解釈**：＿＿＿＿＿＿＿＿＿＿＿＿
PR間隔：＿＿＿＿＿＿＿＿＿＿＿＿＿

解 答

1. リズム：規則的
心拍数：47回/分
P波：陰性波
PR間隔：0.08秒
QRS波：0.06秒
T波：正常な波形
QT間隔：0.42秒
その他：なし
解釈：接合部補充調律

2. リズム：心房・心室ともに不規則
心拍数：40回/分
P波：2拍目に陰性P波が見られる以外は正常な波形
PR間隔：1拍目、3拍目、4拍目では0.16秒、2拍目では0.08秒
QRS波：0.08秒
T波：増高および先鋭化
QT間隔：0.48秒
その他：2拍目は早期に伝導
解釈：接合部期外収縮を伴う洞徐脈

3. リズム：規則的
心拍数：75回/分
P波：T波に埋没
PR間隔：測定不能
QRS波：0.08秒
T波：P波によって歪んだ波形
QT間隔：測定不能
その他：なし
解釈：促進接合部調律

採 点

☆☆☆ クイズは全問正解、空欄も全て正しく記入できた人、感動ものです！ あのホットなニューバンド「ザ・接合部補充調律」の演奏でダンスをお楽しみ下さい。

☆☆ クイズに3問正解、ほとんどの空欄を正しく記入できた人、すごいです！ あの促進接合部調律のビートにバッチリ乗り乗りね！

☆ クイズの正解は2問以下、空欄はほとんど間違えちゃった人、大丈夫よ。それでもあなたのハートは、あるべき所にありますから。

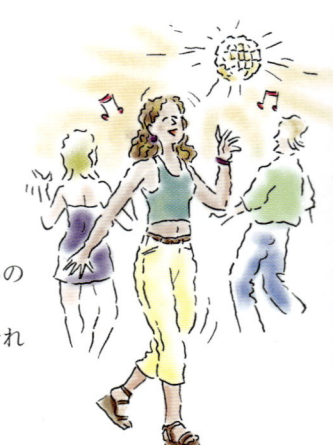

7

心室不整脈

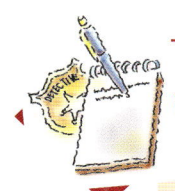

この章の概要

この章では以下の内容について学習する。
- 様々な心室不整脈を正しく判定する方法
- 不整脈の成立機序における心室の役割
- 各種心室不整脈の原因、意義、治療、および看護上の注意事項
- 各種心室不整脈に関連する評価所見
- 心電図上の心室不整脈の解釈

心室不整脈の概要

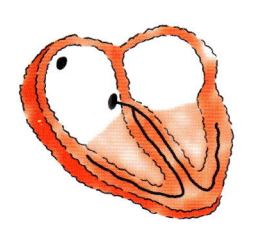

心室不整脈とは、心室のヒス束より下位の領域で発生する不整脈である。正常な刺激伝導系とは異なる経路で伝えられた電気的インパルスが心筋を脱分極させると、心室不整脈が発生する。

心室不整脈は特徴的な心電図所見を示す。心室内の伝導遅延によりQRS幅が延長する。心室の脱分極・再分極の過程における活動電位の違いにより、T波はQRS波と反対の極性を示す。また、心房では脱分極が起きないため、P波が欠落する。

心房キックの消失

電気的インパルスが心房ではなく心室から発生した場合、心房キックの消失により心拍出量は30%も低下する。心室不整脈の患者は、低血圧、狭心症、失神、呼吸困難などの心代償不全の徴候や症状を来すことがある。

> 心室不整脈は特徴的な心電図所見を示します。

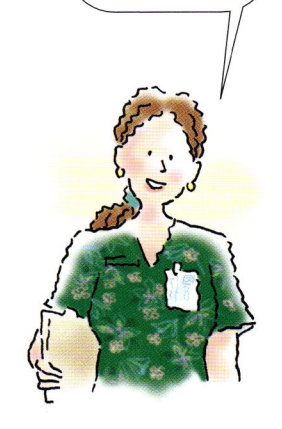

死に至る可能性

心室不整脈は良性のこともあるが、致死的となる可能性もある。これは、結局は心室が心臓からの血液駆出を担っているためである。早期の発見と治療により心室不整脈の蘇生成功率は改善する。

心室期外収縮 (premature ventricular contraction, PVC)

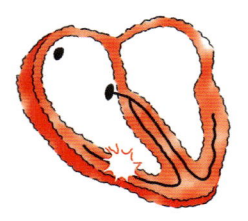

心室期外収縮は健常者に発生することもある異所性拍動で、全く問題を生じないこともある。単発性のこともあれば、2拍以上連続することもあり、様々な反復パターン（2段脈、3段脈など）で発生することもある（「心室期外収縮の判定」を参照）。心臓に基礎疾患を有する患者に心室期外収縮が認められる場合、致死的な心室不整脈の発生が差し迫っている可能性がある。

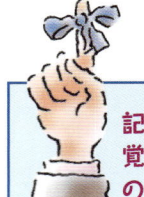

> **記憶を呼び覚ます魔法の言葉**
>
> 心室期外収縮の特徴は、「1、2、3」と考えると覚えやすい。心室期外収縮は単発性（1）のこともあり、2拍以上連続する（2）こともあり、あるいは様々な反復パターンを示すこともある。反復パターンには、2段脈（2拍に1回）（2）や3段脈（3拍に1回）（3）などがある。

発生機序

心室期外収縮の発生には、通常、心室の伝導系や心筋組織の過敏性亢進が関与している。細胞の脱分極や再分極の過程において正常な電解質移動が妨げられると、このような過敏性の亢進が生じる。電解質移動を妨げる要因には以下のようなものがある。

- 電解質不均衡（低カリウム血症、高カリウム血症、低マグネシウム血症、低カルシウム血症など）
- 代謝性アシドーシス
- 低酸素症
- 心筋虚血や心筋梗塞
- 薬物中毒（特にコカイン、アンフェタミン、三環系抗うつ薬）
- 心室肥大
- 交感神経刺激の亢進
- 心筋炎
- カフェインやアルコールの摂取
- 一部の抗不整脈薬の催不整脈作用
- 喫煙

> 心臓に障害のある人は重篤な不整脈を発症しやすいんだよ。

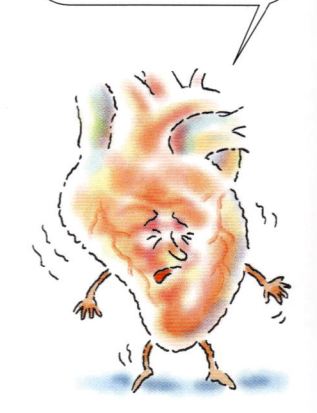

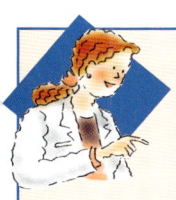

見落としに注意

心室期外収縮(PVC)の判定

以下の心電図は、1拍目、6拍目、11拍目に心室期外収縮(PVC)が認められる。これらに特徴的な所見を確認しよう。

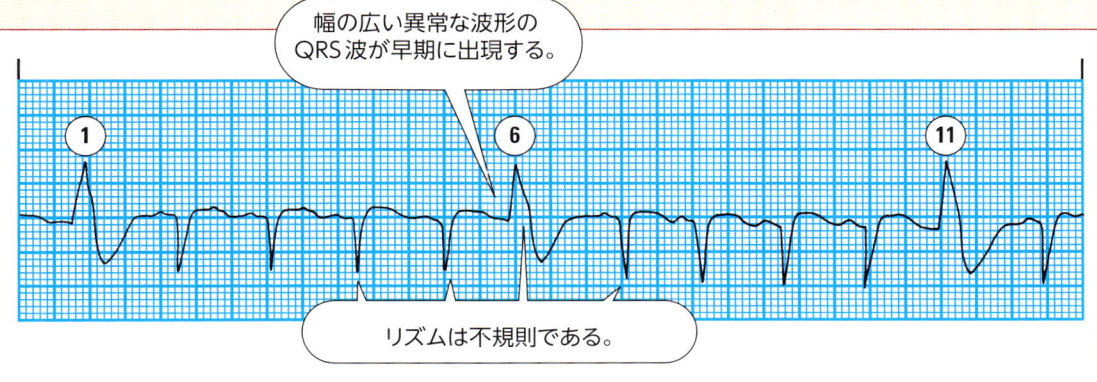

幅の広い異常な波形のQRS波が早期に出現する。

リズムは不規則である。

- リズム：不規則
- 心拍数：120回/分
- P波：PVCでは欠落、基本調律のQRS波はP波を伴う
- PR間隔：基本調律では0.12秒
- QRS波：PVCでは異常な波形のQRS波が早期に出現する。QRS幅はPVCでは0.14秒、基本調律では0.08秒
- T波：正常。PVCではQRS波と逆の極性を示す。
- QT間隔：基本調律では0.28秒
- その他：PVCに続いて代償性休止期が認められる

重篤化の可能性

　　心室期外収縮が重篤化するには2つの理由がある。第一に、心室期外収縮が心室頻拍や心室細動などのより重篤な不整脈を誘発し得るということである。心臓の虚血や損傷がある患者は、より重篤な不整脈を発症するリスクが高い。また、心室期外収縮は、特に頻繁に発生する場合や持続する場合には、心拍出量の低下を招く可能性がある。心拍出量の低下をもたらす原因は、心室充満時間の短縮と心房キックの消失である。心室期外収縮の臨床的影響は、灌流がどの程度維持されるか、調律異常がどの程度継続するかによって異なる。

注目すべき所見

　　心室期外収縮は、幅広い異常な波形として描出され、正常洞調律で予想さ

れるよりも早い時期に出現して心房・心室のリズムを乱す。心拍数は基本調律に従うが、通常は規則的である。

通常P波は欠落する。心室期外収縮によって逆行性P波が出現し、ST部分に変化が生じることもある。PR間隔とQT間隔は、期外収縮波では測定できず、正常収縮波でのみ測定される。

複雑な波形

QRS波は予想されるより早い時期に出現する。通常、基本調律のQRS波は正常な波形を示す。心室期外収縮のQRS幅は0.12秒を上回り、T波はQRS波と逆の極性を示す。

正常なT波の後半部分で心室期外収縮が発生した場合（R-on-T現象）、さらに重篤な調律障害が発生する可能性がある。

代償性休止期

心室期外収縮のT波に続いて、代償性休止期と呼ばれる水平なベースラインが現れることがある。代償性休止期が出現すると、1拍の心室期外収縮をはさむ2つの正常な洞性収縮の間隔は、正常洞調律のPP間隔の2倍になる（「代償性休止期」を参照）。代償性休止期が生じるのは、心室がまだ不応期にあり、次の正常洞調律P波に反応できないためである。代償性休止期を伴わないものは、間入性心室期外収縮と呼ばれる。

連続する心室期外収縮

よく似た波形を示す複数の心室期外収縮波は単形性と呼ばれ、同一の異所性中枢に起源を持つと考えられる。このような期外収縮波があるパターンで認められる場合、さらに致死性の高い不整脈に進行することがある（「危険性の高い心室期外収縮」を参照）。

問題を除外する

心室期外収縮の重症度を判断するには、次の点を確認しよう。
- 発生頻度はどの程度か？　慢性的に心室期外収縮が見られる患者は、発生頻度の上昇や発生パターンの変化が現れた場合、より重篤な状態に陥る恐れがある。
- どのようなパターンで発生するのか。心電図上で、2連発の心室期外収縮や、波形の異なる複数の心室期外収縮、2段脈、R-on-T現象など危険なパターンが見られる場合、緊急処置が必要となることがある。
- それらは間違いなく心室期外収縮か？　自分の見ている複合波が確かに心室期外収縮であり、他の危険性の低い不整脈ではないことを確認する（「心

代償性休止期

代償性休止期の有無を判定するには、キャリパーを用いて正常調律のPP間隔の2倍の長さを測りとる。そして心室期外収縮の直前の洞性P波に、キャリパーの一方の先端を合わせる。キャリパーのもう一方の先端が、停止の後に出現するP波に正確に一致すれば、それは代償性休止期である。

PVCの重症度を判断するためのチェック項目を確認しましょう。

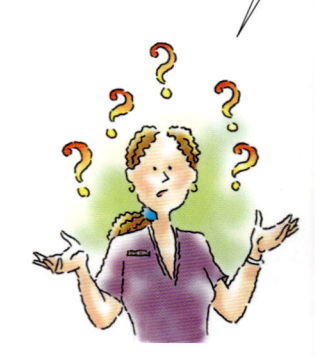

危険性の高い心室期外収縮

危険性の高い心室期外収縮の発生パターンを示す。

2連発

心室期外収縮が2回連続して起きることを2連発という（強調表示部分）。2拍目の脱分極は通常不応期にあたり、このため心室頻拍を誘発することがある。Salvo（連続3回以上の心室期外収縮）は心室頻拍と見なされる。

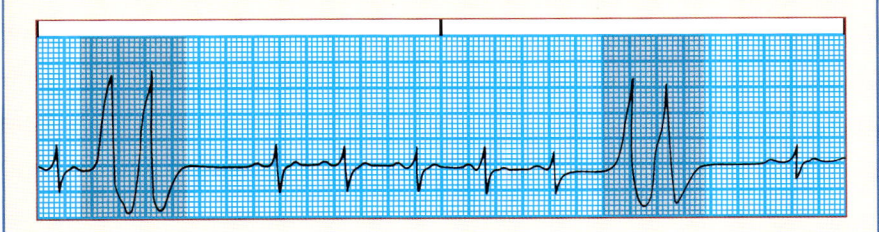

多形性心室期外収縮

互いに波形の異なる複数の心室期外収縮が出現すること。これらは複数の異なる部位から、あるいは伝導異常を伴う同一部位から発生する（強調表示部分）。多形性心室期外収縮は、心室の過敏性の亢進を示唆する可能性がある。

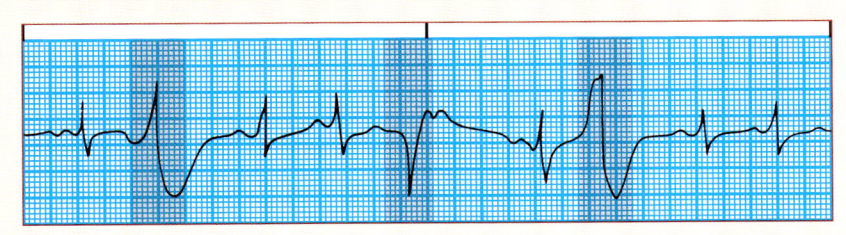

2段脈と3段脈

1拍おきまたは2拍おきに出現する心室期外収縮（前者を2段脈、後者を3段脈と呼ぶ）（強調表示部分）は、心室の過敏性亢進を示唆する可能性がある。

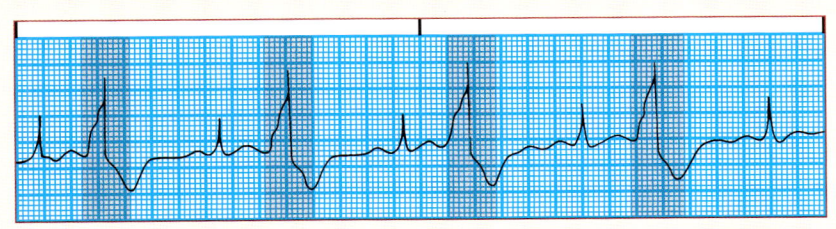

（次ページに続く）

複雑なシグナル

心室期外収縮を判読する

心室期外収縮（PVC）と他の収縮を鑑別するには、次の点を確認する。

- これはPVCではなく、心室補充収縮ではないだろうか？
  補充収縮は心室静止を回避するための安全機構である。心室補充収縮は、正常洞調律で予想されるより早い時期にではなく、遅い時期に発生する。
- これは心室内変行伝導を伴う正常な収縮ではないだろうか？
  上室からのインパルスは心室伝導系内の変則的な経路を伝導することがあり、この場合QRS波は異常な波形となる。この心室内変行伝導を伴う収縮ではP波が出現するが、心室期外収縮ではP波は欠落する。

危険性の高い心室期外収縮(続き)

R-on-T現象

R-on-T現象では、心室期外収縮が極めて早い時期に発生するため、先行するT波にR波が重なってしまう（強調表示部分）。この時点では心筋細胞がまだ完全に再分極していないため、心室頻拍や心室細動が誘発される可能性がある。

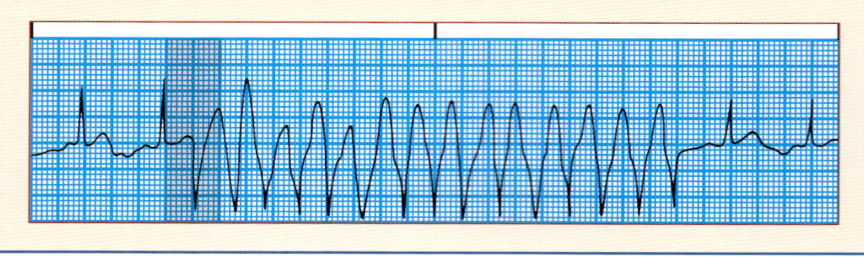

室期外収縮を判読する」を参照)。ただし、患者の状態が不安定であれば、直ちに治療を開始する必要がある。

バイタルサインからわかること

心室期外収縮が発生した後には、脈波の顕著な減弱と脈波間隔の延長が認められる。脈拍を触知できないこともある。ただし、頸動脈波を目視確認できる場合は、弱い脈波を検出できることもある。胸部聴診では、心室期外収縮の発生に伴い、正常洞調律で予想されるより早い時期に弱い心音が聴取される。

心室期外収縮の発生頻度が高い患者は動悸を訴えることがあり、また低血圧や失神を来すこともある。

治療

無症状の患者は治療を必要としないことが多い。症状のある患者や、危険な型の心室期外収縮が認められる患者には、個々の原因に応じて治療を行う。

プロカインアミド（アミサリン）、アミオダロン（アンカロン）、またはリドカインの静脈内投与が指示されることもある。低カリウム血症の是正のため塩化カリウムを、また低マグネシウム血症の是正のため硫酸マグネシウムを静脈内投与することもある。その他、薬物療法の調整や、アシドーシス、低体温症、低酸素症の是正のため治療を行うこともある。

迅速な評価

　特に心臓に基礎疾患を有する患者や、複合的な疾患を有する患者が心室期外収縮を発症した場合、迅速に評価を行う必要がある。慢性心室期外収縮の患者は、発生頻度の上昇や危険性の高いパターンへの移行が見られないか、厳重に経過を観察する必要がある。

　重篤な症状が見られる心室期外収縮の患者は、効果的な治療が開始されるまで常時心電図モニタリングを行い、移動には必ず介助者が付き添う必要がある。抗不整脈薬を処方して患者を退院させる場合、患者の家族に対し緊急医療機関への連絡法や心肺蘇生法を指導する必要がある。

心室固有調律 (idioventricular rhythms)

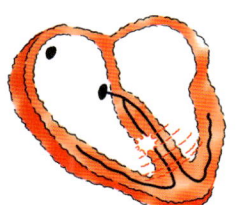

　最後の砦とも呼ばれる心室固有調律は、ヒス束より上位の中枢から心室への伝導が途絶した時、心室静止を回避するための安全機構として働く。ヒス束-プルキンエ線維系の細胞がペースメーカーの機能を引き継ぎ、電気的インパルスを発生する。

　心室固有調律には、心室補充収縮、心室固有調律（ある特定のタイプの心室固有調律を意味する用語）、促進心室固有調律がある。

心室固有調律が認められる患者さんは注意深くモニターしてください。

発生機序

　心室固有調律は、心臓の他のペースメーカーが機能しない時、あるいは伝導系の遮断により上室からのインパルスが心室に到達しない時に発生する。心室固有調律は第3度心ブロックを伴うこともあれば、以下のような原因により誘発されることもある。
- 心筋虚血
- 心筋梗塞
- ジゴキシン毒性
- βアドレナリン受容体遮断薬
- ペースメーカーの機能不全
- 代謝不均衡

伝導の途絶とペースメーカーの機能不全

　心室固有調律は、洞結節の機能不全を伴う重篤な伝導途絶を示唆する徴

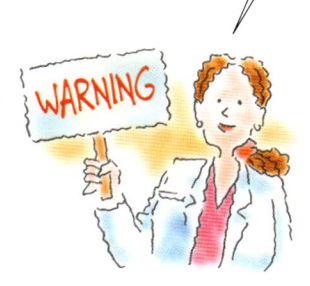

候である。心室固有調律の心室拍数は低く、また心房が収縮しないため、心拍出量は著しく低下する。さらに致死性の高い不整脈に進行する可能性があるため、厳重に経過を観察する必要がある。心室固有調律は死に瀕した患者にもよく見られる。

注目すべき所見

　　心室固有収縮が1拍だけ起きることを心室補充収縮という（p.134「心室固有調律の判定」を参照）。心拍数が40回/分まで低下すると、伝導周期の後期に心室固有収縮が発生する。
　　心室固有収縮が連続して発生することを心室固有調律という。心室固有調律が起きると、心房リズムの判定も心房拍数の測定もできなくなる。心室固有調律の心拍数は通常20-40回/分であり、心室の固有発火頻度に等しい。

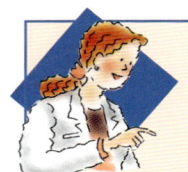

見落としに注意
心室固有調律の判定

以下の心電図には心室固有調律が描出されている。その特徴的所見を確認しよう。

心拍数は40回/分未満である。

QRS波は幅の広い異常な波形を示す。

- リズム：規則的
- 心拍数：心房は測定不能。心室は35回/分
- P波：欠落
- PR間隔：測定不能
- QRS波：幅の広い異常な波形
- T波：QRS波と逆の極性
- QT間隔：0.60秒
- その他：なし

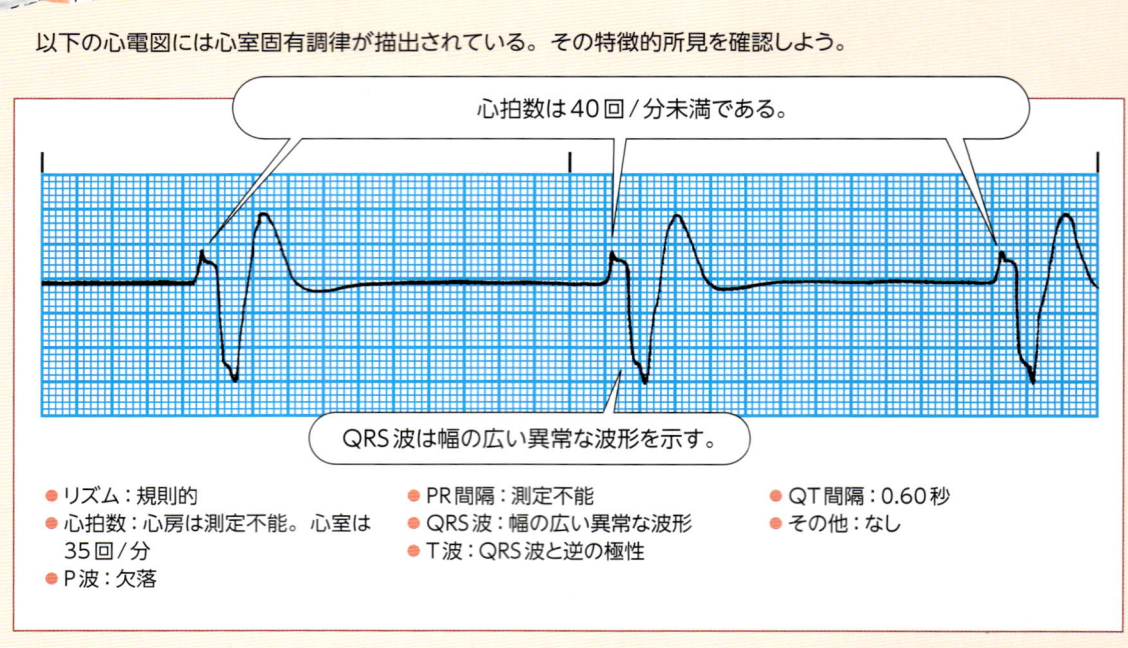

見落としに注意

促進心室固有調律

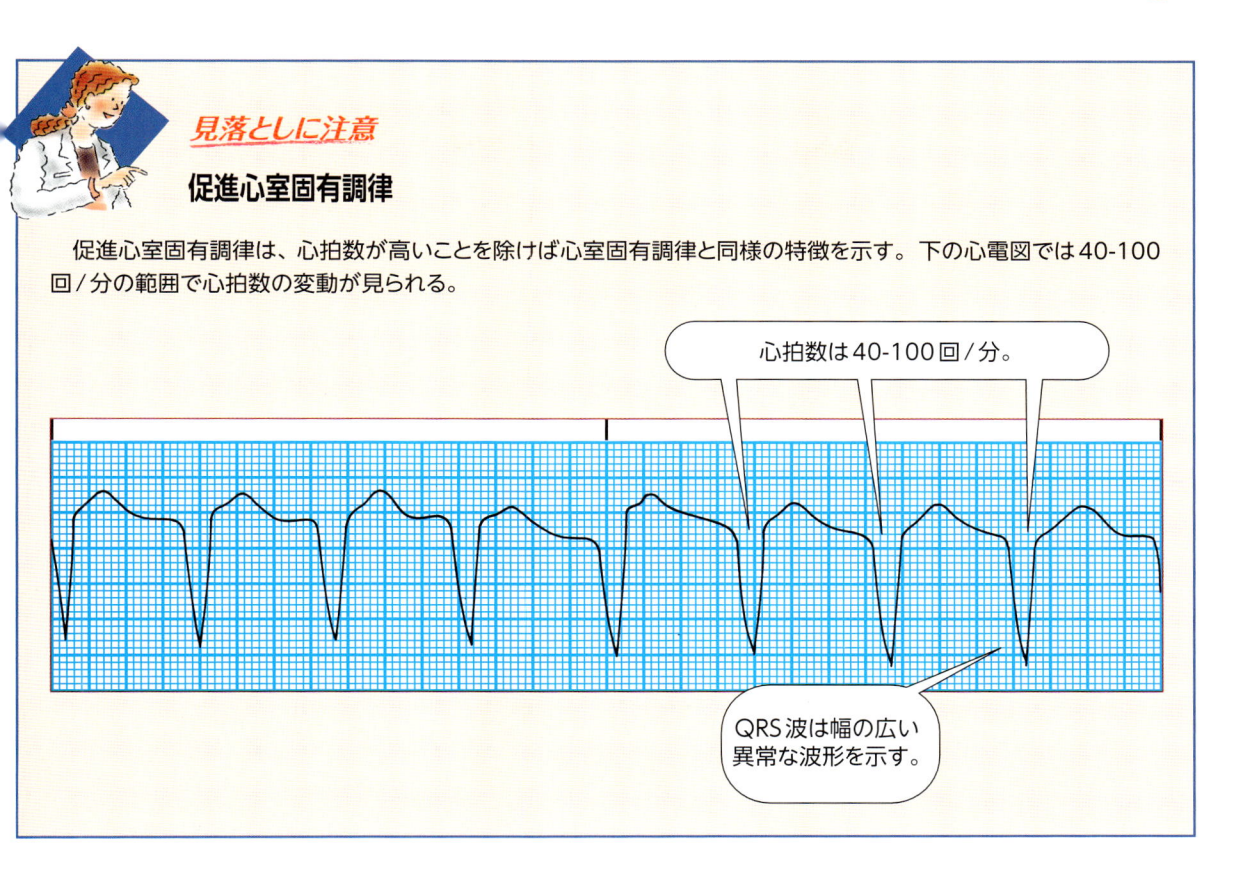

促進心室固有調律は、心拍数が高いことを除けば心室固有調律と同様の特徴を示す。下の心電図では40-100回/分の範囲で心拍数の変動が見られる。

心拍数は40-100回/分。

QRS波は幅の広い異常な波形を示す。

　心室拍数が40回/分を上回る場合は、促進心室固有調律と呼ばれる（「促進心室固有調律」を参照）。

予兆となる不整脈

　P波の欠落は心室固有調律の特徴的所見であり、心室に伝導途絶が生じていることを意味する。このためPR間隔は測定できない。

　心室の脱分極の異常により、QRS波の幅は0.12秒を上回り、幅の広い異常な波形となる。T波はQRS波と逆の極性を示す。通常、QT間隔の延長が見られ、脱分極と再分極の遅延が示唆される。

　患者は動悸、めまい、浮遊感を訴えたり、失神を来すことがある。心室固有調律が持続すると、低血圧や末梢血管脈拍の減弱、尿量減少、錯乱などの症状が発現する。

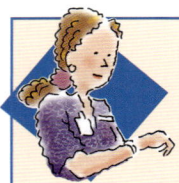

ワンポイント解説
経皮的ペースメーカー

　一刻を争うような生死にかかわる状況では、経皮的ペースメーカーを用いて心拍数を調節するとよい。経皮的ペースメーカーは、図のように患者の胸部と背中に装着した2個の電極を介して、パルスジェネレーターから心臓に電気的インパルスを送る装置である。

　電極は心臓の高さで心臓の両側に装着されるため、電気刺激は非常に短い距離を伝わり心臓に達する。経皮的ペーシングは迅速で効果的だが、痛みを伴う。経静脈ペーシングが開始されるまでの一時的な処置として用いられる。

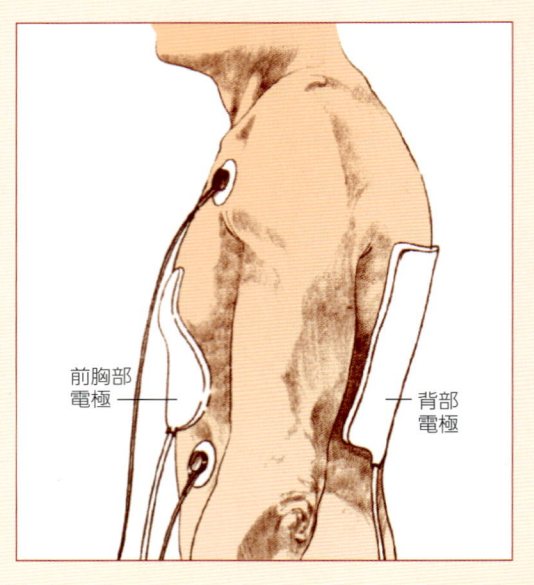

前胸部電極　　背部電極

治療

　症状がある患者には直ちに治療を開始し、心拍数の上昇、心拍出量の改善、および正常調律の回復を図る必要がある。心拍数を上げるためアトロピンが処方されることもある。

　アトロピンが効果を示さない場合や、低血圧など血行動態の不安定化を示す徴候が認められる場合は、ペースメーカーを用いて心拍数を回復させる必要がある。心拍数が回復すれば、十分な心拍出量が得られ、臓器灌流が適正化される。一時的または恒久的頸静脈ペースメーカーを挿入するまでの緊急処置として、経皮的ペースメーカーを用いてもよい（p.136「経皮的ペースメーカー」を参照）。

　心室固有調律は心静止を回避するための安全機構であるか

> ペースメーカーの仕組みや、どんな時に医師に相談すべきかなど、患者さんに教えてあげてね。

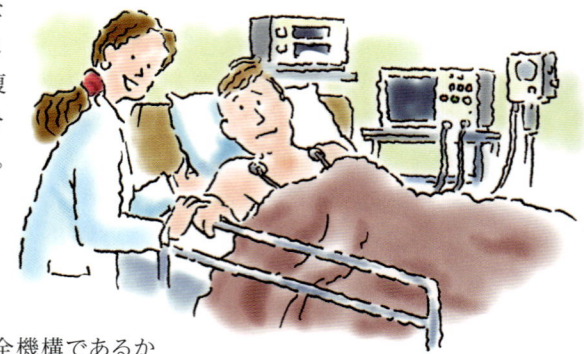

ら、これを抑制することは治療の最終目標ではない。この安全機構を抑制するリドカインなどの抗不整脈薬は、決して心室固有調律の患者に投与してはならない。

継続的なモニタリングが必要

　心室固有調律の患者は、治療により血行動態が安定化するまで、継続的な心電図モニタリングと定期的な評価を行う必要がある。ベッドサイドにペースメーカーを常備し、アトロピンをいつでも投与できるようにしておく。恒久的なシステムが装着され十分な心拍数を維持できるようになるまで、患者には床上安静を指示する。

　患者とその家族に対し、心室固有調律が本来重篤な不整脈であることを伝え、治療のあらゆる側面について情報を提供する。恒久的ペースメーカーを植え込む場合は、その仕組みや、不具合を検知する方法、どんな時に医師と連絡を取るべきか、およびペースメーカー機能をモニターする方法について、患者とその家族に対し指導を行う。

心室頻拍 (ventricular tachycardia)

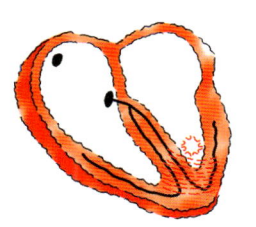

　連続3回以上の心室期外収縮が発生し、心室拍数が100回/分を上回る状態を心室頻拍と呼ぶ。特に医療機関の外で心室頻拍が発生した場合は、心室細動や心臓突然死に至る恐れがある。

　心室頻拍は、心拍リズムが極度に不安定となる。短時間の発作性異常波（30秒未満）として発生し、ほとんど、あるいはまったく症状が現れないこともある。しかし、持続性となることもあり、その場合、発症当初は十分な心拍出量を維持していた患者でも、緊急救命処置が必要となる。

> 心室頻拍は不安定な不整脈で、短時間の発作性異常波として発生することもあるんだよ。

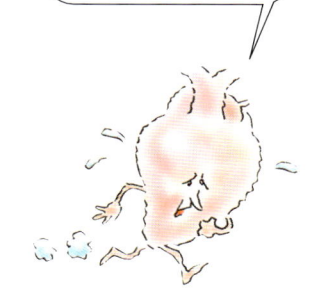

発生機序

　通常、心室頻拍の成立には心筋の過敏性亢進が関与しており、その誘発原因には自動能の亢進、プルキンエ線維系内のリエントリー、心室期外収縮によるR-on-T現象の発生などがある。心室頻拍を誘発する疾患や状態には、次のようなものがある。
- 心筋虚血
- 心筋梗塞

- 冠動脈疾患
- 心臓弁膜症
- 心不全
- 心筋症
- 電解質不均衡（低カリウム血症など）
- ジゴキシン（ジゴシン）、プロカインアミド、キニジン、コカインなどによる薬物中毒
- 一部の抗不整脈薬による催不整脈作用

予測できない心室頻拍

心室頻拍はその発生予測が困難で、致死的となる可能性があることから、重大な意義を持つ。正常な脈拍と適切な血行動態が保たれ安定状態にある患者もいれば、血圧が低下し脈拍を触知できない不安定な状態に陥る患者もいる。心室充満時間の短縮と心拍出量の低下によって、急速に心室細動に移行

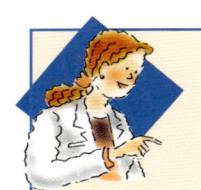

見落としに注意
心室頻拍の判定

以下の心電図には心室頻拍が描出されている。その特徴的所見を確認しよう。

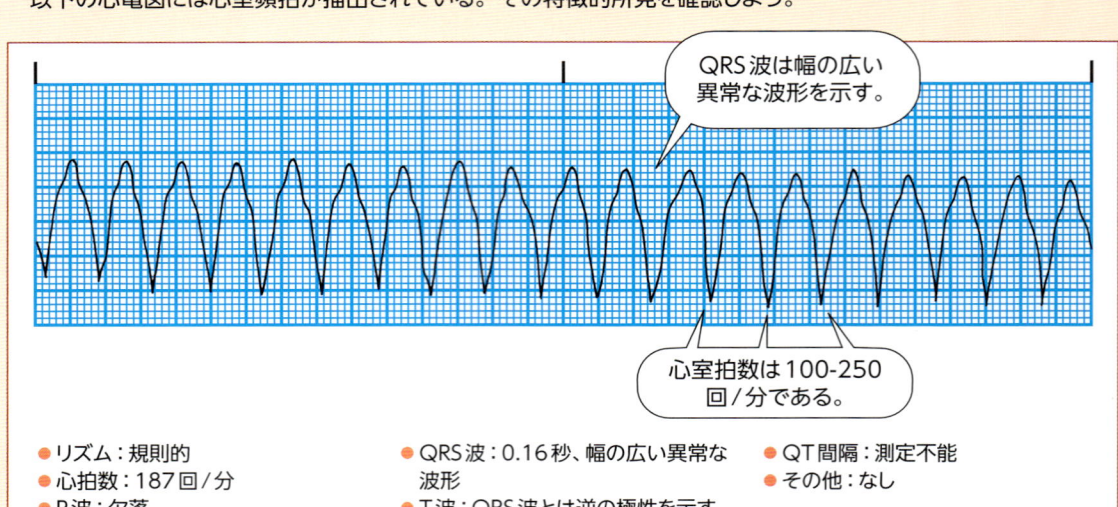

> QRS波は幅の広い異常な波形を示す。

> 心室拍数は100-250回/分である。

- リズム：規則的
- 心拍数：187回/分
- P波：欠落
- PR間隔：測定不能
- QRS波：0.16秒、幅の広い異常な波形
- T波：QRS波とは逆の極性を示す
- QT間隔：測定不能
- その他：なし

心室頻拍

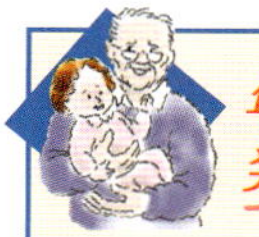

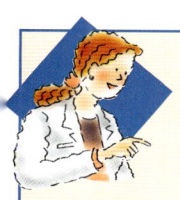

見落としに注意

トルサード・ド・ポアン

「点の周りでねじれる」という意味のトルサード・ド・ポアンは、特殊な型の多形性心室頻拍である。この不整脈の特徴は、下の心電図に見られるように、QRS波の極性がベースラインを中心に上向きと下向きにねじれるような形で数拍ごとに変動することである。

心拍数は150-250回/分で、リズムは不規則となることが多く、QRS波は幅の広い波形で、その振幅は変動する。P波は通常欠落する。

発作性の調律

トルサード・ド・ポアンは発作性（突然始まり突然終わる）のこともあれば、心室細動に進行することもある。心室頻拍が抗不整脈薬などの治療に反応しない時はトルサード・ド・ポアンを考慮する。

可逆的な原因

通常、トルサード・ド・ポアンの原因は可逆的である。最もよくある原因は、QT間隔の延長を引き起こす薬物（アミオダロン、イブチリド、エリスロマイシン、ハロペリドール、ドロペリドール、ソタロールなど）である。その他に、心筋虚血、電解質異常（低カリウム血症、低マグネシウム血症、低カルシウム血症など）がある。

オーバードライブペーシング

トルサード・ド・ポアンは、特に特定の薬物療法が関与している場合、基礎原因の是正により治療する。医師はオーバードライブペーシングを指示することがある。これは心室拍数を上回る頻度で電気刺激を加え、トルサード・ド・ポアンの成立を妨げる治療法である。硫酸マグネシウムが有効なこともある。他の治療法に反応しない場合、電気的カルディオバージョンが用いられることもある。

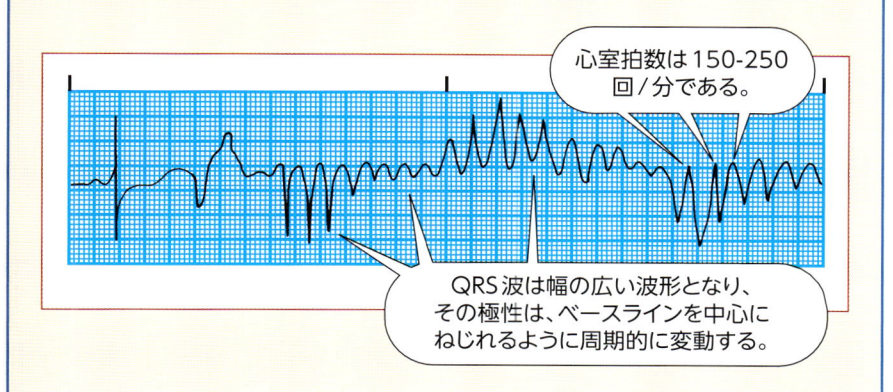

心室拍数は150-250回/分である。

QRS波は幅の広い波形となり、その極性は、ベースラインを中心にねじれるように周期的に変動する。

年齢と発達段階

小児のトルサード・ド・ポアン

小児のトルサード・ド・ポアンは、先天性QT延長症候群に起因するものが多い。心臓突然死や乳児突然死症候群の家族歴を聴取する。

し完全な循環虚脱の状態に陥る恐れがある。

注目すべき所見

　心電図上では心房のリズムは確認できず、心房拍数も測定できない。心室のリズムは通常規則的だが、若干不規則になることもある。通常、心室拍数は高く、100-250回/分である。
　P波は欠落することが多いが、QRS波のために不明瞭となることもある。逆行性P波が現れることもある。多くの場合P波は見られず、PR間隔は測定できない。QRS波は幅の広い異常な波形を示し、増高と延長(0.12秒超)が認められる。

QRS波形の一様性

　単形性心室頻拍に見られるQRS波は、どれも一様な波形を示す。多形性心室頻拍ではQRS波の波形が常に変化する。T波が見られる時は、QRS波と反対の極性を示す。QT間隔は測定できない(「心室頻拍の判定」を参照)。
　トルサード・ド・ポアンは、多形性心室頻拍の特殊な型である(「トルサード・ド・ポアン」と「小児のトルサード・ド・ポアン」を参照)。

迅速な対応で虚脱を回避

　発症当初は軽い症状に留まる患者もいるが、それでも速やかに治療を開始して循環虚脱を回避する必要がある。心室頻拍の患者の多くに脈拍の減弱または消失が認められる。心拍出量の低下から血圧低下と意識レベルの低下を来し、呼びかけや刺激に応答しなくなる。心室頻拍から急速に狭心症や心不全、あるいは臓器灌流の大幅な低下を来すことがある。

> 心室頻拍の治療は、患者さんの脈拍が触知可能かどうかによって異なります。

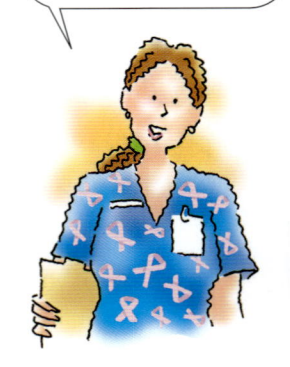

治療

　患者の脈拍が触知可能か否かにより治療法は異なる。脈拍のない心室頻拍患者には心室細動と同様の治療を行い、緊急除細動や心肺蘇生を行う必要がある。脈拍を触知できる患者では、状態が安定しているか否か、QRS波が単形性か多形性かによって治療法が異なる。
　不安定な状態の患者は、一般に心拍数が150回/分を上回り、低血圧、息切れ、意識レベルの変容が認められたり、心不全、狭心症、心筋梗塞を発症することがある。これらは心代償不全を示唆する状態である。このような患者には、直ちに直流電流による同期カルディオバージョンを行う。

典型的な頻拍複合波

　血行動態が安定している多形性心室頻拍の患者には、これとは異なる治療を行う。まず、二次救命処置プロトコルに従いアミオダロンを投与し、調律障害を是正する。アミオダロンが奏功しないようであれば、プロカインアミドまたはソタロールの点滴投与を考慮する（QT間隔の延長が見られない場合）か、あるいは同期カルディオバージョンの準備をする。

　多形性心室頻拍では、心室細動に適用される二次救命処置プロトコルに従い、緊急除細動を行う必要がある。正常洞調律に復帰した時にQT間隔が正常であれば、指示に応じてアミオダロンまたはβアドレナリン受容体遮断薬を投与する。

　多形性心室頻拍の患者で、正常洞調律に復帰した時にQT間隔の延長が見られるようであれば、電解質異常の是正を図り、QT間隔の延長を招く薬物の投与を中止する。多形性心室頻拍が持続するようであれば、マグネシウムを静脈内投与する。

　薬物療法に反応しない慢性反復性心室頻拍の患者には、カルディオバータ除細動器の植込みを行うとよい。このデバイスは、心室頻拍の反復発作に対するより恒久的な解決策となる（植込み型除細動器の詳細については第9章を参照）。

常に最悪の事態を想定する

　QRS幅の延長を伴う頻拍は、心室頻拍ではない（例えば心室の伝導異常を伴う上室頻拍）という診断が確定するまでは、心室頻拍として治療すべきである。常に心室頻拍であることを想定して患者の治療を行う。早期治療によって心代償不全やさらに致死性の高い不整脈を回避することができる。

患者教育

　必ず患者やその家族に対して、心室頻拍は本来重篤な不整脈であり、迅速な治療が必要であることを伝える。カルディオバージョンを実施する患者には、不快感を緩和するため鎮痛薬や鎮静薬が投与されることを伝える。

　植込み型除細動器を装着して退院する患者や、退院後長期にわたり抗不整脈薬を処方される患者には、その家族に対し緊急医療機関との連絡の取り方や心肺蘇生法を指導する。

心室細動 (ventricular fibrillation)

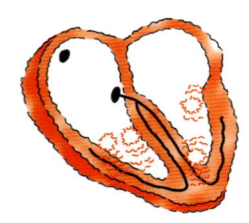

心室細動とは、多数の異なる部位から電気的インパルスが発生し、心室内の電気的活動が無秩序な状態となることである。有効な心筋収縮は起こらず、心拍出量は皆無となる。心室細動は治療しないと心臓突然死に至るが、医療機関の外で発生する心臓突然死の大多数はこうした症例である。

発生機序

心室細動の原因には次のようなものがある。
- 心筋虚血
- 心筋梗塞
- 治療されない心室頻拍
- 心臓の基礎疾患
- 酸塩基不均衡
- 電気ショック
- 重度の低体温症
- 電解質不均衡（低カリウム血症、高カリウム血症、高カルシウム血症など）
- 薬物毒性（ジゴキシンなど）
- 重度の低酸素症

震える心室

心室細動が起きると、心室は収縮するかわりに小刻みに震えるようになり、心拍出量は皆無となる。心室細動が持続すると心室静止の状態となり、死に至る。

注目すべき所見

心電図上では、心室の活動が細動波として描出され、いかなるパターンも識別できない。一切のパターンも規則性も認められず、心房のリズムを確認することも、心房拍数を測定することも、心室のリズムを確認することもできない。

このため、心室拍数、P波、PR間隔、QRS波、T波、およびQT間隔は測定不能、識別不能となる。大きい（粗い）細動波は細かい細動波よりも正常調律に転換しやすい。これは、大きい細動波が見られるということは、ある程度大きな心臓の電気的活動があることを示しているからである（「心室細動の

> 心房細動が起きると、心房は収縮するかわりに小刻みに震えるようになって、心電図上ではどんなパターンも規則性も一切見られなくなるんだよ。

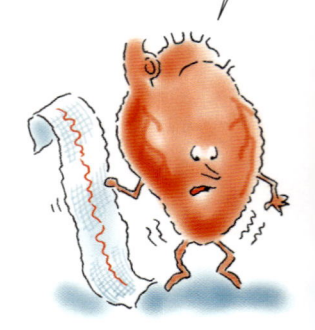

心室細動 143

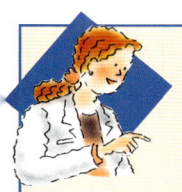

見落としに注意
心室細動の判定

以下に示す心電図には、粗い心室細動（第1の心電図）と細かい心室細動（第2の心電図）が描出されている。これらの特徴的所見を確認しよう。

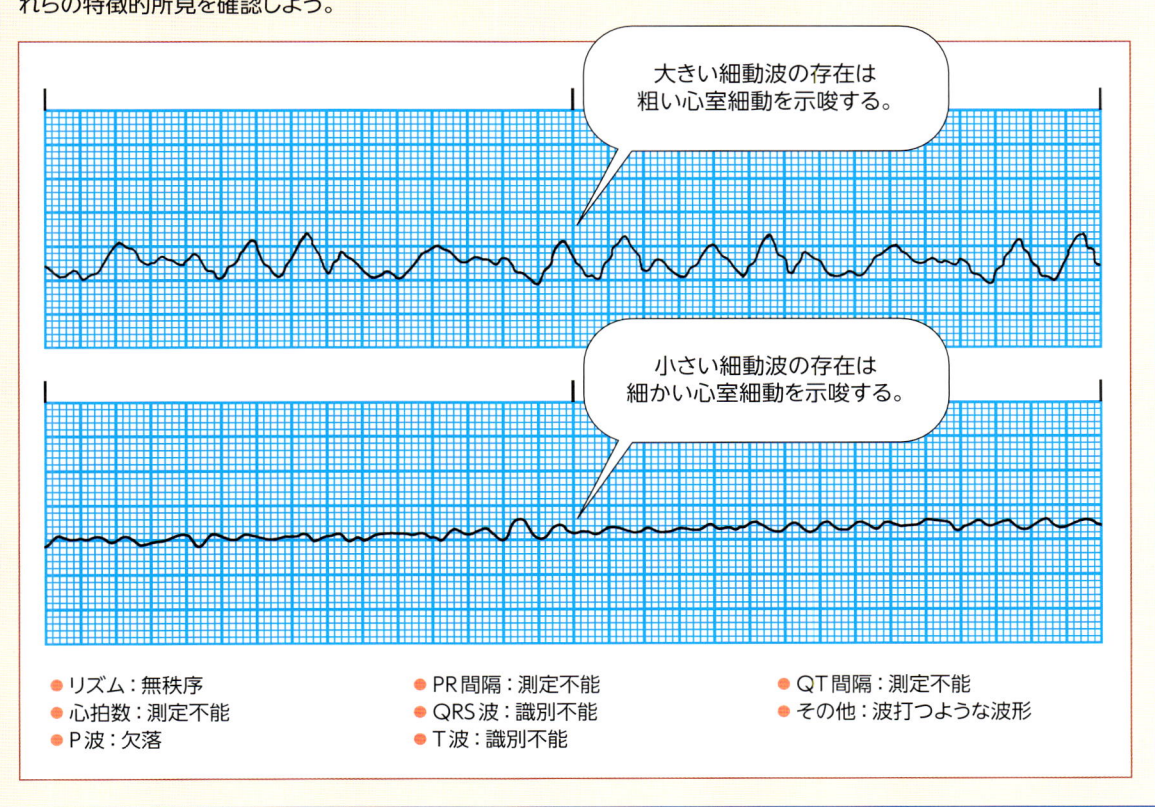

> 大きい細動波の存在は粗い心室細動を示唆する。

> 小さい細動波の存在は細かい心室細動を示唆する。

- リズム：無秩序
- 心拍数：測定不能
- P波：欠落
- PR間隔：測定不能
- QRS波：識別不能
- T波：識別不能
- QT間隔：測定不能
- その他：波打つような波形

判定」を参照）。

これ以上の緊急事態はない

　　　心室細動の患者は、完全に心停止の状態にあり、呼びかけや刺激に反応せず、血圧も頸動脈拍動も大腿動脈拍動も検出されない。心室細動に似たパターンが見られる時は、直ちに患者の様子を確認し、他の誘導で心拍リズムを確認し、治療を開始する。

　　　患者の状態とは無関係な因子により、心室細動に似た波形が心電図上に現

れることがある。電気カミソリからの干渉もその1つであり、身震いによる筋肉の動きもそうである。

治療

心室細動に対する最も効果的な治療は除細動である（巻末資料、二次救命処置アルゴリズム「心停止」を参照）。除細動器が到着するまで心肺蘇生を行い、脳やその他の重要臓器に酸素を供給する必要がある。気管内挿管によりこれを補う。エピネフリンやバソプレシンなどの薬物を投与すると、心臓が除細動に反応しやすくなることがある。アミオダロン、リドカイン、プロカインアミド、硫酸マグネシウムなどの薬物を投与してもよい。

救命のための電気ショック

除細動では、電極パドルを用いて心臓に直流電流を流す。この電流が心筋を脱分極させ、その結果、再び洞結節が心臓の電気的活動を制御する中枢として機能し始める。

一方のパドルを胸骨上部の右側に、もう一方を左前腋窩線と第5もしくは第6肋間腔の交点に押し当てる。心臓外科手術では体内パドルを直接心筋に押し当てて使用する。

自動体外式除細動器が早期除細動に広く用いられるようになっている。この方法では電極パッドを患者の胸部に装着すると、除細動器のマイクロコンピューターが心拍リズムを読み取り、介護者に対し操作手順を段階的に指示する。これらの除細動器は医療経験のない人でも使うことができる。

スピードが重要

心室細動患者の蘇生の成否は、早期発見と緊急除細動にかかっている。多くの医療機関・救急医療機関では二次救命処置アルゴリズムに基づくプロトコルを作成し、医療従事者が迅速に治療を開始できるようにしている。救急救命装置の設置場所や、致死的不整脈の判定法と対処法を必ず確認しておく。

また、患者とその家族に、緊急医療機関との連絡の取り方を伝えておく必要がある。患者の家族には心肺蘇生法の指導を行う必要がある。心室細動の反復発作を予防するための長期的な治療（抗不整脈薬の長期投与や、植込み型除細動器など）についても指導を行う。

> 患者さんとそのご家族の方々には、どんな時に救急医療機関と連絡を取るべきか、心肺蘇生の方法、長期的療法にはどんなものがあるか（抗不整脈薬の長期投与、植込み型除細動器など）など、お伝えしておく必要があります。

心静止 (asystole)

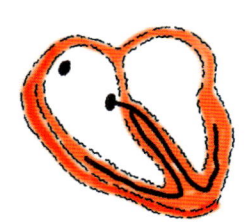

心静止は心室が静止した状態のことである。患者は呼びかけや刺激に全く反応しなくなり、心臓の電気的活動は消失し、心拍出量は皆無となる。心静止の最もよくある原因は、心停止後効果的な蘇生が行われず長時間経過したというものである。心室細動と心静止では治療法が異なるため、両者を鑑別することは極めて重要である。このため、心静止は複数の誘導で確認する必要がある。

心静止は「死の不整脈」と呼ばれている。患者は心肺停止の状態となる。心肺蘇生と適切な治療を速やかに開始しなければ、急速に不可逆的な状態へと移行する。

発生機序

心臓への血流の不足をもたらす要因は、心静止の原因となり得る。それには次のようなものがある。
- 心筋梗塞

見落としに注意
心静止の判定

以下の心電図には心静止（心室の電気的活動が消失した状態）が描出されている。P波やペースメーカースパイク以外には全く波形が認められず、ほぼ平坦な線となる。

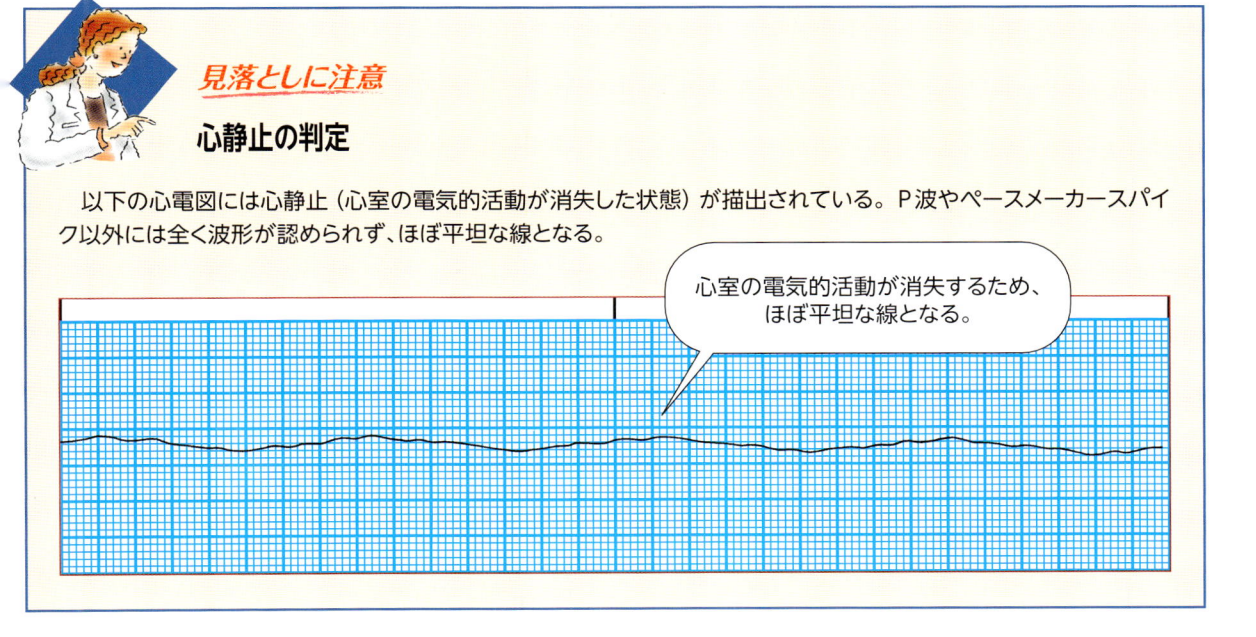

> 心室の電気的活動が消失するため、ほぼ平坦な線となる。

- 高カリウム血症などの電解質障害
- 広範性肺塞栓症
- 長時間にわたる低酸素血症
- 是正されない重度の酸塩基障害
- 電気ショック
- 過剰量のコカインなど薬物中毒
- 心タンポナーデ
- 低体温症

注目すべき所見

　心電図上では、心静止はほぼ平坦な線として描出される（ただし、心肺蘇生中の胸部圧迫により変動が見られることがある）。一時的にP波が現れることもあるが、それを除けば一切の電気的活動は認められない。心房も心室も活動を停止しているため、波形の間隔は測定できない（「心静止の判定」を参照）。

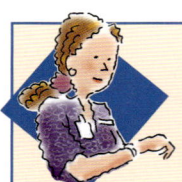

ワンポイント解説
無脈性電気活動

　無脈性電気活動とは、電気的活動が維持されているにもかかわらず、心筋の収縮力が失われている状態のことである。このため患者は心停止の状態となる。
　心電図上では秩序正しい電気的活動が認められるが、脈拍は触知できず、血圧も測定できない。

原因
　無脈性電気活動は早期に発見し治療する必要がある。原因として血液量減少、低酸素症、アシドーシス、緊張性気胸、心タンポナーデ、広範性肺塞栓症、低体温症、高カリウム血症、急性広範心筋梗塞、薬物の過量投与（三環系抗うつ薬など）がある。

治療
　直ちに心肺蘇生を行い、同時にエピネフエリンを投与する。その後、ペーシング、高度気道確保器具の留置、および基礎原因の特定と是正を行う。

ペースメーカーを装着している患者ではスパイク波が認められるが、その刺激に応答してP波やQRS波が発生することはない。

患者は呼びかけや刺激に応答せず、脈拍も血圧も全く検出できない。

治療

心静止の患者には直ちに心肺蘇生を行う（巻末資料、二次救命処置アルゴリズム「心停止」を参照）。脈拍がないことを確認したら直ちに心肺蘇生を開始する。そして心静止の状態を、異なる2つの誘導で確認する。指示に従いエピネフリンを反復投与する。さらに心静止の状態をもたらした基礎原因を見極め、治療または除去する。

早期発見

看護師の役目は、この生命を脅かす不整脈を発見し、直ちに蘇生を開始することである。残念ながら、心静止を来した患者のほとんどは蘇生できない。特に心停止後長時間経過した患者はそうである。

また、無脈性電気活動は心静止に至る恐れがあることに注意すべきである。これを発見し治療する方法を知っておく必要がある（「無脈性電気活動」を参照）。

> 不整脈は生命を脅かす可能性があります。心静止に陥った患者さんには、直ちに心肺蘇生を開始して下さい。

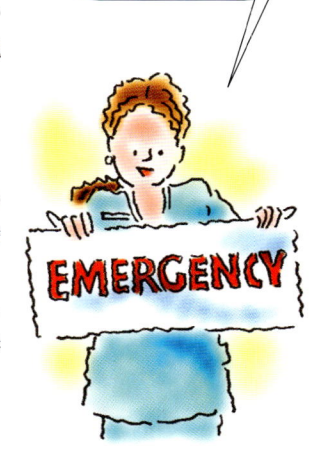

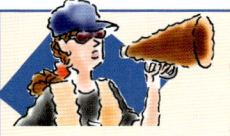

お疲れ様！
心室不整脈の復習

心室不整脈の概要
- 心室のヒス束より下位の領域で発生する
- 心室収縮の消失、心拍出量の低下
- 治療や蘇生を行わないと死亡する恐れがある

特徴
- QRS幅の延長
- T波とQRS波が逆の極性を示す
- P波の欠落

心室期外収縮（PVC）

特徴
- リズム：PVCが発生すると不規則になるが、基本調律は規則的なこともある
- 心拍数：基本調律に近い値
- P波：欠落
- PR間隔：測定不能
- QRS波：幅の広い異常な波形
- T波：QRS波と逆の極性
- QT間隔：測定不能
- その他：代償性休止期が現れることがある

(次ページに続く)

心室不整脈の復習(続き)

治療
- 基礎原因の是正
- 毒性を引き起こす可能性のある薬物を中止
- 電解質不均衡の是正
- 必要に応じてプロカインアミド、リドカイン、アミオダロン

心室固有調律
- 心室静止を回避する安全機構として働く
- 補充収縮、心室固有調律、促進心室固有調律がある

特徴
- リズム：心房は判定不能、心室は通常規則的
- 心拍数：心房は測定不能、心室は20-40回/分
- P波：欠落
- PR間隔：測定不能
- QRS波：幅の広い異常な波形
- T波：QRS波と逆の極性
- QT間隔：0.44秒を上回る

治療
- アトロピンで心拍数を上げる
- 一時的または恒久的ペースメーカー(薬物に反応しない場合)
- 心室固有調律を抑制するリドカインなどの抗不整脈薬を用いない

心室頻拍

特徴
- リズム：心房は判定不能、心室は規則的または若干不規則
- 心拍数：心房は測定不能、心室は100-250回/分
- P波：欠落、またはQRS波に埋没
- PR間隔：測定不能
- QRS波：幅の広い異常な波形、振幅増大、幅0.12秒超
- T波：QRS波と逆の極性
- その他：トルサードドポアンが発生することがある

治療
二次救命処置プロトコル：
- アミオダロン(血行動態は安定し、単形性QRS波で、薬物が奏功しない患者にはカルディオバージョン)
- 多形性QRS波が認められる患者には直ちに除細動
- 硫酸マグネシウム静注(多形性QRS波とQT間隔の延長が認められる患者に)
- 除細動：脈拍のない患者には心肺蘇生、気管内挿管、およびエピネフリンまたはバソプレシン(アミオダロン、リドカイン、または硫酸マグネシウムも考慮する)
- 反復性心室頻拍にはカルディオバータ除細動器の植込み術を行うこともある

トルサードドポアン
- 多形性心室頻拍の一種
- 心室細動に移行することがある

特徴
- リズム：心室は不規則
- 心拍数：150-250回/分
- P波：欠落することが多い
- PR間隔：測定不能
- QRS波：幅の広い波形で、極性がベースラインを中心に上向きと下向きにねじれるような形で数拍ごとに変動する

治療
- 基礎原因の是正
- 原因薬物の中止(QT間隔の延長を招く薬物であることが多い)
- オーバードライブペーシング
- 硫酸マグネシウムが有効なこともある
- 他の治療に反応しない場合はカルディオバージョン

心室細動
- 電気的インパルスが心室の多数の異なる部位から発生する
- 効果的な心筋収縮が起きず、心拍出量が皆無となる
- 治療しないと心臓突然死に至るが、病院の外で発生する心臓突然死の大多数はこうした症例である。

特徴
- リズム：判定不能
- 心拍数：測定不能
- P波：識別不能
- PR間隔：測定不能
- QRS波：識別不能
- T波：識別不能
- QT間隔：測定不能
- その他：細動波のサイズは一様でない

治療
二次救命処置プロトコル
- 除細動
- 心肺蘇生の開始

- 気管内挿管、エピネフリンまたはバソプレシンの投与（アミオダロン、リドカイン、硫酸マグネシウム、プロカインアミドなども考慮する）
- 反復性心室細動のリスクがある患者にはカルディオバータ除細動器の植込み術

心静止
- 心室静止と心停止を特徴とする
- 直ちに心肺蘇生と治療を開始しなければ致命的

特徴
- 心電図上の電気的活動が消失し、ほとんど平坦な線となる

治療
　二次救命処置プロトコル
- 心肺蘇生の開始

- 気管内挿管、エピネフリン

無脈性電気活動

特徴
- 心電図上では電気的活動が見られるが、心筋収縮が消失した状態
- このため脈拍は触知不能、血圧は測定不能となり、心停止を来す

治療
　二次救命処置プロトコル
- 心肺蘇生の開始
- エピネフリン
- 基礎原因の是正

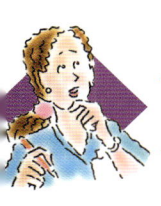

クイッククイズ

1. 心室期外収縮はどのような特徴が見られるものが最も危険性が高いか。
    A．多形性で発生頻度の上昇が見られる
    B．幅の広い異常な波形が見られる
    C．T波の後に発生する
    D．単形性で幅の広い波形が見られる

    答え：A．　異なる複数の波形（多形性）と発生頻度の上昇が見られる心室期外収縮は、心室の過敏性亢進と致死性不整脈への移行を示唆する可能性がある。

2. 心室細動の患者に対する最適の治療は
    A．除細動
    B．経食道ペーシング
    C．同期カルディオバージョン
    D．エピネフリンの投与

    答え：A．　心室細動の患者は心停止の状態にあり、除細動が必要となる。

3. アトロピンに反応しない緩徐な心室固有調律の患者にはどのような治療を行うべきか。

A. リドカイン
B. ドブタミン
C. 同期カルディオバージョン
D. 経皮的ペーシング

答え：D．経皮的ペーシングは、心拍数を上げ十分な心拍出量を確保するための一時的な方法である。

4. 心室期外収縮の後に代償性休止期が訪れるのはなぜか。
   A. 心房に逆行性インパルスが伝導するため
   B. その時点では心室が不応期にあるから。
   C. 洞結節からのインパルスがヒス束で遮断され、心室に伝わらないから。
   D. 心房が不応期にあり、反応できないから。

   答え：B．心室が不応期にあり、次の正常洞調律P波に反応できないため、代償性休止期が生じる。

5. 無脈性電気活動とはどのような状態のことか。
   A. 心拍数は非常に低く、脈拍がない。
   B. モニターや心電図上で心静止が認められる。
   C. 心臓の電気的活動は認められるものの、実際には収縮が起こらない。
   D. 心静止の状態で、脈拍は触知可能、血圧は測定可能。

   答え：C．無脈性電気活動とは、機械的な収縮を伴わない電気的活動のことである。患者は心停止の状態となり、血圧も脈拍も検出されない。

心電図演習問題

8ステップの方法を用いて次の2つの心電図を解釈し、それぞれの波形の特徴を空欄に記入しなさい。

心電図1

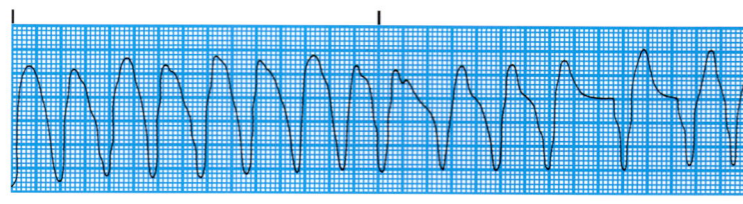

心房のリズム：＿＿＿＿＿＿＿＿＿＿＿＿＿＿＿＿＿＿＿＿＿＿＿＿＿＿
心室のリズム：＿＿＿＿＿＿＿＿＿＿＿＿＿＿＿＿＿＿＿＿＿＿＿＿＿＿
心房拍数：＿＿＿＿＿＿＿＿＿＿＿＿＿＿＿＿＿＿＿＿＿＿＿＿＿＿＿＿
心室拍数：＿＿＿＿＿＿＿＿＿＿＿＿＿＿＿＿＿＿＿＿＿＿＿＿＿＿＿＿
P波：＿＿＿＿＿＿＿＿＿＿＿＿＿＿＿＿＿＿＿＿＿＿＿＿＿＿＿＿＿＿＿
PR間隔：＿＿＿＿＿＿＿＿＿＿＿＿＿＿＿＿＿＿＿＿＿＿＿＿＿＿＿＿＿

QRS波：＿＿＿＿＿＿＿＿＿＿＿＿＿＿＿＿＿＿＿＿＿＿＿＿＿＿＿
T波：＿＿＿＿＿＿＿＿＿＿＿＿＿＿＿＿＿＿＿＿＿＿＿＿＿＿＿＿
QT間隔：＿＿＿＿＿＿＿＿＿＿＿＿＿＿＿＿＿＿＿＿＿＿＿＿＿
その他：＿＿＿＿＿＿＿＿＿＿＿＿＿＿＿＿＿＿＿＿＿＿＿＿＿
解釈：＿＿＿＿＿＿＿＿＿＿＿＿＿＿＿＿＿＿＿＿＿＿＿＿＿

心電図2

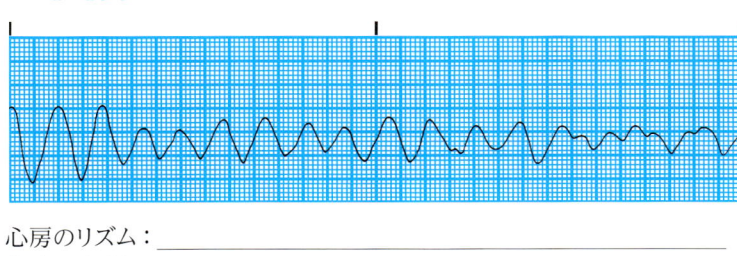

心房のリズム：＿＿＿＿＿＿＿＿＿＿＿＿＿＿＿＿＿＿＿＿＿
心室のリズム：＿＿＿＿＿＿＿＿＿＿＿＿＿＿＿＿＿＿＿＿＿
心房拍数：＿＿＿＿＿＿＿＿＿＿＿＿＿＿＿＿＿＿＿＿＿＿＿
心室拍数：＿＿＿＿＿＿＿＿＿＿＿＿＿＿＿＿＿＿＿＿＿＿＿
P波：＿＿＿＿＿＿＿＿＿＿＿＿＿＿＿＿＿＿＿＿＿＿＿＿＿＿
PR間隔：＿＿＿＿＿＿＿＿＿＿＿＿＿＿＿＿＿＿＿＿＿＿＿＿
QRS波：＿＿＿＿＿＿＿＿＿＿＿＿＿＿＿＿＿＿＿＿＿＿＿＿＿
T波：＿＿＿＿＿＿＿＿＿＿＿＿＿＿＿＿＿＿＿＿＿＿＿＿＿＿
QT間隔：＿＿＿＿＿＿＿＿＿＿＿＿＿＿＿＿＿＿＿＿＿＿＿＿＿
その他：＿＿＿＿＿＿＿＿＿＿＿＿＿＿＿＿＿＿＿＿＿＿＿＿＿
解釈：＿＿＿＿＿＿＿＿＿＿＿＿＿＿＿＿＿＿＿＿＿＿＿＿＿

解 答

1. リズム：心室のリズムは不規則
心拍数：心室では130回／分
P波：欠落
PR間隔：測定不能
QRS波：幅の広い異常な波形、QRS幅が変動
T波：QRS波と逆の極性
QT間隔：測定不能
その他：なし
解釈：心室頻拍

2. リズム：心室のリズムは無秩序
心拍数：測定不能
P波：識別不能
PR間隔：測定不能
QRS波：識別不能

心室不整脈

T波：識別不能
QT間隔：測定不能
その他：なし
解釈：心室細動

採点

☆☆☆ クイズに全問正解、空欄もすべて正しく記入できた人、もうほとんど衝撃的です！ あなたはただただ素晴らしい。

☆☆ クイズは4問正解、ほとんどの空欄をほぼ正しく記入できた人、素晴らしい！ トリッキーな心室調律をよく見抜きましたね。

☆ クイズの正解は3問以下で、空欄はほとんど間違えちゃった人、大丈夫ですよ。もう一度この章をおさらいすれば、ポアンを理解できるわ。

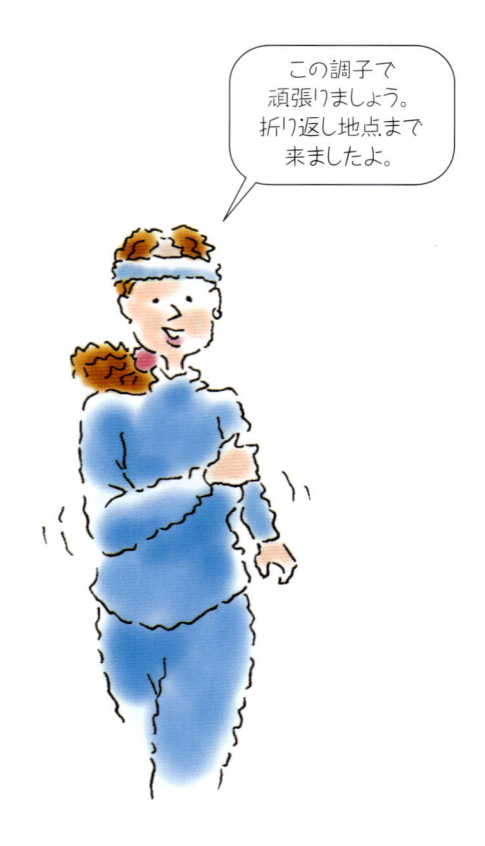

8 房室ブロック

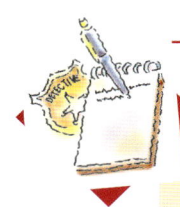

この章の概要

この章では以下の内容について学習する。
- 様々なタイプの房室ブロックを正しく判定し、その調律を正しく解釈する方法
- 房室ブロックが重篤な不整脈となる理由
- 房室ブロックの発症リスクのある患者
- 房室ブロックの徴候と症状
- 房室ブロック患者の看護

房室ブロック (atrioventricular block, AV block) の概要

　房室ブロックは、心房から心室への刺激伝導が妨げられることにより発生する。伝導障害の程度は伝導遅延に留まることもあれば、一部のインパルスが遮断されることもあり、刺激伝導が完全に途絶することもある。伝導障害は房室結節やヒス束、右脚・左脚などで起こる。

　心臓の電気的インパルスは本来洞房結節から発生する。このため、このインパルスが房室結節で遮断されても、心房拍数は正常（60-100回/分）に保たれることが多い。房室ブロックの臨床的影響は、伝導遮断の頻度や、その結果生じる心室拍数の低下の程度、伝導遮断による心臓への最終的な影響などに依存する。心室拍数の低下は心拍出量の減少を招き、めまいや低血圧、錯乱などを来す可能性がある。

> 房室ブロックでは、房室伝導の遅延、部分的遮断、または完全な途絶が起こります。

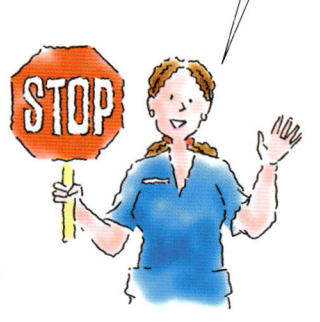

房室ブロックを引き起こす原因

　房室ブロックを引き起こす原因として、心臓の基礎疾患や、特定の薬物の使用、先天性奇形、心臓の刺激伝導を妨げる状態などがある（p.154「房室ブロックの原因」を参照）。

　典型的な例としては、以下のようなものがある。

> ## 房室ブロックの原因
>
> 房室ブロックには一時的なものと永続的なものがある。それぞれの原因を以下に示す。
>
> ### 一時的な房室ブロックの原因
> - 心筋梗塞(通常、下壁心筋梗塞)
> - ジゴキシン(ジゴシン)毒性
> - 急性心筋炎
> - カルシウムチャンネル遮断薬
> - βアドレナリン受容体遮断薬
> - 心臓外科手術
>
> ### 永続的な房室ブロックの原因
> - 加齢に伴う変化
> - 先天性奇形
> - 心筋梗塞(通常、前壁中隔心筋梗塞)
> - 心筋症
> - 心臓外科手術

- 心筋虚血により心筋細胞の機能が障害され、再分極の遅延や不完全な再分極が生じる。その結果これらの損傷細胞では伝導の遅延や一部のインパルスの遮断が起きる。虚血が解消されると、房室結節の正常な機能が回復する。
- 心筋梗塞により心筋の壊死が生じる。刺激伝導系の一部に壊死が生じると、もはやインパルスは伝えられず、永続的な房室ブロックが生じる。
- 房室ブロックを誘発する薬物や発生頻度を高める薬物の過量投与、もしくはそれらの薬物への過剰反応。多くの抗不整脈薬にはこのような作用があるが、房室ブロックを悪化させることが広く知られている薬物として、ジゴキシンや、βアドレナリン受容体遮断薬、カルシウムチャンネル遮断薬などがある。
- 心臓の構造と伝導系に影響を与える先天性奇形(先天性心室中隔欠損症など)。構造的欠損がなくても、刺激伝導系に異常(房室結節の伝導途絶など)が生じることもある(「高齢患者の房室ブロック」を参照)。

外科手術による損傷

心臓外科手術中に不注意な操作で伝導系が傷つけられ、房室ブロックが生じることがある。こうした損傷が最も発生しやすいのは、僧帽弁や三尖弁の手術、あるいは心室中隔欠損閉鎖術である。損傷が手術部位近傍の組織に

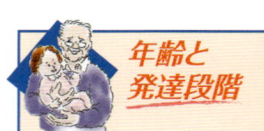

年齢と発達段階

高齢者の房室ブロック

高齢者に見られる房室ブロックの原因の1つに、刺激伝導系の線維化がある。その他にジゴキシンの使用や、大動脈弁の石灰化などがある。

高周波アブレーションによる損傷

　これと同様の伝導系の損傷が、高周波アブレーションと呼ばれる処置により生じることがある。高周波アブレーションとは、経静脈カテーテルを用いて、ある種の頻脈性不整脈の発生や持続に関与する部位に侵襲的処置を加える治療法である。
　このカテーテルを通じて心筋に高周波エネルギーを加え、限られた領域の組織を壊死させる。こうして破壊された組織は、頻脈性不整脈の発生や成立に関与できなくなる。房室結節や、ヒス束、右脚・左脚などの近傍に高周波エネルギーを加えた場合、房室ブロックが生じることがある。

房室ブロックの分類

　房室ブロックはその発生部位ではなく重症度によって分類される。この重症度は房室結節の伝導障害の程度によって評価され、第1度、第2度、第3度に分類される。

第1度房室ブロック (first degree AV block)

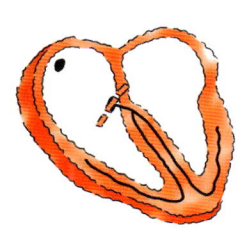

　房室結節での刺激伝導に常に一定の遅延が生じる状態を第1度房室ブロックという。最終的にインパルスは心室に伝導するが、正常な伝導よりも時間がかかる。これは、人々が1列に並んでドアを通過しようと歩いているが、1人1人が戸口で躊躇して歩調を緩める、そんな状態に例えることができる。

発生機序

　第1度房室ブロックは、健常者に見られることもまれではないが、心筋虚血や心筋梗塞、心筋炎、心臓の変性などにより発生することもある。また、ジゴキシンや、カルシウムチャンネル遮断薬、βアドレナリン受容体遮断薬などの薬物により誘発されることもある。
　第1度房室ブロックは一時的なものに留まることが多く、特に薬物や心筋梗塞初期の虚血により発生した場合はそうである。第1度ブロックは最も危険性の低いタイプの房室ブロックだが、これが観察される場合、伝導系に何らか

第1度房室ブロックの判定

以下の心電図には第1度房室ブロックが描出されている。その特徴的所見を確認しよう。

PR間隔は0.20秒を上回る。

リズムは規則的である。

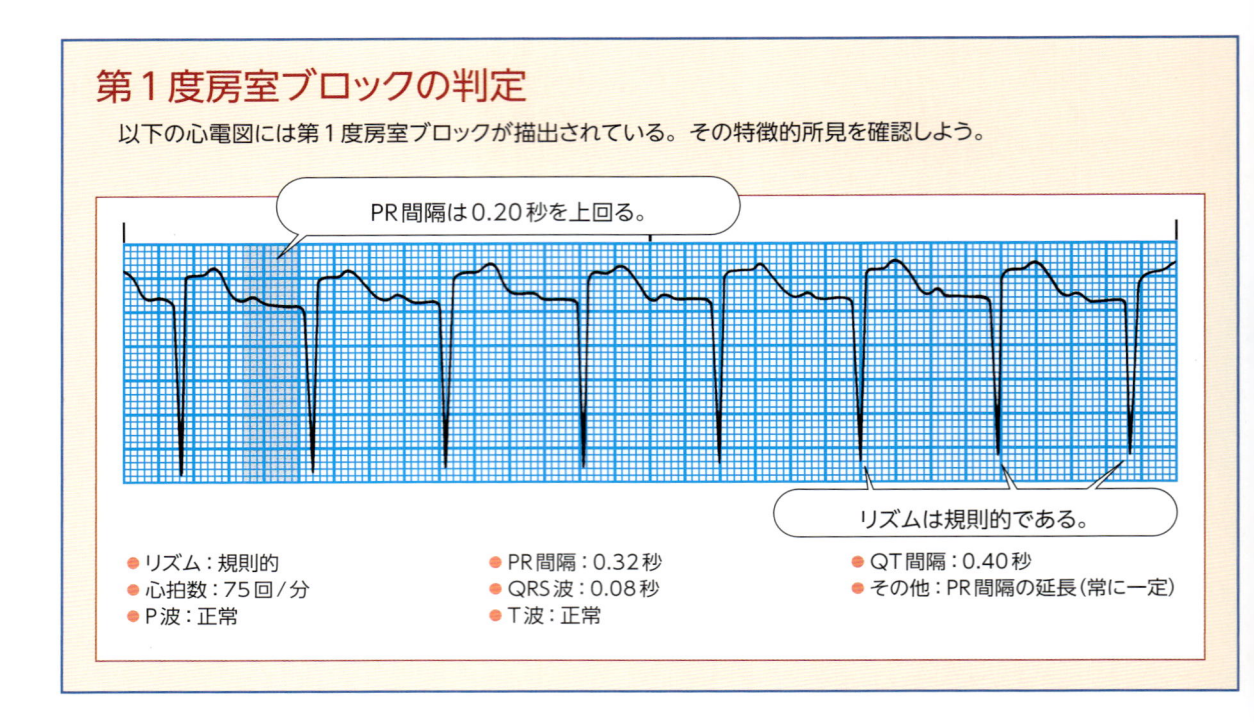

- リズム：規則的
- 心拍数：75回/分
- P波：正常
- PR間隔：0.32秒
- QRS波：0.08秒
- T波：正常
- QT間隔：0.40秒
- その他：PR間隔の延長（常に一定）

の問題があることが示唆される。第1度房室ブロックは、さらに重篤な不整脈に進行する可能性があるため、変化に注意して経過を観察する必要がある。

注目すべき所見

　一般的に、第1度房室ブロックの心電図波形は正常洞調律と似通っているが、PR間隔の延長が見られる点が異なる（「第1度房室ブロックの判定」を参照）。心拍リズムは規則的で、常にQRS波に対して正常P波が1つ現れる。

　PR間隔は0.20秒を上回り、常に一定である。QRS波は通常は正常だが、第1度房室ブロックに加えて脚ブロックが生じるとQRS幅が延長する。

ブロックの徴候なし

　第1度房室ブロックでは心拍出量が大幅に低下することはないため、症状が現れないことが多い。PR間隔の延長が顕著な場合、聴診にて第Ⅰ心音と第Ⅱ心音の間隔の延長が認められることがある。

治 療

　一般的に、伝導障害そのものではなく基礎原因の治療を行う。例えば薬物が原因の場合、用量を減らすか、投与を中断するとよい。綿密なモニタリングにより、第1度房室ブロックからさらに重篤なブロックへの進行を発見することができる。
　第1度房室ブロックの患者を看護する際、例えば薬物や虚血など、是正可能な基礎原因がないか検討する。さらに重篤な房室ブロックへの進行を示唆する所見がないか、心電図を観察する。ジゴキシン、カルシウムチャンネル遮断薬、βアドレナリン受容体遮断薬などの薬物は慎重に投与する。

第2度I型房室ブロック (type I second-degree AV block)

　モビッツI型とも呼ばれる第2度I型房室ブロックは、洞房結節から心室への刺激伝導時間が心拍ごとに徐々に延長していき、ついには心室への伝導が途絶するというサイクルを繰り返す。これは、人々が1列に並んでドアを通過しようとしているが、後の人ほど歩みが遅くなり、ついには通れなくなる人が出てくるという状態に例えることができる。

発生機序

　第2度I型房室ブロックの原因には、冠動脈疾患や下壁心筋梗塞、リウマチ熱などがある。βアドレナリン受容体遮断薬、ジゴキシン、カルシウムチャンネル遮断薬などの心疾患治療薬や、迷走神経刺激の亢進によっても、このタイプの房室ブロックが誘発されることがある。
　第2度I型房室ブロックは、それ以外に問題のない健常者に発生することもある。ほとんどは一時的なものであり、基礎原因が是正されればこの型のブロックは解消する。無症状の患者の予後は良好だが、第2度I型房室ブロックはさらに重篤な房室ブロックに進行する可能性があり、特に心筋梗塞の初期に発生するものはその可能性が高い。

注目すべき所見

　洞房結節は第2度I型房室ブロックの影響を受けないため、正常に活動し続

第2度Ⅰ型房室ブロックの判定

以下の心電図には第2度Ⅰ型房室ブロックが描出されている。その特徴的所見を確認しよう。

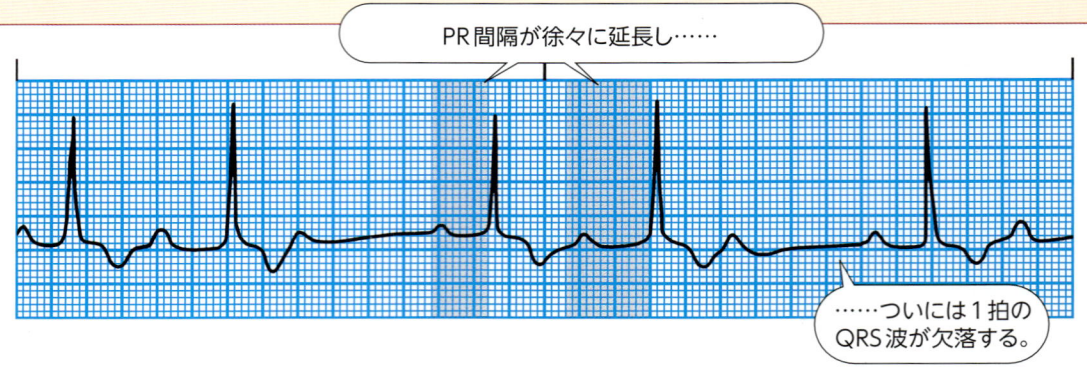

PR間隔が徐々に延長し……

……ついには1拍のQRS波が欠落する。

- リズム：心房は規則的、心室は不規則
- 心拍数：心房80回/分、心室50回/分
- P波：正常
- PR間隔：徐々に延長する
- QRS波：0.08秒
- T波：陰性
- QT間隔：0.46秒
- その他：ウェンケバッハ周期（PR間隔が徐々に延長し、ついにはQRS波が欠落する）

ける。このため心房のリズムは規則的である（「第2度Ⅰ型房室ブロックの判定」を参照）。

　PR間隔は心拍ごとに徐々に延長していき、ついにはP波が心室に伝わらなくなる。このため心室のリズムは不規則となり、数拍のQRS波に続いて1拍の収縮が欠落する（P波の後にQRS波が出現しない）というパターンが繰り返される。

ウェンケバッハ周期

　このようなパターンはウェンケバッハ周期とも呼ばれる（Karel Frederik Wenckebach は19世紀末、すなわち心電図が実用化されるはるか以前に、頸静脈波の分析によって、現在第2度房室ブロックとして知られている不整脈の2つの型を分類したオランダの内科医である。心電図が実用化された後、ドイツの心臓病専門医 Wolderman Mobitz が Wenckebach の発見した不整脈をⅠ型とⅡ型に分類した）。

　すでにお気づきのことと思うが、心電図には様々な特徴的パターンが示される

記憶を呼び覚ます魔法の言葉

第2度Ⅰ型房室ブロックを判定するには、「延長、延長、欠落」というフレーズを思い出そう。このフレーズは、PR間隔が次第に延長し、QRS波が欠落することを示している（伝導遅延は房室結節で起きるため、QRS波は通常は正常である）。

心電図のパターン

心電図読解の経験を積むに従い、様々なパターンに気づくようになる。心電図学習において経験するであろういくつかのパターンを以下に示す。

正常で規則的（正常洞調律）	♥ ♥ ♥ ♥ ♥ ♥
遅く規則的（洞徐脈）	♥ ♥ ♥
速く規則的（洞頻脈）	♥ ♥ ♥ ♥ ♥ ♥ ♥ ♥ ♥
早期（心室期外収縮）	♥ ♥♥ ♥ ♥ ♥
数拍に1拍欠落（第2度I型房室ブロック）	♥ ♥ ♥ ♥ ♥
不規則的に不規則（心房細動）	♥ ♥♥ ♥ ♥♥ ♥
発作または連射（発作性心房頻拍）	♥ ♥ ♥ ♥♥♥♥♥

（「心電図のパターン」を参照）。

QRS波を伴わないP波とめまい

第2度I型房室ブロックは通常は無症候性だが、めまいや低血圧など心拍出量低下の症状や徴候が発現することもある。特に心室拍数が低下すると症状が顕著となる。

治療

　無症状であれば治療を必要としない。症状が見られる患者では、アトロピンにより房室伝導が改善することがある。房室ブロックが改善するまで、長期にわたり症状緩和のための一時的ペーシングが必要となることもある。
　第2度I型房室ブロックの患者を看護する場合、この調律に対する患者の耐性を評価し、心拍出量を改善するための治療が必要か否か検討する。特定の薬物の使用や虚血の存在など、このブロックの原因となり得る因子がないか患者を評価する。
　心電図を頻回に確認し、さらに重篤な房室ブロックが発現していないか評価

する。必ず静脈路を確保しておく。一時的ペースメーカーの適応となる場合には患者教育を行う。

第2度Ⅱ型房室ブロック
(type II second-degree AV block)

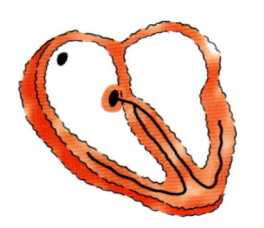

モビッツⅡ型ブロックとも呼ばれる第2度Ⅱ型房室ブロックは、Ⅰ型と比べて発生頻度は低いが、より重篤となる。第2度Ⅱ型房室ブロックでは、洞房結節から心室への刺激伝導が間欠的に遮断される。

第2度Ⅰ型房室ブロックに見られるような、PR間隔の延長とそれに続く伝導遮断は観察されない。Ⅱ型では房室結節の刺激伝導時間は一定であり、間欠的に心拍が欠落する。これは、人々が1列に並んで同じ速度でドアを通過しているが、そのうち何人かに1人通過できない人が出てくるという状況に例えることができる。

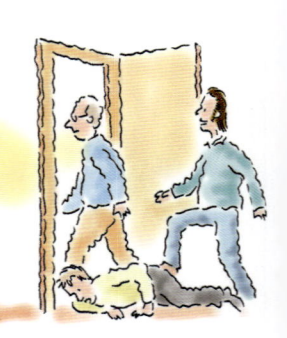

発生機序

第2度Ⅱ型房室ブロックは、前壁心筋梗塞、伝導系の変性、重度の冠動脈疾患により発生することが多く、ヒス束または右脚・左脚に何らかの問題があることを示唆する。

Ⅱ型ブロックはⅠ型と比べて心室拍数と心拍出量の低下が顕著なため、より重篤となる。症状が発現することも多く、特に洞調律が緩徐となり、房室伝導比が2:1まで低下すると症状が発現する（「2:1房室ブロック」を参照）。慢性

2:1房室ブロック

2:1第2度房室ブロックでは1拍ごとにQRS波が欠落し、このためP波とQRS波の数の比は2:1となる。その結果、心室のリズムは規則的となる。

第2度Ⅱ型房室ブロックでは心拍出量の低下や、失神などの症状、さらに重篤な房室ブロックへの進行が起こりやすいことに注意する。必ず綿密なモニタリングを行う。

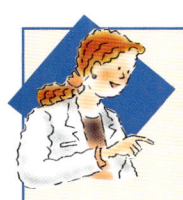

第2度Ⅱ型房室ブロック

161

見落としに注意
高度房室ブロック

連続して2拍以上のインパルスが遮断される状態を高度房室ブロックと呼ぶ。これを心房拍数と心室拍数の比で表すと、少なくとも3:1となる。高度房室ブロックでは不応期の延長により潜在ペースメーカーがインパルスを生成することがある。このため補助調律が発生することが多い。

合併症

高度房室ブロックは重度の合併症を引き起こす。例えば、心拍出量の減少と心拍数の低下によりストークス-アダムズ失神発作が発生する。さらに、高度房室ブロックは急速に第3度房室ブロックに進行することが多い。高度房室ブロックの特徴的所見を確認しよう。

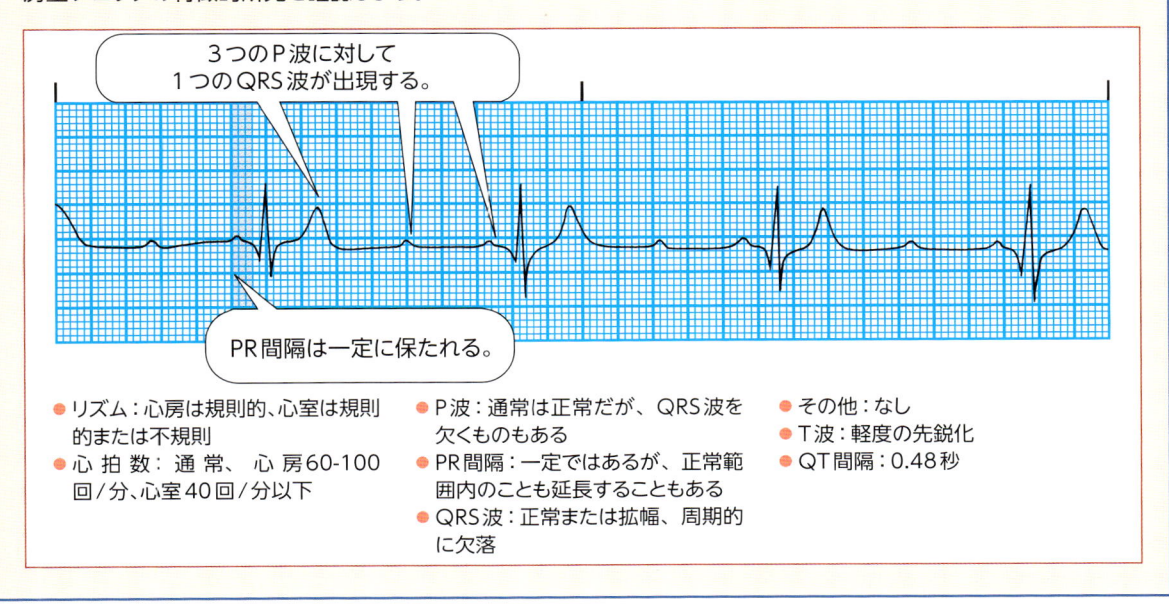

> 3つのP波に対して
> 1つのQRS波が出現する。

> PR間隔は一定に保たれる。

- リズム：心房は規則的、心室は規則的または不規則
- 心拍数：通常、心房60-100回/分、心室40回/分以下
- P波：通常は正常だが、QRS波を欠くものもある
- PR間隔：一定ではあるが、正常範囲内のことも延長することもある
- QRS波：正常または拡幅、周期的に欠落
- その他：なし
- T波：軽度の先鋭化
- QT間隔：0.48秒

的な第2度Ⅱ型房室ブロックは、さらに重篤な房室ブロックに進行することが多い（「高度房室ブロック」を参照）。

注目すべき所見

心電図上では心房のリズムが規則的であるのに対して、心室のリズムはブロックの型に依存して規則的なこともあれば不規則なこともあるので、これを確認する（p.162「第2度Ⅱ型房室ブロックの判定」を参照）。伝導遮断が間欠

見落としに注意

第2度Ⅱ型房室ブロックの判定

以下の心電図には第2度Ⅱ型房室ブロックが描出されている。その特徴的所見を確認しよう。

- 心房のリズムは規則的だが……
- ……心室のリズムは不規則である。
- PR間隔は一定である。
- QRS波がここに出現するはずである。

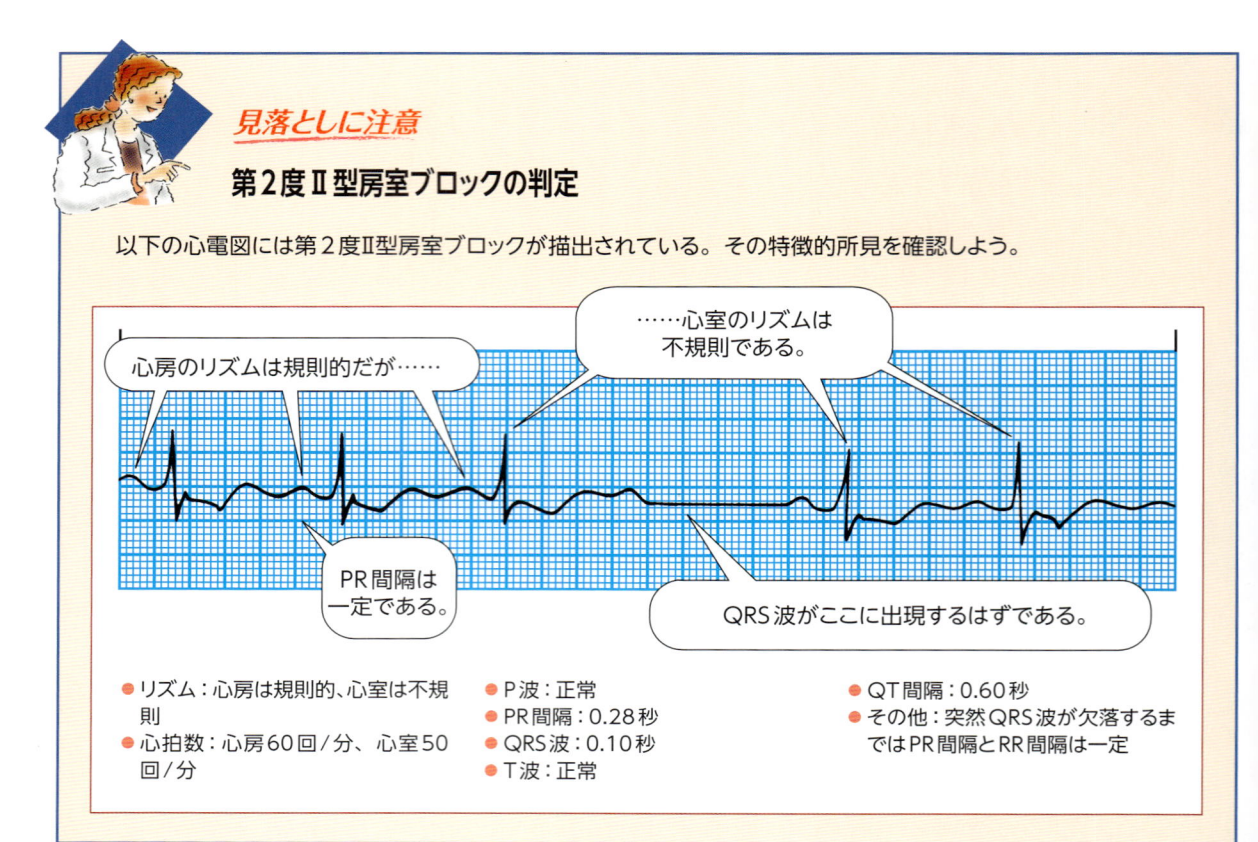

- リズム：心房は規則的、心室は不規則
- 心拍数：心房60回/分、心室50回/分
- P波：正常
- PR間隔：0.28秒
- QRS波：0.10秒
- T波：正常
- QT間隔：0.60秒
- その他：突然QRS波が欠落するまではPR間隔とRR間隔は一定

的に発生すればリズムは不規則となり、一定の周期（例えば2:1、3:1など）で発生すれば、リズムは規則的となる。

全体として心電図は、一部のQRS波を消去したような波形となる。心房から心室へ刺激が伝導する場合はPR間隔は一定だが、延長することもある。QRS幅の延長が認められることが多いが、正常な場合もある。

脈が抜ける動悸

数拍の心拍が欠落しても、心拍出量が維持されていれば症状は発現しない。欠落する心拍の数が増えると、動悸、疲労、呼吸困難、胸痛、めまいなどの症状が現れる。理学的診察では低血圧が認められ、脈拍は緩徐で規則的なこともあれば不規則となることもある。

治 療

　心拍が欠落する頻度が低く、心拍出量低下の症状が見られない場合は、経過観察のみとすることもある。原因が可逆的なものと考えられる場合には特にそうである。低血圧が認められる場合には、心拍数を上げることにより心拍出量を改善する。症候性徐脈にはアトロピン、ドパミン、またはエピネフリンを投与するとよい。ジゴキシンがこの不整脈の原因である場合は投与を中止する。

　この伝導遮断はヒス-プルキンエ系で起きているため、速やかに経皮的ペーシングを開始する必要がある。

ペースメーカーの装着

　通常、第2度Ⅱ型房室ブロックはペースメーカーの装着が必要となる。恒久的ペースメーカーを植え込むまで一時的ペースメーカーを用いることもある。

　第2度Ⅱ型房室ブロックの患者を看護する場合、この調律に対する患者の耐性を評価し、心拍出量改善のための治療が必要か検討する。虚血など是正可能な原因がないか評価を行う。

　心筋の酸素要求量を軽減するため、必要なら患者に床上安静を指示する。医師からの指示があれば酸素療法を行う。さらに重篤な房室ブロックへの進行を示唆する徴候がないか観察する。ペースメーカーを留置した患者とその家族にはその使用法を説明する。

第3度房室ブロック (third-degree AV block)

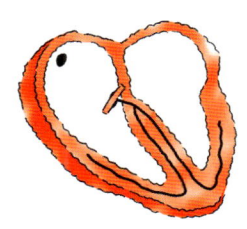

　完全心ブロックとも呼ばれる第3度房室ブロックでは、心房からのインパルスは房室結節で完全に遮断され、心室に伝わらない。これは、人々がドアを通過しようと1列に並んで待っているが、誰も通過できないという状況に例えることができる。

異なる中枢からの刺激による収縮

　心房と心室はそれぞれ独立して活動し、心房は通常洞房結節によって制御され、60-100回/分の頻度で規則正しく収縮する。心室は房室結節からの刺激により40-60回/分の頻度で収縮することもあるが、プルキンエ系からの刺激により20-40回/分の頻度で収縮するのが最も典型的である。

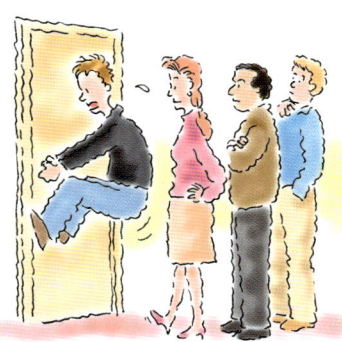

心電図上にはP波とQRS波が全く無関係に出現する。P波とそれに続いて出現するQRS波は、同一のインパルスによるものではないことに注意する。

発生機序

房室結節のレベルで生じる第3度房室ブロックは、先天性疾患によるものが最も多い。また、冠動脈疾患や、前壁または下壁心筋梗塞、心臓の変性、ジゴキシン毒性、カルシウムチャンネル遮断薬、βアドレナリン受容体遮断薬、外科手術による損傷などによっても第3度房室ブロックは発生する。一時的なものもあれば永続的なものもある(「先天性心疾患修復術後の心ブロック」を参照)。

第3度房室ブロックでは心室拍数が非常に低く、心拍出量が劇的に低下する可能性があるため、致死的な状態に陥る恐れがある。さらに心房キック、すなわち心房収縮によって心室に拍出されるはずのもう30%の血流が失われる。こうした状態は、心房と心室の収縮の同期性が失われるために生じる。心房キックの消失は、心拍出量のさらなる低下を招く。身体の一部を動かすだけでも症状が悪化する可能性がある。

> 第3度房室ブロックでは心房キックが消失して致死的な状態に陥る恐れがあります。

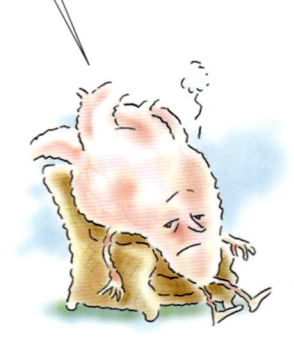

注目すべき所見

心電図上では心房と心室のリズムは規則的である。P波とR波は、心電図の端から端まで規則正しい歩調で行進するように見えることもある。

P波がQRS波やT波に埋没することもある。PR間隔の変動にはいかなるパターンも規則性も認められない。補充調律と呼ばれる調律が房室結節から生じると、正常なQRS波が出現し、心室拍数は40-60回/分となる。プルキンエ系から補充調律が生じると、QRS幅の延長が認められ、心室拍数は40回/分以下となる。

補充調律

心房と心室がそれぞれ独立して収縮するため、PR間隔は変動する。QRS波の特性は補充調律の発生部位に依存し、通常は波形も幅も正常だが、心室固有調律(心室由来の補充調律)ではQRS幅が0.12秒を上回り、歪んだ波形となる。

第3度房室ブロックでは心房拍数と心室拍数が異なる値を示すが、この点は完全房室解離と同様である(p.166「完全房室解離」を参照)。

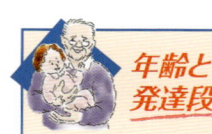

年齢と発達段階

先天性心疾患修復術後の心ブロック

心室中隔欠損症の修復術後、完全心ブロックが発生すると恒久的ペースメーカーが必要となる。手術中、ヒス束に伝導障害が生じると、完全心ブロックが発生することがある。

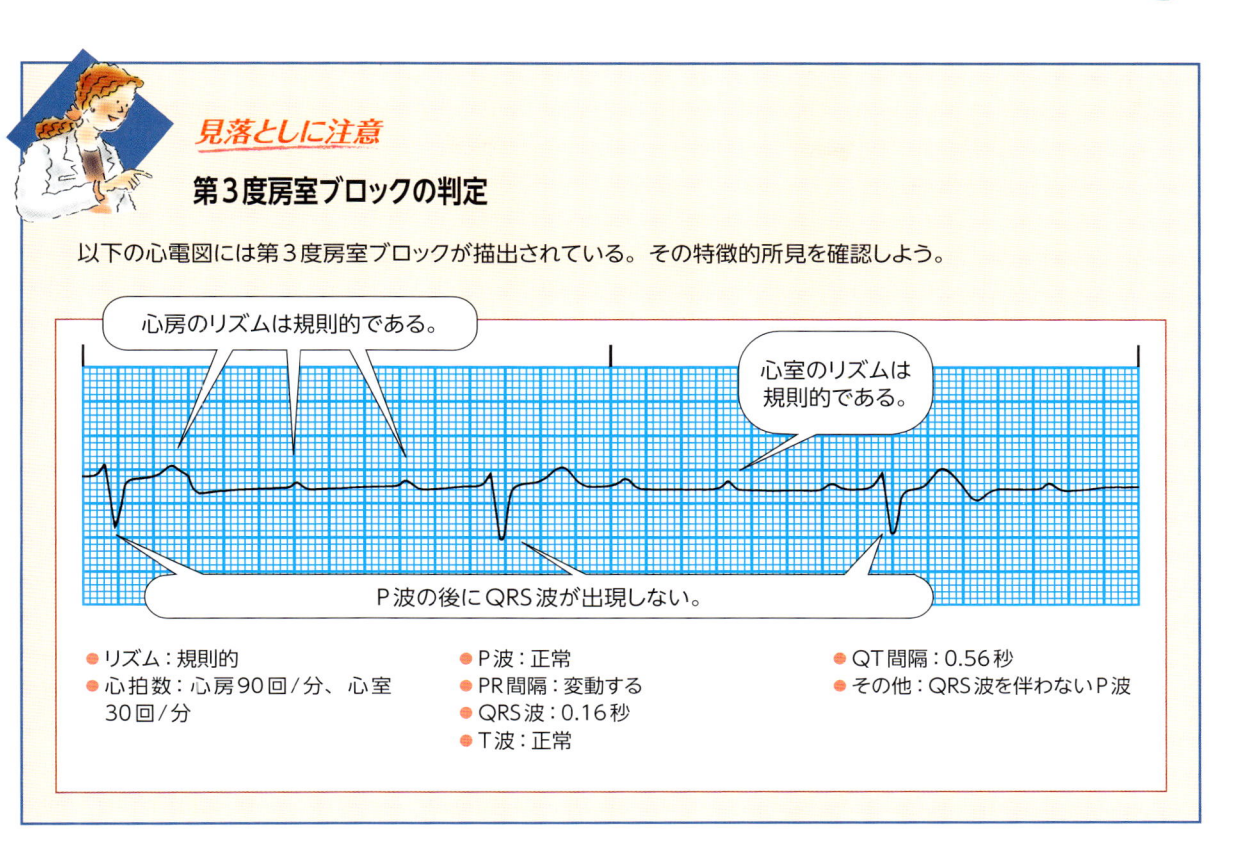

第3度房室ブロック

見落としに注意
第3度房室ブロックの判定

以下の心電図には第3度房室ブロックが描出されている。その特徴的所見を確認しよう。

- 心房のリズムは規則的である。
- 心室のリズムは規則的である。
- P波の後にQRS波が出現しない。

- リズム：規則的
- 心拍数：心房90回/分、心室30回/分
- P波：正常
- PR間隔：変動する
- QRS波：0.16秒
- T波：正常
- QT間隔：0.56秒
- その他：QRS波を伴わないP波

重篤な徴候と症状

　大多数の第3度房室ブロックの患者に、重度の疲労や呼吸困難、胸痛、めまい、精神状態の変容、意識消失などの重篤な症状が見られる。低血圧症、蒼白、発汗、徐脈、脈拍強度の変動が認められることもある。
　症状が比較的少なく、運動耐容能の低下と原因不明の疲労感のみを訴える患者もまれにいる。症状の重篤さは心室拍数に大いに依存する。

治療

　十分な心拍出量が得られない場合や、患者の状態が悪化している場合には、心室拍数を改善するための治療を行う。心拍出量を回復させるため、アトロピンを投与するか一時的ペースメーカーを用いるとよい。ドパミンやエピネフリンの適応となることもある。
　第3度房室ブロックが解消するまで、あるいは恒久的ペースメーカーを植え

見落としに注意
完全房室解離

　第3度房室ブロックや完全房室解離では、心房と心室はそれぞれ独立して収縮し、各々のペースメーカーに制御される。しかし、両者には決定的な違いが存在する。第3度房室ブロックでは心房拍数は心室拍数より高い値を示す。一方、完全房室解離では心室拍数の方が若干高い値を示すものの、ほぼ等しくなることが多い。

調律障害

　完全房室解離の成立には、次の3つの調律障害のうちいずれかが基礎因子として関与している。
- 洞徐脈や洞停止に見られるような、洞房結節の自動能の低下あるいは洞房伝導の遅延・途絶
- 促進接合部頻拍や心室頻拍に見られるような、房室接合部や心室の自動能亢進
- 完全房室ブロックに見られるような房室伝導障害

治療

　完全房室解離の臨床的意義や治療法は、その基礎原因と症状の重篤度によって異なる。基本調律が心拍出量の低下をもたらすようであれば、治療により不整脈を是正する必要がある。

　基礎原因によっては、アトロピンやイソプロテレノールなどの抗不整脈薬を用いて同期性の回復を図ることもある。あるいはペースメーカーを用いて心室拍数を維持してもよい。房室解離の原因となった調律障害が薬物毒性によるものである場合、その薬物の投与を中止する必要がある。

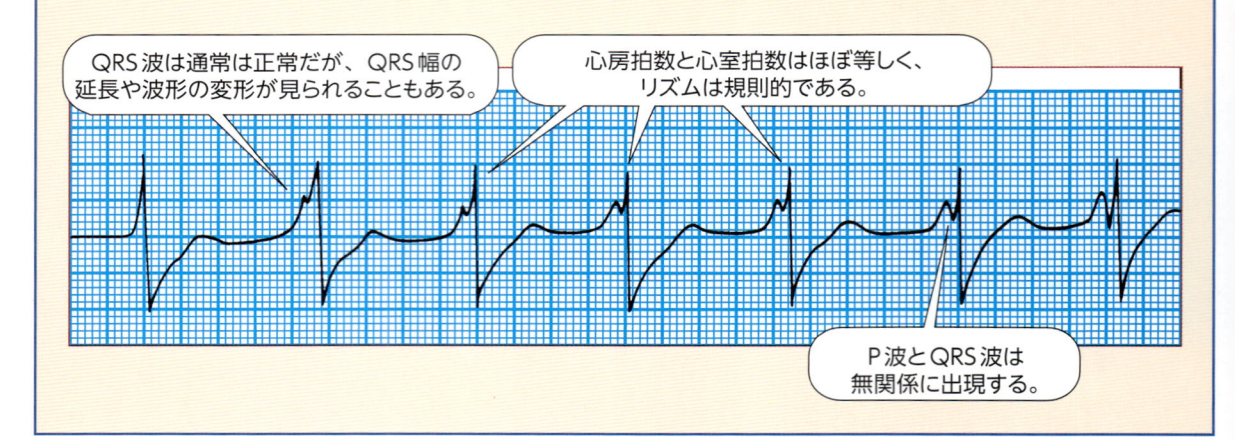

- QRS波は通常は正常だが、QRS幅の延長や波形の変形が見られることもある。
- 心房拍数と心室拍数はほぼ等しく、リズムは規則的である。
- P波とQRS波は無関係に出現する。

込むまでの間、一時的ペーシングが必要となることもある。永続的なブロックには、恒久的ペースメーカーの植込みが必要となる。

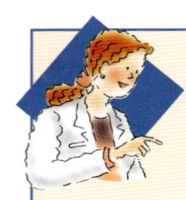

トラブルの束

　前壁心筋梗塞によりヒス束や右脚・左脚に損傷が生じると、それ以外の領域

の心筋層が損傷した場合よりも、永続的な第3度房室ブロックが生じやすい。通常、このような患者には直ちに恒久的ペースメーカーを植え込む必要がある。

　下壁心筋梗塞の患者に見られる房室ブロックは、房室結節の損傷によって生じる一時的な障害であることが多い。このような症例では通常、恒久的ペースメーカーの植込み術を猶予して伝導系の回復を評価する。

> 君の患者さんはこのリズムに耐えられる？

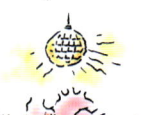

確認しよう……

　第3度房室ブロックの患者を看護する場合、この調律に対する患者の耐性を速やかに評価し、心拍出量維持と症状緩和のための治療が必要か検討する。必ず静脈路を確保しておく。指示があれば酸素療法を行う。薬物や虚血など、房室ブロックの原因となり得る是正可能な因子がないか検討する。患者の活動を最小限に制限し、床上安静を保つ。

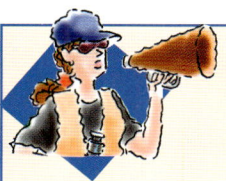

お疲れ様！
房室ブロックの復習

房室ブロック
- 心房から心室への刺激伝導の遮断により生じる
- 房室結節、ヒス束、または右脚左脚で発生する
- 通常、心房拍数は正常（60-100回／分）、心室拍数は低下
- 部位ではなく重症度により分類する

第1度房室ブロック
- 房室結節での刺激伝導に常に一定の遅延が生じる状態
- さらに重篤なブロックに進行する可能性がある

特徴
- PR間隔の延長が見られることを除けば心電図は正常洞調律と同様
- リズム：規則的
- P波：正常
- PR間隔：常に一定、0.20秒を上回る
- QRS波：正常、脚ブロックによるQRS幅の延長が見られることもある
- QT間隔：正常

治療
- 基礎原因の是正

第2度I型房室ブロック
- モビッツI型とも呼ばれる

特徴
- リズム：心房は規則的、心室は不規則
- 心拍数：心房拍数は心室拍数を上回る
- P波：正常
- PR間隔：心拍ごとに徐々に延長していき、ついには心室への伝導が途絶する
- QRS波：通常は正常
- T波：正常

治療
- 無症状であれば治療を必要としない
- アトロピンにより房室伝導を改善
- 一時的ペースメーカーの挿入

(次ページに続く)

房室ブロックの復習（続き）

第2度Ⅱ型房室ブロック
- モビッツⅡ型とも呼ばれる
- 洞房結節から心室への刺激伝導が間欠的に遮断される

特徴
- リズム：心房は規則的。心室は、伝導遮断が間欠的に起これば不規則、一定周期で起きれば規則的（2:1または3:1など）
- PR間隔：常に一定だが、一部の症例では延長が見られる
- QRS波：通常、QRS幅が延長
- T波：正常
- その他：突然1拍の収縮が欠落するまで、PR間隔とRR間隔は一定

治療
- 一時的または恒久的ペースメーカーの挿入
- 症候性徐脈にはアトロピン、ドパミン、またはエピネフリン
- 該当する場合はジゴキシンの投与を中止する。

第3度房室ブロック
- 完全心ブロックとも呼ばれる
- 心房から心室への刺激伝導が房室結節において完全に遮断される

特徴
- リズム：心房心室ともに規則的
- 心拍数：心房拍数は心室拍数を上回る
- P波：正常
- PR間隔：不規則に変動、P波とQRS波は無関係に出現
- QRS波：正常（接合部のペースメーカー）、またはQRS幅の延長変形（心室のペースメーカー）
- T波：正常
- その他：QRS波を伴わないP波

治療
- 基礎原因の是正
- 一時的または恒久的ペースメーカー
- 症候性徐脈にはアトロピン、ドパミン、またはエピネフリン

完全房室ブロック
- 心房と心室はそれぞれ独立して収縮し、各々のペースメーカーに制御される

特徴
- 心拍数：心房拍数と心室拍数はほぼ等しい値を示す（心室拍数の方が若干高い）
- リズム：規則的
- P波：QRS波と無関係に出現する
- QRS波：通常は正常だが、幅の延長や変形が見られることもある

治療
- 基礎原因の是正
- アトロピンまたはイソプロテレノールを用いて同期性を回復させる
- ペースメーカーの挿入

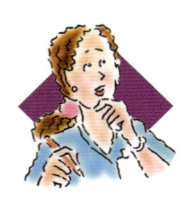

クイッククイズ

1. 治療を必要としないのは次のうちどの房室ブロックか。
    A. 第1度房室ブロック
    B. 第2度Ⅱ型房室ブロック
    C. 第3度房室ブロック
    D. 完全房室解離

    答え：A．第1度房室ブロックでは症状が発現することはまれであり、通常は房室ブロックの進行に注意しつつ経過観察のみとなる。

2. 第2度I型房室ブロックでは、PR間隔は
  A. 心室拍数により変動する。
  B. 徐々に延長し、ついには1拍のQRS波が欠落する。
  C. 心室のリズムが不規則になる時以外は一定に保たれる。
  D. 測定できない。

  答え：B. PR間隔が徐々に延長するため心室のリズムは不規則となり、数拍のQRS波に続いて1拍の収縮が欠落する（P波の後にQRS波が出現しない）というパターンが繰り返される。

3. 心筋の虚血により、房室結節の細胞の再分極は
  A. 正常となる。
  B. 正常よりも速くなる。
  C. 正常よりも遅くなる。
  D. 逆行性となる。

  答え：C. 損傷細胞では刺激伝導の遅延や障害が生じる。虚血状態が改善されれば、房室結節の正常な機能が回復する可能性がある。

4. 第2度II型房室ブロックは一般的にI型よりも重篤となるが、その理由は、II型の大部分の症例において
  A. 心拍出量が低下するためである。
  B. 心室拍数が100回/分を超えるためである。
  C. 第2度II型房室ブロックが発生すると直ちに末梢血管系が機能不全に陥るためである。
  D. 心房拍数が100回/分を超えるためである。

  答え：A. この型の房室ブロックでは、特に洞調律が緩徐となり房室伝導比が2:1まで低下すると、心拍出量が低下する。

5. 心臓外科手術中に不注意な操作で刺激伝導系が傷つけられ、房室ブロックが発生することがある。このような損傷が最も生じやすいのは、次のうちどの領域を対象とした手術か。
  A. 肺動脈弁または三尖弁
  B. 僧帽弁または肺動脈弁
  C. 大動脈弁または僧帽弁
  D. 僧帽弁または三尖弁

  答え：D. 僧帽弁や三尖弁を対象とした手術、あるいは心室中隔欠損閉鎖術では房室ブロックが発生する可能性がある。

6. 第3度房室ブロックに対する治療の主軸となるのは、次のうちどれか。
  A. ペースメーカーの使用
  B. カルシウムチャンネル遮断薬の投与
  C. 酸素療法および抗不整脈薬の投与
  D. βアドレナリン受容体遮断薬の投与

答え：A. 第3度房室ブロックでは、原因が解消されるまで、あるいは恒久的ペースメーカーを植え込むまで、一時的ペーシングが必要となることがある。永続的な第3度房室ブロックでは恒久的ペースメーカーの植込みが必要となる。

7. 第1度房室ブロックの治療は、基礎原因の是正を目標に行われる。第1度房室ブロックの原因となり得るのは次のうちどれか。
    A. ストレス
    B. ジゴキシン
    C. アンギオテンシン変換酵素阻害薬
    D. 身体運動

    答え：B. 第1度房室ブロックは、心筋梗塞や心筋虚血、心筋炎、心臓の変性、およびジゴキシン、カルシウムチャンネル遮断薬、βアドレナリン受容体遮断薬などの薬物によって発生することがある。

心電図演習問題

8ステップの方法を用いて以下の心電図を解釈し、それぞれの特徴的所見を空欄に記入しなさい。

心電図1

心房のリズム：＿＿＿＿＿＿＿＿＿＿＿＿＿＿＿＿＿＿＿＿＿＿＿＿＿
心室のリズム：＿＿＿＿＿＿＿＿＿＿＿＿＿＿＿＿＿＿＿＿＿＿＿＿＿
心房拍数：＿＿＿＿＿＿＿＿＿＿＿＿＿＿＿＿＿＿＿＿＿＿＿＿＿＿＿
心室拍数：＿＿＿＿＿＿＿＿＿＿＿＿＿＿＿＿＿＿＿＿＿＿＿＿＿＿＿
P波：＿＿＿＿＿＿＿＿＿＿＿＿＿＿＿＿＿＿＿＿＿＿＿＿＿＿＿＿＿＿
PR間隔：＿＿＿＿＿＿＿＿＿＿＿＿＿＿＿＿＿＿＿＿＿＿＿＿＿＿＿＿
QRS波：＿＿＿＿＿＿＿＿＿＿＿＿＿＿＿＿＿＿＿＿＿＿＿＿＿＿＿＿
T波：＿＿＿＿＿＿＿＿＿＿＿＿＿＿＿＿＿＿＿＿＿＿＿＿＿＿＿＿＿＿
QT間隔：＿＿＿＿＿＿＿＿＿＿＿＿＿＿＿＿＿＿＿＿＿＿＿＿＿＿＿＿
その他：＿＿＿＿＿＿＿＿＿＿＿＿＿＿＿＿＿＿＿＿＿＿＿＿＿＿＿＿
解釈：＿＿＿＿＿＿＿＿＿＿＿＿＿＿＿＿＿＿＿＿＿＿＿＿＿＿＿＿

クイッククイズ

心電図2

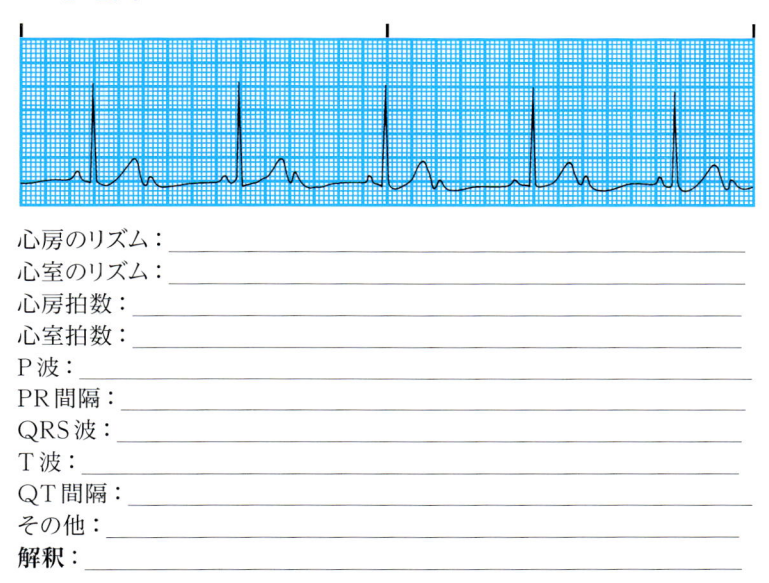

心房のリズム：＿＿＿＿＿＿＿＿＿＿＿＿＿＿＿＿＿＿＿＿＿＿＿＿
心室のリズム：＿＿＿＿＿＿＿＿＿＿＿＿＿＿＿＿＿＿＿＿＿＿＿＿
心房拍数：＿＿＿＿＿＿＿＿＿＿＿＿＿＿＿＿＿＿＿＿＿＿＿＿＿＿
心室拍数：＿＿＿＿＿＿＿＿＿＿＿＿＿＿＿＿＿＿＿＿＿＿＿＿＿＿
P波：＿＿＿＿＿＿＿＿＿＿＿＿＿＿＿＿＿＿＿＿＿＿＿＿＿＿＿＿＿
PR間隔：＿＿＿＿＿＿＿＿＿＿＿＿＿＿＿＿＿＿＿＿＿＿＿＿＿＿＿
QRS波：＿＿＿＿＿＿＿＿＿＿＿＿＿＿＿＿＿＿＿＿＿＿＿＿＿＿＿
T波：＿＿＿＿＿＿＿＿＿＿＿＿＿＿＿＿＿＿＿＿＿＿＿＿＿＿＿＿＿
QT間隔：＿＿＿＿＿＿＿＿＿＿＿＿＿＿＿＿＿＿＿＿＿＿＿＿＿＿＿
その他：＿＿＿＿＿＿＿＿＿＿＿＿＿＿＿＿＿＿＿＿＿＿＿＿＿＿＿
解釈：＿＿＿＿＿＿＿＿＿＿＿＿＿＿＿＿＿＿＿＿＿＿＿＿＿＿＿

心電図3

心房のリズム：＿＿＿＿＿＿＿＿＿＿＿＿＿＿＿＿＿＿＿＿＿＿＿＿
心室のリズム：＿＿＿＿＿＿＿＿＿＿＿＿＿＿＿＿＿＿＿＿＿＿＿＿
心房拍数：＿＿＿＿＿＿＿＿＿＿＿＿＿＿＿＿＿＿＿＿＿＿＿＿＿＿
心室拍数：＿＿＿＿＿＿＿＿＿＿＿＿＿＿＿＿＿＿＿＿＿＿＿＿＿＿
P波：＿＿＿＿＿＿＿＿＿＿＿＿＿＿＿＿＿＿＿＿＿＿＿＿＿＿＿＿＿
PR間隔：＿＿＿＿＿＿＿＿＿＿＿＿＿＿＿＿＿＿＿＿＿＿＿＿＿＿＿
QRS波：＿＿＿＿＿＿＿＿＿＿＿＿＿＿＿＿＿＿＿＿＿＿＿＿＿＿＿
T波：＿＿＿＿＿＿＿＿＿＿＿＿＿＿＿＿＿＿＿＿＿＿＿＿＿＿＿＿＿
QT間隔：＿＿＿＿＿＿＿＿＿＿＿＿＿＿＿＿＿＿＿＿＿＿＿＿＿＿＿
その他：＿＿＿＿＿＿＿＿＿＿＿＿＿＿＿＿＿＿＿＿＿＿＿＿＿＿＿
解釈：＿＿＿＿＿＿＿＿＿＿＿＿＿＿＿＿＿＿＿＿＿＿＿＿＿＿＿

解答

1. リズム：心房・心室とも規則的
心拍数：75回／分
P波：正常なサイズ・波形
PR間隔：0.34秒
QRS波：0.08秒
T波：正常な波形
QT間隔：0.42秒
その他：なし
解釈：第1度房室ブロックを伴う正常洞調律

2. リズム：心房・心室とも規則的
心拍数：心房100回／分、心室50回／分
P波：正常なサイズ・波形
PR間隔：0.14秒
QRS波：0.06秒
T波：正常な波形
QT間隔：0.44秒
その他：2つのP波に対して1つのQRS波
解釈：第2度Ⅱ型房室ブロック

3. リズム：心房・心室とも規則的
心拍数：心房75回／分、心室36回／分
P波：正常なサイズ、QRS波との間に一定の関係性は認められない
PR間隔：測定不能
QRS波：0.16秒、幅の延長と変形が認められる
T波：2拍目のT波に、P波による変形が認められる以外は正常
QT間隔：0.42秒
解釈：第3度房室ブロック

採点

☆☆☆ クイズは全問正解で、空欄も全て正しく記入できた人、その調子ですよ！ あなたは房室ブロックの第一人者です。2:1で賭けたっていいわ。

☆☆ クイズは6問正解、ほとんどの空欄に正しく記入できた人、よくできました！ あなたには介入の必要なし、継続的な経過観察だけで十分です。

☆ クイズの正解は5問以下、空欄もほとんど間違えちゃった人、もう一度おさらいしてみて。私達、決してあなたのお勉強への欲求をブロックしたりしないから。

Part III 不整脈の治療

9 非薬物治療 175

10 薬物治療 205

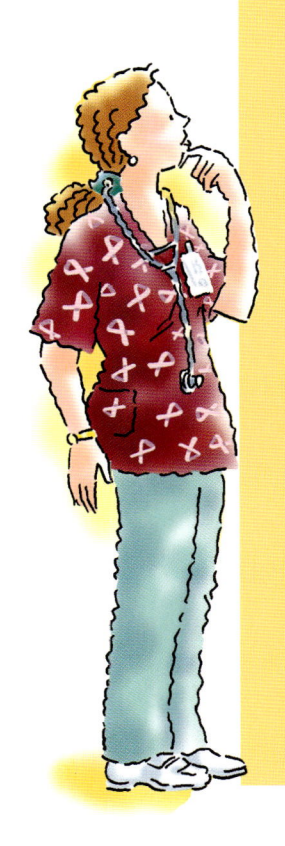

9 非薬物治療

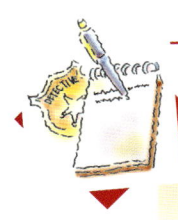

この章の概要

この章では以下の内容について学習する。
- 不整脈の非薬物治療とその仕組み
- 非薬物治療の合併症の判定と治療
- 非薬物治療を受ける患者に対する看護
- 非薬物治療に関する患者教育

ペースメーカーの概要

ペースメーカーは、心筋に電気刺激を加えて脱分極させ、収縮を開始させる人工的な装置である。

ペースメーカーはある種の徐脈性不整脈や頻脈性不整脈、洞不全症候群、房室ブロックなどの不整脈の治療に用いられる。患者の状態によって一時的ペースメーカーと恒久的ペースメーカーのいずれかを選択する。心筋梗塞発症後や心臓外科手術後はペースメーカーが必要となることが多い。

そして心拍は続く……

ペースメーカーは電源からインパルスを発生させ、心筋に伝える装置である。インパルスは心臓全体に伝わり、心筋を脱分極させる。ペースメーカーは、パルス発生器(ジェネレーター)、ペーシングリード、電極の3つの要素から構成される。

電源と制御回路

ジェネレーターは、ペースメーカーの電源と電子回路から構成される。恒久的(植込み型)ペースメーカーの電源はリチウム電池であり、その寿命は約10年である。ペースメーカーの電子回路は、心臓ペーシングを制御するマイクロチップである。

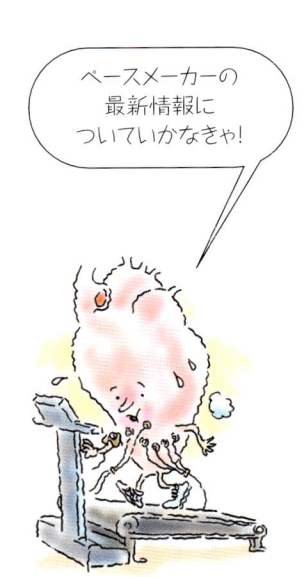

> ペースメーカーの最新情報についていかなきゃ!

一時的ペースメーカー（植込み型でないもの）は、小型ラジオやテレメトリーボックスほどの大きさで、その電源はアルカリ電池である。一時的ペースメーカーにもマイクロチップが内蔵され、タッチパッドやダイアルでプログラムを設定する。

電気刺激を送るリード線

　ジェネレーターからの電気刺激はリード線（ペーシングリード）を通って先端の電極へと伝えられる。単腔ペーシング用のリードは心房または心室に留置する。二腔ペーシング（房室ペーシング）では、通常左心房と左心室にリードを留置する。

ペーシングリードの概要

　ペーシングリードには、1個の電極を持つもの（単極リード）と2個の電極を持つもの（双極リード）がある。以下の図にその違いを示す。

単極リード

　単極リードシステムでは、電流はジェネレーターからリード線を通じて陰極へと流れる。そこから電流は心臓を刺激してジェネレーターの金属表面（陽極）に還流し、回路が形成される。

双極リード

　双極リードシステムでは、電流はジェネレーターからリード線を通じてその先端の陰極へと流れる。そこで電流は心臓を刺激し、リードの陽極の部分に還流して、回路が形成される。

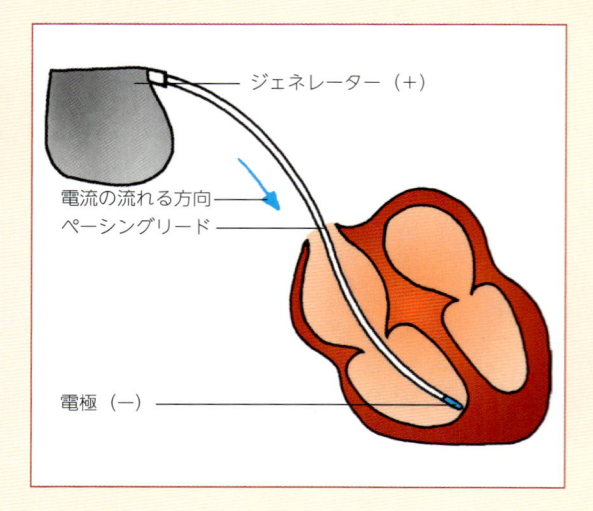

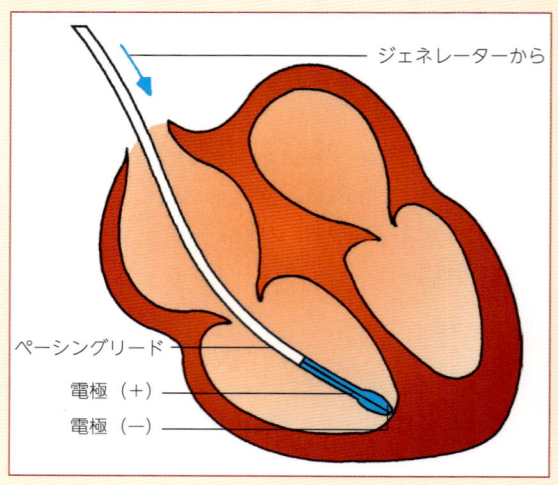

単極リードと双極リード

単極リードには1個の、双極リードには2個の電極がある。電極は心筋の電気的インパルスに関する情報をジェネレーターに伝える。ジェネレーターは心臓の電気的活動を感知して、プログラムに従って応答する。

単極システムは双極システムよりも、心臓の自発的興奮を鋭敏に感知する。双極システムは単極システムと比べて、心臓外部の電気的活動やジェネレーター（例えば、骨格筋の収縮や磁場など）からの影響を受けにくい（「ペーシングリード」を参照）。

ペースメーカーとともに機能する

ペースメーカースパイクは心電図上に明らかに描出される（「ペースメーカースパイク」を参照）。ペースメーカーが電気的インパルスを心筋に送ると、ペースメーカースパイクが発生する。このインパルスは垂直な線、すなわちスパイクとして心電図上に現れる。

電極の位置により、スパイクは心電図波形の異なる位置に出現する。

- 心房がペースメーカーの刺激を受けると、スパイクに続いてP波が現れ、さらに患者のベースラインのQRS波とT波が現れる。このような一連の波形は、ペーシングが成功した（心筋を捕捉した）ことを示している。この時のP波は、患者の正常P波とは異なる波形を示すことがある。
- 心室がペースメーカーの刺激を受けると、スパイクに続いてQRS波とT波が現れる。この時の心室の脱分極の起こり方は通常と異なるため、QRS波は患者本来のQRS波と比べて幅広くなる。
- ペースメーカーが心房と心室の双方に刺激を与えると、第1のスパイクに続いてP波、さらに第2のスパイクに続いてQRS波が現れる。ペースメーカーの種類や患者の状態によっては、必ずしも全ての収縮がペースメーカーの刺激によるものとは限らない。

恒久的ペースメーカーと一時的ペースメーカー

患者の症状と徴候によっては、心調律を維持するために恒久的ペースメーカーや一時的ペースメーカーを用いることがある。リードの留置位置は個々の患者のニーズによって異なる。

ペースメーカースパイク

ペースメーカーのインパルス（ペースメーカーから心臓へと伝わる刺激）は、心電図上にスパイクとして描かれる。大小のペースメーカースパイクが、等電位線の上または下に出現する。以下の図には心房と心室のペースメーカースパイクが示されている。

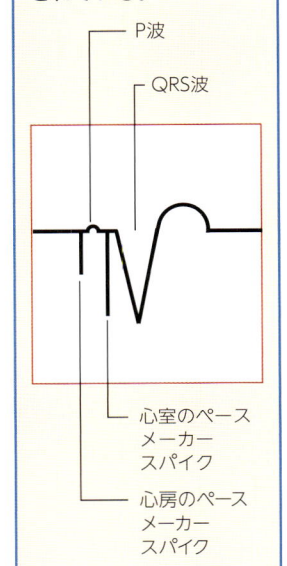

- P波
- QRS波
- 心室のペースメーカースパイク
- 心房のペースメーカースパイク

恒久的ペースメーカー

　恒久的ペースメーカーは、房室ブロックなどの慢性心疾患の治療に用いられる。通常は局所麻酔下に外科的な植込み術を行う。リードを経静脈的に目的の心腔の内部へと挿入し、心内膜に固定する（「恒久的ペースメーカーの留置」を参照）。

植込み型ジェネレーター

　次にジェネレーターを収める場所（ポケット）を皮下組織内に作製する。ポケットは通常、鎖骨下に作製する。恒久的ペースメーカーは、植込み術中にペースメーカーのプログラミングを行う。どのような状態の時にペースメーカーを働かせるかは、プログラミングによって設定する。プログラミングの内容は、必要に応じて体外から調節することができる。

一時的ペースメーカー

　一時的ペースメーカーの挿入は、低血圧や失神など心拍出量低下の徴候を示す患者に対して、緊急処置として行われることが多い。こうした状態が解消するまで、一時的ペースメーカーによる補助を行う。

　また、一時的ペースメーカーは、恒久的ペースメーカーを植え込むまでのつなぎとして用いられることもある。一時的ペースメーカーは、心ブロック、徐脈、または心拍出量低下を呈する患者に用いられる。一時的ペースメーカーには、経静脈的ペースメーカー、心外膜ペースメーカー、経皮的ペースメーカーなど、幾つかの種類がある。

経静脈的ペースメーカー

　ベッドサイドなどで外科的処置を行わず一時的ペースメーカーを挿入する場合は、経静脈的アプローチが用いられる（鎖骨下静脈や内頸静脈などを介してペースメーカーを挿入する）こともある。経静脈的ペースメーカーは、おそらく最も一般的で信頼性の高い一時的ペースメーカーである。通常、ベッドサイドやX線検査室で挿入する。リードはカテーテルを通して右心室または右心房に留置され、ジェネレーターに接続される。

心外膜ペースメーカー

　心外膜ペースメーカーは、通常、心臓外科手術を受ける患者に対して用いられる。切開下に、リード先端を心臓表面に固定し、胸壁を通してこのリード線を体外に導き、ジェネレーターに接続する。通常、リード線は術後から数日後、または不要となった時に抜去する。

> 一時的ペースメーカーは、恒久的ペースメーカーを植え込むまでのつなぎとして用いられます。経静脈的ペースメーカー、心外膜ペースメーカー、経皮的ペースメーカーなどがあります。

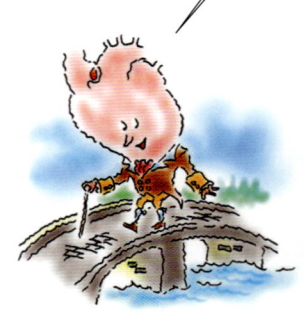

恒久的ペースメーカーの留置

心内膜ペースメーカーを植え込む場合、経静脈的経路を選択することが多い。リードを留置するには、まずカテーテルを経皮的に挿入するか、静脈切開を行う。次にスタイレット付きのカテーテルをX線透視下に静脈に挿入し、リードの先端が心内膜に達するまで先進させる。

リードの留置

心房にリードを留置する場合、リードの先端を右心房または冠静脈洞に固定する必要がある。心室に留置する場合は、右心室心尖部の内側の筋肉の畝（肉柱）の1つに固定する必要がある。

ジェネレーターの植込み

リードを適切な位置に留置したら、鎖骨下の皮下組織内にジェネレーターを植え込む。電池やマイクロチップ回路を交換するには、この部位に小切開を加え、速やかにジェネレーターを交換する。

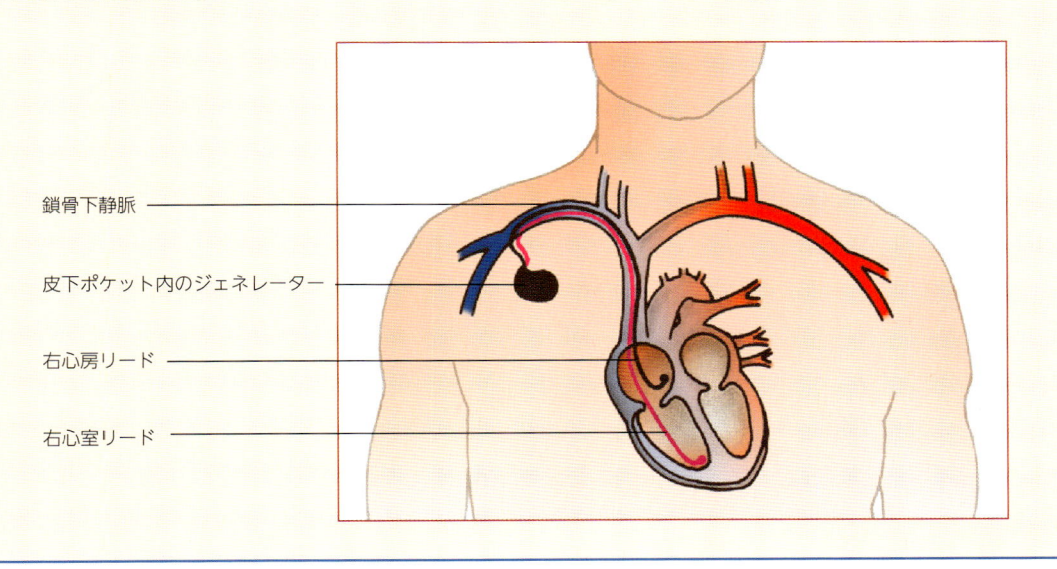

- 鎖骨下静脈
- 皮下ポケット内のジェネレーター
- 右心房リード
- 右心室リード

経皮的ペースメーカー

体外式（経皮的）ペースメーカーは過去数年間に広く普及した。この非侵襲的方法では、一方の電極を患者の前胸壁に、もう一方を背部に装着する。体外式ジェネレーターがペーシングインパルスを発生させると、インパルスは皮膚を通って心筋に伝わる。多くの除細動器には、緊急時の使用に備えて経皮的ペーシングの機能が組み込まれており、除細動用の電極パッチをそのまま経皮的ペーシングの電極として用いる。

経皮的ペーシングは、迅速かつ効果的に心拍リズムを調節できる方法であり、経静脈的ペースメーカーが挿入されるまでの緊急処置としてよく用いられる。しかし、長時間の経皮的ペーシングでは疼痛や刺激感が生じるため、意識のある患者はこれに耐えられないこともある。

非薬物治療

ジェネレーターの概要

単腔ペーシング用一時的ペースメーカーのジェネレーターと、各部の名称および機能を示す。

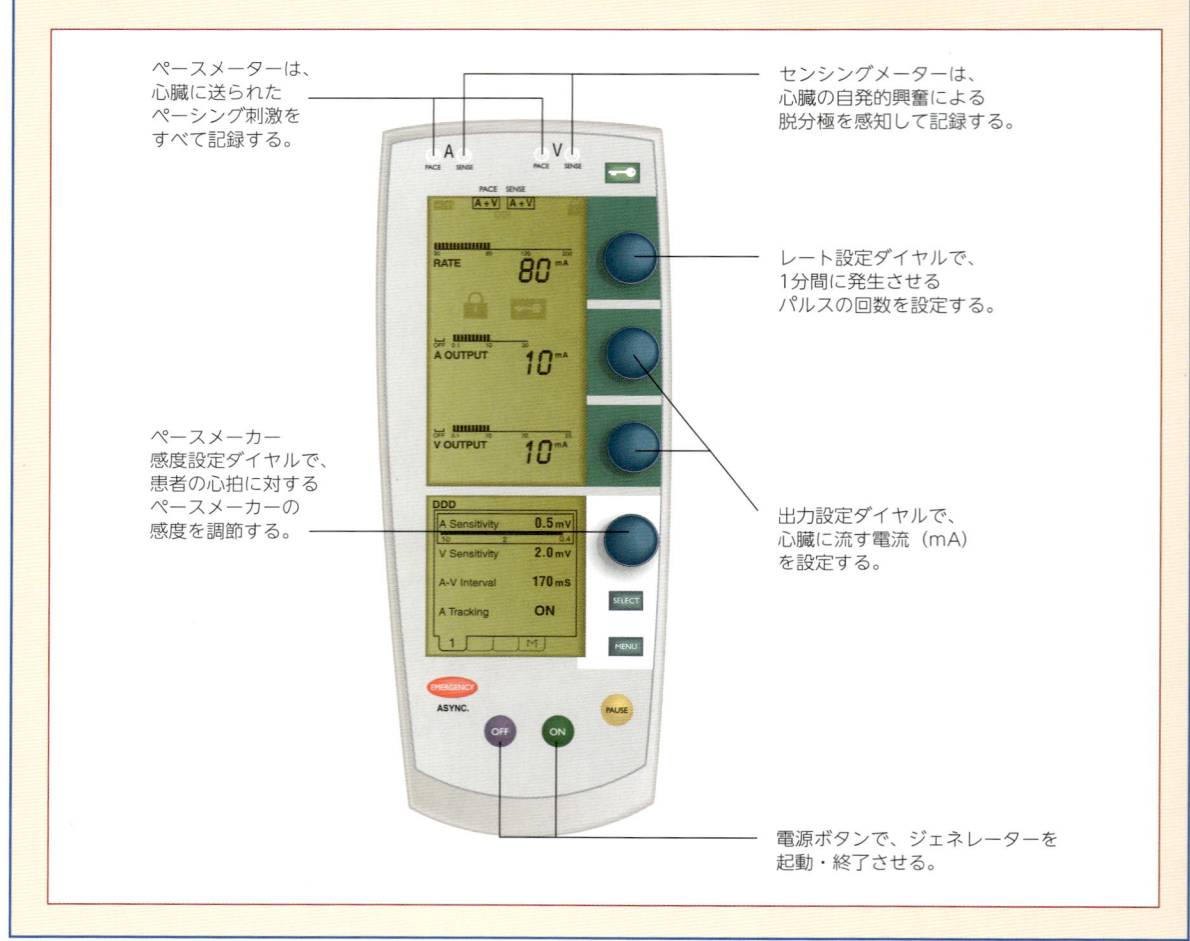

ペースメーターは、心臓に送られたペーシング刺激をすべて記録する。

センシングメーターは、心臓の自発的興奮による脱分極を感知して記録する。

レート設定ダイヤルで、1分間に発生させるパルスの回数を設定する。

ペースメーカー感度設定ダイヤルで、患者の心拍に対するペースメーカーの感度を調節する。

出力設定ダイヤルで、心臓に流す電流（mA）を設定する。

電源ボタンで、ジェネレーターを起動・終了させる。

パラメーターの設定

　一時的ペースメーカーのジェネレーターには、複数の設定値がある。1分間に発生するインパルスの数（回/分）は、レート設定ダイヤルで制御する。レートは通常60-80回/分に設定する（「ジェネレーターの概要」を参照）。患者の心拍数が設定レート以下に低下すると、ペースメーカーがパルスを発生させる。頻脈性不整脈の患者にオーバードライブペーシングを行う場合は、これより高いレートを設定する。

出力の測定

ペースメーカーの出力はミリアンペアを単位として測定される。まず、心筋を脱分極させるのに必要なエネルギーの値、すなわち刺激閾値を求める。刺激閾値は、捕捉に必要なエネルギー（捕捉閾値）と呼ばれることもある。次に、確実に心筋を捕捉できるよう、ペースメーカーの出力を刺激閾値より高い値に設定する。

自発的興奮を感知する

ペースメーカーの感知閾値（ミリボルト）を設定することもできる。ほとんどのペースメーカーは心臓の自発的興奮を感知して、補助が必要な時だけペーシングを行うが、これは感知閾値を設定することにより可能となる。

デマンド型ペースメーカー

デマンド型ペースメーカーは心臓の自発的な調律を監視し、自発的興奮が認められない時にのみペーシングを行う（「高齢患者におけるペースメーカー」を参照）。

ペースメーカーコード

恒久的ペースメーカーの機能は、5文字からなるコードで表されることもあるが、3文字コードの方が広く用いられている（p.182「ペースメーカーのコーディングシステム」を参照）。

1文字目

コードの最初の文字は、ペーシングの対象となる部位を表す。その選択肢と識別に用いられる文字には次のようなものがある。
- V：心室（ventricle）
- A：心房（atrium）
- D：心房と心室（dual）
- O：どちらも含まない

2文字目

コードの2文字目は、自発的興奮を感知する部位（センシングの対象となる部位）を表す。
- V：心室

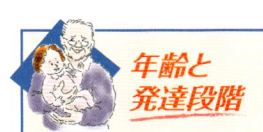

年齢と発達段階

高齢患者におけるペースメーカー

ペースメーカーを必要とする活動的な高齢者は、房室同期ペースメーカーに最もよく反応する。これは、高齢者では心室充満に対する心房収縮の寄与（心房キック）が大きいためである。

ペースメーカーのコードを間違えないでね。5文字または3文字のコードを使いましょう。

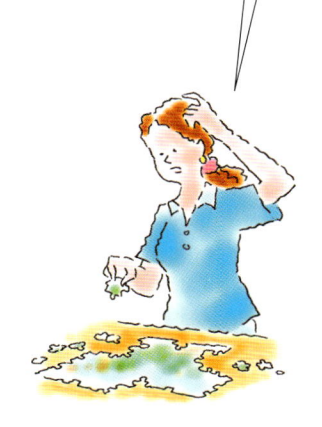

ペースメーカーのコーディングシステム

　ペースメーカーの機能は、コーディングシステムによって簡略表示される。よく用いられるコーディングシステムの1つが、3文字コードである。

　1文字目はペーシング部位を、2文字目はセンシング部位を表す。3文字目は、ペースメーカーが感知した事象に対してどのように応答するかを表す。

　右の図に示されている例では、心房と心室の双方（dualのDで表示）がペーシングとセンシングの対象となっている。自発的興奮が感知されない場合、ペースメーカーは心房と心室の双方にインパルスを送る。

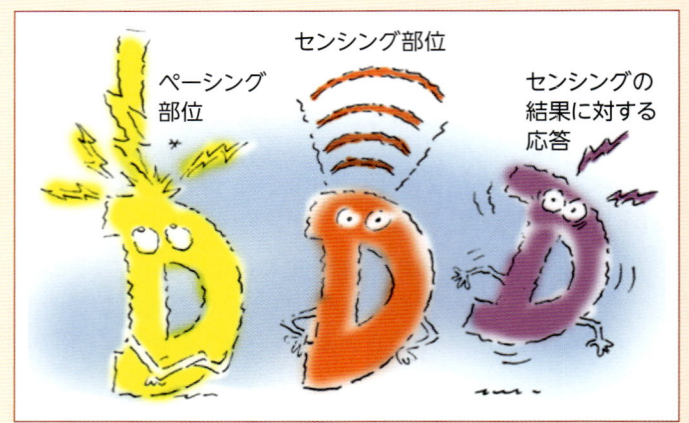

- A：心房
- D：心房と心室
- O：どちらも含まない

3文字目

　3文字目は、心房や心室で自発的興奮が感知された場合に、ペースメーカーがどのように応答するかを表す。
- T：ペーシングを開始する（例えば、心房の興奮が感知されたら、心室のペーシングを開始するなど）
- I：ペーシングを抑制する（いずれかの心腔で自発的興奮が感知されたら、その心腔にはパルスを送らない）
- D：ペーシングを開始または抑制する（自発的興奮を感知した部位や設定モードにより、ペーシングを開始することもあれば抑制することもある）
- O：興奮を感知してもペースメーカーのモードは変わらない

4文字目

　コードの4文字目は、レート調節機能（心拍応答ペーシングまたは心拍適合ペーシングとも呼ばれる）を表す。
- R：レートを調節する（自発的興奮に応答して、ペーシングレートを調節する）
- O：調節しない（レートの調節はできない）

> ペースメーカー機能の表示には、5文字コードよりも3文字コードの方がよく使われます。

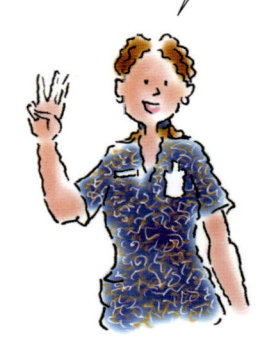

5文字目

コードの最後の文字は、用いられることはまれだが、多点ペーシングの部位を表す。
- O：多点ペーシングを行わない
- A：右心房・左心房のいずれかまたは双方で多点ペーシングを行う
- V：右心室・左心室のいずれかまたは双方で多点ペーシングを行う
- D：2点ペーシング（左右の心房心室のいずれか2箇所においてペーシングを行う）

ペースメーカーのモード

ペースメーカーのモードはその機能を示す。ペーシングには複数のモードが用いられるが、その中には正常な心周期とは似ていないモードもある。よく用いられる3種類のモードがあり、3文字コードで示される（ペースメーカーの機能表示には5文字コードよりも3文字コードの方がよく用いられる）。ペースメーカーのレートは年齢により異なる（「小児のペースメーカー」を参照）。

AAIモード

AAI（心房デマンド型）ペースメーカーは、心房でペーシングとセンシングを行う単腔ペーシング用のペースメーカーである。ペースメーカーが心房の自発的興奮を感知するとペーシングが抑制され、ペースメーカーはリセットされる。ペーシングは心房でのみ行う。

房室ブロックや徐脈には適応されない

AAIペースメーカーは房室結節と心室伝導系の機能を必要とするため、房室ブロックや心室徐脈の患者には用いられない。心臓外科手術後に発生する洞徐脈や、ヒス-プルキンエ系に伝導障害のない洞不全症候群にはAAIペースメーカーが用いられることがある。

VVIモード

VVI（心室デマンド型）ペースメーカーは、心室でペーシングとセンシングを行う（「AAIペースメーカーとVVIペースメーカー」を参照）。心房の自発的興奮を感知すると、ペーシングを抑制する。この単腔ペーシング用のペースメーカーは、完全房室ブロックの患者や、間欠的にペーシングを必要とする患者に有用である。VVIペースメーカーは、心房の活動には影響を与えないため、心房キック（心拍出量に対する心房収縮の寄与。15-30%に相当する）を

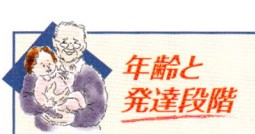

年齢と発達段階

小児用ペースメーカー

プログラム可能なペースメーカーでは、小児の年齢に応じて設定心拍数を適切な値に設定することができる。小児の成長に合わせて、設定心拍数を低い値に変更することもできる。

必要としない患者に用いられる。

非同期性の活動

心房の自発的興奮があっても、それに同期して心室にパルスを送る機能が

AAIペースメーカーとVVIペースメーカー

　AAIペースメーカーとVVIペースメーカーは単腔ペーシング用のペースメーカーである。一般的に、AAIの電極は右心房に、VVIの電極は右心室に留置する。以下の心電図を見ると、それぞれのペースメーカーの働きがわかる。

AAIペースメーカー

　AAIペースメーカーが心房のみでセンシングとペーシングを行うことに注意しよう。ペーシングスパイクの後に出現するQRS波は、心臓自身の房室伝導により生じたものである。

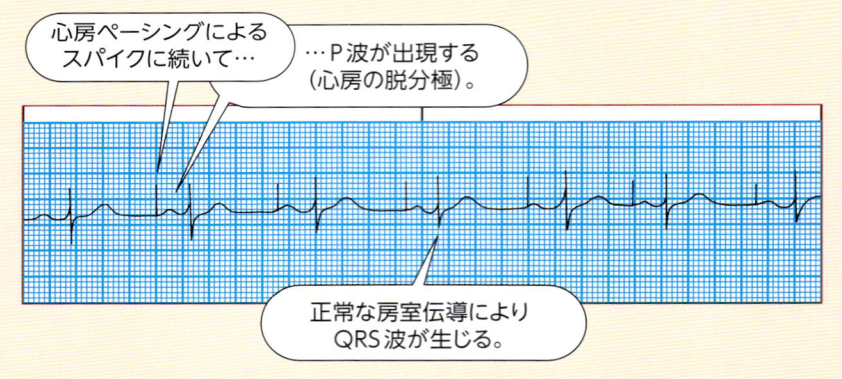

> 心房ペーシングによる
> スパイクに続いて…

> …P波が出現する
> （心房の脱分極）。

> 正常な房室伝導により
> QRS波が生じる。

VVIペースメーカー

　VVIペースメーカーは、心室でセンシングとペーシングを行う。下図のように心室ペーシングによるスパイクに続いて必ず脱分極が起こる場合、ペーシングが調律に100％反映されていると言える。

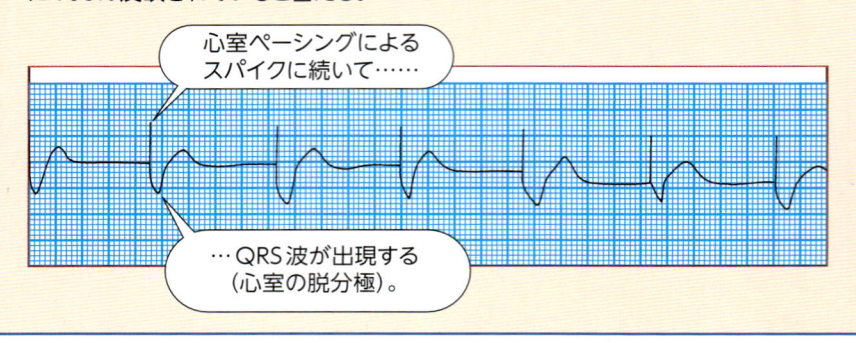

> 心室ペーシングによる
> スパイクに続いて……

> …QRS波が出現する
> （心室の脱分極）。

> これらの心電図を見ると、AAIペースメーカーとVVIペースメーカーの働きがわかります。

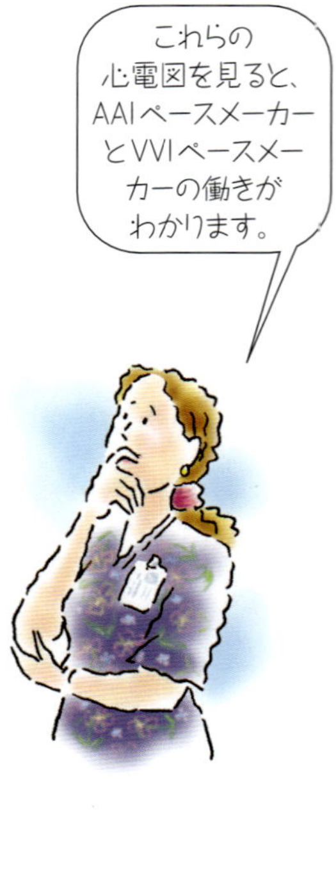

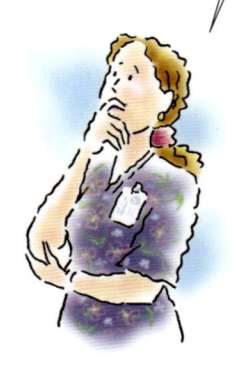

VVIペースメーカーにはないため、三尖弁逆流や僧帽弁逆流が生じることがある。鎮静状態の患者にこのペースメーカーを用いてもよいが、より活動的な患者に適合するようレートを調節することはできない。

DDDモード

DDD（万能型）ペースメーカーは、重度の房室ブロックに用いられる（「DDDペースメーカーの心電図」を参照）。しかし、このペースメーカーは極めて多くの機能を有するため、障害発生時のトラブルシューティングが困難となることがある。DDIペースメーカーには次のような長所がある。
- 用途が広い
- プログラムが可能である
- 自動的にモードを変更できる
- 正常な生理的心周期を模倣し、房室同期性を維持できる
- 自発的興奮による心房拍数と設定レートの上限値によって、心房と心室の双方で同時にセンシングとペーシングを行うことができる

DDDペースメーカーの心電図

下の心電図の1、2、4、および7拍目の複合波は心房同期モードを示しており、レートは70に設定されている。自発的興奮によるP波が現れ、ペースメーカーは心室でのみペーシングを行う。

3、5、8、10、および12拍目の複合波は、自発的興奮による心室の脱分極を示している。ペースメーカーはこれらの脱分極を感知し、ペーシングを抑制している。6、9、および11拍目の複合波では、ペースメーカーは心房に続いて心室でペーシングを行っている。13拍目の複合波では、心房でのみペーシングが行われ、心室は自発的に収縮している。

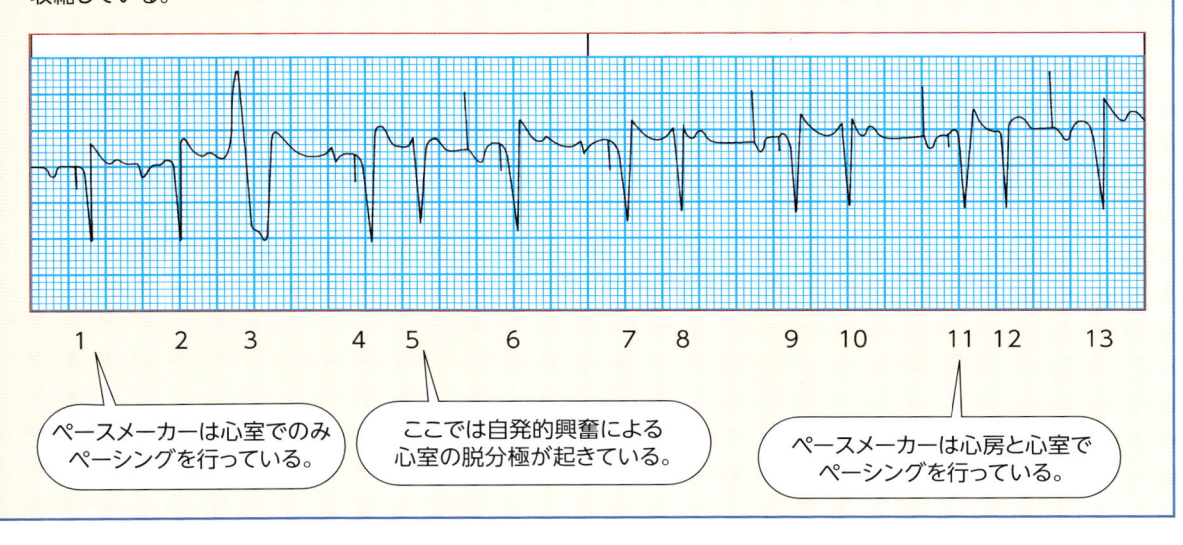

1: ペースメーカーは心室でのみペーシングを行っている。

5: ここでは自発的興奮による心室の脱分極が起きている。

11: ペースメーカーは心房と心室でペーシングを行っている。

設定レートの範囲

他のペースメーカーとは異なり、DDDペースメーカーでは、単一のレートではなくレートの上限と下限を設定する。DDIペースメーカーは心房の興奮を感知して、心房からの刺激伝導に心室が追随（応答）し、正常な房室同期性が維持されるようペーシングを行う。

発火とペーシング

DDDペースメーカーは、心室の自発的興奮が感知されない時にパルスを発生（発火）し、心房拍数が設定レートの下限を下回った時に心房ペーシングを行う（「DDDペースメーカーの心電図の評価」を参照）。心房拍数が高い場合には設定レートの上限を超えない範囲でのみ、心房の自発的興奮に追随してペーシングを行うという安全機構が備えられている。この上限値は通常130回／分程度に設定されており、心房細動や心房頻拍、心房粗動などが発生した場合に心室が追随して収縮することのないようになっている。

ペースメーカーの評価

患者のペースメーカーが正常に機能しているか評価するには、次のような手順で検証を行う。

1. 記録を読む

まず、ペースメーカーのモードと設定を確認する。恒久的ペースメーカー装着患者には、製造業者が発行した、モードと設定を記載したカードを持っているか確認する。

ペースメーカー植込み術を受けて間もない患者については、診療記録を確認する。心電図記録を確認するだけでは不十分である。ペースメーカーのタイプがわからなければ心電図の解釈を誤る恐れがある。

2. リードを確認する

次に、患者の12誘導心電図を再検討する。12誘導心電図の記録がなければ、V_1誘導またはMCL$_1$誘導の記録でもよい。心室リードが1本のみの場合、留置部位は通常右心室である。このため、ペーシングによるQRS波は陰性波となり、左脚ブロックに似た波形となる。QRS波が陽性の場合は、リード線が留置部位から離脱している可能性があり、心室中隔を貫いて左心室に留まっていることさえある。

DDDペースメーカーの心電図の評価

DDDペースメーカー装着患者の心電図を見る時は、次のような事象に注目する。

- 自発的な調律。ペーシングを必要とする状態にはなく、ペースメーカーの活動は見られない。
- 自発的興奮によるP波に続いて、心室ペーシングによるスパイクが見られる。ペースメーカーは心房収縮に追随して心室ペーシングを行っている。
- ペースメーカースパイクに続いてP波、さらに自発的興奮によるQRS波が見られる。心房拍数が設定レートの下限を下回り、心房ペーシングが行われ、正常な房室伝導が起きている。
- ペースメーカースパイクの後にP波、されにペースメーカースパイクの後にQRS波が見られる。心房でも心室でも自発的興奮は起きていない。

3. スパイクを検討する

ペースメーカースパイクが明確に描出されている誘導を選択する。QRS波とスパイクを判別しにくい誘導は避け、心電図モニターがスパイクとQRS波を混同して実際の2倍の心拍数が計測されることのないようにする。心電図モニターがそのような判断をした場合には、心拍数の上昇を知らせる警報が鳴る。心電図モニターに「ペースメーカー装着患者用モード」があれば、このモードを選び、エラーの発生を減らす。

4. モードを考慮する

ペースメーカー装着患者の心電図を見る場合、ペースメーカーのモードを考慮した上で調律を解釈する。心電図所見がペースメーカーのモードや設定値と一致しているか調べる。

5. 調律を読み解く

ペーシング部位に関する情報を探す。ペーシングが行われている心腔は捕捉されているか。心房や心室のスパイクに続いてP波やQRS波が出現しているか。それともP波やQRS波は自発的興奮によって生じているか。

ペースメーカーのセンシング機能に関する情報を探す。心房や心室の自発的興奮が認められる場合、ペースメーカーはどのように反応しているか。レートを確認する。ペーシングレートは毎分何回か。それは設定レートと一致しているか。6秒間の心電図波形の複合波の数からペーシングレートを手早く求めることはできるが、さらに正確な値を求めるには、複合波の間隔が細い目盛り線で何区画分に相当するかを数え、その数で1500を割る。

> この5つのポイントを確認して、患者さんのペースメーカーが正しく機能しているか検証しましょう。

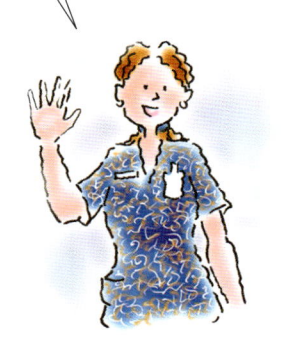

トラブルシューティング

ペースメーカーの誤作動は不整脈や低血圧、失神などを招く恐れがある（p.188「ペースメーカーが誤作動する時」を参照）。心拍出量の低下と房室同期性の消失をもたらす可能性があるペースメーカー障害のうち、発生頻度の高いものは次のようなものである。
- 捕捉不全
- ペーシング不全
- アンダーセンシング
- オーバーセンシング

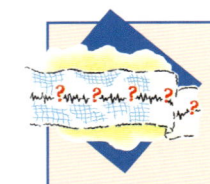

非薬物治療

複雑なシグナル
ペースメーカーが誤作動する時

ペースメーカーは誤作動することがある。このような時は、直ちに対処して障害を是正する必要がある。以下の心電図は、一時的ペースメーカーに発生し得る障害の例を示したものであり、これを是正するための対策を示す。

捕捉不全

- 患者の容態が変化した場合、医師に報告し、設定値の変更について相談する。必要に応じて心肺蘇生術の準備をする。
- 患者やその他の人がペースメーカーの設定を変更した場合、正しい設定に戻す。ペースメーカーの操作パネルをプラスチックカバーで覆う。ダイアルに触れないよう患者に注意する。
- それでも心臓が反応しない場合、すべての接続を綿密に確認する。（病院の方針や医師の支持に従い）設定電流値を徐々に上げる、左右に体位変換を行う、あるいは電池を交換するなどの対応を試みてもよい。電極の位置を確認するため、胸部X線撮影を医師から指示されることもある。

ペーシング不全

- ペーシングライトまたはインディケーターライトが点滅している場合、ケーブルの接続やペーシング電極の位置を（X線撮影により）確認する。
- ジェネレーターの電源を入れてもインディケーターが点滅しない場合、電池を交換する。それでも点滅しない場合、別のジェネレーターを用いる。
- 設定電位を上げ感度を下げる。ペースメーカーは他の心腔や筋肉の興奮を過剰感知して、ペーシングを抑制することがある。
- 心拍数低下に備えてアトロピンを用意しておく。必要に応じて心肺蘇生術の準備をする。

自発的収縮のアンダーセンシング

- アンダーセンシング（ペースメーカーが不適切なタイミングでパルスを発生させる状態）が認められる場合、感度設定を低い値に変更する。
- 電池やジェネレーターを交換する。
- 電気的干渉の原因となり得る電気製品を室外に移動する。ベッドが接地されているか確認する。各電子機器の電源プラグを抜き、電気的干渉が解消するか調べる。
- それでもペースメーカーがT波に同期してパルスを発生させるようであれば、（病院の方針や医師の支持に従い）ペースメーカーの電源を切る。心拍数低下に備えてアトロピンを用意しておく。必要に応じて心肺蘇生術の準備をする。

ペースメーカースパイクはあるが、心臓からの応答がない。

ペースメーカースパイクが、あるべき場所にない。

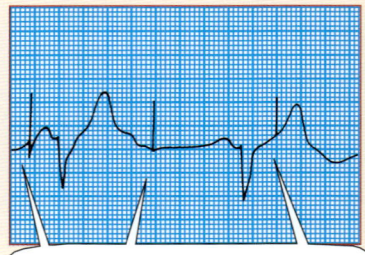

心周期の時相と無関係にペースメーカーがパルスを発生する。

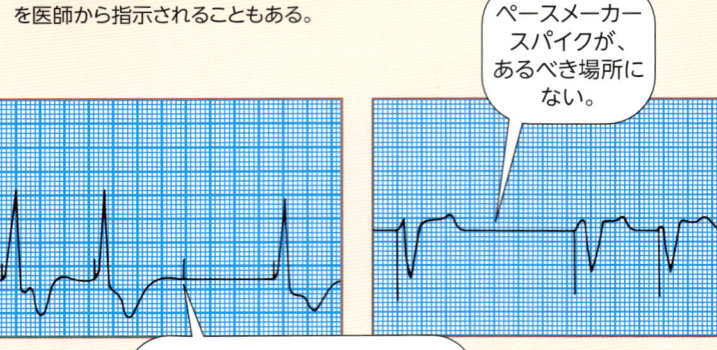

捕捉不全

ペースメーカースパイクの後に心房や心室の適切な反応が現れない（スパイクの後に複合波が現れない）場合、捕捉不全が示唆される。捕捉不全は、ペースメーカーが心腔に刺激を与えることができない状態と考えられる。

原因としては、低酸素症、アシドーシス、電解質不均衡、線維化、リードの留置部位が不適切であること、低すぎる設定電流、電池の消耗、リード線の破損、リード線による心筋穿孔などがある。

ペーシング不全

心電図上にペースメーカーの活動が現れない場合、ペーシング不全が示唆される。原因には、電池や電子回路の故障、リードの破損、接触不良、オーバーセンシング、低すぎる設定電位などがある。ペーシング不全は心静止を招く恐れがある。

感知不全

自発的興奮がすでに生じているにもかかわらずペースメーカースパイクが見られる場合、アンダーセンシングが示唆される。これは要らぬ手助けをするようなものである。同期型ペースメーカーでアンダーセンシングが起きた場合、心電図上あってはならない場所にスパイクが生じる。スパイクは心周期のどの時相でも発生し得るが、T波と重なった場合は特に危険であり、心室頻拍や心室細動が起こり得る。

同期型ペースメーカーでは、高すぎる設定電位、電解質不平衡、リードの断線や離脱、リードの留置部位が不適切であること、電極先端での炎症や線維化による感知閾値の上昇、薬物相互作用、ペースメーカー電池の消耗などによりアンダーセンシングが生じる。

オーバーセンシング

ペースメーカーの感度が高すぎると、脱分極として感知すべきもの以外に、筋肉の動きや心腔内の現象を誤って解釈する可能性がある。そのため、本当に必要な時にペーシングが行われず、心拍数や房室同期性を維持できなくなる。

看護上の注意点

様々な種類のペースメーカーとその機能に精通すれば、緊急事態にも自信を持って機敏に対応できる。ペースメーカー装着患者の看護を行う場合、以

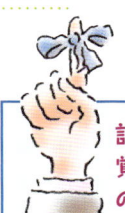

記憶を呼び覚ます魔法の言葉

ペースメーカーの誤作動は不整脈や低血圧、失神などを招く恐れがある。よくあるペースメーカーの障害を思い出すには、「不全、不全、アンダー、オーバー」と唱えよう。

捕捉不全：複合波を伴わないスパイク
ペーシング不全：心電図上に波形が現れない
アンダーセンシング：自発的興奮がすでに生じているのにスパイクが現れる
オーバーセンシング：必要なときにペーシングが行われない

様々な種類のペースメーカーとその機能をよく理解してくださいね。

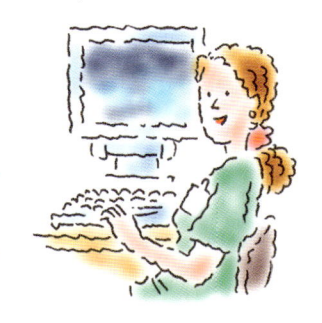

下のガイドラインに従う。

確認しバランスをとる

- 必要に応じてペースメーカーの挿入を介助する。
- 患者のペースメーカーの設定や接続、機能などを定期的に確認する。
- 患者のペースメーカーに対する忍容性を監視する。
- 一時的ペースメーカーを装着した患者の体位変換は慎重に行う。寝返りを打つとリード線が離脱することがある。
- 電子機器やベッドが正しく接地されていることを確認し、ミクロショックを防止する。
- モニターでスパイクが確認されても、必ずしも患者が安定状態にあるとはかぎらない。バイタルサインを確認し、低血圧、胸痛、呼吸困難、失神など、心拍出量低下の症状と徴候が現れていないか評価する。

警戒を怠らない

- 感染症の徴候に注意する。
- ペースメーカー植込み部位周辺の皮下に空気が貯留していないか注意する。皮下組織に空気が貯留している場合、その部分に指で触れるとぷつぷつと音がするような感覚がある。
- ペースメーカーと同期して胸筋がピクピク動いたり、しゃっくりが出たりすることはないか。どちらも心臓以外の構造物に刺激が伝導している徴候であり、重大な事態を招く恐れがある。このような徴候に気付いたら医師に報告する。
- 心室穿孔や心タンポナーデに注意する。これらの状態を示唆する徴候や症状として、持続するしゃっくり、心音減弱、奇脈（吸気時に脈が弱くなる、または収縮期血圧が10mmHg以上低下する）、脈圧の低下を伴う低血圧、チアノーゼ、頸静脈怒張、尿量減少、不穏状態、胸部膨満感などがある。このような所見が認められた場合、直ちに医師に報告する。
- 息切れ、不穏状態、低酸素症など、気胸の症状や徴候に注意する。精神状態の変容や不整脈が生じることもある。気胸の患部（通常、ペースメーカーを植え込んだ側の肺尖部）で呼吸音の減弱が認められるか確認する。気胸が疑われる場合は医師に報告する。

患者教育

ペースメーカーを装着する患者には、次のような情報や注意事項を伝える。
- 患者とその家族に対し、ペースメーカーの必要性やその仕組み、期待される

効果などについて説明する。
- 一時的ペースメーカーを装着した患者には、介助なしにベッドから出ないよう注意する。
- 経皮的ペースメーカーを装着した患者には、胸筋がピクピク動くことや、その不快感に耐えられないようであれば薬物が投与されることを伝えておく。
- ペースメーカーの導線やジェネレーターに触らないように指示する。
- 恒久的ペースメーカーの植込み術を受けた患者には、製造業者の発行するIDカードを渡し、常に携帯するよう指示する。
- 電話でペースメーカーチェックを受ける患者には、ペースメーカーの障害や電池の消耗を見逃さないことが重要であると強調する。
- 患者とその家族に対し、切開創の管理や脈拍の取り方、脈拍数がペースメーカーの設定レート以下に低下した場合の対処法などを伝える。
- 胸部や襟元が締め付けられるような服装や、ジェネレーターに直接圧力がかかるような状態を避け、MRIスキャンなど特定の診断検査を避けるよう指示する。また、思考が混乱したり、めまいや息切れを感じた場合、医師に報告するよう指示する。動悸やしゃっくり、心拍数の上昇や極端な低下が起きた場合も医師に報告する必要がある。

ペースメーカー植込み後の生活の注意事項について患者さんに教えてあげてくださいね。

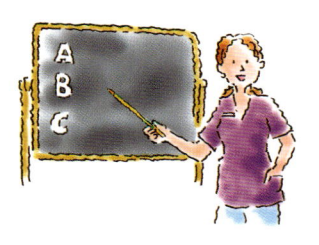

両心室ペースメーカーの概要

両心室ペーシングは、収縮性心不全と心室内伝導遅延を伴うクラスⅢ-Ⅳの心不全患者の治療に用いられることがある。心臓再同期療法とも呼ばれる両心室ペーシングは、末期心不全患者の症状の緩和やQOLの改善に役立つ。

2つの心室に3本のリード

他のペースメーカーとは異なり、両心室ペースメーカーは2本ではなく3本のリードを用いる（右心房、右心室、左心室に装着）。左右の心室に同時にペーシングパルスを送って同時に収縮させ、心拍出量を改善する。

重要な先端

リードの留置部位は従来とは異なり、左心室リードを冠静脈洞に挿入し、先端を冠静脈分枝に留置する。電極の先端は固定しないため、留置部位から離脱することがある（p.192「両心室ペースメーカーのリードの留置」を参照）。

症状の緩和とQOLの改善

両心室ペーシングにより症状の緩和と運動耐容能の改善が得られる。さら

非薬物治療

両心室ペースメーカーのリードの留置

両心室ペーシングには3本のリードを用いる（右心房、右心室、左心室にそれぞれ1本）。左心室用のリードは冠静脈洞に留置する。左右の心室に同時にパルスを送って同時に収縮させ、心拍出量を改善する。

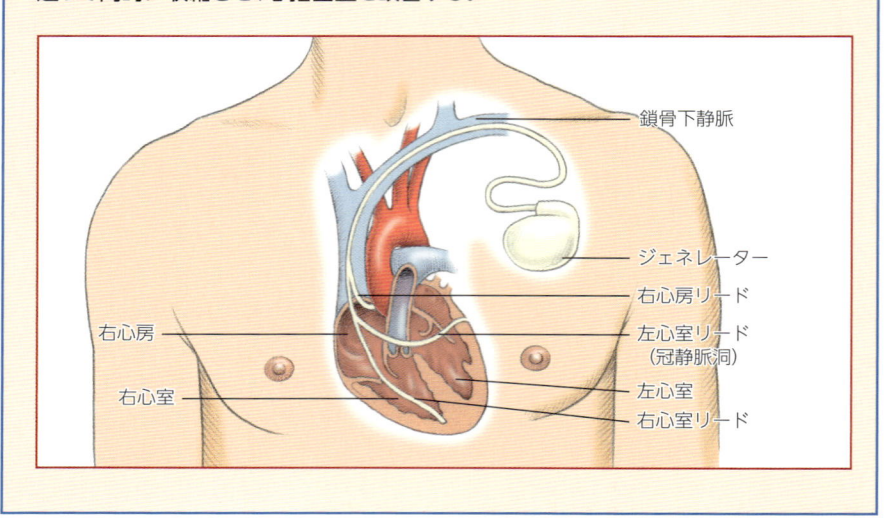

- 鎖骨下静脈
- ジェネレーター
- 右心房リード
- 右心房
- 左心室リード（冠静脈洞）
- 右心室
- 左心室
- 右心室リード

に、左室リモデリングと拡張能の改善が得られ、交感神経刺激が抑制される。その結果、多くの患者で心不全の進行が抑制され、QOLの改善が得られる。

左右の心室が異なるタイミングで

正常な状態では、右心室と左心室は同時に収縮し、それぞれ肺と体に血液を拍出する。しかし、心不全を来すと心筋の損傷により両心室の収縮能が低下し、1回拍出量が減少する。心室の刺激伝導系にも損傷が生じると、左右の心室にインパルスが到達するタイミングがずれ、非同期性収縮となる。こうした状態は心室内伝導障害と呼ばれ、さらなる心拍出量の低下と症状の悪化を招く。

交感神経の応答

心拍出量の低下を代償するため、交感神経系がアルドステロン、ノルエピネフリン、バソプレシンなどの神経ホルモンを放出し、1回拍出量が増大する。その結果として生じる頻拍や血管収縮により、心筋の酸素要求量の増大、拡張期充満時間の短縮、ナトリウム・水分貯留

> 両心室ペーシングによりQOLの改善が得られます。

の亢進、後負荷の増大が起こる。その結果、患者の症状は悪化する。

適応

　両心室ペーシングはすべての心不全患者に有効というわけではない。その適応は、心室内伝導遅延を伴う収縮性心不全患者に限られ、さらに次のような特性を示すことが必要条件となる。
- 最大限の薬物療法を受けても症候性心不全が改善しない
- 中等度から重度の心不全（NYHA心機能分類でクラスⅢ-Ⅳ）
- QRS幅が0.13秒を上回る
- 左心室駆出率が35％以下に低下

両心室ペースメーカーを装着した患者の看護

　両心室ペースメーカーの装着患者に対する看護は、標準的な恒久的ペースメーカーの場合と基本的には同じだが、次の点に注意する必要がある。
- 造影剤を用いて冠静脈洞や冠静脈を描出するため、ヨウ素や貝類甲殻類に対するアレルギーがないか術前に確認する。アレルギーがあれば医師に報告する。
- 左心室リードを冠静脈分枝に留置するため、横隔膜や左胸壁の刺激に注意する。これらが認められる場合、左心室リードを留置し直すか、ペーシング出力の設定をやり直す必要があるため、医師に報告する。
- 心電図上のペースメーカースパイクを確認する。左右の心室をペーシングしても、通常ペースメーカースパイクは1本である。
- V_1、第Ⅰ、aV_L誘導で陽性R波を確認する。これらが確認されない場合や、陰性R波が見られる場合は、医師に報告する。

> ペースメーカーを挿入する前に、貝類アレルギーがないか、患者さんに聞いて下さい。

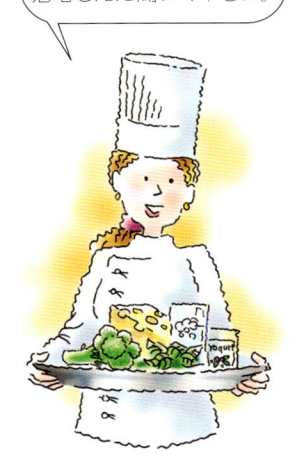

患者教育

　恒久的ペースメーカーの装着患者と同様の患者教育を行う。さらに、両心室ペースメーカーの装着患者の場合、次の点に注意する。
- 患者とその家族に対し、両心室ペースメーカーの必要性やその仕組み、期待される効果などについて説明する。
- 患者とその家族に対し、左心室リードの留置が困難な場合があり、手術には3時間以上を要することを伝えておく。
- 胸痛、息切れ、手足のむくみ、24時間に1.4kgあるいは72時間に2.3kg以上の体重増加が見られた場合、直ちに医師に連絡するよう強調しておく。

高周波アブレーションの概要

　抗不整脈薬やカルディオバージョンに反応しない患者や、抗不整脈薬に忍容性のない患者に対して、高周波アブレーションと呼ばれる侵襲的治療を行うことがある。この方法では、カテーテルを通じて心筋組織に高周波エネルギーを加え、不整脈を引き起こす異所性中枢や伝導路を破壊する。

適応

　高周波アブレーションは、心房頻拍、心房細動、心房粗動、心室頻拍、房室結節リエントリー性頻拍、WPW症候群の治療に有効である。

手順

　まず、電気生理学的検査を行い、不整脈の原因となっている領域を特定する。アブレーションカテーテルを経静脈的（通常は大腿静脈）に挿入し、目的の部位に高周波電流を通電して狭い範囲の心筋組織を破壊する。破壊された組織は電気的インパルスを伝導できなくなる。マイクロ波や超音波、凍結など、高周波以外のエネルギーが用いられることもある。

標的を撃つ

　心房細動を引き起こす異所性興奮は、肺静脈壁から生じることが多い。この部位に高周波アブレーションを施行し、異常なインパルスを遮断する（「発生源を破壊する」を参照）。

　房室結節より高位の領域で発生する頻脈性不整脈（心房細動など）が、標的部位へのアブレーションを施行しても消失しない場合は、心室への刺激伝導を遮断するため房室結節アブレーションを行うことがある。房室結節アブレーション施行後は、心房から心室への刺激伝導が起こらないため、ペースメーカーが必要となる。依然として心房の拍動が不規則であれば、脳卒中のリスクを低減するため抗凝固薬も必要となる。

　WPW症候群では、電気生理学的検査により副伝導路の部位を特定し、アブレーションにより破壊することができる。房室結節リエントリー性頻拍のように、リエントリーが不整脈を引き起こしている場合は、アブレーションにより房室結節を損傷することなく副伝導路を破壊することができる。

> 高周波アブレーションでは、不整脈を引き起こしている部分に高周波電流を通電します。

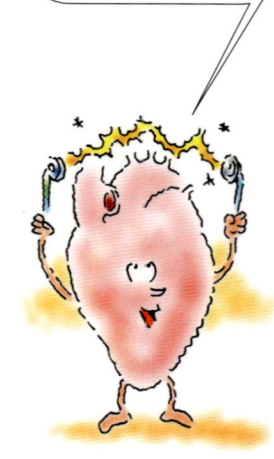

高周波アブレーションの概要

195

看護上の注意点

高周波アブレーション施行後の患者を看護する場合、次のガイドラインに従うこと。

発生源を破壊する

高周波アブレーションでは、特殊なカテーテルを経静脈的に心腔内に誘導する。不整脈の発生源を特定した後、高周波エネルギーを用いて、異常な電気刺激の発生源や、異常な刺激伝導路を破壊する。

房室結節アブレーション

頻脈性不整脈の発生源が房室結節より高位にある場合、房室結節を破壊して心室への刺激伝導を遮断する。

肺静脈隔離術

肺静脈壁の異所性中枢が心房細動の発生源となっている場合、高周波エネルギーを用いて肺静脈起始部の組織を破壊する。

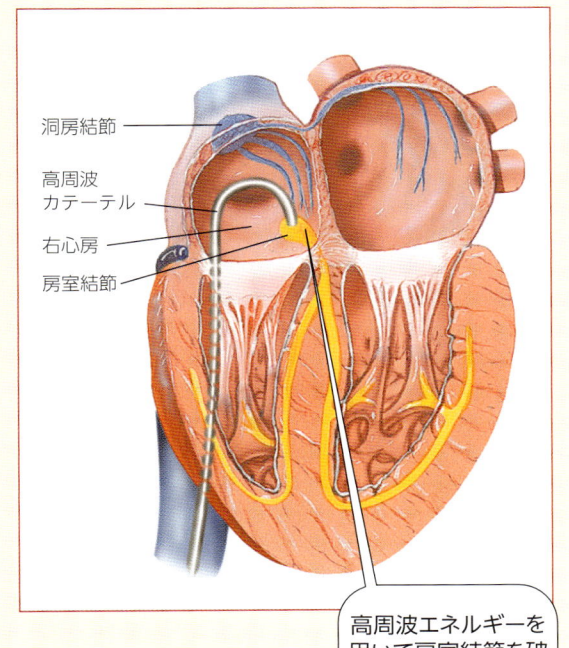

（左図ラベル）洞房結節／高周波カテーテル／右心房／房室結節

高周波エネルギーを用いて房室結節を破壊する。

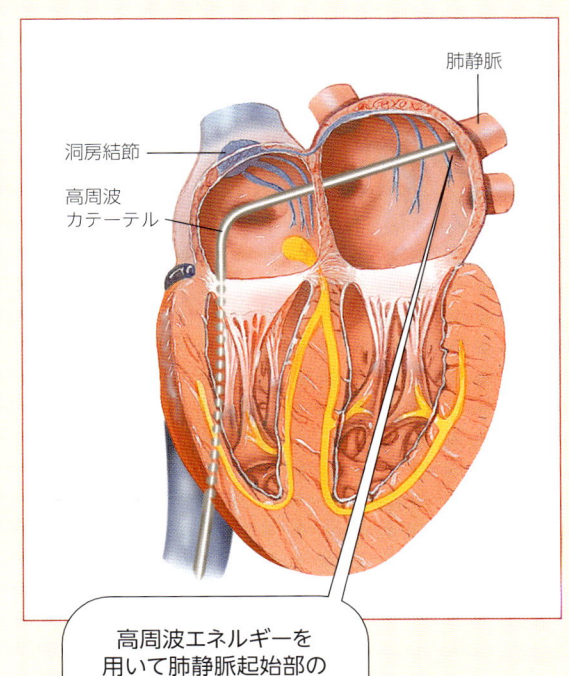

（右図ラベル）洞房結節／高周波カテーテル／肺静脈

高周波エネルギーを用いて肺静脈起始部の組織を破壊する。

非薬物治療

- 継続的に心電図モニタリングを行い、不整脈と虚血性変化を評価する。
- 術後8時間（または指示された時間）は床上安静を保ち、カテーテル挿入部位となった上肢または下肢を伸展位に保つ。ベッドの頭部を15-30°挙上しておく。
- バイタルサインの確認は、術後1時間は15分ごとに、その後4時間は30分ごとに行う。ただし、さらに頻回の確認を必要とするような状態であればこの限りではない。
- カテーテル挿入部位より遠位の末梢脈拍、皮膚色調、感覚、温度、毛細血管最充満を評価する。
- カテーテル挿入部位での出血や血腫形成がないか確認する。
- 出血、脳卒中、心臓穿孔、心タンポナーデ、不整脈、横隔神経損傷、心膜炎、肺静脈狭窄、血栓症、突然死などの合併症が起きてないか監視する。

> 高周波アブレーション施行後の患者さんは、ここに示した特別なガイドラインに従って看護する必要があります。

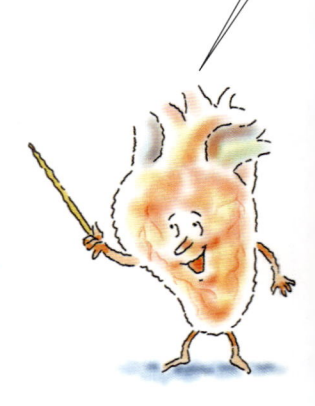

患者教育

高周波アブレーションを受ける患者には、次の点に注意して患者教育を行う。

- 高周波アブレーションの必要性やその仕組み、期待される効果などについて、患者やその家族と話し合う。
- 患者とその家族に対し、処置には長時間を要すること、高周波アブレーションを施行する前に電気生理学的検査を行う場合は長くて6時間かかることなどを伝えておく。
- 術後24-48時間は院内に留まり心調律をモニターすることを患者に説明しておく。
- ペースメーカー装着患者にはペースメーカーに関する情報を提供する（詳細についてはp.190「患者教育」を参照）。

ICDの概要

植込み型除細動器（implanted cardioverter-defibrillator, ICD）は、徐脈、心室頻拍、心室細動を継続的に監視するために体内に植え込む電子デバイスである。ICDはペースメーカーの機能と、危険な不整脈を電気ショックで治療する機能とを併せ持つ。薬物療法、外科手術、カテーテルアブレーションが奏功しない不整脈は、ICDの適応となる。

ICDの挿入手順は恒久的ペースメーカーの場合と同様であり、心臓カテーテル検査室や電気生理学検査室で実施する。冠動脈バイパス術などの心臓

外科手術が必要な患者の場合、手術室でICD植込み術を施行することもある。

ICDとは何か

　ICDはプログラム可能なジェネレーターとリード線から構成される。ジェネレーターは電池式の小型のコンピューターで、心臓の電気信号を監視し、異常調律を検出した場合には心臓に電気的治療を加える。リード線は心臓の信号をジェネレーターに伝え、ジェネレーターから心臓に電気的エネルギーを送る絶縁電線である。

情報の保存と回収

　ICDは、不整脈が発生する前後の心臓の活動と、不整脈に対して行われた治療やその転帰に関する情報を記録する機能も備えている。電位図（心電図に似た電気的記録）も記録する。医師や技師は、ICDに応答指令信号を送るデバイスを用いてこれらの情報を取り出し、ICDの機能とバッテリーの状態を評価し、ICDシステムの設定を調節することができる。

自動的応答

　今日の先進的デバイスは多種多様な不整脈を検出し、自動的に応答して徐脈ペーシング（単腔ペーシングおよび二腔ペーシング）や抗頻拍ペーシング、カルディオバージョン、除細動などの適切な治療を行うことができる。心房細動などの心房不整脈に対する治療を行うICDもある（「ICD治療の種類」を参照）。

プログラムの内容

　ICD装着患者の看護を行う場合、プログラムの内容を知っておくことが重要である。医師や特殊な訓練を受けた技師は、プログラムに関する情報をICDから取り出し、報告書として出力することができる。それにはジェネレーターの植込み部位に特殊な機器を当て、ペーシング機能に関する情報を取り出す必要がある。患者に不整脈が発生したり、ICDが治療を行った場合、記録されたプログラム情報からICDの機能を評価することができる。

　プログラム情報には次のようなものがある。
- ICDの型とモード
- デバイスの状態（on/off）
- 検出レート
- 実施される治療：徐脈ペーシング、抗頻拍ペーシング、カルディオバージョ

ICD治療の種類

植込み型除細動器 (ICD)は、検出した不整脈の種類とプログラムの内容により、多種多様な治療を行うことができる。治療には抗頻拍ペーシングや、カルディオバージョン、除細動、徐脈ペーシングなどがある。

治療	内容
抗頻拍ペーシング	速い頻度のペーシングパルスを送り、心室頻拍を止め、正常調律を回復させる。
カルディオバージョン	R波に同期して低エネルギーまたは高エネルギーの電気ショック(35 J以下)を加えて心室頻拍を止め、正常調律を回復させる。
除細動	心臓に高エネルギーの電気ショック(35 J以下)を加えて心室細動を止め、正常調律を回復させる。
徐脈ペーシング	心臓の自発的興奮の頻度が低すぎる時にペーシングパルスを送る。ICDシステムは、設定されたレートで単心室ペーシングを行うことができる(VVIペーシング)。両心室でセンシングとペーシングを行うシステムもある(DDDペーシング)。

ン、除細動。

心停止の発生

患者に不整脈が発生した場合、次のガイドラインに従うこと。
- 患者が心停止に陥ったら、心肺蘇生術と二次救命処置を開始する。
- 看護師が胸骨圧迫を実施中にICDが電気ショックを送ると、看護師も軽いショックを感じることがある。ショックを防ぐため手袋を着用する。
- 体外式除細動器を用いる場合、パドルをジェネレーターの植えこみ部位に直接当てるのは危険である。前胸部と背部にパドルを当てることが望ましい。

注意

心室穿孔とその結果生じる心タンポナーデの徴候に注意する。好ましくない徴候として、持続的なしゃっくり、心音減弱、奇脈、脈圧低下を伴う低血圧、静脈圧上昇、頸静脈怒張、チアノーゼ、尿量減少、不穏状態、胸部膨満感などがある。これらの徴候が見られたら直ちに医師に報告し、緊急手術の準備を

ICDに搭載された小型コンピューターが、不整脈発生前後の情報を記録します。

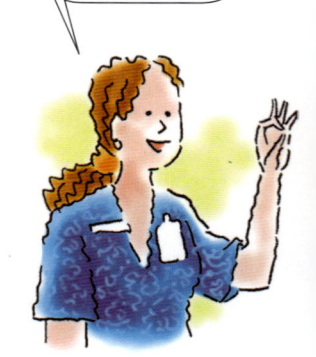

する。
　切開部位周辺を観察し、腫脹、圧痛、排膿、発赤、熱感、血腫などあれば報告する。

患者教育

- 患者とその家族に対し、ICDの必要性やその仕組み、発生し得る合併症、期待される効果などについて説明する。ICDの用語についても確認しておく。
- 直ちに医師に報告すべき徴候や症状にはどのようなものがあるか説明する。
- ICD装着患者であることを示すIDブレスレットを着用するよう指導する。
- 患者の家族に対し、ICDが故障した場合の緊急対応（119番通報や心肺蘇生術など）について伝えておく。
- 電気製品や電子機器がICDの誤作動を招く恐れがあることを説明する。
- ICD植込み部位を強く圧迫しないよう、また、術後来院するまではこの部位を動かさないよう患者に注意する。
- 医師の許可があれば通常の日常的活動を行い、できる範囲で運動量を増やしていくよう患者に指導する。
- ICDに関する情報を常に携帯するよう指導する。旅をする時は航空会社の係官に、またCTスキャンやMRIなどの検査を受けるときには検査技師に、ICD装着患者であることを伝えるよう指導する。
- 経過観察と点検の重要性を強調する。

非薬物治療の復習

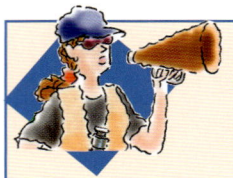

お疲れ様！

ペースメーカー
- 心筋に電気刺激を与え脱分極させるデバイス

心房と心室の刺激
- 心房：スパイクに続いてP波、患者のベースラインのQRS波、T波
- 心室：スパイクに続いてQRS波とT波
- 心房心室：最初のスパイクに続いてP波、さらに第2のスパイクに続いてQRS波

ペースメーカーコード
- 1文字目はペーシング部位を表す
- 2文字目はセンシング部位を表す
- 3文字目は心臓の自発的興奮に対するペースメーカーの応答を表す
- 4文字目はペースメーカーのレート調節機能を表す
- 5文字目は多点ペーシングの有無あるいは部位を表す

ペースメーカーのモード
- AAI：心房でペーシングとセンシングを行う単腔ペースメーカー
- VVI：心室でペーシングとセンシングを行う
- DDD：心室の応答がない時にパルスを送り、心房拍数が設定値以下に低下すると心房ペーシングを行う。心房と心室の双方でセンシングとペーシングを行う。

ペースメーカーの評価
- ペースメーカーのモードと設定を確認する。
- 患者の12誘導心電図を再検討する。
- ペースメーカースパイクが明らかに描出される誘導を選ぶ。
- ペーシングによる調律を解読する。
- ペーシング部位を示唆する情報や、ペースメーカーのセンシング機能に関する情報を検討する。

ペースメーカーのトラブルシューティング
- 捕捉不全：複合波を伴わないスパイクによって示唆される
- ペーシング不全：ペースメーカーの活動が心電図に現れない
- アンダーセンシング：スパイクが不適切な場所に現れる
- オーバーセンシング：ペーシングが必要な時に行われない

両心室ペースメーカー
- 3本のリードを有する（右心房、右心室、左心室にそれぞれ1本ずつ）
- 左右の心室が同時に収縮し、心拍出量が改善する。

適応
両心室ペースメーカーの適応となる患者は
- 収縮性心不全と同期障害を伴うクラスIII-IVの心不全
- 最大限の薬物療法を受けても症候性心不全が改善しない
- QRS幅が0.13秒を上回る
- 左室駆出率が35％以下に低下している

両心室ペーシングの効果
- 症状の緩和と運動耐容能の改善
- 左室リモデリングの回復と拡張能の改善、交感神経刺激の抑制

高周波アブレーション
- 高周波エネルギーを用いて、不整脈の原因となる組織や伝導路を破壊する侵襲的方法
- 心房頻拍、心房細動、心房粗動、心室頻拍、房室結節リエントリー性頻拍、WPW症候群に有効

アブレーションの種類
- 標的アブレーション

非薬物治療の復習（つづき）

- 肺静脈アブレーション
- 房室結節アブレーション（ペースメーカー植込み術を併用）

植込み型除細動器

- 徐脈や心室頻拍、心室細動などをモニターする植込み型デバイス
- 電気ショックまたはペーシングパルスを送り、不整脈を止める

治療の種類

- 抗頻拍ペーシング：バーストペーシングで心室頻拍を止める
- カルディオバージョン：R波と同期させて電気ショックを送り、心室頻拍を止める
- 除細動：電気ショックで心室細動を止める
- 徐脈ペーシング：徐脈が発生した時にペーシングを行う

プログラム情報

- 型とモード
- デバイスの状態(on/off)
- 実施される治療：抗頻拍ペーシング（徐脈ペーシング、カルディオバージョン、除細動）

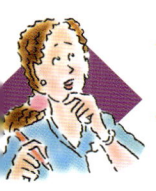

クイッククイズ

1. 経皮的ペースメーカーを用いる場合、エネルギーレベルはどの程度に設定すべきか。
   A．患者が耐えられる最大の電流値
   B．心筋を捕捉できる最小の電流値
   C．心筋を補足できる電流値と症状が発現し始める電流値の中間値
   D．心拍数を80回/分に保てる電流値

   答え：B．心筋を補足できる最小の電流値を選ぶ。これより高い値では、強い刺激感が生じる。

2. 捕捉不全はどのような心電図波形として描出されるか。
   A．ペースメーカーの活動が認められない
   B．スパイクが不適切な場所に現れる
   C．スパイクがT波と重なる
   D．複合波を伴わないスパイク

   答え：D．複合波を伴わないスパイクは、ペースメーカーが心腔を補足（刺激）できていないことを示唆する。

3. ペースメーカーの5文字コードの1文字目は何を表すか。
   A．ペースメーカーで自発的興奮を感知する部位
   B．ペーシングの対象となる部位

C．心臓の自発的興奮に対するペースメーカーの応答
　　D．頻拍に対するペースメーカーの応答
　答え：B．　1文字目はペーシング部位、2文字目は自発的興奮を感知する部位、3文字目は自発的興奮に対するペースメーカーの応答、4文字目はレート調節機能、5文字目は多点ペーシングの有無あるいは部位を表す。

4. 両心室ペースメーカーのリードの構成は次のうちどれか。
　　A．両心室にそれぞれ1本
   　B．両心房両心室にそれぞれ1本
   　C．右心房と両心室にそれぞれ1本
   　D．両心房と左心室にそれぞれ1本
　答え：C．　両心室ペースメーカーは3本のリードを有する（右心房、右心室、左心室にそれぞれ1本）。

5. 房室結節アブレーション施行後、ペースメーカーが必要となる可能性があるが、それはなぜか。
   　A．心房から心室へインパルスが伝わらなくなるから。
   　B．洞房結節がインパルスを生成しなくなるから。
   　C．副伝導路が心房から心室へインパルスを伝えるようになるから。
   　D．房室結節が固有の頻度で発火し始めるから。
　答え：A．　房室結節アブレーション施行後は、心房からのインパルスが房室結節を通して心室へ伝わらなくなるため、ペースメーカーが必要となる。

6. ICDが小さな速いペーシングパルスを発生させる治療法のことを何というか。
   　A．徐脈ペーシング
   　B．除細動
   　C．カルディオバージョン
   　D．抗頻拍ペーシング
　答え：D．　抗頻拍ペーシングは、小さな速いペーシングパルスを用いて心室頻拍を停止させ、正常洞調律に復帰させる治療法である。

心電図演習問題

心電図解釈のお時間がやってまいりました。準備はいいですか？　では始めてください。

7. 下の心電図では、ペースメーカーは心室でペーシングとセンシングを行い、心室は100％捕捉されている。自発的興奮が描出されていないため、応答のモードを評価できない。この患者が装着しているペースメーカーは次

のうちどれか。
A． VVIペースメーカー
B． DDIペースメーカー
C． AAIペースメーカー
D． AOOペースメーカー

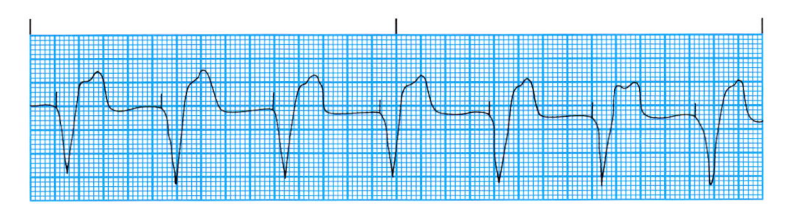

答え：A． 心室の興奮を感知するとペーシングを抑制するVVI（デマンド型）ペースメーカー

採点

☆☆☆ 全問正解だった人、よくできました！ 非薬物治療法についてはあなたが先頭を走ってますよ。

☆☆ 6問正解だった人、素晴らしい！ そのペースでがんばって。

☆ 正解が5問以下だった人、大丈夫ですよ。心の赴くままにこの章を読み返せば、きっと次回はより良い結果が得られます。

10 薬物治療

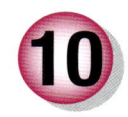

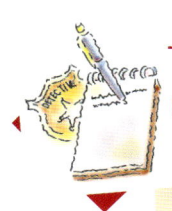

この章の概要

この章では以下の内容について学習する。
- 抗不整脈薬の分類体系に関する基礎知識
- 心血管系やその他の器官系への抗不整脈薬の作用
- 抗不整脈薬の投与方法および有害作用
- 抗不整脈薬を投与中の患者に対する看護
- 抗不整脈薬の投与に関する患者教育

抗不整脈薬の概要

　米国では毎年約50万人が不整脈で死亡しており、この他に無数の患者が症状に苦しみ、日常的活動を制限されている。抗不整脈薬は他の様々な治療とともに症状の緩和や延命に役だっている。

　抗不整脈薬はイオンの細胞膜透過性に影響を与え、心筋細胞の電気生理学的状態を変化させる。抗不整脈薬は、細胞の電気的活動（活動電位）への影響と作用機序に基づき分類される（p.206「抗不整脈薬と活動電位」を参照）。

　同じクラスに分類される薬物は作用も有害作用も似通っている。ある薬物がどのクラスに分類されるかを理解すれば、その作用も有害作用も容易に記憶できる。

> 抗不整脈薬には延命効果があります。

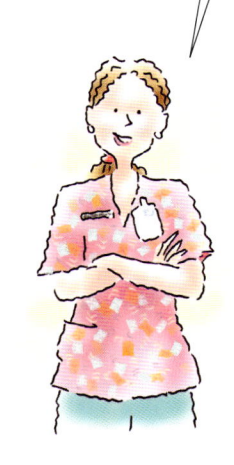

抗不整脈薬の分類

　抗不整脈薬は大きく分けて4つのクラス（I群からIV群）に分類される。各群順を追って紹介しよう。

抗不整脈薬と活動電位

各々のクラスの抗不整脈薬は、それぞれ異なる活動電位の時相に作用する。4つのクラスの抗不整脈薬が活動電位に及ぼす影響について以下に要約する。

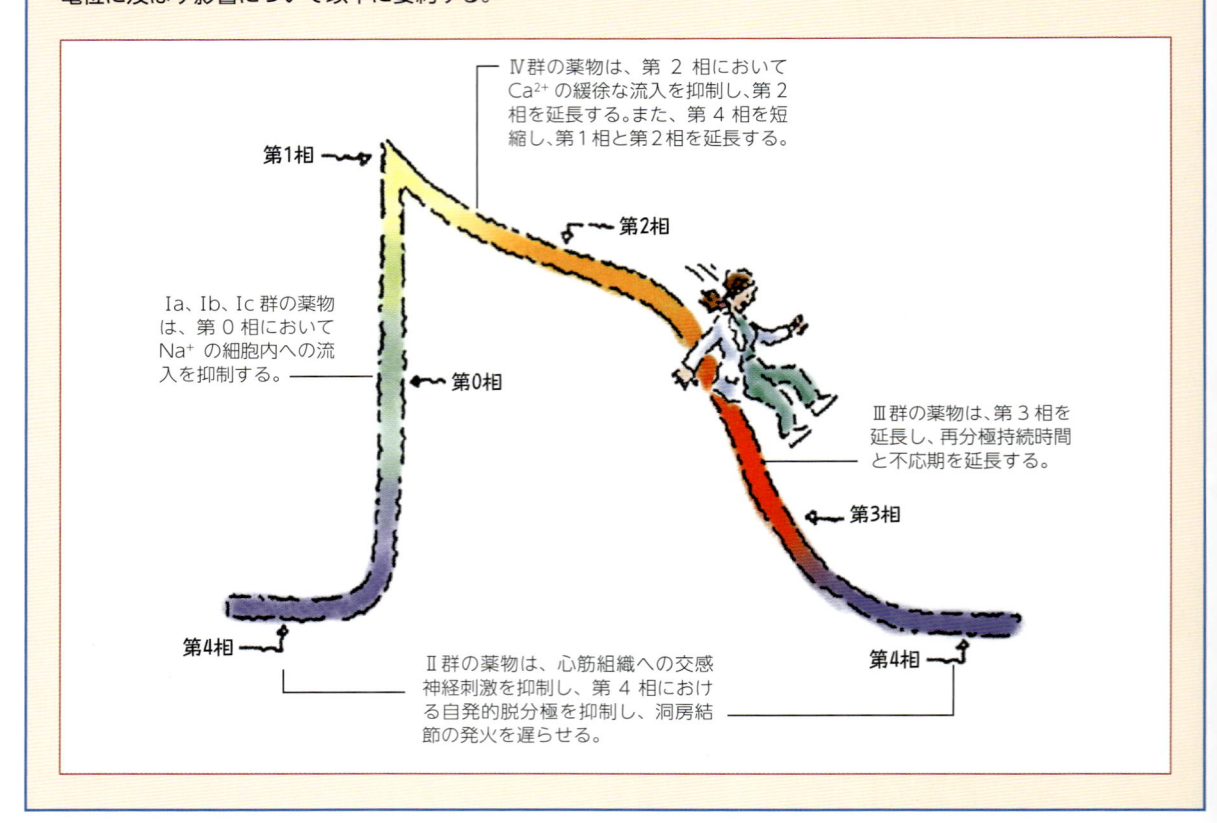

- 第1相
- 第2相
- 第0相
- 第3相
- 第4相

Ia、Ib、Ic群の薬物は、第0相においてNa$^+$の細胞内への流入を抑制する。

IV群の薬物は、第2相においてCa^{2+}の緩徐な流入を抑制し、第2相を延長する。また、第4相を短縮し、第1相と第2相を延長する。

III群の薬物は、第3相を延長し、再分極持続時間と不応期を延長する。

II群の薬物は、心筋組織への交感神経刺激を抑制し、第4相における自発的脱分極を抑制し、洞房結節の発火を遅らせる。

I群はナトリウムを遮断する

I群の薬物は、活動電位の第0相（速い脱分極）においてナトリウムの細胞内への流入を遮断し、ナトリウム流入による閾値電位の達成と脱分極を阻害する。第0相はナトリウムチャンネル（速いチャンネル）が開く時期に相当するため、I群の薬物はナトリウムチャンネル遮断薬（速いチャンネルの遮断薬）とも呼ばれる。I群の薬物には催不整脈性がある（不整脈を誘発または悪化させる可能性がある）。

I群の抗不整脈薬はさらに次のように分類される。
- Ia群は伝導性を低下させ、再分極時間と活動電位持続時間を延長する。

- Ib群は第0相の脱分極を遅延させるが、伝導性には影響を与えず、第3相の再分極時間と活動電位持続時間を短縮する。
- Ic群は第0相の脱分極を著しく遅延させ、伝導性を低下させる（治療抵抗性の不整脈にのみ用いられる）

II群はβ受容体を遮断する

II群の薬物は、交感神経系のβアドレナリン受容体を遮断して心拍数を低下させる。第4相の脱分極が抑制され、このため洞房結節の自動能が抑制され、心房および房室結節の不応性（刺激に対する抵抗性）が高まる。

III群はカリウムを遮断する

III群の薬物はカリウムチャンネル遮断薬と呼ばれ、活動電位の第3相においてカリウムの流出を遮断し、再分極時間と不応期を延長する。

IV群はカルシウムを遮断する

IV群の薬物は、活動電位の第2相においてカルシウムの流入を遮断する。第2相はカルシウムチャンネル（遅いチャンネル）が開く時期に相当するため、第2相に影響を及ぼす薬物はカルシウムチャンネル遮断薬（遅いチャンネルの遮断薬）とも呼ばれる。IV群の薬物は、伝導遅延と房室結節における不応期の延長をもたらす。

分類体系から外れる薬物もある

必ずしもすべての抗不整脈薬がこうした分類に当てはまるわけではない。たとえばソタロールはII群とIII群の特徴を併せ持つ。不整脈の治療に用いられる薬物の中には、この分類体系にまったく当てはまらないものもある（アデノシン〈ATP（アデホス）〉、アトロピン、ジゴキシン〈シゴシン〉、エピネフリン、硫酸マグネシウムなど）。こうした限界はあるものの、この分類体系は、抗不整脈薬がどのような機序で不整脈を予防し治療するのか理解するための一助となる。

薬物の分布とクリアランス

抗不整脈薬は、経口薬よりも静注剤の方が多く市販されているため、ボーラス静注または点滴静注にて投与されることが多い。投与された薬物は循環系により全身（特にその作用点）に運ばれる。

ほとんどの薬物は肝臓で活性型または不活性型の代謝産物に生体内変換される。これらの代謝産物は主に腎臓から排泄される。抗不整脈薬を投与する場合、心臓や肝臓、腎臓などに機能障害がある患者では、薬物の効果が十分に発現しない可能性や、毒性が発現する可能性があることに注意する（「加

記憶を呼び覚ます魔法の言葉

抗不整脈薬の分類法を思い出すには、"Sure Beats Picking Corn."というフレーズを唱えよう。I群はsodium（ナトリウム）を遮断し、II群はbeta-アドレナリン受容体を遮断し、III群はpotassium（カリウム）を遮断し、IV群はcalsium（カルシウム）を遮断する。

抗不整脈薬の中には、その特徴が分類体系に当てはまらないものもあります。

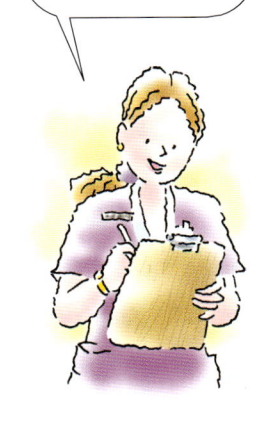

抗不整脈薬各論

ここでは一般的に用いられる抗不整脈薬をクラスごとに解説する。用量、有害作用、看護上推奨されることなどを重点的に論じる。

Ⅰa群抗不整脈薬

Ⅰa群抗不整脈薬はナトリウムチャネル遮断薬と呼ばれ、キニジンやプロカインアミドなどが含まれる。これらの薬物は心筋細胞の興奮性を低下させ、抗コリン作用を示し、心臓の収縮能を低下させる。また、QT間隔を延長する作用があるため、多形性心室頻拍を誘発する傾向がある（「Ⅰa群抗不整脈薬の作用」を参照）。

キニジン

キニジンは、上室頻拍や心室不整脈（心房細動、心房粗動、発作性上室頻拍、心室期外収縮など）の治療に用いられる。硫酸キニジンやグルコン酸キニジンなどいくつかのタイプがある。

用法・用量

キニジンの投与法を以下に示す。
- 心房粗動または心房細動の治療に用いる場合、硫酸キニジン200 mgを2-3時間おきに5-8回経口投与する。洞調律に復帰するまで、または毒性が発現するまで用量を漸増する。
- 発作性上室頻拍に対する初期量は硫酸キニジン400-600 mgとし、洞調律復帰または毒性発現を認めるまで2-3時間おきに経口投与する。
- 心房期外収縮、心室期外収縮、発作性房室接合部調律、発作性心房頻拍、発作性心室頻拍に対する初期量、あるいは心房細動や心房粗動へのカルディオバージョン実施後の維持量は、硫酸キニジン200 mg（経口投与）とし、その後200-300 mgを4-6時間おきに経口投与するか、徐放性の硫酸キニジン300-600 mgを8-12時間おきに投与する。静脈内投与の場合、グルコン酸キニジン800 mgを5%ブドウ糖液40 mLに溶解し、1 mL/分の速度で点滴投与する。

[訳注]本書に掲載されている医薬品の用法・用量は米国のものであり、日本とは異なるため注意を要する。

年齢と発達段階

新生児と高齢者における薬物代謝と排泄

出生時は肝酵素活性が低いため、新生児の薬物代謝能は低い。乳児の成長に伴い、薬物代謝能は向上する。出生時は糸球体濾過値も低く、このため新生児の薬物排泄は成人よりも緩徐である。

高齢の患者では一般的に加齢に伴い肝臓への血液供給が低下し、特定の肝酵素の活性が低下する。その結果、肝臓の薬物代謝能は一部低下する。肝機能の低下により薬物血中濃度は高く保たれ、このため薬物の作用が強く現れ、薬物毒性のリスクも増大する。加齢に伴い腎機能も低下するため、薬物排泄能が低下し、血中薬物濃度が高くなる可能性がある。

Ⅰa群抗不整脈薬の作用

　キニジンやプロカインアミドなどのⅠa群不整脈薬は、心周期に特異的な作用を及ぼし、心電図には下図に示されるような特異的な変化が現れる。Ⅰa群不整脈薬は

- 第0相でのナトリウムの流入を遮断し、脱分極を抑制する。
- 再分極時間と活動電位持続時間を延長する。
- 不応期を延長する。
- 収縮能を低下させる。

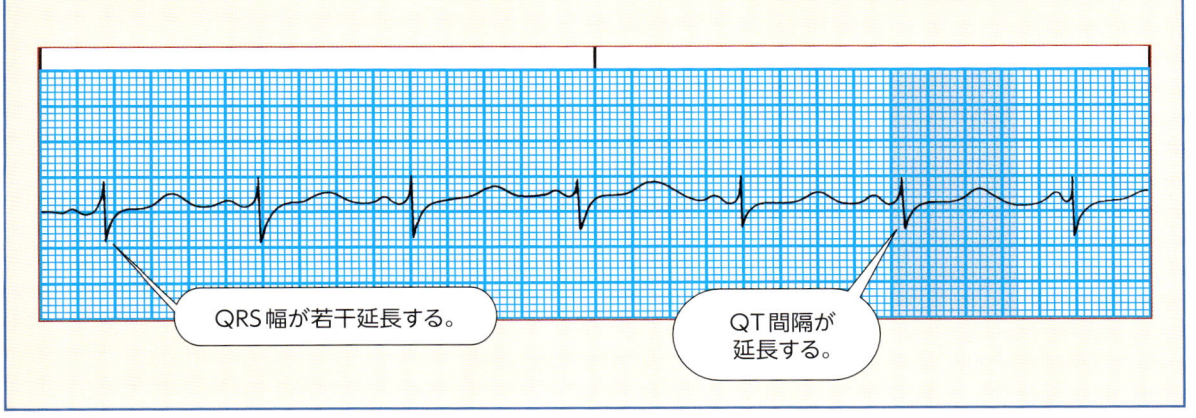

（QRS幅が若干延長する。）
（QT間隔が延長する。）

有害作用

　キニジンによる心血管系有害作用には、低血圧や心毒性、心室頻拍、心電図波形の変化（QRS幅、QT間隔、PR間隔の延長）、トルサード・ド・ポアン、房室ブロック、心不全などがある（p.210「キニジンによる非心血管系有害作用」を参照）。

看護上の注意点

　キニジンを投与されている患者を看護する場合、次の点に注意する。
- 心電図、心拍数、血圧を綿密に監視する。投与量は4g/日を超えないこととし、心不全や肝疾患を有する患者では用量を調節する。
- 投与開始前に患者のベースラインのQT間隔を測定しておく。QT間隔の延長が認められる場合は多形性心室頻拍が発生しやすいため、医師に報告する。また、QRS幅が25%以上延長している場合も医師に報告する。
- ペースメーカーを装着していない第2度または第3度房室ブロックの患者には、キニジンを用いてはならない。また、重篤な低血圧、重症筋無力症、心室内伝導障害、あるいはキニジンに対する過敏症の既往歴のある患者に対しても、キニジンを用いてはならない。高齢の患者や、腎疾患、肝疾患、喘息を有する患者にキニジンを用いる場合は注意を要する。

キニジンによる非心血管系有害作用

心血管系の有害作用に加えて、キニジンには次のような有害作用がある。
- 中枢神経系：回転性めまい、錯乱、浮動性めまい、抑うつ、認知症、頭痛、耳鳴、聴覚障害、視覚障害
- 呼吸器系：急性喘息発作、呼吸停止
- 消化器系：悪心、嘔吐、下痢、腹痛、食欲不振、肝毒性
- 血液系：溶血性貧血、無顆粒球症、発熱、血小板減少症、アナフィラキシー、アレルギー反応（発疹を含む）
- その他：光線過敏症、血管性浮腫

- 心房頻脈性不整脈の患者にキニジンを投与する場合は、その前にジゴキシンを投与して心室頻拍を予防する。
- キニジンとジゴキシンを併用している患者は、ジゴキシン毒性の症状や徴候（悪心、視覚の変化、不整脈など）がないか綿密に監視する。ジゴキシン濃度は上昇する。
- 血清中のキニジン濃度を監視する。不整脈を抑制するための有効治療濃度域は 2-5 μg/mℓ である。
- ハーブの使用について患者に尋ねる。チョウセンアサガオとの併用は、心血管系の機能に有害な影響を及ぼす。カンゾウとの併用はQT間隔の延長をもたらす可能性がある。

プロカインアミド

プロカインアミドは上室不整脈や心室不整脈に適応される。様々な種類があるため、用量も異なる。

用法・用量

プロカインアミドの投与法を以下に示す。
- 経口投与：初期量は従来の製剤で 50 mg/kg/日とし、これを分割して 3 時間おきに投与する。有効治療濃度域に達したら徐放性製剤に切り替え、維持量として 50 mg/kg/日を分割し 6 時間おきに投与する（12 時間おきに分割して投与してもよい）。
- 筋注の場合、初期量は 50 mg/kg/日とし、均等に分割して 3-6 時間おきに投与する。
- 静脈内投与：仰臥位にて 100 mg を緩徐に注入する。注入速度は 25-50 mg/分未満とし、不整脈が抑制されるか、有害作用が発現するか、あるいは

> ハーブはキニジンの働きに影響を及ぼすことがあります。ハーブの使用について患者さんに聞いてみてください。

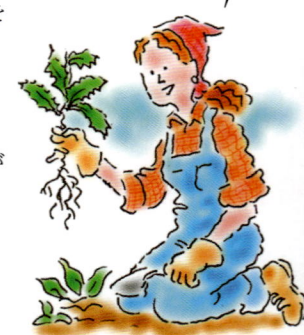

総投与量が500mgに達するまで投与を繰り返す。通常、負荷量は500-600mgである。
- 点滴静注：維持量として2-6mg/分の速度で注入する。最大総投与量は17mg/kgである。

有害作用

プロカインアミドによる心血管系有害作用には、徐脈、低血圧、心不全の悪化、房室ブロック、心室細動、心静止などがある（「プロカインアミドによる非心血管系有害作用」を参照）。

看護上の注意点

プロカインアミドを投与されている患者を看護する場合、次の点に注意する。
- 心拍数、血圧、心電図を監視する。低血圧あるいはQRS幅の25%以上の延長が認められた場合、医師に報告する。QT間隔がRR間隔の2分の1を超える場合は多形性心室頻拍が発生しやすいため、医師に報告する。
- プロカインアミド経口剤を服用している患者には、製剤を噛み砕かないよう指導する。噛み砕くことで短時間に多量の薬物が吸収される恐れがある。
- 血清中の薬物濃度を監視する（「プロカインアミドのモニタリング」を参照）。
- ペースメーカー未装着の第2度・第3度房室ブロックの患者、造血機能障害、血小板減少症、重症筋無力症、重篤な低血圧、あるいはプロカインアミドに対する過敏症の既往歴のある患者には、プロカインアミドを用いてはならない。プロカインアミドはジゴキシン毒性を悪化させる恐れもある。

Ib群抗不整脈薬

Ib群抗不整脈薬にはリドカインなどの薬物が含まれる。Ib群抗不整脈薬

プロカインアミドによる非心血管系有害作用

心血管系の有害作用に加えて、プロカインアミドには次のような有害作用がある。
- 中枢神経系：精神の抑うつ、幻覚、痙攣、錯乱、めまい
- 消化器系：食欲不振、悪心、嘔吐、下痢、苦味
- 血液系：無顆粒球症、溶血性貧血、血小板減少症、好中球減少症
- 皮膚：発疹、蕁麻疹
- その他：発熱、長期投与によるループス様症候群

プロカインアミドのモニタリング

プロカインアミドを投与されている患者については、血清中のプロカインとその活性化代謝物であるN-アセチルプロカインアミドの濃度を監視して、中毒反応を予防する必要がある。心室不整脈を抑制するには、血清中のプロカインアミドの濃度を有効治療濃度範囲の4-8μg/mlに保つ必要がある。N-アセチルプロカインアミドの有効治療濃度範囲は平均10-30μg/mlである。

Ib群抗不整脈薬の作用

リドカインやトカイニドなどのIb群抗不整脈薬は、以下の心電図に示されるように、QRS波に影響を与えることがある。また、PR間隔を延長することもある。Ib群は

- 第0相におけるナトリウムの流入を遮断し、脱分極の速度を低下させる。
- 再分極時間と活動電位持続時間を短縮する。
- 心室の虚血組織の自動能を抑制する。

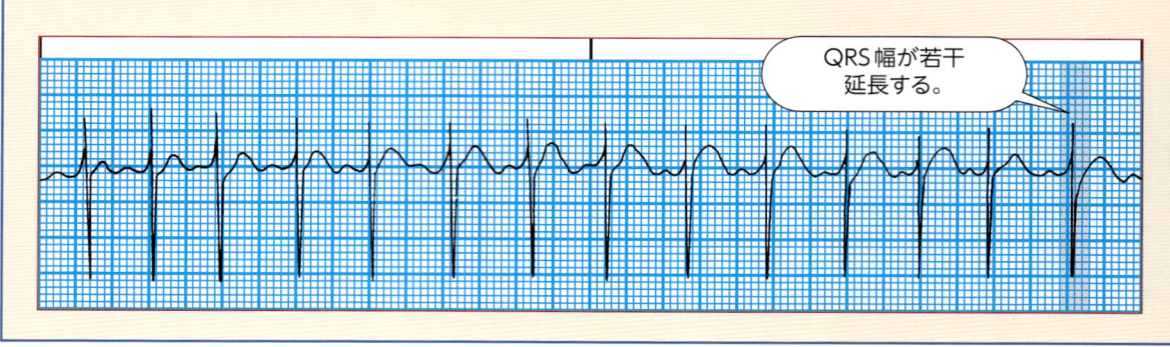

QRS幅が若干延長する。

は異所性心室興奮の抑制には効果を発揮するが、上室不整脈には用いられない(「Ib群抗不整脈薬の作用」を参照)。Ib群は第0相の脱分極を遅延させ、第3相の再分極時間と活動電位持続時間を短縮するが、伝導性には影響を与えない。

リドカイン

リドカインはかつて心室不整脈に対する第一選択薬であったが、現在はアミオダロンの方が好んで用いられる。リドカインは通常、はじめに負荷量を投与し、その後点滴投与とする。

用法・用量

リドカインの投与法を以下に示す。
- 1-1.5 mg/kg(通常50-100 mg)を25-50 mg/分の速度でボーラス静注し、総投与量が300 mgに達するまで、3-5分おき(1時間以内)に反復投与する。
- ボーラス投与後、直ちに1-4 mg/分の速度で点滴静注を開始する。

有害作用

リドカインによる心血管系有害作用には、低血圧や徐脈、不整脈の新規発症あるいは悪化、心静止などがある(「リドカインによる非心血管系有害作用」を

指示に応じてリドカインなどの抗不整脈薬を投与し、異所性心室興奮を抑制しましょう。

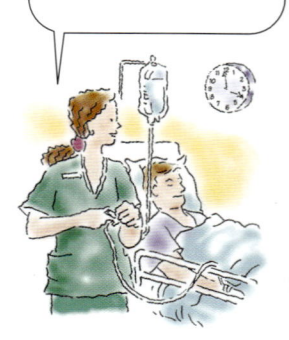

参照)。

看護上の注意点

リドカインを投与されている患者を看護する場合、次の点に注意する。
- 心拍数、血圧、心電図を監視する。
- 薬物毒性の症状や徴候に注意する。痙攣は毒性の最初の徴候と考えられる。肝疾患、高齢、シメチジン(タガメット)やプロプラノロール(インデラル)との併用、24時間以上のリドカインの点滴投与は、毒性発現のリスクを増大させる因子である。
- リドカインに対する過敏症の既往歴のある患者や、人工ペースメーカー未装着の重度の洞房ブロック、房室ブロック、心室内ブロックの患者には、リドカインを用いてはならない。
- 他の抗不整脈薬との併用には注意を要する。

Ic群抗不整脈薬

Ic群抗不整脈薬にはフレカイニド(タンボコール)やプロパフェノン(リスモール)などが含まれる。これらの薬物は、活動電位持続時間には影響を与えずに、伝導を遅延させる(p.214「Ic群抗不整脈薬の作用」を参照)。Ic群抗不整脈薬には催不整脈性があることから、適応は致死性心室不整脈のみに限られる。

フレカイニド

フレカイニドは、構造的心疾患のない致死性心室不整脈(持続性心室頻拍など)の患者を対象として、発作性心房細動や発作性心房粗動の治療に用いられる。また、発作性上室頻拍の予防にも用いられる。

用法・用量

50-200mgを12時間おきに経口投与する。構造的心疾患のない患者を対象とし、致死性心室不整脈には最大400mg/日まで、発作性上室頻拍や発作性心房細動、発作性心房粗動の予防には最大300mg/日まで投与できる。

有害作用

フレカイニドによる心血管系有害作用には、徐脈、胸痛、動悸、心不全、不整脈の発症あるいは悪化、心静止などがある(「フレカイニドによる非心血管系有害作用」を参照)。

リドカインによる非心血管系有害作用

心血管系の有害作用に加えて、リドカインには次のような有害作用(多くは用量依存性)がある。
- 中枢神経系：痙攣、錯乱、傾眠、振戦、不穏状態、浮動性めまい、感覚異常、耳鳴、複視
- 呼吸器系：呼吸停止、喘息発作重積状態
- 消化器系：悪心、嘔吐
- その他：アナフィラキシー

Ic群抗不整脈薬の作用

フレカイニドやプロパフェノンなどのIc群抗不整脈薬は、心周期に特異的な作用を及ぼし、心電図には下図に示すような影響が現れる。Ic群抗不整脈薬は第0相におけるナトリウムの流入を遮断し、脱分極の速度を低下させるが、再分極と活動電位持続時間には影響を与えない。

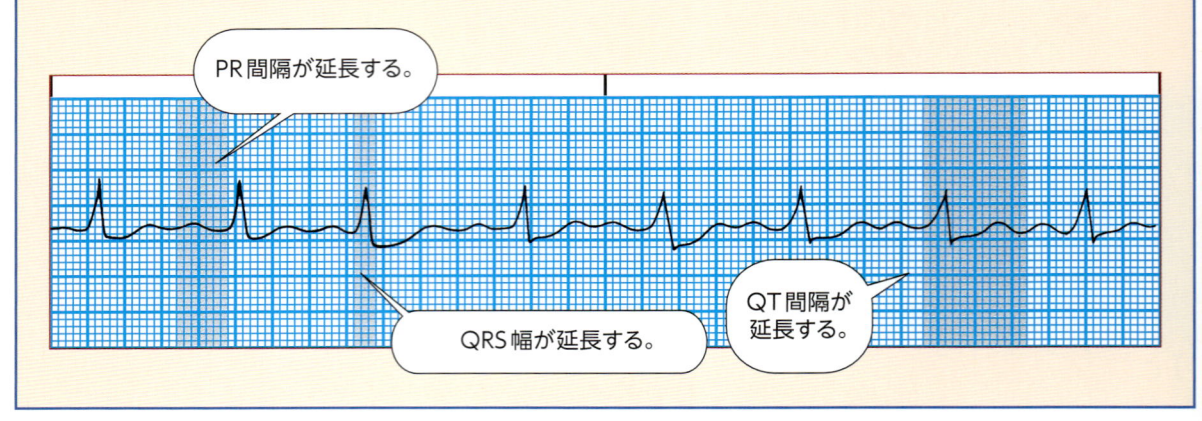

- PR間隔が延長する。
- QRS幅が延長する。
- QT間隔が延長する。

看護上の注意点

フレカイニドを投与されている患者を看護する場合、次の点に注意する。

- 心拍数、血圧、心電図を監視する。QRS幅の25％以上の延長があれば報告し、心不全の徴候がないか綿密に監視する。
- 洞不全症候群や心疾患、腎疾患、肝疾患などを有する患者にフレカイニド用いる場合は注意を要する。ペースメーカー未装着の第2度・第3度房室ブロックや二束ブロックの患者にはフレカイニドを用いてはならない。
- アミオダロン（アンカロン）、シメチジン、ジゴキシン、βアドレナリン受容体遮断薬などとの併用には注意を要する。

> フレカイニドのおかげで僕はのんびりできるのさ。フレカイニドは活動電位持続時間に影響を与えずに伝導を遅延させるんだよ。

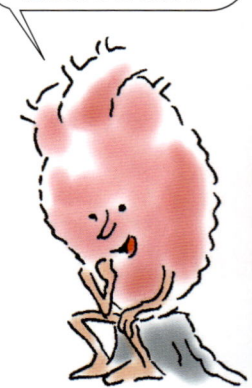

フレカイニドによる非心血管系有害作用

心血管系の有害作用に加えて、フレカイニドには次のような有害作用がある。

- 中枢神経系：頭痛、傾眠、失神、疲労、視覚障害、振戦、運動失調、回転性めまい、浮動性めまい、感覚異常、紅潮
- 呼吸器系：呼吸困難
- 消化器系：悪心、嘔吐、便秘、腹痛、下痢、食欲不振
- 血液系：好中球減少症

抗不整脈薬各論

- フレカイニドの投与を開始する前に電解質不平衡を是正する。

プロパフェノン

プロパフェノンはすべての心筋組織の伝導を遅延させる。致死性心室不整脈に対してのみ用いる。

用法・用量

通常、150-300 mgを8時間おきに経口投与し、最大投与量は900 mg／日とする。

有害作用

プロパフェノンによる心血管系有害作用には、心不全、房室ブロック、胸痛、徐脈、心房細動、脚ブロック、低血圧、催不整脈（心室頻拍、心室細動、心室以外収縮）などがある（p.216「プロパフェノンによる非心血管系有害作用」を参照）。

看護上の注意点

プロパフェンを投与されている患者を看護する場合、次の点に注意する。
- 心拍数、血圧、心電図を監視する。QRS幅の25％以上の延長があれば報告する。QRS幅の延長が認められる場合、用量を減らす必要があると考えられる。心不全の徴候がないか注意深く監視する。
- プロパフェノンの投与を開始する前に電解質不平衡を是正する。
- 心不全、心原性ショック、ペースメーカー未装着の洞不全症候群、気管支痙攣性疾患、低血圧、洞房ブロック、房室ブロック、二束ブロックなどの患者にプロパフェノンを用いてはならない。
- シメチジンや他の抗不整脈薬（キニジンやβアドレナリン受容体遮断薬など）との併用には注意を要する。
- ジゴキシンとプロパフェノンを併用している患者は、血漿中のジゴキシン濃度が上昇し、ジゴキシン毒性が発現する可能性がある。
- ワルファリン（ワーファリン）との併用には注意を要する。プロパフェノンは、血漿中のワルファリン濃度を上昇させる可能性がある。
- 再発性または持続性の感染症があれば報告するよう患者に指導する。

II群抗不整脈薬

II群抗不整脈薬は、特にカテコールミンの過剰分泌により誘発される上室不整脈や心室不整脈の治療に用いられる。これらは交感神経系のβアドレナリ

> **プロパフェノンによる非心血管系有害作用**
>
> 　心血管系の有害作用に加えて、プロパフェノンには次のような有害作用がある。
> - 中枢神経系：めまい、視覚障害、疲労、頭痛、感覚異常、不安、運動失調、傾眠、不眠、失神、振戦
> - 呼吸器系：呼吸困難
> - 消化器系：味覚異常、悪心、嘔吐、消化不良、便秘、下痢、腹痛、口内乾燥、鼓腸
> - 血液系：貧血、無顆粒球症、血小板減少症、白血球減少症
> - その他：関節痛、発疹、発汗

ン受容体を遮断するため、β遮断薬と呼ばれる（「Ⅱ群抗不整脈薬の作用」を参照）。

　βアドレナリン受容体には$β_1$と$β_2$の2種類がある。$β_1$アドレナリン受容体は心拍数や、心臓の収縮能、伝導性を増大させる。$β_1$受容体が遮断されると、これらの働きが低下する。

　$β_2$アドレナリン受容体は気管支や血管の平滑筋を弛緩させる。$β_2$受容体の遮断により血管収縮や気管支痙攣が起きる可能性がある。

　$β_1$アドレナリン受容体のみを遮断するβ遮断薬は心選択性β遮断薬と呼ばれる。$β_1$アドレナリン受容体と$β_2$アドレナリン受容体のどちらも遮断するものは非選択性β遮断薬と呼ばれる。

βアドレナリン受容体遮断薬

　以下に示すβ遮断薬は、米国食品医薬品局により抗不整脈薬としての使用が承認されているものである。

- アセブトロール（アセタノール）は心選択性β遮断薬であり、心臓の収縮能、心拍数、血圧を低下させる。
- プロプラノロール（インデラル）は非選択性β遮断薬であり、心拍数、収縮能、血圧を低下させ、心筋梗塞発症後の心臓突然死の発生率を低下させる。
- エスモロール（ブレビブロック）は点滴静注にて投与する短時間作用型の心選択性β遮断薬であり、心拍数、収縮能、血圧を低下させる。
- ソタロール（ソタコール）はⅢ群抗不整脈薬の特徴をも併せ持つ非選択性β遮断薬であり、心拍数の低下、房室伝導の遅延、心拍出量の低下、収縮期

> $β_2$アドレナリン受容体は、気管支や血管の平滑筋をリラックスさせます。私、リラックスできる良い本を選んだわね！

Ⅱ群抗不整脈薬の作用

Ⅱ群抗不整脈薬（プロプラノロール、エスモロール、アセブトロール、ソタロールなどのβ遮断薬）は、心周期に特異的な作用を及ぼし、心電図には下図に示すような特異的な影響が現れる。Ⅱ群抗不整脈薬は

- 洞房結節の自動能を抑制する
- 活動電位持続時間を短縮する
- 心房や房室接合部組織の不応期を延長し、伝導を遅延させる
- 交感神経系の働きを抑制する

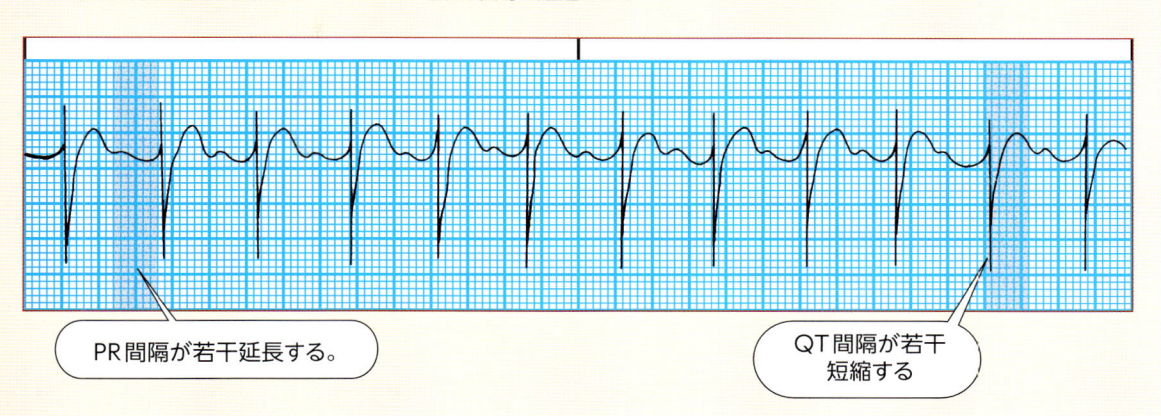

PR間隔が若干延長する。

QT間隔が若干短縮する

圧・拡張期圧の低下をもたらす。また、催不整脈作用もあり、QT間隔を延長する。

用法・用量

4種類のβ遮断薬の投与法を以下に示す。

- アセブトロール：通常は200mgを1日2回経口投与し、必要に応じて600-1200mg/日まで増量する。
- プロプラノロール：経口投与または静脈内投与する。経口投与の場合は10-30mgを1日3-4回、静注の場合は1mg/分を超えない速度で0.5-3mgを投与する。必要であれば2分後に追加静注してもよいが、その後は4時間以上の投与間隔を置く。
- エスモロール：負荷量として500μg/kgを1分間で投与し、引き続き50μg/kg/分の速度で4分間投与する。5分以内に十分な反応が得られない場合は、再び負荷量を投与し、さらに100μg/kg/分の速度で4分間点滴投与する。必要に応じ点滴速度は200μg/kg/分まで上げてもよい。
- ソタロール：初期量として80mgを1日2回経口投与する。ほとんどの患者は160-320mg/日の用量で治療に反応する。

Ⅱ群抗不整脈薬は心周期に影響を与えます。

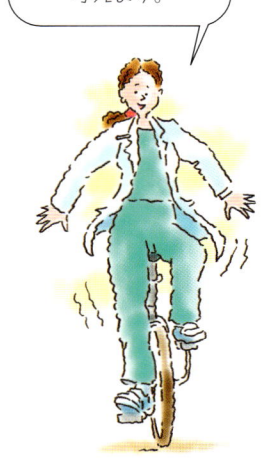

> ## II群β遮断薬の非心血管系有害作用
>
> 　心血管系の有害作用に加えて、II群β遮断薬には次のような有害作用がある。
> - 中枢神経系：不眠、失神、精神の抑うつ、情緒不安定、疲労、頭痛、傾眠、鮮明な夢、幻覚、浮動性めまい
> - 呼吸器系：呼吸困難、気管支痙攣（特に喘息など気管支痙攣性疾患を有する患者）
> - 血液系：血小板減少症、無顆粒球症、血糖値の変化
> - 皮膚：発疹

有害作用

　β遮断薬の心血管系有害作用は多種多様であり、徐脈、低血圧、房室ブロック、心不全、胸痛、動悸などが含まれる（「II群β遮断薬の非心血管系有害作用」を参照）。

看護上の注意点

　β遮断薬を投与されている患者を看護する場合、次の点に注意する。
- 心拍数、血圧、心電図を監視する。
- 徐脈、ペースメーカー未装着の第2度第3度房室ブロック、ショックなどの患者にはβ遮断薬を用いてはならない。糖尿病（低血糖徴候をマスクする）や、心不全、腎疾患、甲状腺機能亢進症、肝疾患、重症筋無力症、末梢血管疾患、低血圧などを有する患者にβ遮断薬を投与する場合は注意を要する。
- 喘息などの気管支痙攣性疾患を有する患者には非選択性β遮断薬が禁忌であることを忘れてはならない。
- β遮断薬療法を開始する前に、電解質不平衡を是正する。
- β遮断薬を投与すると心拍数の上昇が抑制されるため、運動耐容能が低下することを忘れてはならない。β遮断薬は、ショックに対する交感神経系の反応も抑制する。

III群抗不整脈薬

　III群抗不整脈薬はカリウムチャンネル遮断薬と呼ばれ（「II群抗不整脈薬の作用」を参照）、アミオダロン塩酸塩（アンカロン）、イブチリド、ドフェチリドなどがある。ソタロールはII群とIII群の特徴を併せ持つ。III群の抗不整脈薬はいずれも催不整脈性がある。

Ⅲ群抗不整脈薬の作用

アミオダロン、ソタロール、イブチリドなどのⅢ群抗不整脈薬は、心周期に特異的な作用を及ぼし、心電図には下図に示すような特異的な影響が現れる。Ⅲ群抗不整脈薬は

- 第3相におけるカリウムの移動を遮断する
- 活動電位持続時間を延長する
- 有効不応期を延長する

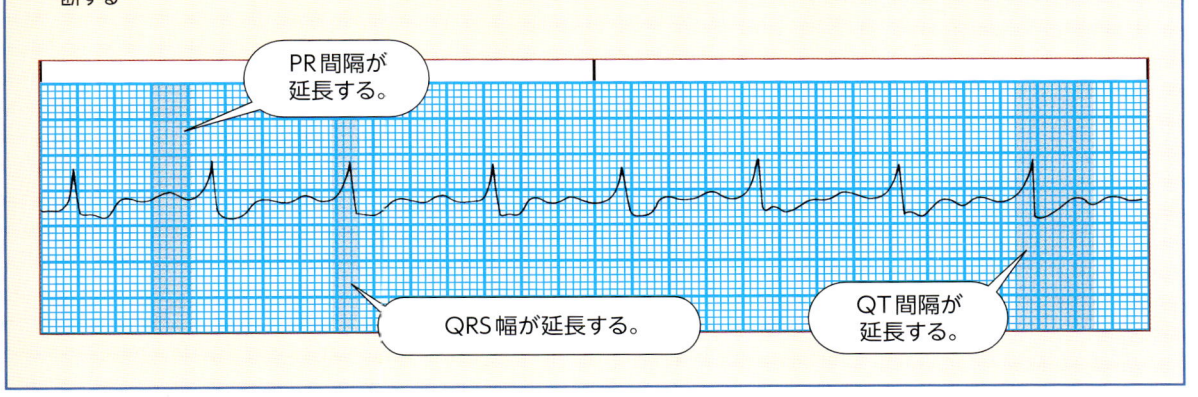

（心電図：PR間隔が延長する。QRS幅が延長する。QT間隔が延長する。）

アミオダロン

アミオダロンは、上室不整脈やWPW症候群に見られるような副伝導路の存在と心室不整脈により誘発される発作性上室頻拍の治療に用いられる。

用法・用量

アミオダロンの投与法を以下に示す。

- 経口投与：800-1600 mg／日（数回に分割）を1-3週間、その後650-800 mg／日を4週間、その後は維持量として200-600 mg／日を投与する。
- 点滴静注：150 mgを10分かけて点滴静注（15 mg／分）し、その後6時間かけて360 mg（1 mg／分）、さらにその後18時間かけて540 mg（0.5 mg／分）を点滴静注する。投与開始から24時間後以降は、維持量として720 mg／24時間（0.5 mg／分）の速度で点滴静注を続ける。

有害作用

アミオダロンを点滴静注にて投与した際に見られる心血管系の有害作用には、徐脈、低血圧、房室ブロック、心不全、心静止、無脈性電気活動などがある。

長期の経口投与では、徐脈、洞停止、洞房ブロック、房室ブロック、肺線維症、甲状腺機能障害、肝機能検査値上昇、視覚障害などが認められる（「アミ

> ## アミオダロンによる非心血管系有害作用
> 　心血管系の有害作用に加えて、アミオダロンには次のような有害作用がある。
> - 中枢神経系：倦怠感、疲労、めまい、末梢神経障害、運動失調、感覚異常、振戦、頭痛、視覚障害
> - 呼吸器系：呼吸器毒性（進行性呼吸困難、咳嗽、発熱、胸膜炎性胸痛）
> - 消化器系：悪心、嘔吐、便秘、食欲不振、肝機能検査値上昇
> - その他：光線過敏症、味覚異常、嗅覚異常、甲状腺機能低下症または亢進症、出血性疾患、筋力低下

オダロンによる非心血管系有害作用」を参照）。

看護上の注意点

　アミオダロンを投与されている患者を看護する場合、次の点に注意する。
- バイタルサイン、心電図、呼吸の状態を監視する。
- 電解質濃度や、肝機能検査、甲状腺機能検査、呼吸機能検査、胸部X線撮影などの臨床検査結果を監視する。
- ジゴキシン毒性の徴候やプロトロンビン時間の延長に注意する。アミオダロンは、血清中のジゴキシンや経口抗凝固薬の濃度を上昇させる可能性がある。
- アミオダロンに対する過敏症の既往歴のある患者や、心原性ショックや顕著な洞徐脈を呈する患者、ペースメーカー未装着の第2度・第3度房室ブロックの患者には、アミオダロンを用いてはならない。心肥大、既存の徐脈や洞結節疾患、伝導障害、心室機能の低下が認められる患者にアミオダロンを用いる場合は注意を要する。
- アミオダロンの半減期は56日と長く、このため有効治療濃度域に達するまで、また身体から排出されるまでに長い時間を要する。
- アミオダロンはテオフィリンの血中濃度を上昇させる可能性がある。テオフィリン毒性の徴候に注意する。
- アミオダロンはフェニトイン（アレビアチン）と併用した場合、フェニトインの血中濃度を上昇させる可能性がある。フェニトインの濃度を綿密に監視する。
- 光線過敏反応を予防するため、日焼け止めや衣服で皮膚を保護するよう患者に指導する。日光を浴びると皮膚が青灰色に変色することがある。
- 年に1回眼科検診を受けるよう患者に勧める。ほとんどの患者はアミオダロン療法開始から1-4カ月以内に、細隙灯顕微鏡検査にて微細な角膜沈着

物が観察されるようになる。メチルセルロース点眼薬の投与により、微小角膜沈着物の生成を最小限に留めることができる。
- 静脈炎を予防するためには、中心静脈路から静注用製剤を投与する。

イブチリド

イブチリドは、発生後間もない心房細動や心房粗動を速やかに洞調律に復帰させるために用いられる。イブチリドは、心房や心室の不応期を延長する。

用法・用量

体重60kg以上の成人患者には、イブチリド1mgを10分かけて点滴静注する。体重が60kg未満であれば、0.01mg/kgとする。

点滴静注終了から10分経過しても不整脈が改善しない場合、上記の用量を再度投与する。

有害作用

イブチリドの心血管系有害作用には、心室期外収縮、非持続性心室頻拍、持続性多形性心室頻拍、低血圧、脚ブロック、房室ブロック、高血圧、徐脈、頻拍、動悸、心不全、QT間隔の延長などがある。非心血管系有害作用には頭痛、悪心、腎不全などがある。

看護上の注意点

イブチリドを投与する際、次の点に注意する。
- 点滴投与中と投与終了後少なくとも4時間はバイタルサインと心電図を連続的に監視する。不整脈が解消した場合や、心室頻拍やQT間隔の著しい延長が生じた場合には、点滴投与を中止する。QT間隔の著しい延長は多形性心室頻拍の前兆と考えられる。
- 持続性心室頻拍の発生に備えて救急医療機器や薬剤を準備しておく。
- 多形性心室頻拍の既往歴がある患者にはイブチリドを投与してはならない。
- ジゴキシン（ジゴシン）との併用には注意を要する。イブチリドは、ジゴキシン濃度の過度の上昇に伴う心毒性の症状や徴候をマスクしてしまう可能性がある。
- Ia群や他のⅢ群抗不整脈薬と同時にイブチリドを投与してはならない。併用する場合は、4時間以上の投与間隔を置く必要がある。
- QT間隔の延長をもたらす他の薬物（フェノチアジン系薬、三環系抗うつ薬、四環系抗うつ薬など）と併用してはならない。
- 心房細動が2日以上続いている患者は、血栓症が除外されないかぎり、イブ

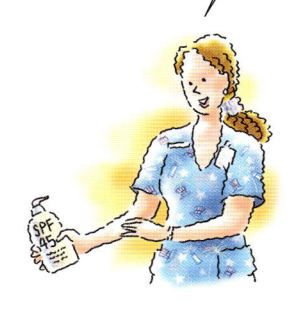

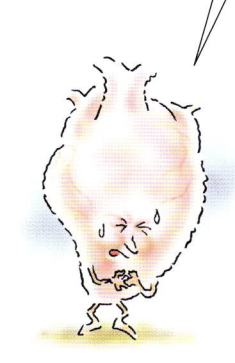

チリドの投与に先立ち抗凝固薬を最低3週間投与する必要がある。

ドフェチリド

ドフェチリドは、1週間以上続く症候性の心房細動や心房粗動から正常洞調律に復帰した患者に対し、正常洞調律の維持を目的として用いられる。また、心房細動や心房粗動を正常洞調律に復帰させるためにも用いられる。

用法・用量

用量はクレアチニンクリアランスとQTc間隔に基づき決定されるため、これらの数値を初回投与前に測定しておく必要がある（心拍数が60回／分未満の場合はQT間隔を用いる）。通常の推奨用量は、クレアチニンクリアランスが60mℓ／分を上回る患者の場合500μgを1日2回経口投与することとされている。

有害作用

ドフェチリドの心血管系有害作用には、心室細動、心室頻拍、トルサード・ド・ポアン、房室ブロック、脚ブロック、心ブロック、胸痛、狭心症、心房細動、高血圧、動悸、徐脈、浮腫、心静止、心筋梗塞などがある（「ドフェチリドによる非心血管系有害作用」を参照）。

看護上の注意点

ドフェチリドを投与する際、次の点に注意する。
- 重度の肝機能障害が認められる患者に対しては慎重に投与する。
- 少なくとも3日間は心電図を連続的に監視する。
- 正常洞調律への復帰から12時間以内に患者を退院させてはならない。
- 長引く下痢、発汗、嘔吐などに注意する。電解質不平衡により不整脈の発生する可能性が高まるため、こうした徴候が認められた場合は医師に報告する。
- カリウム保持性利尿薬以外の利尿薬を投与されている患者は、トルサード・ド・ポアンのリスクが増大するため、低カリウム血症や低マグネシウム血症に注意する。ドフェチリドを投与する前にカリウム濃度を是正し、正常域に保つ必要がある。
- 他の抗不整脈薬を中止してドフェチリドの投与を開始する場合、少なくとも3つの血漿中半減期の値を注意深く監視しながら投与を中止する。
- アミオダロンを投与されていた患者にドフェチリドを用いる場合、アミオダロン濃度が0.3μg／mℓ以下に下がるまで、もしくはアミオダロンの投与中止後3ヶ月を経過するまでは、ドフェチリドを投与してはならない。

ドフェチリドによる非心血管系有害作用

心血管系の有害作用に加えて、ドフェチリドには次のような有害作用がある。
- 中枢神経系：頭痛、めまい、不眠、不安、片頭痛、脳虚血、脳卒中、無力、感覚異常、失神
- 消化器系：悪心、下痢、腹痛
- 腎尿路生殖器系：尿路感染症
- 肝臓：肝障害
- 筋骨格系：背部痛、関節痛、顔面筋麻痺
- 呼吸器系：気道感染、呼吸困難、咳嗽の増加
- 皮膚：発疹、発汗
- その他：流感様症状、血管性浮腫

> ドフェチリドは、グレープフルーツジュースではなく水で服用してください。グレープフルーツジュースはドフェチリドの代謝に影響を及ぼす可能性があります。

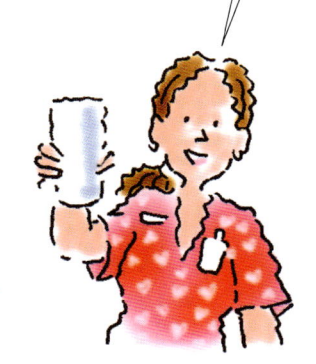

- ドフェチリドを中止して他の薬物（ドフェチリドと相互作用する薬物など）を投与する場合、投与開始前に最低2日間のウォッシュアウト期間を置く。
- ドフェチリドをグレープフルーツジュースで服用してはならない。グレープフルーツジュースはドフェチリドの肝代謝を阻害し、血中濃度の上昇をもたらす可能性がある。
- QT間隔の延長をもたらす薬物（フェノチアジン系薬、三環系抗うつ薬、四環系抗うつ薬など）と併用してはならない。
- シメチジン（タガメット）や、ケトコナゾール（ニゾラール）、ST合剤（バクトラミン）、ベラパミル（ワソラン）、CYP3A4阻害薬（アミオダロン〈アンカロン〉、ジルチアゼム〈ヘルベッサー〉、ノルフロキサシン〈ハクシダール〉など）、選択的セロトニン再取り込み阻害薬などと併用してはならない。
- メゲストロール、アミロライド、メトホルミン（グリコラン）、トリアムテレン（トリテレン）など、腎臓での陽イオン分泌を阻害する薬物と併用してはならない。

Ⅳ群抗不整脈薬

Ⅳ群抗不整脈薬はカルシウムチャンネル遮断薬と呼ばれ、ベラパミルやジルチアゼムなどが含まれる。これらの薬物には房室結節の伝導時間と不応期を延長する作用がある（p.224「Ⅳ群抗不整脈薬の作用」を参照）。

その他のカルシウムチャンネル遮断薬（ニフェジピン（アダラート）など）には電気生理学的な変化を引き起こす作用はなく、抗不整脈薬としては用いられない。これらは主に高血圧の治療に用いられる。

IV群抗不整脈薬の作用

IV群抗不整脈薬(ベラパミルやジルチアゼムなどのカルシウムチャンネル遮断薬)は、心周期に特異的な作用を及ぼし、そのため心電図には下図に示すような変化が現れる。IV群抗不整脈薬は

- 第2相におけるカルシウムの流入を遮断する
- 房室結節の伝導時間と不応期を延長する
- 伝導性を低下させる

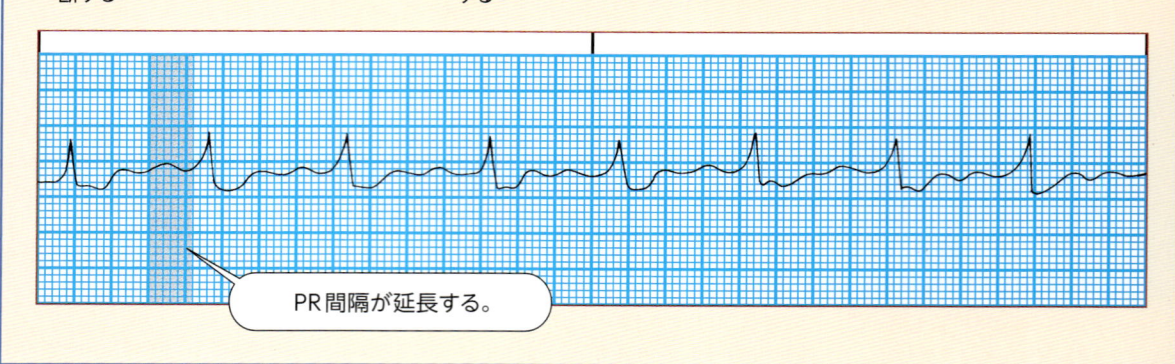

PR間隔が延長する。

ベラパミル

ベラパミルは房室結節に作用することから、発作性上室頻拍に用いられる。また、ベラパミルは、心房細動や心房粗動の心室応答を遅らせる。

用法・用量

ベラパミルの投与法を以下に示す。
- 慢性心房細動に対する経口投与:80-120mgを1日3-4回、480mg/日を上限として投与する。
- 上室不整脈に対する静脈内投与:0.075-0.15mg/kg(通常5-10mg)を2分かけて投与する。反応が認められない場合は30分後に再投与する。

有害作用

ベラパミルの心血管系有害作用には、徐脈、房室ブロック、低血圧、心不全、浮腫、心室細動などがある(「ベラパミルによる非心血管系有害作用」を参照)。

看護上の注意点

ベラパミルを投与されている患者を看護する場合、次の点に注意する。

> ### ベラパミルによる非心血管系有害作用
> 　心血管系の有害作用に加えて、ベラパミルには次のような有害作用がある。
> - 中枢神経系：頭痛、めまい
> - 呼吸器系：呼吸困難、肺水腫
> - 消化器系：悪心、便秘、肝酵素値の上昇
> - 皮膚：発疹

- 心拍数、血圧、心電図、肝機能検査値を監視する。
- 低血圧を予防するため、ベラパミルの前にカルシウムを投与するとよい。
- 起立性低血圧を予防するため、急激な姿勢の変化を避けるよう患者に指導する。
- ペースメーカー未装着の洞不全症候群または第2度第3度房室ブロックの患者、WPW症候群による心房細動や心房粗動の患者に対してベラパミルを投与してはならない。ベラパミルに対する過敏症や高度心不全、心原性ショック、重篤な低血圧、急性心筋梗塞、肺水腫などの患者に対しても用いてはならない。
- ジゴキシンや経口β遮断薬を投与されている患者や、高齢患者、心不全や低血圧、肝疾患、腎疾患などを有する患者にベラパミルを投与する場合は注意を要する。ベータ遮断薬の静脈内投与を受けている患者にはベラパミルを用いてはならない。

ジルチアゼム

　ジルチアゼムは、発作性上室頻拍や心房細動、心房粗動などを治療するため静脈内投与される。ジルチアゼムは狭心症や高血圧の治療にも用いられるが、それについてはここでは論じない。

用法・用量

　ジルチアゼムの投与法を以下に示す。
- 静脈内注射：0.25 mg/kg（通常20 mg）を2分かけて投与する。さらに15分後に0.35 mg/kg（通常25 mg）を2分かけて投与してもよい。
- 点滴静注：5-15 mg/時（通常10 mg/時）の速度で点滴投与する。

有害作用

　ジルチアゼムの心血管系有害作用には、浮腫、紅潮、徐脈、低血圧、心不

> ### ジルチアゼムによる非心血管系有害作用
> 心血管系の有害作用に加えて、ジルチアゼムには次のような有害作用がある。
> - 中枢神経系：頭痛、めまい
> - 消化器系：悪心、肝酵素値の一過性の上昇、便秘、腹部不快感、急性肝損傷
> - 皮膚：発疹

全、不整脈、伝導異常、洞結節機能不全、房室ブロックなどがある（p.226「ジルチアゼムによる非心血管系有害作用」を参照）。

看護上の注意点

ジルチアゼムを投与されている患者を看護する場合、次の点に注意する。
- 心拍数、血圧、心電図を監視する。
- ペースメーカー未装着の洞不全症候群または第2度・第3度房室ブロック、WPW症候群による心房細動や心房粗動、高度心不全、心原性ショック、重篤な低血圧、急性心筋梗塞、肺水腫、ジルチアゼムに対する過敏症の既往歴などを有する患者に対してジルチアゼムを用いてはならない。
- 高齢患者や、心不全、低血圧、肝疾患、腎疾患を有する患者、ジゴキシンやβ遮断薬を投与されている患者に対してジルチアゼムを用いる場合は注意を要する（「高齢患者における作用時間の延長」を参照）。
- β遮断薬（静注）との併用には注意を要する。ジルチアゼムの静注とβ遮断薬の静注の間には、数時間の間隔を置く必要がある。
- 起立性低血圧を予防するため、急激な姿勢の変化を避けるよう患者に指導する。

分類に当てはまらない抗不整脈薬(P.226)

一部の抗不整脈薬は分類に当てはまらない。これらの薬物は未分類抗不整脈薬と呼ばれる。

アデノシン

アデノシンは発作性上室頻拍の治療に用いられる天然のヌクレオシドである。アデノシンは房室結節に作用して伝導を遅延し、リエントリー回路を遮断する。WPW症候群に関連した発作性上室頻拍の治療にも有用である。

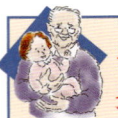

年齢と発達段階

高齢患者における作用時間の延長

高齢患者にジルチアゼムを投与する場合、半減期が延長する可能性があるため慎重に行う必要がある。心不全や肝機能障害、腎機能障害などがある高齢患者は特に注意を要する。

> ジルチアゼムを投与されている間は、急に動かないでくださいね。

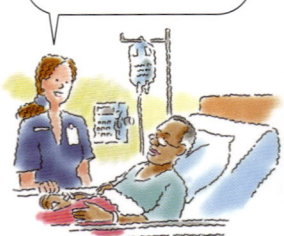

アデノシンは心房細動や心房粗動には無効だが、発作性上室頻拍に対しては心拍数を十分に下げ調律を制御する効果を発揮し、それによってより適切な薬物（ベラパミルなど）を用いることができるようになる。

用法・用量

アデノシン6mgを1-2秒で静注し、直ちに生理食塩水20mℓで急速に後押しする。アデノシンの半減期は10秒未満であるため、速やかに循環血流に到達させる必要がある。1-2分以内に洞調律に復帰しない場合、さらに12mgを静注する。

有害事象

アデノシンの心血管系有害事象には、一過性の不整脈（調律変換時の短時間の心静止など）、低血圧（高用量投与時）、顔面紅潮、発汗、胸痛、不整脈の再発などがある（「アデノシンによる非心血管系有害作用」を参照）。

看護上の注意点

アデノシンを投与されている患者を看護する場合、次の点に注意する。
- 心拍数、血圧、心電図、呼吸数や呼吸の深さを監視し、呼吸音を聴取して喘鳴の有無を確認する。
- アデノシンに対する過敏症の既往歴がある患者や、ペースメーカー未装着の第2度第3度房室ブロックまたは洞不全症候群の患者には、アデノシンを用いてはならない。高齢の患者や喘息患者、ジピリダモール（ペルサンチン）やカルバマゼピン（テグレトール）を投与されている患者などにアデノシンを用いる場合は注意を要する。
- アデノシンは室温で保存する。
- アミノフィリンなどのキサンチン誘導体を投与されている患者に対してアデノシンを投与する場合、高用量が必要となることもあれば、治療に対して全く反応しないこともある。

アデノシンによる非心血管系有害作用

心血管系の有害作用に加えて、アデノシンには次のような有害作用がある。
- 中枢神経系：不安、浮動性めまい、灼熱感、頭痛、上肢のしびれ感や刺痛
- 呼吸器系：呼吸困難
- 消化器系：悪心

アトロピン

アトロピンは、洞房結節や房室結節への迷走神経の作用を遮断する抗コリン作動薬である。このため房室伝導を促進し心拍数を高める作用があり、症候性徐脈の治療に用いられる。しかし、心臓移植手術において迷走神経を切断された患者にはアトロピンは無効である。このような患者の症候性徐脈の治療にはイソプロテレノール（プロタノール）が用いられる。

用量・用法

アトロピン0.5-1mgを静脈内投与し、必要に応じて3-5分の間隔を置き、上限を2mgとして反復投与する。心静止に対する初期量は1mgとし、最大用量は3mgとする。

有害作用

アトロピンの心血管系有害作用には、頻拍（高用量投与時）、動悸、徐脈（緩徐に注入した場合、もしくは用量が0.5mg未満の場合）、低血圧、胸痛および心筋の酸素消費量の増大（冠動脈疾患を有する患者）などがある（「アトロピンによる非心血管系有害作用」を参照）。

看護上の注意点

アトロピンを投与されている患者を看護する場合、次の点に注意する。
- 心拍数、血圧、心電図、尿量、腸雑音を監視する。
- ベラドンナに対する過敏症や、急性閉塞隅角緑内障、消化管閉塞、尿路閉塞性疾患、重症筋無力症、頻脈性不整脈などを有する患者にはアトロピンを用いてはならない。
- 腎疾患や、心不全、甲状腺機能亢進症、肝疾患、高血圧、急性心筋梗塞などの患者にアトロピンを用いる場合は注意を要する。無症候性徐脈の患者

アトロピンによる非心血管系有害作用

心血管系の有害作用に加えて、アトロピンには次のような有害作用がある。
- 中枢神経系：運動失調、見当識障害、せん妄、激越、錯乱、頭痛、不穏状態、不眠、めまい、視覚障害、瞳孔散大、羞明
- 消化器系：口内乾燥、便秘、麻痺性イレウス、悪心、嘔吐
- 腎尿路生殖器系：尿閉
- その他：眼内圧上昇、アナフィラキシー、蕁麻疹

にアトロピンを投与してはならない。このような患者では、心拍数の上昇により心筋の酸素消費量が増大し、梗塞が悪化する恐れがある。

ジゴキシン

ジゴキシン（シゴミン）は、特に心不全患者の発作性上室頻拍や心房細動、心房粗動などの治療に用いられる。ジゴキシンは、迷走神経の緊張を亢進させ、洞房結節や房室結節の伝導を遅延させることにより、抗不整脈作用を発揮する。心筋の収縮能を高める作用もある。ジゴキシンの投与により患者の心電図には著明な変化が生じる（「ジゴキシンの作用」を参照）。

用法・用量

ジゴキシンを急速経口投与または急速静注する場合、負荷量として0.5-1 mgを数回に分割して6-8時間おきに投与する。維持量は通常、0.125-0.5 mg／日とする。

有害作用

体内に多量のジゴキシンが蓄積すると毒性が発現する。心毒性として洞房ブロックや房室ブロック、接合部不整脈や心室不整脈などが発生する。ジゴ

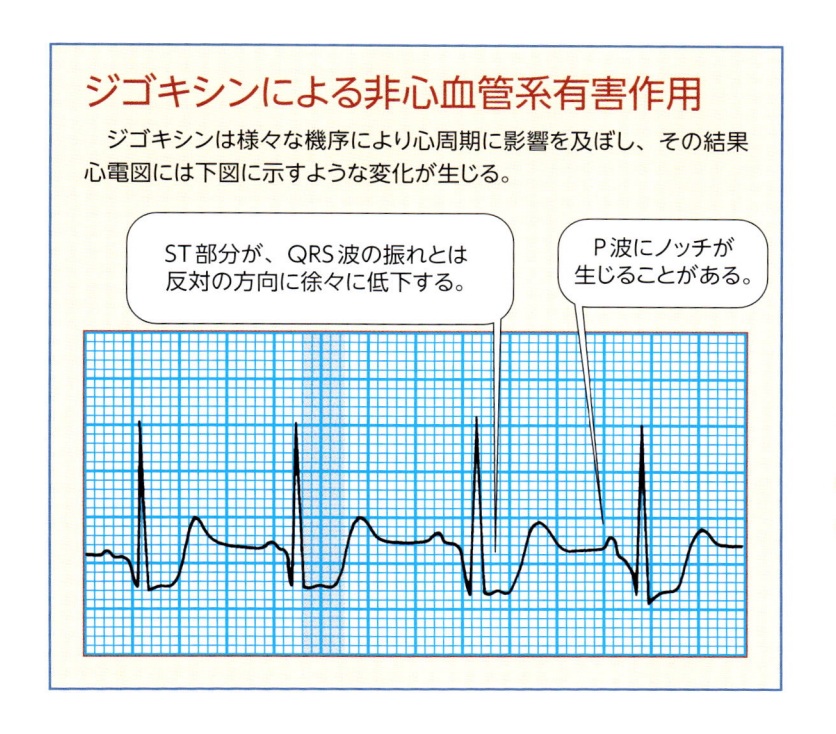

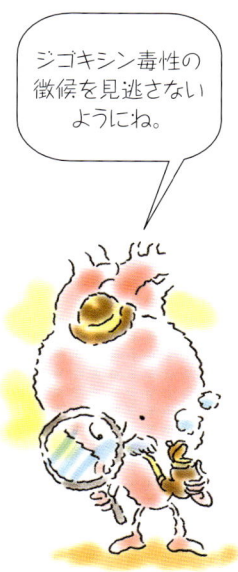

ジゴキシンによる非心血管系有害作用

ジゴキシンは様々な機序により心周期に影響を及ぼし、その結果心電図には下図に示すような変化が生じる。

- ST部分が、QRS波の振れとは反対の方向に徐々に低下する。
- P波にノッチが生じることがある。

ジゴキシン毒性の徴候を見逃さないようにね。

キシン毒性が現れた場合にはジゴキシンの投与を中止し、低酸素状態や電解質不平衡の是正、フェニトインやリドカイン、アトロピン、ペースメーカーなどによる不整脈の治療、致死性不整脈やブロックを停止させるための抗ジゴキシン抗体Fabフラグメント（Digibind）投与（発生から30-60分以内）などの処置を行う。抗ジゴキシン抗体Fabフラグメントを投与する前に、カリウム濃度を是正する必要がある（「ジゴキシンによる非心血管系有害作用」を参照）。

看護上の注意点

ジゴキシンを投与中の患者を看護する場合、次の点に注意する。
- ジゴキシン毒性の徴候に注意する。低カリウム血症、低カルシウム血症、高カルシウム血症、低マグネシウム血症の患者は特に注意を要する。指示に応じて血清中の電解質濃度を監視する。
- 心尖部拍動と心電図を監視する。心拍数が60回/分未満に低下したり、調律に変化が現れるのは、ジゴキシン毒性の徴候と考えられる。こうした徴候が観察されたらジゴキシンの投与を中止し、医師に報告する。
- ジゴキシンに対する過敏症の既往歴や、洞不全症候群、洞房ブロック、房室ブロック、心室頻拍、肥大型心筋症、WPW症候群などを有する患者には、ジゴキシンを用いてはならない。高齢者や、急性心筋梗塞、肝疾患、腎疾患、甲状腺機能低下症などの患者にジゴキシンを用いる場合は注意を要する。
- 電気的カルディオバージョンの施行前1-2日間はジゴキシンの投与を控える。
- ジゴキシンは様々な製剤と反応するため、薬用ハーブの使用について患者に確認しておく。カラクサケマンやスズラン、ヒドラスチス、ヤクモソウ、ナズナ、ヘンルーダなどはジゴキシンの心臓への作用を増強する可能性がある。カンゾウやキョウチクトウ、シベリアニンジン、ジギタリス、カイソウなどはジゴキシン毒性のリスクを増大させる。

エピネフリン

エピネフリンは天然のカテコールミンである。交感神経系のαアドレナリン受容体やβアドレナリン受容体に直接作用し、心静止から正常洞調律への復帰、症候性徐脈の改善に効果を発揮する。また、収縮期圧を上昇させ、拡張期圧や心拍数、心拍出量を若干低下させる働きもある。

用法・用量

成人の心静止を正常洞調律に復帰させるには、エピネフリン1mg（10,000倍希釈液10mℓ）を静脈内投与する。末梢静脈から注入した後、20mℓの

ジゴキシンによる非心血管系有害作用

心血管系の有害作用に加えて、ジゴキシンには毒性に起因する次のような有害作用がある。
- 中枢神経系：頭痛、視覚障害、幻覚、疲労、筋力低下、激越、倦怠感、めまい、昏迷、感覚異常
- 消化器系：食欲不振、悪心、嘔吐、下痢
- その他：黄緑色の光輪が見える、視覚障害、閃光、羞明、複視

静脈内輸液で後押しして薬物送達を促進する。必要に応じて3-5分おきに反復投与する（特に通常の静注用量に反応しない患者に対しては、5mgまでの追加投与を推奨する向きもある）。初回静注後、1-4μg/分の速度で点滴静注してもよい。

有害作用

心血管系の有害作用には、動悸、高血圧、頻拍、心室細動、狭心痛、ショック、心電図の変化（T波の振幅減少など）がある（「エピネフリンによる非心血管系有害作用」を参照）。

看護上の注意点

エピネフリンを投与する際、次の点に注意する。
- 用いたエピネフリン溶液の濃度を記録しておく（1mgは1,000倍希釈液1mℓまたは10,000倍希釈液10mℓに相当する）。
- 心拍数、心電図、血圧の監視下に静脈内投与する。
- エピネフリンをアルカリ性溶液と混ぜてはならない。5%ブドウ糖液、乳酸リンゲル液、生理食塩水、あるいは5%ブドウ糖と生理食塩水の混合液を用いる。
- エピネフリン製剤には硫酸塩が含まれているものがある。硫酸塩に対してアレルギーのある患者にこうした製剤を使用することは、緊急時以外は避けるべきである。
- ジゴキシン（シゴシン）や全身麻酔薬（シクロプロパン、またはハロタン（フローセン）などのハロゲン化炭化水素）をエピネフリンと併用すると、心室不整脈のリスクが増大する可能性がある。
- 同様の作用を持つ薬物をエピネフリンと併用してはならない。併用した場合、心血管系への重篤な有害作用が発現する恐れがある。

硫酸マグネシウム

硫酸マグネシウムは心室不整脈、特に多形性心室頻拍や発作性心房頻拍の治療に用いられ、急性心筋梗塞の予防にも用いられる。硫酸マグネシウムには、心筋細胞の興奮性を低下させ伝導を遅延するというⅢ群抗不整脈薬に似た作用があり、房室結節の伝導を遅延し、心房および心室の不応期を延長する。

用法・用量

致死性不整脈には硫酸マグネシウム1-2gを5-60分かけて投与し、さらに0.5-1g/時の速度で点滴投与する。用量と投与期間は、治療に対する患者

エピネフリンによる非心血管系有害作用

心血管系の有害作用に加えて、エピネフリンには次のような有害作用がある。
- 中枢神経系：神経質、振戦、浮動性めまい、回転性めまい、頭痛、見当識障害、激越、恐怖、蒼白、脱力、脳出血、硬直と振戦の悪化（パーキンソン病患者）
- 呼吸器系：呼吸困難
- 消化器系：悪心、嘔吐
- その他：組織の壊死

の反応と血清中のマグネシウム濃度によって異なる。最適用量はいまだ研究中である。

有害作用

硫酸マグネシウムの心血管系有害作用には、発汗、紅潮、心機能低下、徐脈、低血圧、循環虚脱などがある（「硫酸マグネシウムによる非心血管系有害作用」を参照）。

看護上の注意点

硫酸マグネシウムを投与されている患者を看護する場合、次の点に注意する。
- 心拍数や血圧、呼吸数、心電図、尿量、深部腱反射、精神状態などを監視する。
- 腎疾患患者には硫酸マグネシウムを用いてはならない。腎不全患者やジゴキシンを投与中の患者に硫酸マグネシウムを用いる場合は注意を要する。
- 高マグネシウム血症の症状や徴候（低血圧、房室ブロック、中枢神経系の抑制、深部腱反射の低下または消失、筋肉の脱力や麻痺、呼吸停止など）に注意して綿密な監視を行う。
- 高マグネシウム血症の影響を相殺するため、カルシウム静注剤を準備しておく。
- 挿管器具と人工呼吸器を準備しておく。
- 硫酸マグネシウムは、心ブロックや心筋障害のある患者には禁忌である。

> 腎疾患のある患者さんには、硫酸マグネシウムを投与しないでね。

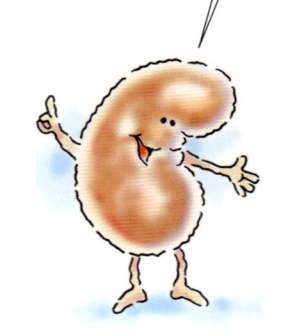

抗不整脈薬に関する患者教育

抗不整脈薬に関する患者教育を行う際、強調すべきいくつかのポイントがある。
- 処方された通りに薬を服用すること。医師に相談することなく服用を中止してはならない。
- 胸痛や息切れ、咳嗽、動悸、めまい、疲労、0.9kg/日を超える体重増加、心拍数の極端な高値または低値、心拍の規則性の変化などが現れた場合や、薬物療法に関連して何らかの持続的な自覚症状が発現している場合には医師に電話すること。
- 予定通りに来院し定期検査を受けること。定期的な理学的診察や心電図検査、胸部X線検査、臨床検査などは、治療の有効性の評価に役立つ。
- 薬用ハーブの使用には慎重を期すること。薬用ハーブには、抗不整脈薬と

硫酸マグネシウムによる非心血管系有害作用

心血管系の有害作用に加えて、硫酸マグネシウムには次のような有害作用がある。
- 中枢神経系：傾眠、反射の低下、弛緩麻痺、低体温
- 呼吸器系：呼吸麻痺
- その他：低カルシウム血症

抗不整脈薬に関する患者教育

の間に致死的な相互作用を引き起こすものがある。

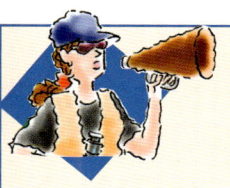

お疲れ様！
薬物治療の復習

抗不整脈薬
- 細胞の電気的活動（活動電位）に及ぼす影響と作用機序に基づいて分類される

Ia群抗不整脈薬
- ナトリウムチャネル遮断薬と呼ばれる
- 心筋細胞の興奮性や収縮能を低下させる
- 抗コリン作用や催不整脈作用がある
- QRS幅やQT間隔を延長する

キニジン
- 上室不整脈や心室不整脈に用いられる

プロカインアミド塩酸塩
- 上室不整脈や心室不整脈に用いられる

Ib群抗不整脈薬
- 異所性心室興奮を抑制する
- 第0相の脱分極を遅延する
- 第3相の再分極時間と活動電位持続時間を短縮する

リドカイン塩酸塩
- かつては心室不整脈に対する第一選択薬

Ic群抗不整脈薬
- 伝導を遅延する

フレカイニド酢酸塩
- 構造的心疾患のない致死性心室不整脈の患者を対象として、発作性心房細動や発作性心房粗動の治療に用いられる。上室頻拍の予防にも用いられる。

プロパフェノン塩酸塩
- 致死性の心室不整脈にのみ用いられる

II群抗不整脈薬
- βアドレナリン受容体遮断薬と呼ばれる
- 交感神経系のβ受容体を遮断し、心拍数を低下させる
- 上室不整脈や心室不整脈の治療に用いられる
- アセブトロール、プロプラノロール、エスモロール、ソタロールなどがある

III群抗不整脈薬
- カリウムチャネル遮断薬と呼ばれる
- 第3相のカリウムの移動を遮断する
- 活動電位持続時間を延長する
- 有効不応期を延長する
- PR間隔、QT間隔、QRS幅を延長する

アミオダロン
- 上室不整脈、（WPW症候群に見られるような）副伝導路による発作性上室頻拍、心室不整脈などに用いられる

フマル酸イブチリド
- 発症から間もない心房細動や心房粗動を速やかに変換する

（次ページに続く）

薬物治療の復習(つづき)

ドフェチリド
- 1週間以上続いた症候性の心房細動や心房粗動から正常洞調律に復帰した患者に対し、正常洞調律の維持を目的として用いられる
- 心房細動や心房粗動を正常洞調律に復帰させるためにも用いられる。

Ⅳ群抗不整脈薬
- カルシウムチャンネル遮断薬と呼ばれる
- 房室結節の伝導時間や不応期を延長する
- 収縮能を低下させる
- PR間隔を延長する

ベラパミル
- 発作性上室頻拍に用いられ、心房細動や心房粗動の心室応答を遅らせる

ジルチアゼム
- 発作性上室頻拍、心房細動、心房粗動に用いられる

分類に当てはまらない抗不整脈薬
- 「種々雑多な抗不整脈薬」とも呼ばれる

アデノシン
- 房室結節の伝導を遅延し、リエントリー回路を遮断する
- 発作性上室頻拍に用いられる

アトロピン
- 洞房結節や房室結節に対する迷走神経の作用を遮断する抗コリン作動薬
- 症候性徐脈の治療に用いられる

ジゴキシン
- 迷走神経の緊張を亢進し、洞房結節や房室結節の伝導を遅延する
- QRS波の振れと反対方向へST部分を低下させる。P波にノッチが生じることもある。
- 発作性上室頻拍、心房細動、心房粗動に用いられる

エピネフリン
- 交感神経系のαアドレナリン受容体やβアドレナリン受容体に作用するカテコールアミン
- 症候性徐脈の治療、心静止から正常洞調律への復帰を目的として用いられる

硫酸マグネシウム
- 心筋細胞の興奮性と伝導性を低下させ、房室結節の伝導を遅延し、不応期を延長する
- 心室不整脈の治療に用いられる

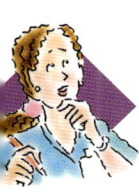

クイッククイズ

1. 脱分極の速度を低下させる抗不整脈薬は、次のうちどのクラスに分類されるか。
   A. Ⅰ群
   B. Ⅱ群
   C. Ⅲ群
   D. Ⅳ群

   答え：A． Ⅰ群抗不整脈薬は第0相のナトリウムの流入を遮断し、脱分極の速度を低下させる。

2. 迷走神経刺激を遮断し心拍数を上昇させる薬物は
   A. 硫酸マグネシウム
   B. ジルチアゼム
   C. ベラパミル
   D. アトロピン

   答え：D． アトロピンは房室結節への迷走神経の作用を遮断し、房室伝導を促進し心拍数を上昇させる。アトロピンは、症候性徐脈の治療に用いられる。

3. 発生後間もない心房細動や心房粗動を速やかに洞調律に復帰させるために用いられるⅢ群抗不整脈薬は
   A. ジゴキシン
   B. フマル酸イブチリド
   C. プロカインアミド
   D. ベラパミル

   答え：B． フマル酸イブチリドは心房や心室の不応期を延長する作用があり、発生後間もない心房細動や心房粗動を速やかに洞調律に復帰させるために用いられる。

4. 安静時心拍数を低下させることが知られている薬物は
   A. キニジン
   B. アミオダロン
   C. プロプラノロール
   D. リドカイン

   答え：C． βアドレナリン受容体遮断薬（プロプラノロールなど）は、交感神経系のβアドレナリン受容体を遮断し、心拍数、収縮能、伝導性を低下させる。

採点

☆☆☆ 全問正解だった人、ただただ素晴らしいの一言です！ あなたは抗不整脈薬の王様です。

☆☆ 3問正解だった人、よくできました！ あなたは抗不整脈薬の王子様です。

☆ 正解は2問以下だった人、くよくよしないで！ この章をもう一度おさらいすれば、きっと抗不整脈薬ともリズムが合ってきますよ。

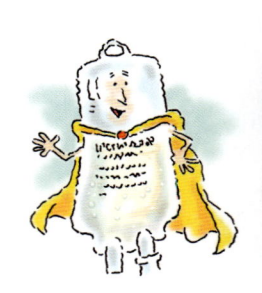

Part IV 12誘導心電図

11 12誘導心電図の取り方 ……………………… 239

12 12誘導心電図の解釈 ……………………… 255

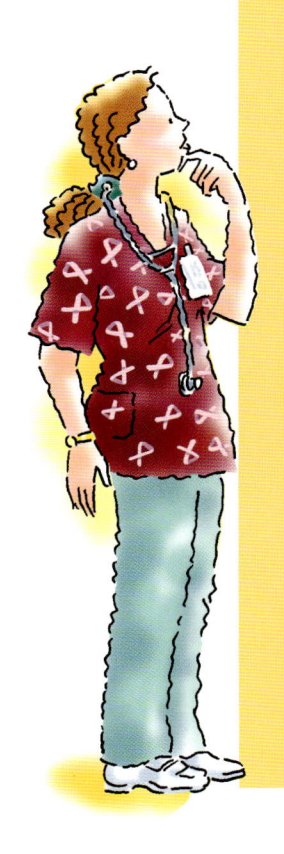

11

12誘導心電図の取り方

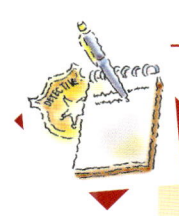

この章の概要

この章では以下の内容について学習する。
- 病態診断における12誘導心電図の役割
- 心臓の電気軸と12誘導心電図の関係
- 患者の準備、電極の装着、心電図測定のための正しいテクニック
- 背部誘導心電図と右側胸部誘導心電図の診断上の目的
- 加算平均心電図の役割

12誘導心電図の概要

　12誘導心電図は病態の特定、特に狭心症と急性心筋梗塞の特定に役立つ診断検査法である。心臓の電気的活動に関する全体像が得られる点で単一誘導よりも優れており、左室機能の評価に有用である。心臓の刺激伝導系に障害を来す他の疾患の診療においても、12誘導心電図は有用な検査法と考えられる（「12誘導心電図検査の対象となる疾患」を参照）。

相互依存的な証拠

　他の診断検査と同様、12誘導心電図の検査結果も他の臨床所見と合わせて検討する必要がある。心電図検査の結果は、常に患者の病歴や理学的診察所見、臨床検査結果、薬物療法などと関連付けて考察する。
　また、心電図測定には、電話回線を介して行う方法など様々な方式があることも覚えておいてほしい（p.240「心電図電話伝送モニタリング」を参照）。実際、電話伝送モニタリングは、自宅など病院以外の場所での患者の状態を評価する手段として重要性を増している。

12誘導心電図検査の対象となる疾患

　12誘導心電図検査は心筋梗塞患者に対して実施されることが多いが、次のような心疾患も検査の対象となる。
- 狭心症
- 不整脈
- 心腔肥大
- ジゴキシンなどの薬物による毒性
- 電解質不平衡
- 肺塞栓症
- 心膜炎
- 低体温症

心電図電話伝送モニタリング

　特殊な記録伝送装置を用いて、在宅患者が心電図を中央監視センターに電話伝送し、その場で診断を求めることができる。心電図電話伝送モニタリング(transtelephonic cardiac monitoring, TTM)と呼ばれるこの方法は、医療費の削減にも役立っており、広く用いられている。

　TTMでは看護師が重要な役割を担う。広範な患者・家族教育の実施に加え、中央監視センターを運営し、患者から電話伝送された心電図の解釈についてもその一部を担う。

　TTMによって、動悸、めまい、失神、錯乱、発作性呼吸困難、胸痛などの症状を引き起こす一過性の状態を評価することが可能になる。このような状態が医師の目の前で発生することは少なく、このことが診断を困難にし、検査費を押し上げる原因となることもある。

　TTMでは、症状が現れた時に患者が自宅から心電図記録を伝送するため、診断を求めて来院する必要もなく、また早期診断につながる可能性も高い。症状の発現頻度が低くても、患者はTTM用の機器を長期間携帯できるため、診断に役立つ情報が得られると考えられる。

在宅看護

　TTMは在宅心臓リハビリテーションを行う患者にも有用である。リハビリ期間中、看護師は患者と定期的に連絡を取り、心電図記録を受信し、経過を評価する。このようなモニタリングによって、退院後の多くの患者(特に心筋梗塞患者)とその家族が抱える不安を軽減することができる。

　TTMは、特に薬効の評価や発作性不整脈の診断・管理に極めて有用である。どちらの場合もTTMを実施すれば検査入院や長期入院の必要がなくなる。

TTM用の機器を理解する

　TTMには3つの主要な機器、すなわち心電図記録伝送装置、標準的な電話回線、受信機が必要である。心電図記録伝送装置は、患者の心臓から検出した電気的活動を音波に変換する。この電気的活動の記録を一旦内蔵メモリーに保存し、そのあとで送信する機種もある。

　これらの情報の伝送には、標準的な電話回線が用いられる。電話回線で伝送された音波は受信機により心電図に変換され、記録紙に印刷されて解釈が行われ、患者のカルテに保存される。心電図記録伝送装置には、手指、胸部、手首に装着する電極が付属している。この電極によって標準12誘導心電図と同様の心電図が記録される。

クレジットカードサイズの記録計

　クレジットカードサイズの電池式記録計もある。症状が発生した時にこのカードの裏側を胸部中央に押し当て、スタートボタンを押す。カードの裏側に配置された4個の電極が電気的活動を感知し記録する。このカード型記録計は30秒間の電気的活動を記録でき、この記録は後程電話回線を介して伝送され、医師による評価が行われる。

これってすごいカードね！

12の誘導の役割

　12誘導心電図は、四肢や胸部に装着した複数の電極を用いて、心臓の電気的活動を記録する検査法である。12誘導には、3つの双極肢誘導(第Ⅰ、第Ⅱ、第Ⅲ誘導)、3つの増幅単極肢誘導(aV_R、aV_L、aV_F誘導)、および6つの単極胸部誘導(V_1、V_2、V_3、V_4、V_5、V_6誘導)が含まれる。これらの誘導は、12の異なる方向から心臓の電気的活動を描出する(「誘導の概

要」を参照)。

12誘導の概要

12の誘導はそれぞれ異なる方向から心臓を描出する。下の図はその方向と脱分極の波が進む方向(赤矢印)を示したものであり、一覧表には12の誘導によって映し出される心臓の部位を示した。

12誘導心電図に反映される誘導の方向	誘導	描出される心臓の部位
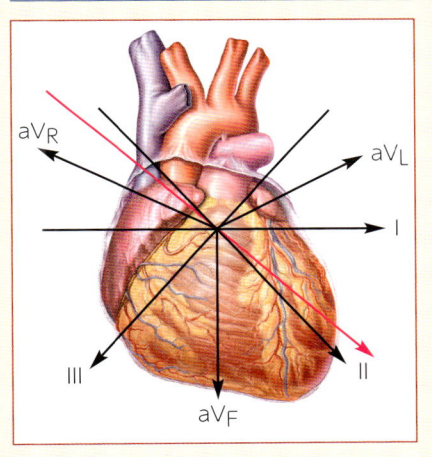	標準肢誘導	
	I	側壁
	II	下壁
	III	下壁
	増幅単極肢誘導	
	aV_R	なし
	aVL	側壁
	aV_F	下壁
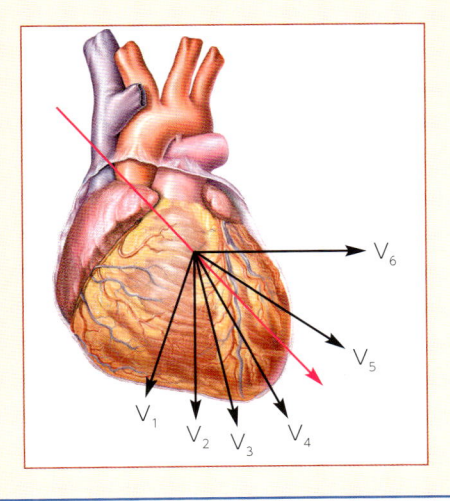	単極胸部誘導	
	V_1	中隔
	V_2	中隔
	V_3	前壁
	V_4	前壁
	V_5	側壁
	V_6	側壁

上下左右に

　　上下左右に心臓をスキャンするように、各々の誘導はそれぞれ異なる領域に関する情報を伝える。それぞれの電極の位置と脱分極の波（心筋を通過する電気刺激）との関係により、誘導ごとに異なる波形が得られる。

肢誘導

　　6つの肢誘導は、前額面に投影された心臓の電気的活動を記録する。前額面とは心臓の中心を通る垂直断面で、心臓を前後の部分に分ける面のことである。この前額面の上に前方から後方に向かって投影された心臓の電気的活動を、肢誘導では記録していることになる。

前胸部誘導

　　6つの前胸部誘導は、水平面に投影された心臓の電気的活動を記録する。水平面とは心臓の中心を通る横断面で、心臓を上下の部分に分ける面のことである。この水平面の上に上方または下方から投影された心臓の電気的活動を、前胸部誘導では記録していることになる。

電気軸

　　12誘導心電図では各々の誘導を評価するだけでなく、心臓の電気軸を記録することができる。電気軸とは、心臓全体のインパルスの流れを測定したものである。

　　インパルスが心臓全体に伝わる時、瞬時ベクトルと呼ばれる微小な電気的な力が生じる。これらのベクトルの平均は、心臓全体に伝わる脱分極の波の力と方向を示しており、電気軸と呼ばれる。また、平均瞬時ベクトル、あるいは平均QRSベクトルと呼ばれることもある。

　　健康な心臓ではインパルスが洞房結節で発生して心房全体に伝わり、さらに房室結節、心室へと伝わる。インパルスが伝わる方向は概ね左下方であり、これが正常な電気軸の方向である。

　　病的な心臓では、インパルスは損傷領域や壊死領域を迂回して肥大部へと伝わるため、電気軸の方向が変化する。各種誘導の正常な波形の極性を記憶しておけば、電気軸が正常か否かを評価することができる。

12誘導心電図の測定

　　緊急時に心電図測定が必要となることがある。心電図測定には次のことが

必要となる。
- 必要な用品を準備する
- 患者に測定手順を説明する
- 電極を正しく装着する
- 心電計の使用法を理解している
- 心電図記録を解釈する

では、これらの手順の各段階について説明しよう。

測定の準備

まず、必要な用品（心電計、記録紙、電極、ガーゼなど）を患者のベッドサイドに準備し、以下の手順で測定を実施する。

測定の手順を説明する

医師から心電図測定を指示されたことを患者に伝え、手順を説明する。所要時間はほんの数分であり、安全で痛みを伴わない心機能評価法であることを強調しておく。

患者からの質問に答え、不安の解消に努める。こうした準備を行うことで患者の不安を軽減し、協力を得ることができる。

患者の準備をする

患者をベッド中央に仰臥位にし、上肢は体幹に添わせる。患者が水平仰臥位に耐えられないようであれば、ベッドの頭部を挙上し、セミファウラー位をとらせる。プライバシーを確保し、患者の上肢、下肢、胸部を露出し、タオルなどで覆う（「小児の心電図測定」を参照）。

電極の装着部位を選択する

電極の装着部位としては、筋肉の厚い部分や骨ばった部分は避け、平坦で肉付きのよい場所を選ぶ。体毛の多い部分はクリップで挟む。皮膚から過剰な皮脂などの物質を拭き取り、電極をよく密着させる。電極がよく密着するほど良い心電図が取れることを思い出してほしい。

心電図を記録する

12誘導心電図は、12の異なる方向から心臓の状態を描出する。それは12人の写真家が同じ被写体を撮影すれば、12枚の異なるスナップ写真が撮れるのと同じである。正確な記録、すなわち一連の「写真」を取るには、電極を正しく装着する必要がある。標準的な位置から1.5cm以上離れた場所に電極を装着すると不正確な波形となり、心電図の解釈が不正確になる可能性

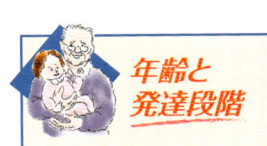

年齢と発達段階

小児の心電図をとるには

小児の心電図測定には忍耐が必要である。できれば両親に協力してもらい、子供の注意をそらすよう努める。腕や脚の動きによるアーチファクトが生じるようであれば、四肢の電極をより近位の部位に装着し直す。

がある。
　12誘導心電図では4個の電極を四肢に、6個の電極を前胸部に装着する必要がある。

肢誘導

　双極肢誘導（第Ⅰ、第Ⅱ、第Ⅲ誘導）や単極肢誘導（aV_R、aV_L、aV_F誘導）を記録するには、両腕と左脚に電極を装着する。右脚にも電極をつけるが、この電極は接地電極であり、波形には影響を与えない。

リード線の接続

　電極の装着部位を識別しやすいように、各々のリード線には記号表示や色分けが施されている（「肢誘導のモニタリング」を参照）。たとえば、通常白いリード線には右腕を意味する「RA」の文字が表示され、赤いリード線には左脚を意味する「LL」の文字が表示されている。前胸部誘導でも、電極とリード線が符合するように記号表示や色分けが施されている

電極の位置は低すぎてはいけない

　6つの前胸部誘導（V_1、V_2、V_3、V_4、V_5、V_6誘導）を記録するには、それぞれの電極を前胸壁の特定の位置に装着する（p.247「前胸部誘導の電極の位置」を参照）。装着位置が低すぎると、正確な心電図は得られない。

- V_1誘導の電極は第4肋間腔胸骨右縁に装着する。この部位を見つけるには、第2肋骨の胸骨切痕に触れ、そこから胸骨辺縁に添って第4肋間腔に達するまで下降する。
- V_2誘導の電極は、V_1誘導の反対側、すなわち第4肋間腔胸骨左縁に装着する。
- V_3誘導の電極は、V_2誘導とV_4誘導の中間に置く。先にV_4誘導の電極を装着しておくと、V_3誘導の電極装着部位を見つけやすい。
- V_4誘導の電極は、第5肋間腔左鎖骨中線上に装着する。
- V_5誘導の電極は、第5肋間腔前腋窩線上に装着する。
- V_6誘導の電極は、第5肋間腔中腋窩線上に装着する。V_4誘導からV_6誘導の電極を正しく装着できれば、これらは水平に並ぶはずである。

6個の胸部電極（V_1からV_6誘導）の装着位置が低すぎると、正確な心電図が取れませんよ。

もっと電極を！

　12誘導心電図に加え、さらに2つの心電図（背部誘導心電図と右側胸部誘導心電図）を診断のために用いることがある。これらの心電図では胸部電極

肢誘導のモニタリング

　下の図は、6つの肢誘導の電極装着位置を示したものである。RAは右腕、LAは左腕、RLは右脚、LLは左脚を表す。プラスの記号（＋）は陽極、マイナスの記号（－）は陰極、Gは接地電極を表す。図の下にそれぞれの誘導のサンプル心電図を示す。

第Ⅰ誘導

　右腕（陰極）と左腕（陽極）を接続する。

第Ⅱ誘導

　右腕（陰極）と左脚（陽極）を接続する。

第Ⅲ誘導

　左腕（陰極）と左脚（陽極）を接続する。

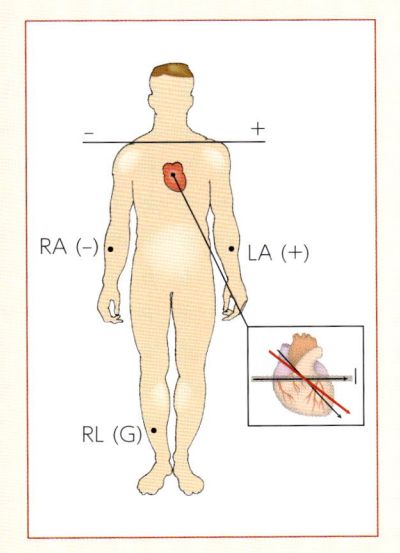

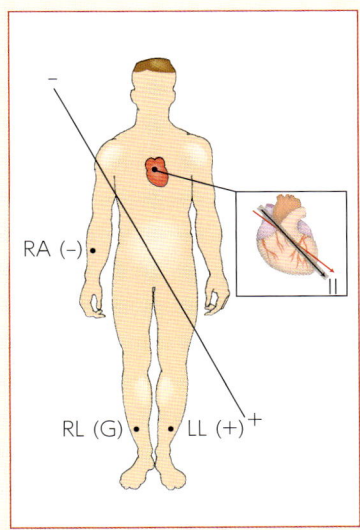

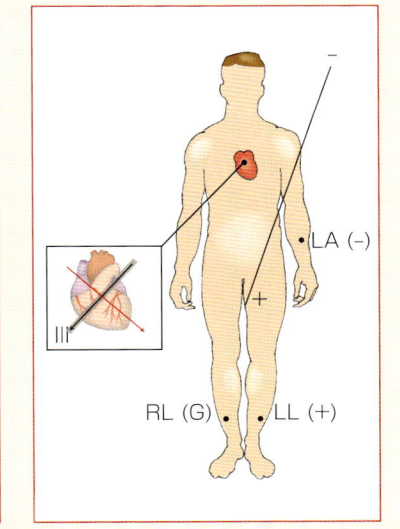

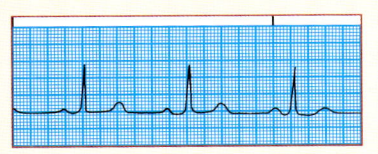

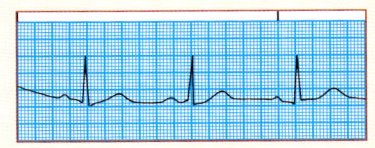

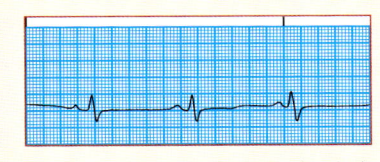

（次ページに続く）

肢誘導のモニタリング（つづき）

aV_R誘導
右腕（陽極）と心臓（陰極）を接続する。

aV_L誘導
左腕（陽極）と心臓（陰極）を接続する。

aV_F誘導
左脚（陽極）と心臓（陰極）を接続する。

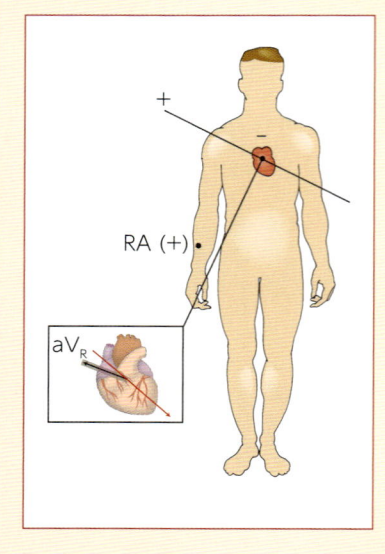

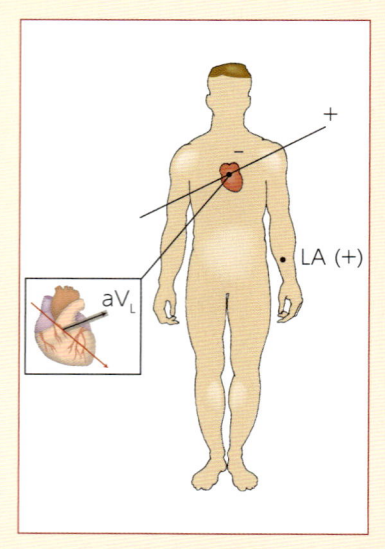

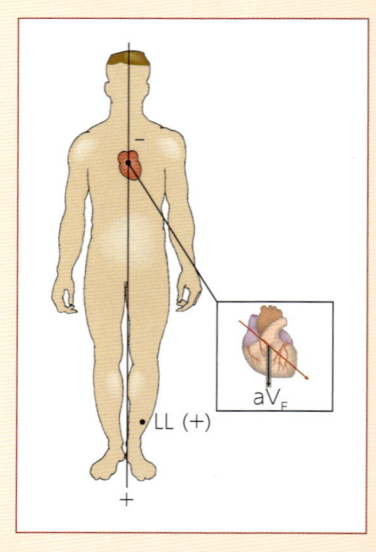

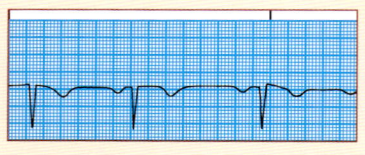

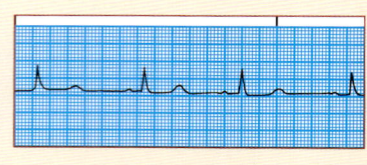

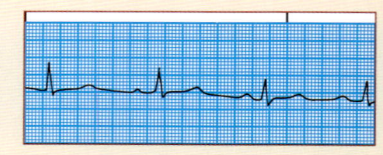

を用いて、標準12誘導心電図では評価できない領域を評価する。

背部誘導

　通常の前胸部誘導では肺と筋肉が障壁となり、心臓の後壁を「観察」して心筋の損傷を記録することはできない。12誘導心電図にさらに3つの背部誘導（V_7、V_8、V_9誘導）を加える医師もいる。これらの電極は、前胸部のV_4、V_5、V_6誘導の電極と向かい合うように、左側背部に同じ高さの水平線に添って配置する。

　まれに右側の背部誘導心電図を依頼されることがある。この場合、V_{7R}、V_{8R}、V_{9R}と表示された電極を、患者の右側背部に装着する。装着部位は、

前胸部誘導の電極の配置

肢誘導と前胸部誘導を記録することで、心臓の全体像が得られる。前胸部誘導を記録するには、電極を下の図のように配置する。

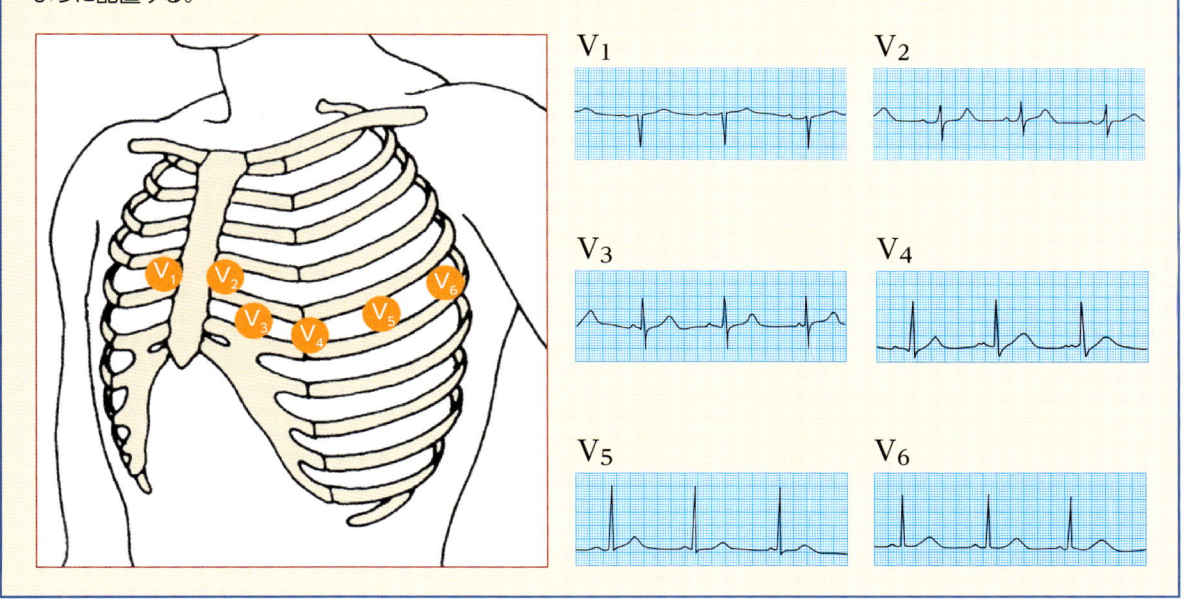

左側背部誘導の電極の位置と鏡像関係になる。このような心電図では、心臓の右側後壁に関する情報が得られる。

右側胸部誘導

　通常の12誘導心電図で評価できるのは左心室のみである。右心室の損傷や機能障害の有無について評価する必要がある場合、医師は右側胸部誘導心電図の測定を指示することがある。たとえば、下壁心筋梗塞の患者では、右心室の損傷を除外するために右側胸部誘導心電図をとることがある。

　この種の心電図では、標準胸部誘導の電極装着部位と鏡像関係の位置に6個の電極を装着する。電極は胸骨左縁から始まり、右胸部へと弧を描くように配置される。

心電計を理解する

　電極の装着位置がわかったら、次は心電計について理解を深めよう。心電計は2つのタイプ（多チャンネル心電計と単一チャンネル心電計）に分類され

12誘導心電図の取り方

る。単一チャンネル心電計が用いられることはまれであるため、ここでは多チャンネル心電計についてのみ述べることとする。

　多チャンネル心電計では一度にすべての電極を装着し、各誘導から同時に得られる波形を記録する。次の手順に従って心電図測定を行う。
- 心電計の電源コードをアース付きコンセントに差し込む。充電式電池で作動する心電計の場合、その必要はない。
- 心電計からの入力要求に従い、患者の識別データを入力する。
- 患者の皮膚の前処理を行い、胸部や四肢に電極を装着する。
- 電極がしっかり密着していることを確認する。
- リラックスして仰臥位で静止し、普通に呼吸をするよう患者に指示する。心電図波形の歪みを防止するため、測定中は喋らないよう患者に依頼する。
- 心電図記録紙の紙送り速度を25 mm／秒に設定する。必要なら取扱説明書に従い、心電計のキャリブレーションを行う。
- スタートボタンを押して心電図を記録する。右側胸部誘導心電図を実施する場合、右側胸部誘導であることを印字するか、心電図の印字出力レポートにそのことを書き込む。
- 品質の良い心電図記録がとれたか確認する。測定が終了したら電源を切る。
- 電極を取り外し、必要なら患者の皮膚をきれいに拭く。心電計から中央監視室に心電図のコピーが送られる場合、確かに送られていることを確認する。

> 右側胸部誘導心電図では、標準胸部誘導と鏡像関係の位置に電極を装着します。

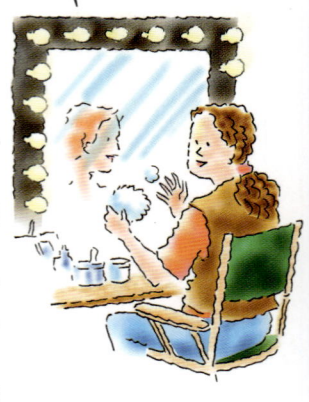

心電図記録の解釈

　多チャンネル心電計から出力される心電図記録は、どれも似通ったレイアウトになっている（「多チャンネル心電計の測定記録」を参照）。印字出力されたレポートには、患者の氏名と識別番号が記されており、上段には心拍数と各種波形間隔（秒）が示されている。

　ST上昇やST低下を記録できる心電計もある。6秒間心電図には誘導名が記されている。

ペンを取り出して

　印字出力されたレポートに、日付、時刻、患者氏名、特記事項などが印刷されていない場合、必ず記入しておく。たとえば、胸痛の発現、電解質濃度の異常、投与薬物、電極装着位置の異常、人工ペースメーカーの有無、心電図測定中の磁石の使用などを記録する。

　心電図は法的文書であることを忘れてはならない。心電図記録は患者の診療記録の一部であり、将来参照のために用いたり、ベースラインの心電図と比

12誘導心電図の概要

較したりするために保存しておく必要がある。

多チャンネル心電図の測定記録

通常、12誘導心電図の測定記録の最上段には、患者識別情報と心電計による解釈が記されており、最下段には単一誘導心電図が示されている。

較正曲線

心電図上の較正曲線を確認する。較正曲線は通常、細い目盛り線で10区画分の高さがある。高電位の複合波がある場合は、較正曲線の高さは2分の1になる。心電図上の誘導が切り替わる部分には標線が刻まれており、誘導名が表示されている。

心電図記録のレイアウト

心電図記録のどの位置にどの誘導が配置されているかよく覚えておこう。この配置に慣れておくと、迅速かつ正確に心電図を解釈できるようになる。

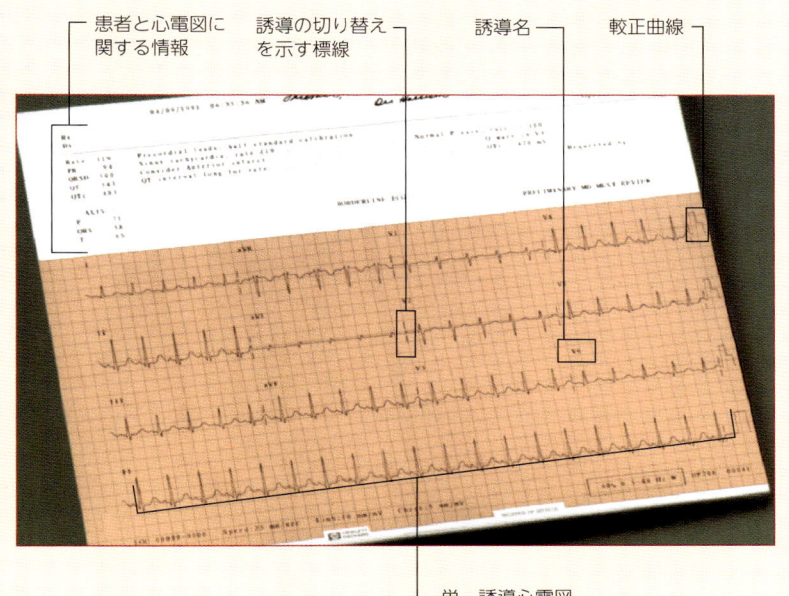

患者と心電図に関する情報 ／ 誘導の切り替えを示す標線 ／ 誘導名 ／ 較正曲線

単一誘導心電図

加算平均心電図

　大部分の患者に12誘導心電図検査が行われるが、一部の患者にとっては加算平均心電図検査が有益な検査法となりうる。この簡便かつ非侵襲的な検査法は、持続性心室頻拍から突然死に至るリスクのある患者の特定に役立つ。

　この検査ではコンピューターを用いて遅延電位（正常な脱分極の後に生じる微小なインパルス）を検出する。12誘導心電図では遅延電位を検出することはできない。

検査対象となる患者

　心室頻拍を起こしやすい患者（発症後間もない心筋梗塞や原因不明の失神などを有する患者）は、加算平均心電図検査の対象となる。不整脈が発生していない時に12誘導心電図検査を行う必要があることを忘れてはならない。

> **記憶を呼び覚ます魔法の言葉**
>
> 加算平均心電図用の電極を思い出すには、「XYZかける2、そしてG」と唱えよう。電極はX－、X＋、Y－、Y＋、Z＋、Z－、そしてG（接地電極）である。

加算平均心電図の電極の配置

　加算平均心電図の電極の配置は、12誘導心電図とは大きく異る。

1. X＋電極を左第4肋間腔中腋窩線上に装着する。
2. X－電極を右第4肋間腔中腋窩線上に装着する。
3. Y＋電極を腸骨稜に装着する。
4. Y－電極を胸骨柄上縁に装着する。
5. Z＋電極を第4肋間腔胸骨左縁に装着する。
6. 接地電極（G）を前胸部右下方（第8肋骨の高さ）に装着する。
7. 患者を側臥位または坐位にし、Z＋電極のちょうど裏側となる背中の位置にZ－電極を装着する。
8. 背部のリード線が外れないように注意しながら、すべての電極にリード線を接続する。

以上で測定の準備は完了である。

Anterior chest

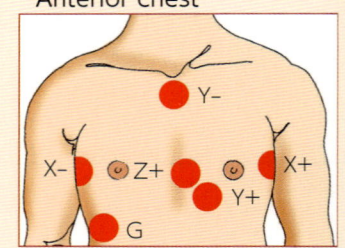

Posterior chest

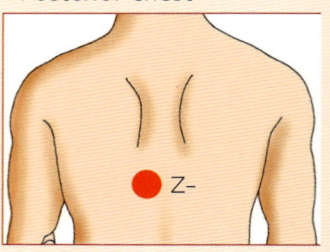

ノイズのない心電図

　3個の特殊な電極で数百拍の波形を記録し、そこからノイズを取り除く処理を行ったものが加算平均心電図である。（「加算平均心電図の電極の配置」を参照）。検査に要する時間は約10分である。心電計に内蔵されたコンピューターが遅延電位を検出し、増幅して表示する。加算平均心電図用の電極には、X−、X＋、Y−、Y＋、Z＋、Z−、Gと表示されている。

　心電計はこれらの電極から得られる信号を平均化し、アーチファクトを含まない代表的なQRS波を描出する。この処理により、QRS波と同じタイミングで不規則に出現する電気的インパルス、すなわちノイズが相殺される。こうしてノイズを除去することで、遅延電位を検出できるようになる。しかしながら、筋肉からのノイズは除去されないため、検査中は仰臥位静止を保つ必要がある。

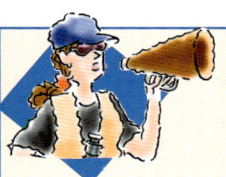

お疲れ様！
12誘導心電図の取り方

12誘導心電図の基礎
- 12の異なる方向から心臓の電気的活動を描出する

肢誘導
- 3つの双極肢誘導：第I、第II、第III誘導
- 3つの単極肢誘導：aV_R、aV_L、aV_F誘導
- 心臓の前額面（心臓の中心を通る垂直断面）に投影された電気的活動を記録する。

前胸部誘導
- 6つの単極胸部誘導：V_1からV_6誘導
- 心臓の水平面（心臓の中心を通り、心臓を上下の部分に分ける横断面）に投影された電気的活動を記録する

電気軸
- 心臓全体の電気的インパルスの流れを測定したもの
- 正常な電気軸は左下方に向かう
- インパルスは損傷領域や壊死領域を迂回して肥大部に向かう

電極の装着
- 双極肢誘導と単極肢誘導：両腕と左脚に電極、右脚に接地電極
- V_1：第4肋間腔胸骨右縁
- V_2：第4肋間腔胸骨左縁
- V_3：V_2とV_4の中間
- V_4：第5肋間腔左鎖骨中線上
- V_5：第5肋間腔前腋窩線上
- V_6：第5肋間腔中腋窩線上

観察対象となる心臓の部位
- 第I誘導：側壁
- 第II誘導：下壁
- 第III誘導：下壁
- aV_R誘導：なし
- aV_L誘導：側壁
- aV_F誘導：下壁
- V_1：中隔
- V_2：中隔
- V_3：前壁
- V_4：前壁
- V_5：側壁
- V_6：側壁

（次ページに続く）

12誘導心電図の取り方(つづき)

その他の誘導の電極の配置
- 背部誘導：V_4、V_5、V_6と向かい合うように、V_7、V_8、V_9を左側背部に配置し、心臓の後壁を観察する
- 右側胸部誘導：標準胸部誘導の電極と鏡像関係の位置（右側胸部）に電極を配置し、右心室を観察する

各種心電図
- 多チャンネル心電図：一度に複数の電極を装着し、すべての誘導で同時に測定を行う。
- 加算平均心電図：コンピューターを用いて、3個の特殊な電極で測定した数百拍の波形から遅延電位を検出する。心室頻拍から突然死に至るリスクのある患者を特定する。

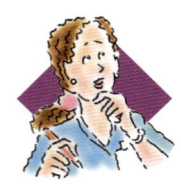

クイッククイズ

1. 前胸部誘導の電極の装着部位は
   A. 前胸部の第4肋間腔胸骨右縁から始まる
   B. 側胸部の第4肋間腔中腋窩線上から始まる
   C. 後胸壁の第4肋間腔肩甲線上から始まる
   D. 左脚と両腕

   答え：A. V_1誘導の電極は、前胸部の第4肋骨と第5肋骨の間の胸骨右縁に装着する。V_2からV_6誘導の電極はこれに従って配置する。

2. 12誘導心電図は何の機能を評価するために用いられるか。
   A. 右心室
   B. 左心室
   C. 右心室と左心室を同時に評価する
   D. 右心房と左心房を同時に評価する

   答え：B. 12誘導心電図は単一誘導心電図と比べて、心臓の電気的活動に関するより完全な情報が得られ、左室機能の評価に用いられる。

3. 背部誘導心電図は何の評価に用いられるか。
   A. 後壁の心筋損傷
   B. 下壁の心筋損傷
   C. 心室中隔の損傷
   D. 心基部の損傷

   答え：A. 背部誘導心電図は心臓後壁の損傷を評価する。この領域は標準12誘導心電図では検出できない。

4. 12誘導心電図を記録する際、紙送り速度は次のうちどの値に設定すべきか。
   A. 10 mm/秒
   B. 20 mm/秒
   C. 25 mm/秒
   D. 50 mm/秒

   答え：C.　12誘導心電図の正しい紙送り速度は25 mm/秒である。

5. 加算平均心電図は何を測定する検査法か。
   A. 洞房結節からの電気的インパルス
   B. 房室結節に到達する電気的インパルス
   C. 個々の心筋細胞の活動電位
   D. 心臓全体の遅延電位

   答え：D.　加算平均心電図は遅延電位を測定する検査法である。遅延電位とは脱分極の後に発生する微小な電気的インパルスであり、心室頻拍を引き起こす可能性がある。

6. 双極肢誘導（第Ⅰ、第Ⅱ、第Ⅲ誘導）と単極肢誘導（aV_R、aV_L、aV_F誘導）を記録するには、どこに電極を装着すべきか。
   A. 患者の両腕と左脚に電極を、右脚に接地電極を装着する。
   B. 患者の右腕と左脚に電極を、左腕に接地電極を装着する。
   C. 患者の両脚と左腕に電極を、右腕に接地電極を装着する。
   D. 患者の両腕と右脚に電極を、左脚に接地電極を装着する。

   答え：A.　双極肢誘導と単極肢誘導を記録するには、患者の両腕と左脚に電極を、右脚に接地電極を装着する。

7. 12誘導心電図の測定結果を印字出力したレポートには、何を記入すべきか。
   A. 日付、医師の氏名、患者の氏名、看護師の署名
   B. 日付、時刻、医師の氏名、特記事項
   C. 医師の氏名、患者の氏名、看護師の署名
   D. 患者の氏名、病室番号、日付

   答え：B.　印字出力レポートには、日付、時刻、医師氏名、特記事項を必ず記入すること。

採点

☆☆☆ 7問すべて正解だった人、よくできました！ あなたは12誘導心電図戦隊の新しい隊長です。

☆☆ 6問正解だった人、すばらしい！ あなたに優れたリーダーシップがあることは明らかですから、次期隊長まちがいなし。

☆ 正解が5問以下だった人、大丈夫ですよ！ 次の章ではきっとリードできますよ。

12 誘導心電図の解釈

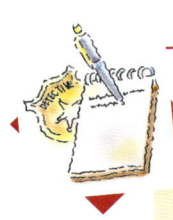

この章の概要

この章では以下の内容について学習する。
- ◆ 各誘導の波形を精査し、異常所見の有無を調べる方法
- ◆ 心臓の電気軸の求め方
- ◆ 狭心症患者の心電図の変化
- ◆ 各種急性心筋梗塞の識別に役立つ特徴的な心電図所見
- ◆ 脚ブロックに伴う12誘導心電図の変化

12誘導心電図の解釈の概要

　12誘導心電図を解釈するには、以下に概説するような体系的アプローチを用いる。患者の過去の心電図記録があれば、現在のものと比較してどのような変化が生じているかを特定する。

　心電図が技術的に正しく記録されているかどうか確認する。ベースラインに電気的干渉やドリフトが生じていないことを確かめる。

　aVR誘導の波形は通常は陰性波である。陽性波が見られる場合は、電極の装着位置が不適切であると考えられる。

　心電図記録には、誘導が切り替わる位置にマークが記されているので、これを確認する。

　較正曲線を確認し、心電計の増幅率が同じ値に設定された状態ですべての誘導波形が記録されていることを確かめる。通常、較正曲線は心電図の最初の部分に表示される。

🖐　これまでに学んだ方法で心拍数と心調律を評価する。

🖐☝　心臓の電気軸を求める。本章の後半で述べる四分円法（quadrant method）と角度法（degree method）のいずれかを用いる。

🖐✌　第Ⅰ、第Ⅱ、第Ⅲ誘導を精査する。第Ⅰ誘導と第Ⅱ誘導では、陽性P波と陽性T波を伴う著明なR波が記録されていなければならない。第Ⅲ誘導では、R波が著明なこともあれば欠落することもあり、P波とT波は陽性、平坦、または陰性のいずれかである。いずれの誘導でも本来ST部分は平坦で、病的Q波は出現しないことが望ましい。

🖐🖐　aV_R、aV_L、aV_F誘導を精査する。本来aV_L誘導とaV_F誘導の波形は似通っているが、aV_F誘導の方がP波とR波の波高が高い。aV_R誘導の診断的価値は低い。aV_R誘導のP波、QRS波、T波は本来陰性である。

🖐☝　前胸部誘導のR波を精査する。R波（QRS複合波に含まれる最初の上向きの振れ）の波高はV_1誘導からV_5誘導へと徐々に増大し、最後のV_6誘導では幾分低くなることが望ましい（「R波の増高」を参照）。

🖐🖐　前胸部誘導のS波（R波のあとに現れる下向きの振れ）を精査する。V_1誘導のS波は極めて深い陰性波だが、V_2からV_4にかけて徐々に浅くなり、V_5やV_6誘導では消失することが多い。

R波の増高

　右図の波形は、前胸部誘導における正常なR波の増高を示したものである。R波は、QRS複合波に含まれる最初の上向きの振れである。S波の振幅がV_1からV_6誘導へと徐々に減少していき、最後には消失することにも注意する。

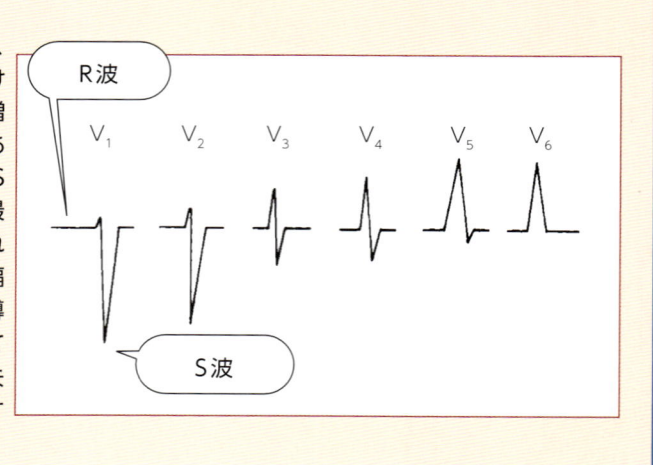

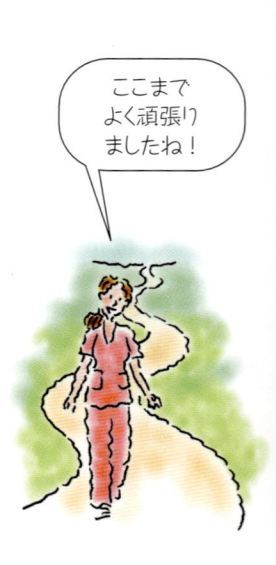

ここまでよく頑張りましたね！

心電図の各波形成分について

波形の変化に注意しながら個々の誘導を精査していくと、心臓の損傷領域を特定することができる。P波は本来陽性だが、aV_R誘導では陰性となることもあり、第Ⅲ、aV_L、V_1誘導では二相性または陰性となりうることを思い出そう。

PR間隔はQRS幅と同様、常に一定であることが望ましい。QRS波の極性は誘導によって異なる。病的Q波の有無に注意する（「小児の心電図の正常所見」を参照）。

ST部分の上昇と低下

ST部分は本来等電位であり、変動があったとしても最小限に留まることが望ましい。ベースラインからの1mmを超えるST上昇や0.5mmを超えるST低下は異常と見なされる。損傷領域に面した誘導ではST上昇が、損傷領域から離れた誘導ではST低下が認められる。

変わりやすいT波

本来T波は少し丸みを帯びた陽性波である。第Ⅰ、第Ⅱ、V_3-V_6誘導ではT波は本来陽性波である。第Ⅲ、aV_R、aV_F、aV_L、V_1誘導では陰性波となることもある。T波の増高、先鋭化、ノッチの発生などはないことが望ましい。T波に変化をもたらす原因は数多くあり、T波の変化は必ずしも警戒を要するものではない。胸痛などの症状を伴うT波の極端な増高、平坦化、陰性化は、虚血を示唆する。

ほんの一瞬

正常なQ波の持続時間は通常0.04秒未満である。持続時間が0.04秒以上で、深さが4mmを超える、またはR波の振幅の4分の1を超える場合、異常Q波と見なされる。

異常Q波は心筋壊死を示唆する。このようなQ波は、その領域に損傷組織があるため正常な刺激伝導系を介して脱分極が伝播しない場合に発生する。aV_R誘導では元々Q波の振幅が大きいため、異常Q波を検索する際aV_R誘導は無視する。

電気軸を求める

電気軸とは、心室脱分極期に生じる心臓の電気的活動の方向の平均をとったものである。体表面に装着した電極で心臓の全体的な電気的活動を感知

年齢と発達段階

小児の心電図の正常所見

新生児では、前胸部誘導の著明なR波と陽性T波は正常所見である。生後1週間でV_1誘導のT波は陰性化し、7歳までは陰性の状態が続く。

6軸座標系

　6つの前額面誘導、すなわち第I、第II、第III、aV_R、aV_L、aV_F誘導で記録された波形を精査することにより、電気軸を求めることができる。個々の誘導電極を結んだ仮想の直線は心臓の中心で交差し、6軸座標系と呼ばれる図形を形成する（「6軸座標系」を参照）。

電気軸の方向

　軸が0度と+90度の間にあれば正常と見なされる。軸が+90度と+180

6軸座標系

　6軸座標系は、1個の円とそれを2分する6本の直線から成る。円は心臓を、6本の直線は6つの肢誘導の誘導軸を表している。6本の直線により円は12等分され、30度の扇形に区分される。

回転角度

　3時の方向（第I誘導の陽極）を+0度とし、ここから反時計回りに回る場合は回転角度に負の符合をつけて表し、9時の方向（第I誘導の陰極）を±180度とする。

　同様に円の下半分は、3時の方向からの回転角度に正の符合をつけて表す。ただし、この符合が正であるからといって、この方向に配置される電極が陽極であるということではない。

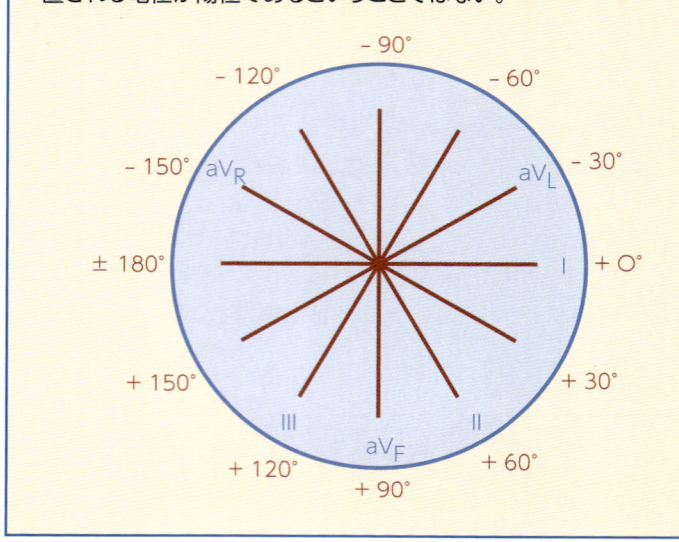

（この図は6軸座標系と呼ばれています。電気軸を求める時に使います。）

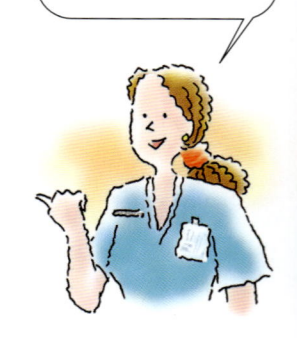

12誘導心電図の解釈の概要

度の間にあれば右軸偏位、0度と−90度の間にあれば左軸偏位が示される。軸が−180度と−90度の間にあれば極度の軸偏位が示され、不定軸と呼ばれる。

電気軸を求めるには、ここで述べる2つの方法、四分円法と角度法のいずれかを用いる（「年齢と軸偏位」を参照）。

四分円法（quadrant method）

四分円法は、第Ⅰ誘導とaV_F誘導のQRS波の極性を観察することにより、迅速かつ簡便に電気軸を求める方法である（「四分円法」を参照）。第Ⅰ誘導はインパルスが右と左のどちらに進むかを示し、aV_F誘導は上と下のどちらに

四分円法（quadrant method）

この図を用いて電気軸の方向を素早く判定できる。第Ⅰ誘導とaV_F誘導のQRS波の極性を確認し、この図と照らし合わせ、電気軸が正常か、左軸偏位、右軸偏位、または極度の軸偏位があるか判定する。

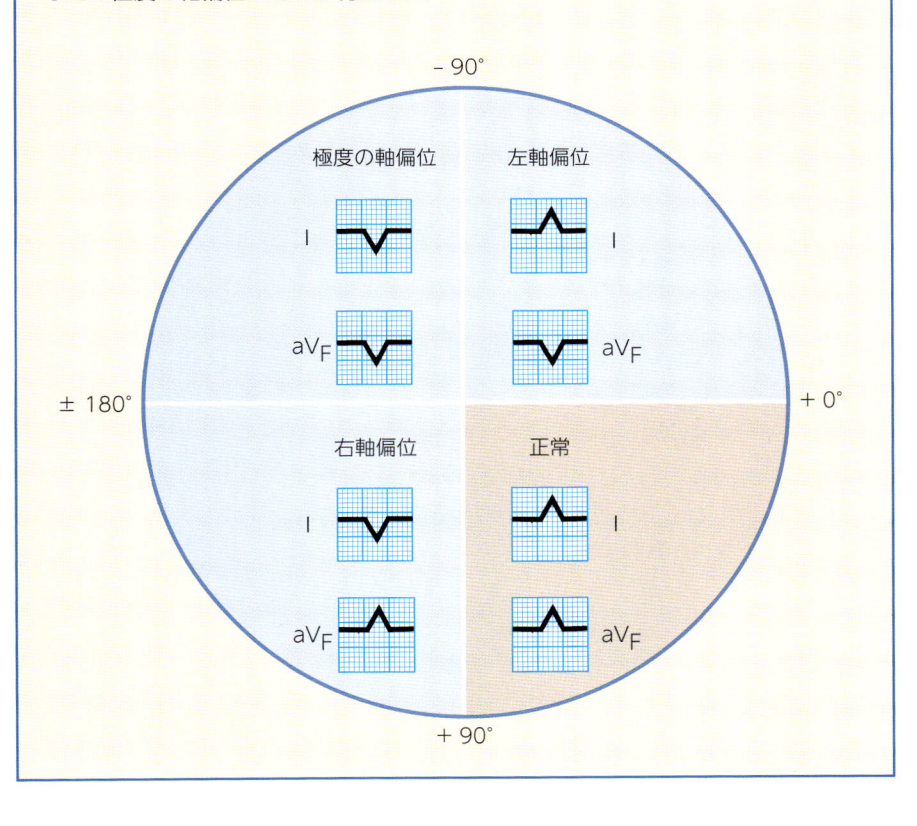

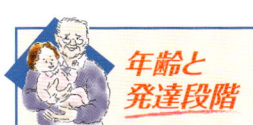

年齢と発達段階

年齢による軸偏位の変化

新生児は右室優位のため、＋60度から＋160度までの右軸偏位は正常と見なされる。1歳までには左室優位となるため、電気軸は＋10度から＋100度までの範囲に移動する。

左軸偏位は高齢の患者に多く見られる。左軸偏位は、左脚前肢の線維化や左室壁の肥厚（30歳から80歳までに25％増大する）がその原因と考えられる。

進むかを示す。
　どちらの誘導でもQRS波が陽性なら、電気軸は正常である。第I誘導が陽性でaV_F誘導が陰性なら、左軸偏位がある。第I誘導が陰性でaV_F誘導が陽性の場合は、右軸偏位がある。どちらの誘導も陰性であれば極度の軸偏位が示される。

角度法（degree method）

　角度法は四分円法より正確に電気軸の方向を求めることができる（「角度法」を参照）。この方法によれば、第I誘導とaV_F誘導のQRS波が明らかな陽性波ではない場合や、陰性波の場合でも、電気軸を求めることができる。この方法は以下の手順で行う。
　6つの肢誘導のうち最も小さいQRS波、またはベースラインからの上下の振れがほぼ等しいQRS波が観察される誘導を特定する。
　6軸座標を用いて、上記の誘導と垂直の位置関係にある誘導を特定する。たとえば、第I誘導で最も小さいQRS波が観察された場合、第I誘導の誘導軸と直行する直線はaV_F誘導の誘導軸である。
　このように垂直の位置関係にある誘導を特定したら、そのQRS波を精査する。この誘導の陽極に向かってインパルスが進む場合、QRS波は陽性となり、陽極から遠ざかる方向に進む場合は陰性となる。
　この情報を6軸座標に描き、電気軸の方向を決定する。

記憶を呼び覚ます魔法の言葉

第I誘導とaV_F誘導のQRS波を両手の親指と考えよう。親指は上下のどちらかを向いている。両手の親指が上を指しているのが正常な状態であり、それ以外は異常な状態である。

軸偏位

　患者の電気軸の方向を特定できれば、診断の確定や絞り込みが可能となる（p.262「軸偏位の原因」を参照）。電気軸の方向に影響を及ぼす因子として、胸郭内の心臓の位置、心臓のサイズ、患者の身体のサイズやタイプ、刺激伝導路、生成する電気的インパルスの力などがある。
　心臓の電気的活動は損傷領域や壊死領域を迂回するように伝播するため、損傷領域は最後に脱分極することになる。例えば、右脚ブロックの場合、インパルスは正常な左脚を速やかに下降し、その後右脚をゆっくりと下降する。このため電気的な力は右に向かってシフトし、右軸偏位が生じる。

心配御無用

　軸偏位は必ずしも警戒を要するものではなく、その原因が心臓にあるとはかぎらない。たとえば乳児や小児では右軸偏位が、妊婦では左軸偏位が正常な状態である。

心臓のサイズは電気軸の方向に影響を及ぼすことがあります。鏡よ鏡、鏡さん、私のサイズはどうかしら？

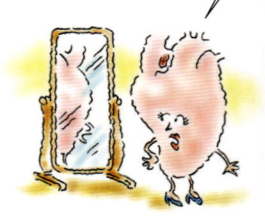

角度法(degree method)

　角度法では、単なる四分円ではなく6軸座標上の角度によって患者の電気軸の方向を特定できる。この方法は以下の手順で行う。

ステップ1
　最も小さいQRS波または等相性QRS波を示す誘導を特定する。この例では第Ⅲ誘導である。

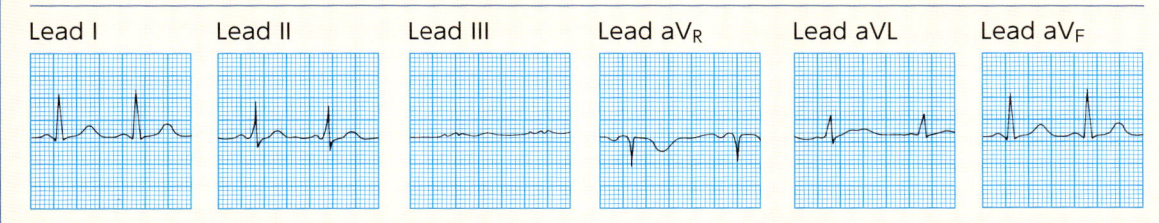

| Lead I | Lead II | Lead III | Lead aV_R | Lead aVL | Lead aV_F |

ステップ2
　6軸座標上で第Ⅲ誘導の軸を確認し、この軸と直行する直線、すなわちaV_R誘導を特定する。

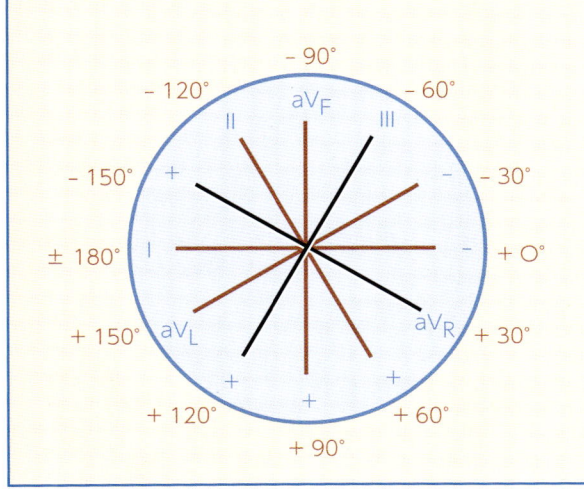

ステップ3
　aV_R誘導のQRS波の極性を確認する。上の心電図に示されるように、aV_R誘導のQRS波は陰性である。このことは、aV_R誘導の陰極に向かって電流が流れていることを意味しており、6座標軸上では右下（+30度）の方向に向かっていることになる。すなわち、この例では電気軸の方向は+30度で正常である。

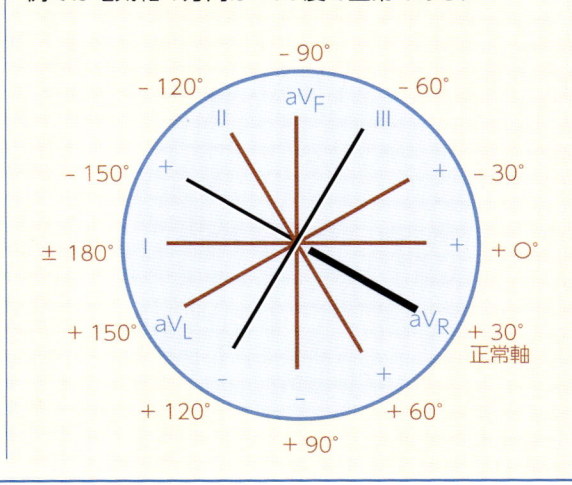

> ### 軸偏位の原因
> 右軸偏位と左軸偏位の原因として頻度が高いものを以下に示す。
>
> **左軸偏位**
> - 正常な亜型
> - 下壁心筋梗塞
> - 左脚前枝ブロック
> - WPW症候群
> - 機械的なシフト（腹水、妊娠、腫瘍）
> - 左脚ブロック
> - 左室肥大
> - 加齢
>
> **右軸偏位**
> - 正常な亜型
> - 側壁心筋梗塞
> - 左脚後枝ブロック
> - 右脚ブロック
> - 肺気腫
> - 右室肥大

12誘導心電図に影響を及ぼす疾患

　12誘導心電図は、狭心症、脚ブロック、心筋梗塞などの診断に用いられる。サンプル心電図を検討することにより、注目すべき典型的な徴候を知ることができる。ここでは、上記の3つの心疾患と、その12誘導心電図の注目すべき所見について説明する。

狭心症

　冠動脈が心筋の酸素要求量に見合うだけの血液を供給できなくなると、狭心症発作が起きる。冠動脈が十分な量の血液を供給できなくなるのは、冠動脈疾患による狭窄のためである。冠動脈疾患とは、血小板凝集や血栓形成、血管攣縮などの合併により生じる疾患である。

　狭心症発作の継続時間は通常2-10分間である。30分近く続く胸痛は、狭心症ではなく心筋梗塞によるものである可能性が高い。

安定か、不安定か？

　皆さんは安定狭心症や不安定狭心症という言葉を聞いたことがあるかもしれない。この2つの言葉はそれぞれ異なる病態を意味する用語である。安定狭心症では運動やストレスにより胸痛が誘発され、安静により緩和することが多い。発作は毎回このようなパターンで起こる。

> 30分近く続く狭心痛は、心筋梗塞の可能性が高いです。

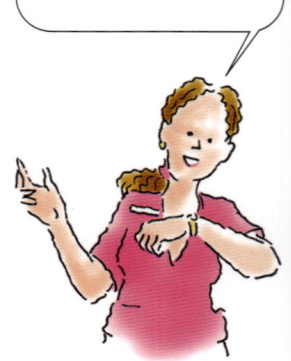

不安定狭心症（急性冠動脈症候群に含まれる1疾患）では、より軽い刺激で胸痛が誘発され、睡眠中に発作が起きて患者が覚醒することも多い。発生の予測は困難で、時間の経過とともに悪化する。不安定狭心症の患者は救急患者として治療する。不安定狭心症の発生は心筋梗塞を示唆することが多い。

心電図の変化が見られることに加えて、不安定狭心症の患者は放散痛を訴えることがある。不安定狭心症の胸痛は、安定狭心症と比べて激烈であり、長時間継続することが多い。蒼白、冷汗、悪心、不安などの症状が見られることもある。

一過性の変化

どちらのタイプの狭心症も、心電図に虚血性変化が現れるのは概ね発作中に限られる（「狭心症に伴う心電図の変化」を参照）。こうした変化は一過性のことが多いため、患者が胸痛を訴えた時には直ちに医師の許可を得て12誘導心電図を実施する。

12誘導心電図は心臓の各領域を分析し、虚血領域と責任血管を特定することができる。早期に危険性を認識することで、心筋梗塞や死亡さえも予防できる可能性がある。

薬物療法は狭心症治療の要であり、硝酸薬、β遮断薬、カルシウムチャンネル遮断薬、アスピリン、糖蛋白IIb/IIIa阻害薬などを用いて血小板凝集を抑制する。

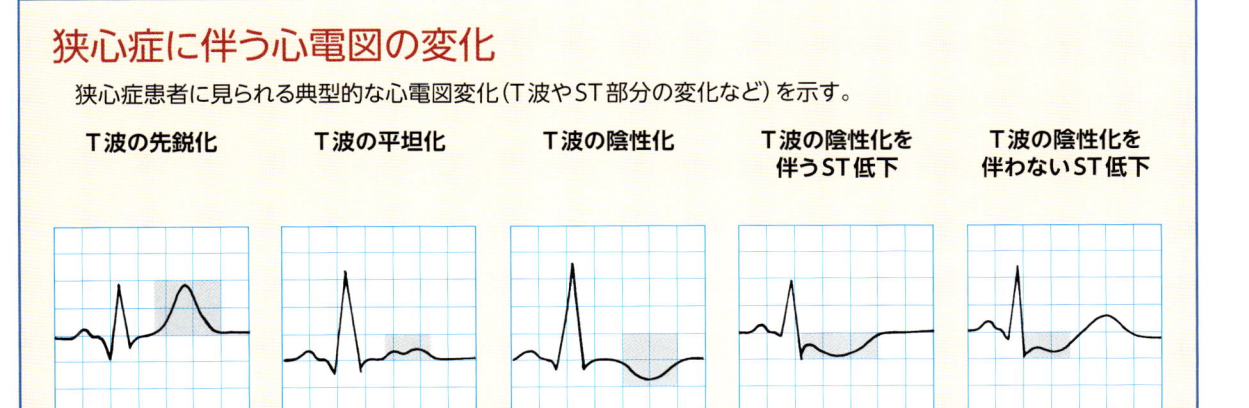

狭心症に伴う心電図の変化

狭心症患者に見られる典型的な心電図変化（T波やST部分の変化など）を示す。

| T波の先鋭化 | T波の平坦化 | T波の陰性化 | T波の陰性化を伴うST低下 | T波の陰性化を伴わないST低下 |

脚ブロック

　心筋梗塞後に発生し得る合併症の1つが脚ブロックである。この疾患では左脚や右脚に伝導障害が生じる。左脚のさらに下、左脚前枝または後枝に伝導障害が生じたものをヘミブロックと呼ぶ。

　脚ブロックでは一時的ペースメーカーによる治療が必要となることもあるが、より完全なブロックへの進展を監視するだけの場合もある。

インパルスの挙動

　脚ブロックでは、インパルスは損傷のない脚枝を下降し、さらに1つの心筋細胞から隣の心筋細胞へと伝わり、心室を脱分極させる。

　この細胞間の伝導速度は、刺激伝導系の特殊心筋細胞と比べてかなり緩徐であり、このため心室の脱分極時間が延長する。

QRS幅の延長

　心室の脱分極持続時間が延長すると、QRS幅が延長する。正常なQRS幅は0.06-0.10秒である。QRS幅が0.12秒を上回る場合は、脚ブロックが存在する。

　脚ブロックを検出したら、心臓の右側に面するV_1誘導と、心臓の左側に面するV_6誘導を精査する。これらの誘導から、右脚と左脚のどちらにブロックが存在するか判定する。

右脚ブロック

　右脚ブロックは、前壁心筋梗塞や冠動脈疾患、心筋症、肺性心、肺塞栓症などの状態に伴い発生する。心疾患がなくても右脚ブロックが生じることもある。心拍数上昇に伴い発生する右脚ブロックを、心拍依存性右脚ブロックと呼ぶ(「右脚ブロックの発生機序」を参照)。

　右脚ブロックではQRS波の幅が0.12秒を上回り、波形にも変化が生じ、ウサギの耳型またはM字型の波形となることがある(p.266「右脚ブロックの判定」を参照)。V_1誘導では心室中隔の脱分極には影響がなく、このため最初の小さいR波は残っている。

　このR波の後に、左心室の脱分極を表すS波が続き、さらに右心室の脱分極を示す高いR波(R'、アールプライムと呼ばれる)が出現する。T波はこの誘導では陰性波である。しかし、この振れはT波の二次的変化と呼ばれ、臨床的意義はない。

右脚ブロックの発生機序

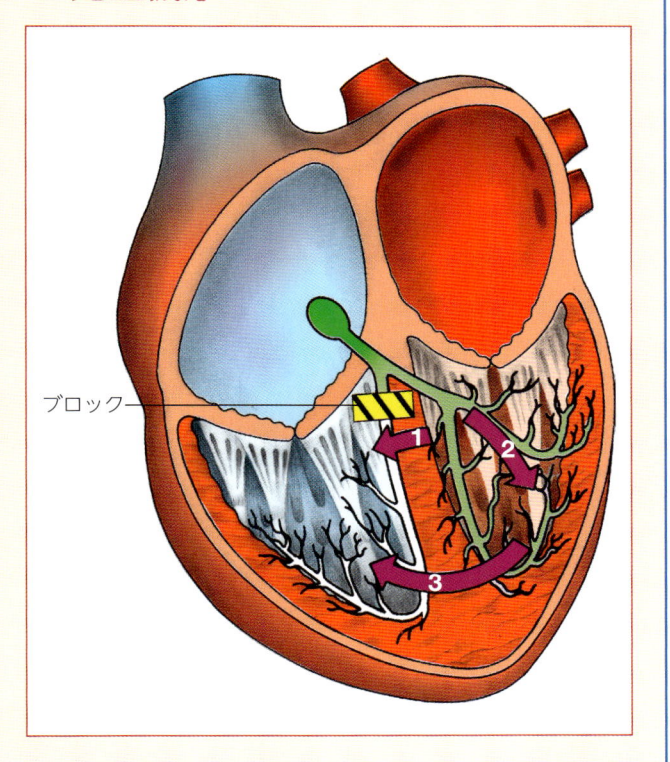

右脚ブロックでは、インパルスはまず心室中隔を左から右へと脱分極させる。これは正常な脱分極と同じ方向である。次に左脚が左心室を脱分極させ、さらにインパルスは心室中隔を横断して右心室を脱分極させる。

ブロック

反対の動き

V_6誘導ではこれと反対のことが起こる。小さいQ波に続いて左心室の脱分極が起こり、高いR波が出現する。次に右心室の脱分極により幅広いS波が現れる。V_6誘導ではT波は陽性波となる。

左脚ブロック

左脚ブロックは決して正常な状態では起こらない。左脚ブロックは通常、高血圧性心疾患、大動脈弁狭窄症、刺激伝導系の変性、または冠動脈疾患によって引き起こされる（p.267「左脚ブロックの発生機序」を参照）。前壁心筋梗塞に伴う左脚ブロックは、完全心ブロックの徴候であることが多く、その場合はペースメーカーの挿入が必要となる。

右脚ブロックの判定

下の12誘導心電図には、右脚ブロックに特徴的な変化が示されている。V₁誘導ではrsR'のパターンと陰性T波に注意し、V₆誘導では幅広いS波と陽性T波に注意する。また、QRS幅の延長にも注意する。

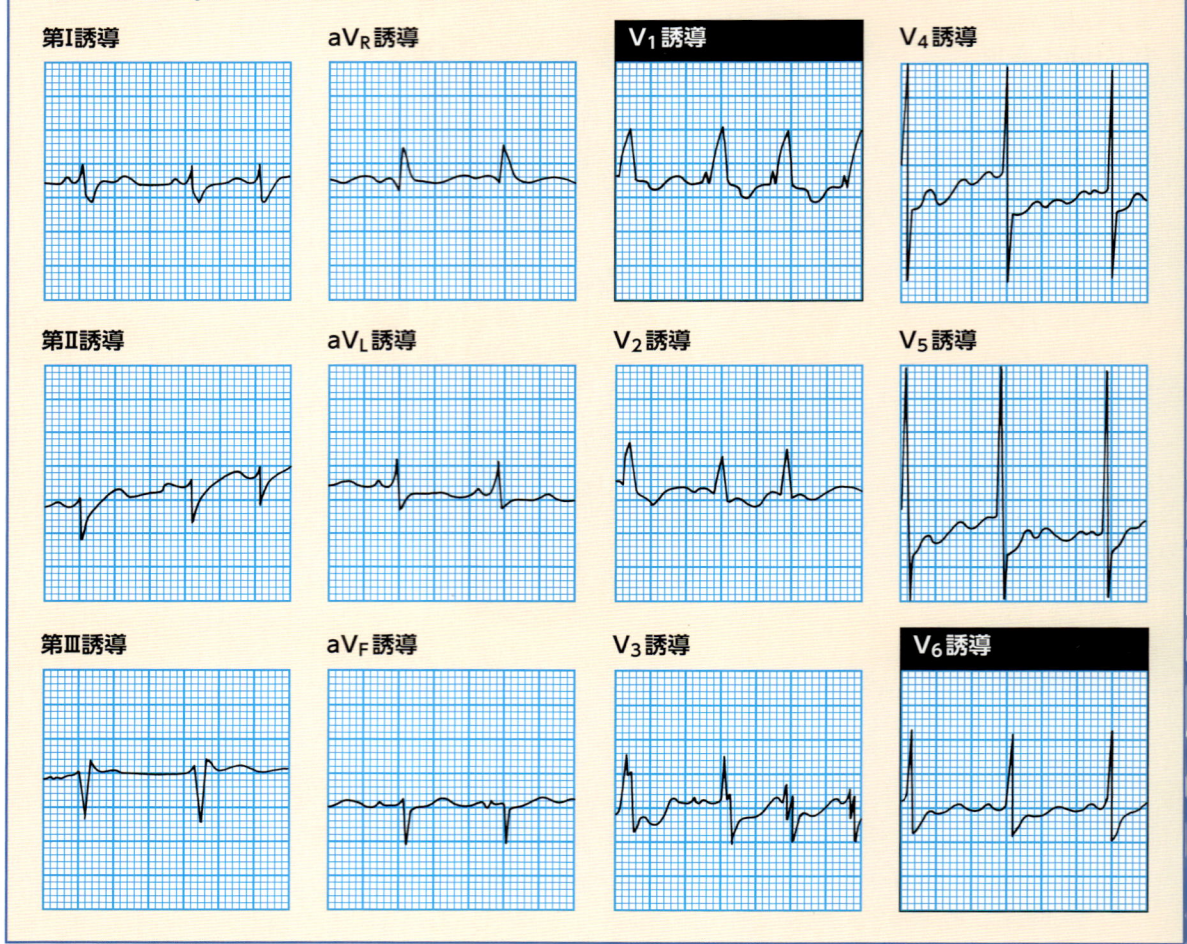

第Ⅰ誘導	aV_R誘導	V₁誘導	V₄誘導
第Ⅱ誘導	aV_L誘導	V₂誘導	V₅誘導
第Ⅲ誘導	aV_F誘導	V₃誘導	V₆誘導

一方の心室についでもう一方の心室

　　左脚ブロックでは、両心室が同時にではなく時間差を置いて脱分極するため、QRS幅は0.12秒を上回る（p.268「左脚ブロックの発生機序」を参照）。脱分極の波は右心室から左心室へ広がり、V₁誘導では幅広いS波と陽性T波が現れる。S波に先行してQ波や小さなR波が現れることもある。

左脚ブロックの発生機序

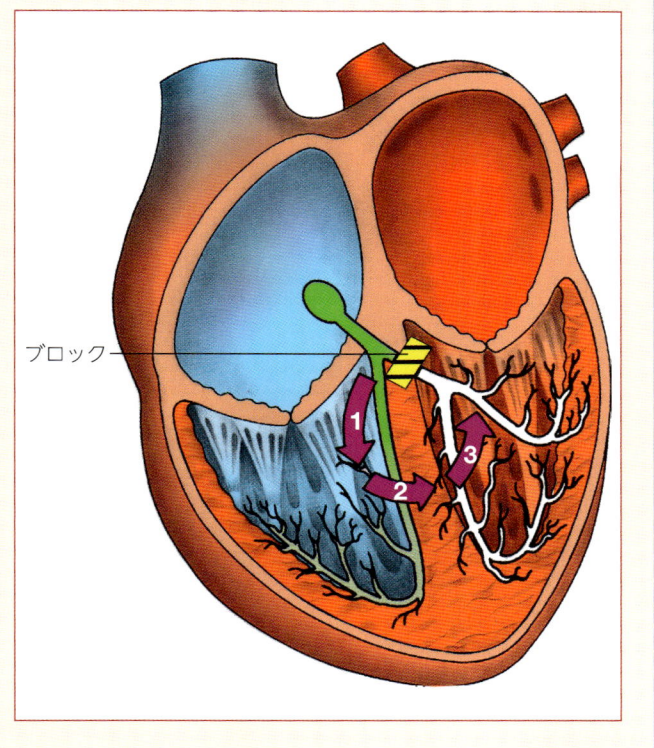

　左脚ブロックでは、インパルスはまず右脚を下降し、心室中隔を右から左へ脱分極させる。これは正常な脱分極と反対の方向である。最後にインパルスは左心室を脱分極させる。

ブロック

スラーを呈するR波

　V_6誘導ではQ波は認められない。インパルスが右から左へ広がるため、ノッチのある増高R波やスラーを呈するR波が出現する。この最初の陽性の振れが左脚ブロックの徴候である。T波は陰性となる。

心筋梗塞

　狭心症とは異なり、心筋梗塞による疼痛は20分以上継続する。時には数時間続くこともあり、安静により軽減することはない。心筋梗塞は通常左心室に発生するが、冠動脈の閉塞部位によって梗塞部位は異なる。

　十分な量の酸素を含む血液が心筋に供給されないかぎり、心電図には心筋梗塞による3つの病的変化、すなわち虚血、損傷、梗塞形成が反映される（「心筋梗塞における鏡像的変化」を参照）。

左脚ブロックでは、S波に先行してQ波やR波が現れることがあります。ヤッホー！

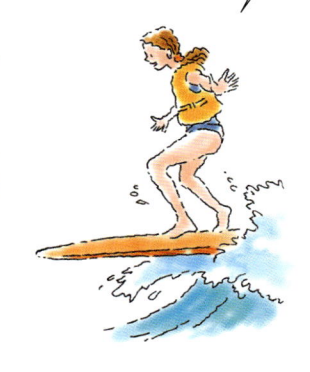

左脚ブロックの判定

　下の12誘導心電図には、左脚ブロックに特徴的な変化が示されている。すべての誘導でQRS幅の延長が見られる。V_1誘導のQS波のパターンに注意する。V_6誘導ではスラーを呈するR波と陰性T波が認められる。V_1からV_4誘導のST上昇と陽性T波は、左脚ブロックにはよく見られる所見である。

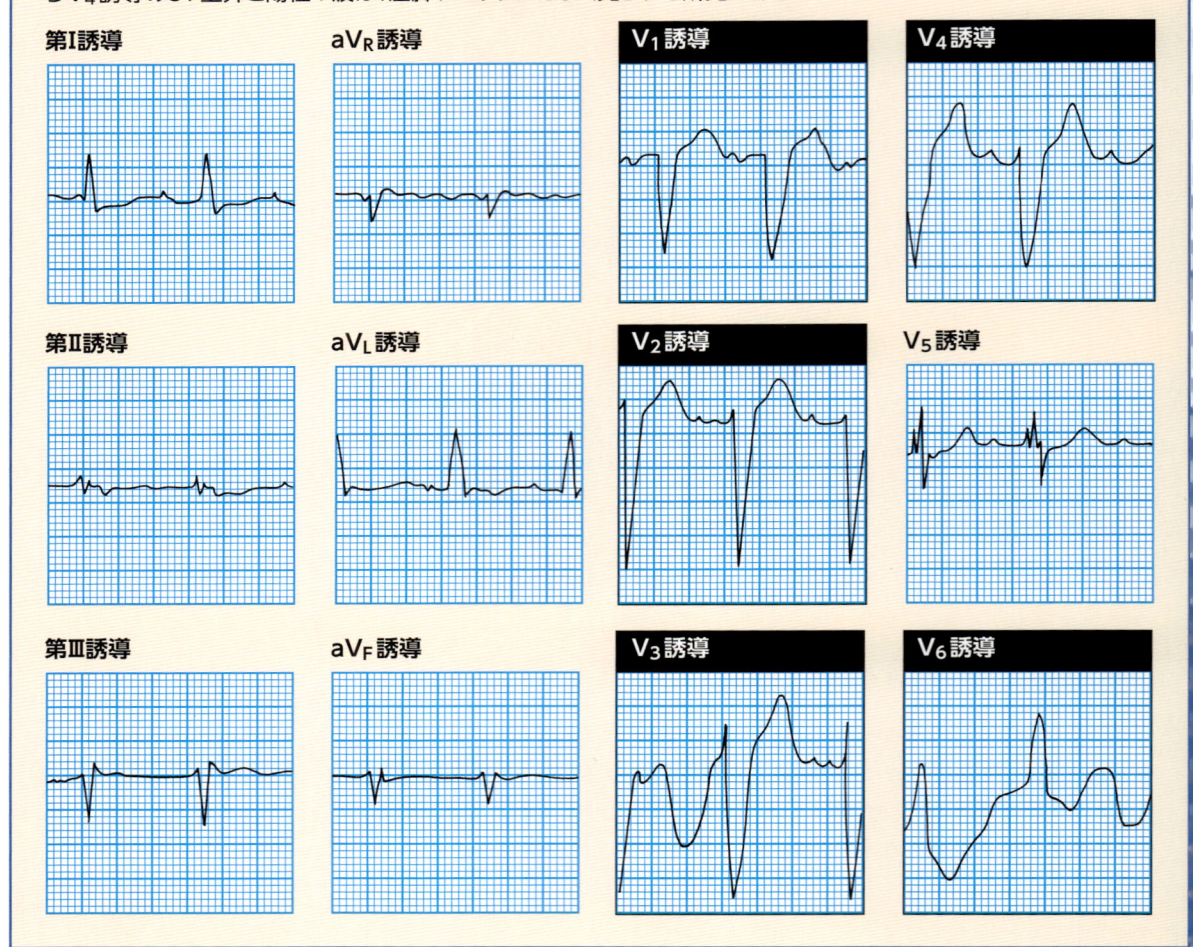

第I誘導	aV_R誘導	V_1誘導	V_4誘導
第II誘導	aV_L誘導	V_2誘導	V_5誘導
第III誘導	aV_F誘導	V_3誘導	V_6誘導

梗塞領域

　心筋壊死領域は梗塞領域と呼ばれる。壊死組織は最終的に瘢痕組織に置き換わり、損傷は不可逆的となる。

　壊死組織に関連した心電図の変化は病的Q波であり、これは脱分極の消失によって生じる。病的Q波は永続的である。Q波を生じない心筋梗塞は非

心筋梗塞における鏡像的変化

　虚血、損傷、梗塞形成は、それぞれ特徴的な心電図変化をもたらす。損傷領域の電気的活動を反映する誘導において観察される変化を、下図の右側に示した。
　損傷領域と対側に位置する誘導では、下図の左側に示すような鏡像的変化が現れる。

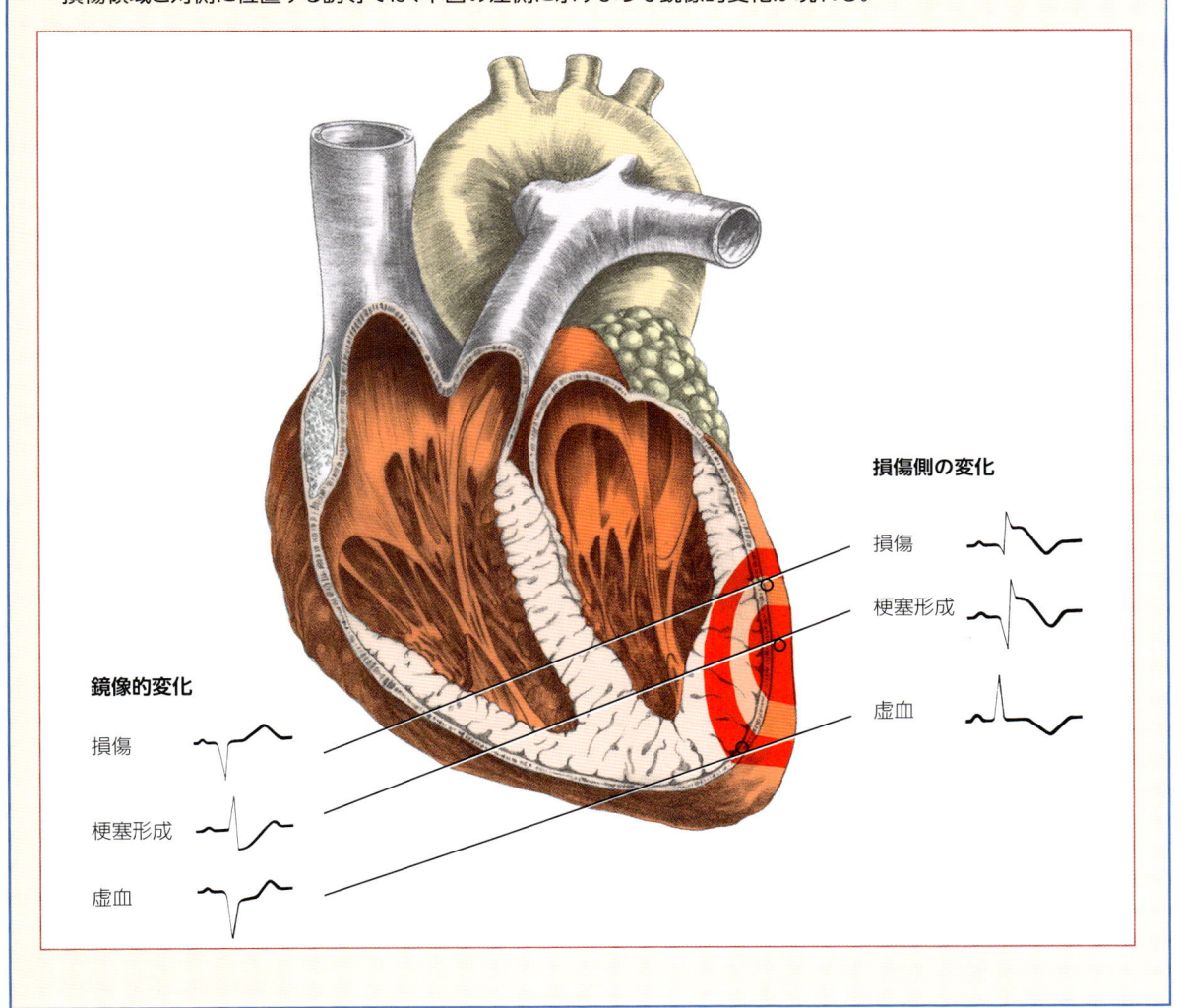

損傷側の変化

損傷

梗塞形成

虚血

鏡像的変化

損傷

梗塞形成

虚血

Q波梗塞と呼ばれる(「小児のQ波」を参照)。

損傷領域

梗塞領域の周囲には損傷領域があり、この領域に特徴的な心電図所見はST部分の上昇である。ST部分の上昇は、長時間にわたる血液供給の欠乏により生じる。

虚血領域

最も外側の領域は虚血領域と呼ばれ、血液供給の一時的中断によって生じる。この領域に特徴的な心電図所見は陰性T波である。虚血領域や損傷領域に見られる波形の変化は可逆的である。

虚血から損傷へ

一般的に心筋梗塞が起きると胸痛が発生し、心電図には心筋損傷を示唆するST上昇などの変化が現れる。T波の平坦化や陰性化が見られることも多い。

早期治療により心筋の壊死を回避できる可能性がある。しかし、症状が6時間以上続いた場合は、壊死を防ぐことはほぼ不可能である。症状が発現したら直ちに病院で診察を受けるようにと言われるのはこのためである。

心筋の壊死を示唆するQ波

心筋梗塞発症後、数時間から数日でQ波が出現することがある。Q波は、心臓壁の全層に壊死が及んでいることを示唆する所見である。壊死領域と反対側の誘導で増高R波が見られることもある。このようなタイプの心筋梗塞は貫壁性心筋梗塞またはQ波梗塞と呼ばれる。

ベースラインに戻る

こうした変化がどの程度の期間持続するか分かっていれば、心筋梗塞の発生時期を推測することができる。ST上昇は数日から2週間以内にベースラインに戻る。陰性T波は数ヶ月続くこともある。Q波はすべての心筋梗塞患者に発現するわけではないが、発現した場合には生涯にわたって存続する。

心筋梗塞患者の看護

心筋梗塞患者の看護において最も重要なことは、患者の容態や心電図の変化を継続的に注意深く監視することである（「心筋梗塞患者のモニタリング」を参照）。

心筋梗塞の主要な治療目標は、心仕事量の軽減と心筋への血液供給の改善より梗塞巣を最小限に留めることである（「血流の改善」を参照）。

年齢と発達段階

小児のQ波

第Ⅱ、第Ⅲ、aV_F、V_5、V_6誘導のQ波は、小児では正常所見である。その他の誘導のQ波は心疾患（左冠動脈の異常など）を示唆する。

複雑なシグナル

心筋梗塞患者のモニタリング

心臓の特定の部位を監視するには特定の誘導を用いることを思い出して欲しい。ここで簡単におさらいしておこう。

- 前壁心筋梗塞は、V_1またはMCL₁誘導で監視する。
- 中隔心筋梗塞は、V_1またはMCL₁誘導で監視して、特徴的な変化を捉える。
- 側壁心筋梗塞は、V_6またはMCL₆誘導で監視する。
- 下壁心筋梗塞は、第Ⅱ誘導で監視する。

安静、疼痛緩和、酸素投与に加え、ニトログリセリン、モルヒネ硫酸塩、β遮断薬、カルシウムチャンネル遮断薬、アンギオテンシン変換酵素阻害薬、抗不整脈薬などの薬物を用いる。血小板凝集を抑制するためアスピリンまたは糖蛋白IIb/IIIa阻害薬を用いてもよい。冠動脈を閉塞させている血栓を溶かすため血栓溶解療法が処方されることもある。

心筋梗塞の種類を特定する

梗塞部位を特定することは、最適の治療法を選択し、起こり得る合併症を予測する上で極めて重要である。各種心筋梗塞に伴う特徴的な心電図変化は、梗塞部位に面する誘導でのみ観察される（「心筋損傷部位の特定」を参照）。ここで各種心筋梗塞に伴う特徴的な心電図変化について簡単に説明しよう。

血流の改善

心筋梗塞患者の心臓への血液供給を改善することにより、損傷の拡大を防ぐことができる。心臓への血流を改善するには、薬物療法以外に次のような方法がある。
- 大動脈内バルーンパンピング
- 経皮的冠動脈形成術
- 粥腫切除術
- レーザー治療
- ステント留置
- 冠動脈バイパス術

前壁心筋梗塞

左前下行枝は左心室前壁に血液を供給している。心室中隔、右脚系・左脚

心筋損傷部位の特定

急性心筋梗塞に特徴的な心電図の変化が見られたら、下の表を用いて損傷部位を特定する。変化が観察された誘導（第2カラム）から、損傷部位（第1カラム）と責任血管（第3カラム）がわかる。第4カラムには鏡像的変化の見られる誘導を示した。

損傷部位	誘導	責任血管	鏡像的変化
前壁	V$_2$-V$_4$	左冠動脈、左前下行枝	II, III, aV$_F$
前側壁	I, aVL, V$_3$-V$_6$	左前下行枝、回旋枝	II, III, aV$_F$
中隔	V$_1$-V$_2$	左前下行枝	なし
下壁	II, III, aV$_F$	右冠動脈	I, aV$_L$
側壁	I, aV$_L$, V$_5$, V$_6$	回旋枝、左冠動脈分枝	II, III, aV$_F$
後壁	V$_8$, V$_9$	右冠動脈、回旋枝	V$_1$-V$_4$
右心室	V$_{4R}$, V$_{5R}$, V$_{6R}$	右冠動脈	なし

系の一部にも血液を供給している。

　左前下行枝が閉塞すると前壁心筋梗塞が発生する（「前壁心筋梗塞の判定」を参照）。前壁心筋梗塞の合併症には、種々の第2度房室ブロック、脚ブロック、心室の過敏性亢進、左心不全などがある。

前壁心筋梗塞の判定

　下の12誘導心電図には、前壁心筋梗塞に特徴的な波形が示されている。前胸部誘導のR波の増高不良に注意する。V_2やV_3誘導のST上昇にも注意する。予想通り、梗塞領域の対側に位置する第Ⅱ、第Ⅲ、aV_F誘導では、軽度のST低下が認められる。軸偏位は+60度で正常である。

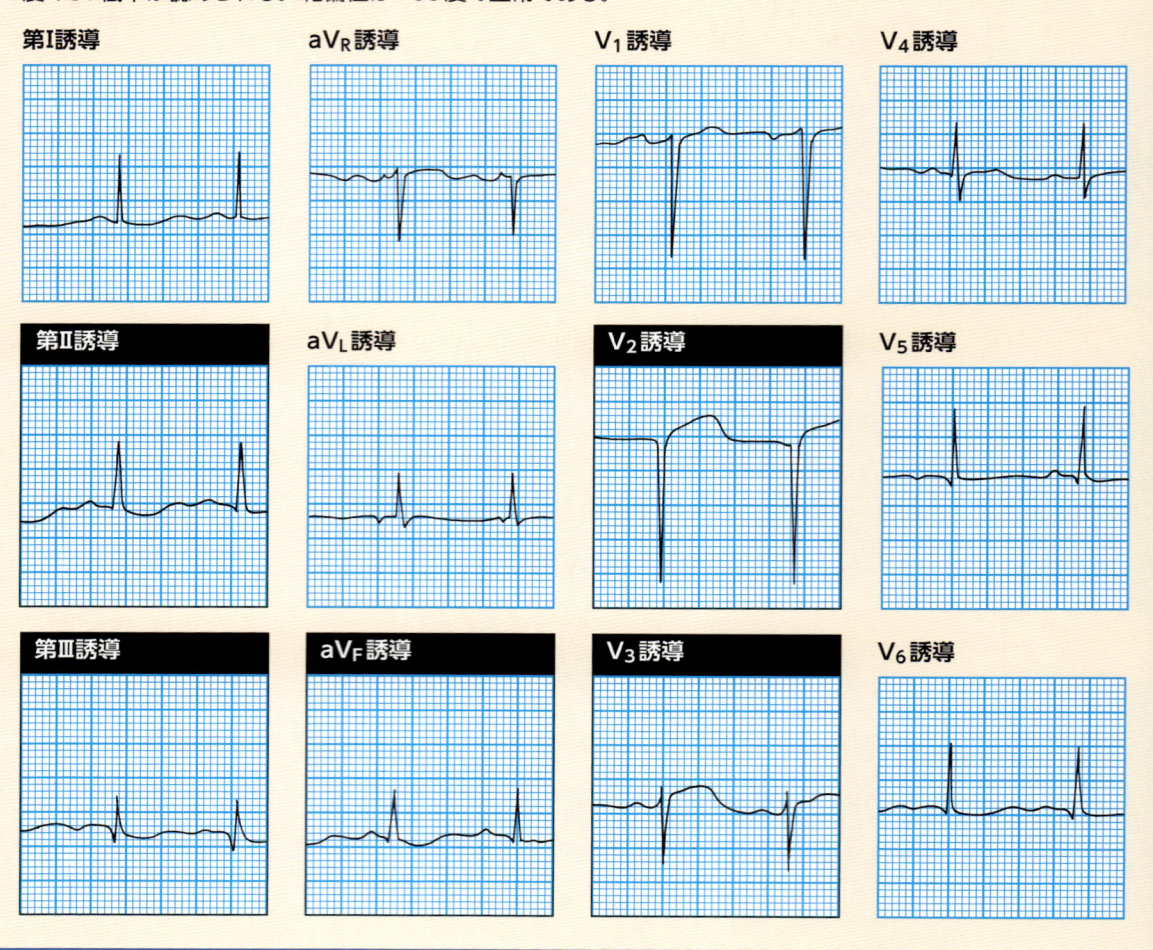

変化の見られる誘導

前壁心筋梗塞はV_2-V_4誘導に特徴的な変化をもたらす。左心室が正常に脱分極できないため、前胸部誘導のR波の増高不良が認められる。ST上昇や陰性T波も認められる。

前壁の対側に位置する誘導は下壁誘導(第Ⅱ、第Ⅲ、aV_F誘導)である。これらの誘導ではR波の増高やST低下が認められる。

中隔心筋梗塞

中隔心筋梗塞の患者は心室中隔穿孔の発症リスクが高い。心電図の変化はV_1、V_2誘導に現れ、R波の消失、ST上昇、陰性T波などが認められる。

左前下行枝は心室中隔にも血液を供給しているため、中隔心筋梗塞は前壁心筋梗塞を合併することが多い(p.274「前壁中隔心筋梗塞の判定」を参照)。

側壁心筋梗塞

通常、側壁心筋梗塞は左回旋枝の閉塞によって発生し、左側壁誘導(第Ⅰ、aV_L、V_5、V_6誘導)に特徴的な変化が生じる。側壁心筋梗塞に対する鏡像的変化が見られる誘導は、第Ⅱ、第Ⅲ、aV_F誘導である(p.275「側壁心筋梗塞の判定」を参照)。

通常、このタイプの心筋梗塞は心室期外収縮や様々な程度の心ブロックを引き起こす。側壁心筋梗塞は前壁心筋梗塞や下壁心筋梗塞を合併することが多い。

> **記憶を呼び覚ます魔法の言葉**
>
> 側壁心筋梗塞(Lateral MI)の診断において重要な意味を持つ誘導は？ Left lateral leads(左側壁誘導)。どちらもLで始まります。

下壁心筋梗塞

通常、下壁心筋梗塞は右冠動脈の閉塞により発生する。下壁誘導(第Ⅱ、第Ⅲ、aV_F誘導)に特徴的な心電図変化が現れ、鏡像的変化が側壁誘導(第Ⅰ、aV_L誘導)に現れる(p.276「下壁心筋梗塞の判定」を参照)。

下壁心筋梗塞の患者は、洞徐脈、洞停止、心ブロック、心室期外収縮を発症するリスクがある。下壁心筋梗塞は単独で発症することもあるが、側壁心筋梗塞や右室心筋梗塞を合併することもある。

前壁中隔心筋梗塞の判定

下の12誘導心電図には、前壁中隔心筋梗塞に特徴的な波形が示されている。V₁、V₂、V₃誘導におけるR波の増高不良、ST上昇、陰性T波に注意する。鏡像的変化が第Ⅱ、第Ⅲ、aV_F誘導で認められる（ST低下やT波の増高および先鋭化など）。

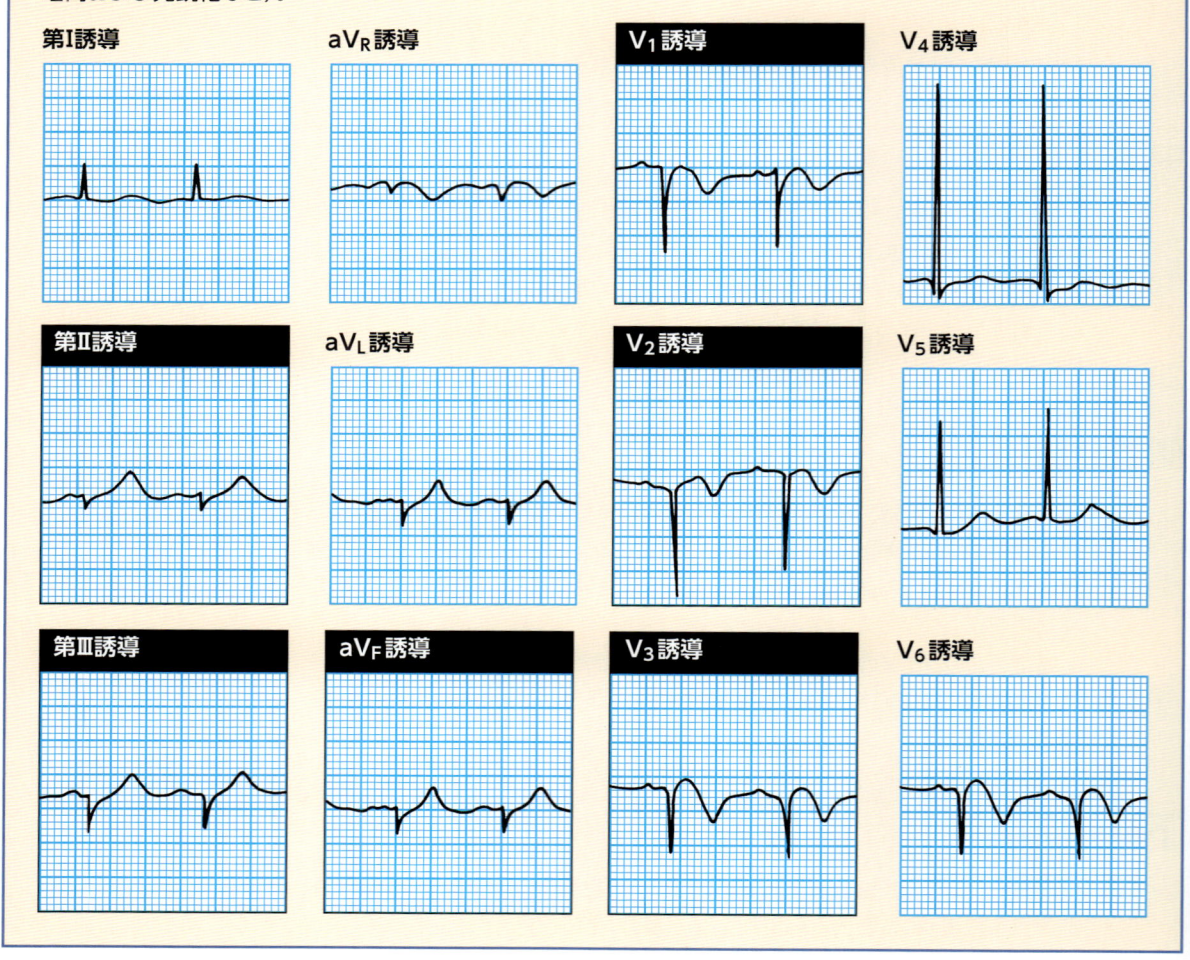

側壁心筋梗塞の判定

　下の12誘導心電図には、側壁心筋梗塞に特徴的な心電図変化が示されている。第I、aV_L、V_5、V_6誘導における病的Q波、ST上昇、陰性T波に注意する。

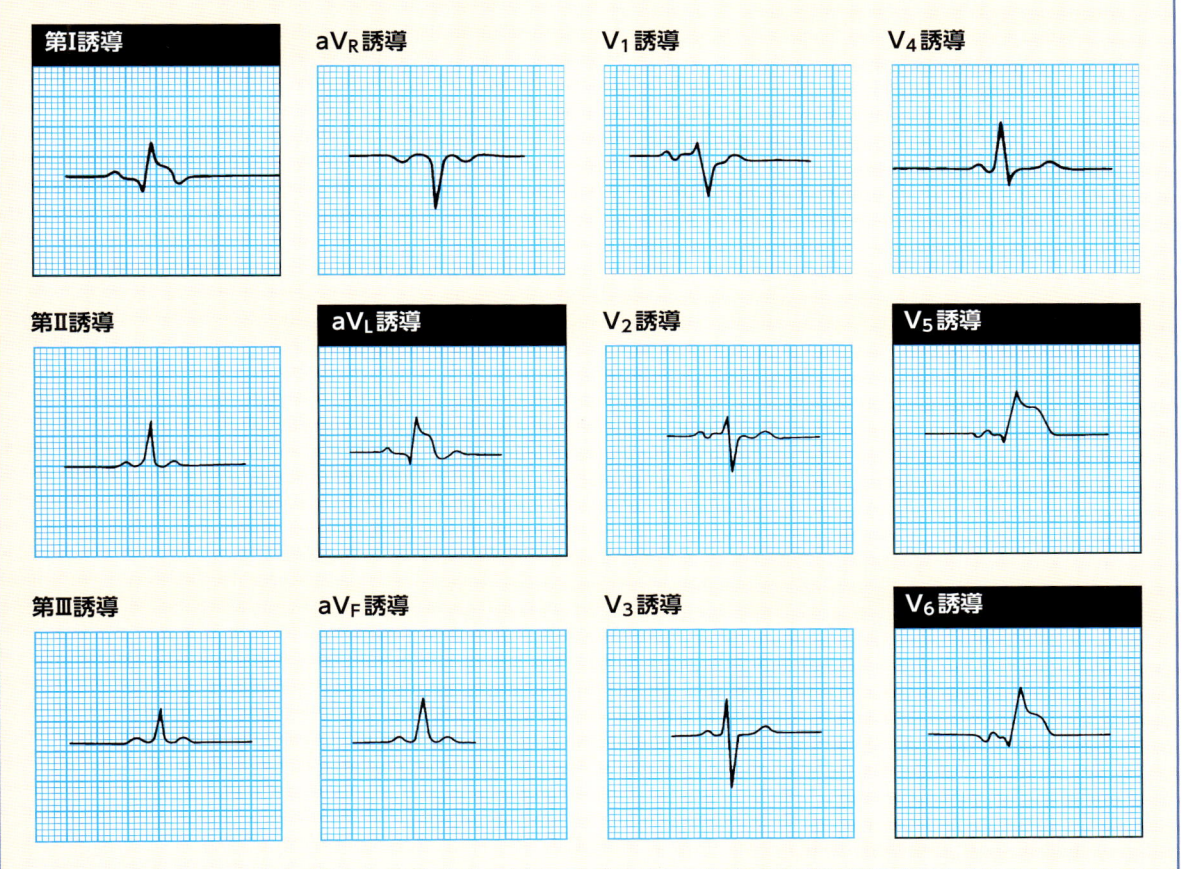

右室心筋梗塞

　通常、右室心筋梗塞は右冠動脈の閉塞により生じる。右室心筋梗塞が単独で発症することはまれである。事実、下壁心筋梗塞の40％に右室心筋梗塞の合併が認められる。

　右室心筋梗塞は右心不全や右脚ブロックを引き起こす可能性がある。右室梗塞に典型的な変化として、ST上昇や病的Q波、陰性T波などが右側胸部誘導（V_4-V_6誘導）で観察される（「右室心筋梗塞の判定」を参照）。

下壁心筋梗塞の判定

下の12誘導心電図には、下壁心筋梗塞に特徴的な変化が示されている。第Ⅱ、第Ⅲ、aV_F誘導における陰性T波、ST上昇、病的Q波に注意する。第Ⅰ、aV_L誘導における軽度のST低下（鏡像的変化）に注意する。この心電図では、−60度の左軸偏位が認められる。

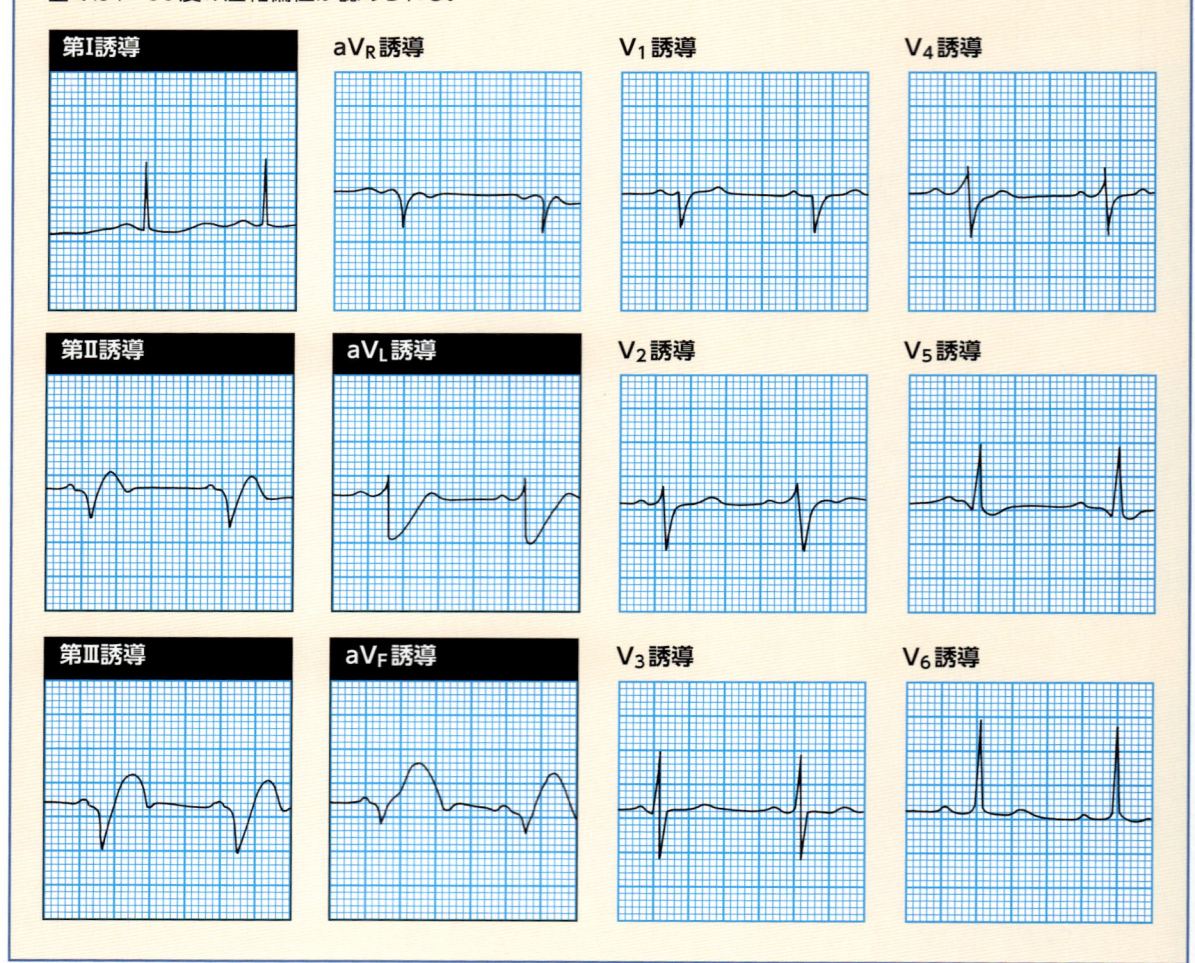

右側胸部誘導

右側胸部誘導からの情報がなければ右室心筋梗塞の特定は難しい。右側胸部誘導がとれなければ、第Ⅱ、第Ⅲ、aV_F誘導またはV_1、V_2、V_3誘導を観察し、ST上昇の有無を調べる。右室心筋梗塞が発生したら、第Ⅱ誘導を用いて損傷の拡大を監視する。

心筋梗塞の種類を特定する

右室心筋梗塞の判定

　下の12誘導心電図には、右室心筋梗塞に特徴的な波形が示されている。V$_{3R}$、V$_{4R}$、V$_{5R}$、V$_{6R}$誘導の陰性T波に注意する。病的Q波やST上昇も認められる。

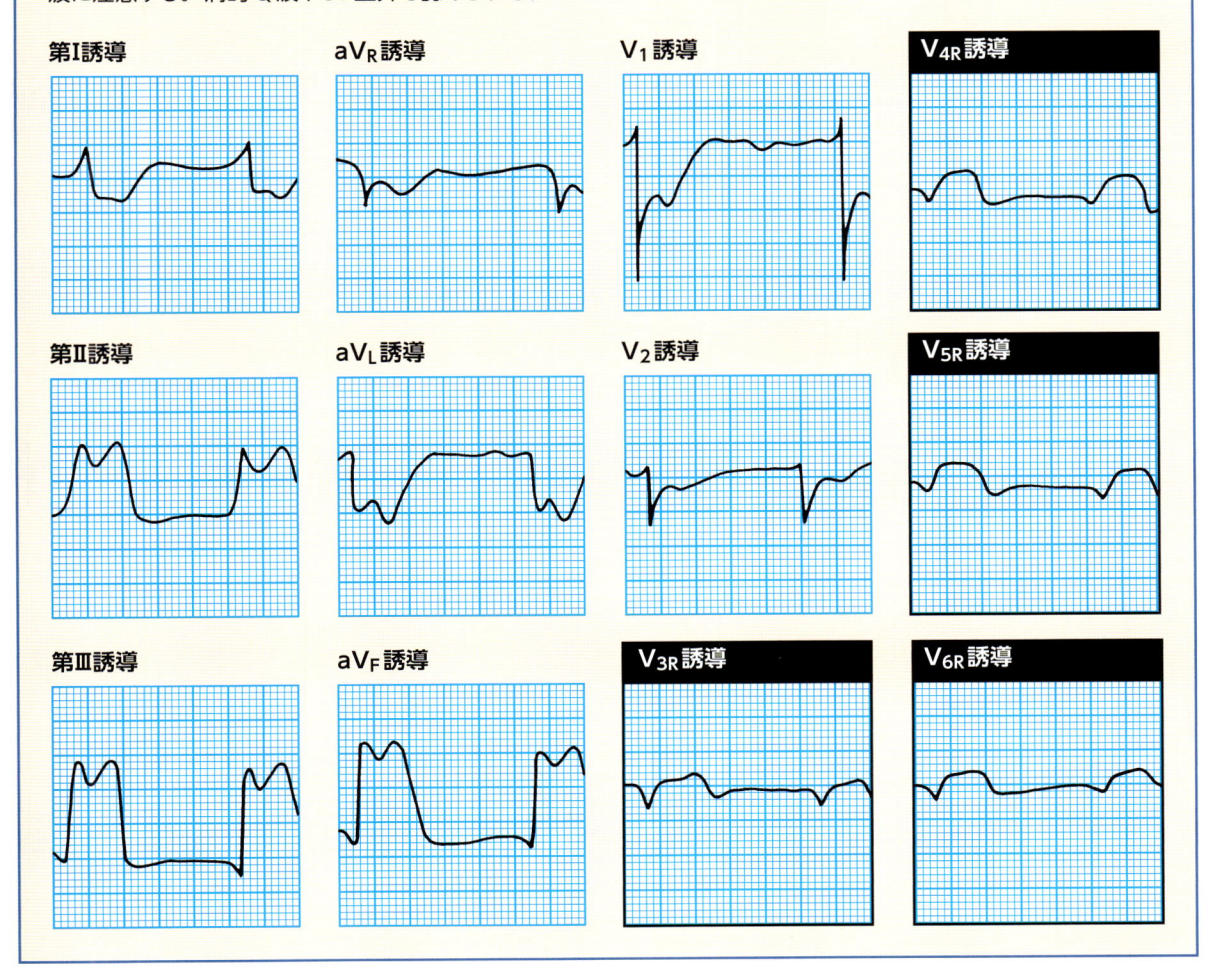

第I誘導　　aV$_R$誘導　　V$_1$誘導　　V$_{4R}$誘導

第II誘導　　aV$_L$誘導　　V$_2$誘導　　V$_{5R}$誘導

第III誘導　　aV$_F$誘導　　V$_{3R}$誘導　　V$_{6R}$誘導

後壁心筋梗塞

　後壁心筋梗塞は、右冠動脈または左回旋枝の閉塞によって生じる。後壁心筋梗塞では、鏡像的変化がV$_1$、V$_2$誘導で認められる。

　後壁心筋梗塞に特徴的な心電図変化には、R波の増高、ST低下、陽性T波などがある（「後壁心筋梗塞の判定」を参照）。後壁心筋梗塞は下壁心筋

12誘導心電図の解釈

梗塞を合併することが多い。後壁に関する情報を得たり、病的Q波の有無を確認するには、背部誘導心電図（V₇-V₉誘導）を用いる。

後壁心筋梗塞の判定

　下の12誘導心電図には、後壁心筋梗塞に特徴的な波形が示されている。V₁、V₂、V₃誘導におけるR波の増高、ST低下、陽性T波に注意する。後壁心筋梗塞を監視するのに最も適したV₇、V₈、V₉誘導は標準12誘導心電図には含まれないため、対側に位置するV₁、V₂、V₃誘導に現れる鏡像的変化を観察する。

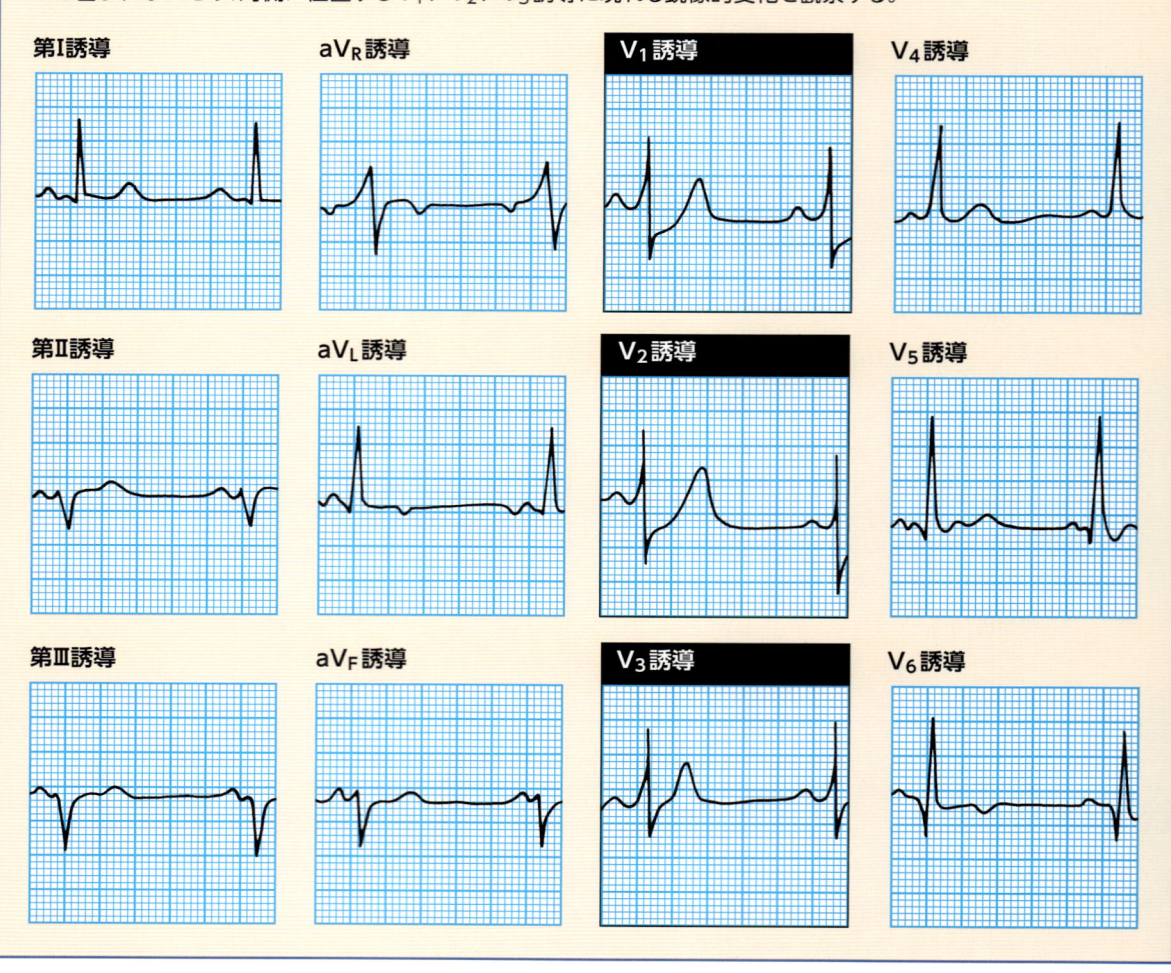

第I誘導	aV_R誘導	V₁誘導	V₄誘導
第II誘導	aV_L誘導	V₂誘導	V₅誘導
第III誘導	aV_F誘導	V₃誘導	V₆誘導

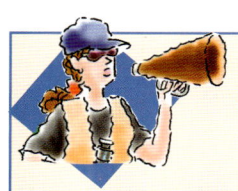

お疲れ様！

12誘導心電図の解釈の復習

個々の波形の特性

- P波：陽性、aV_R誘導では陰性、第Ⅲ、aV_L、V_1誘導では二相性または陰性のこともある
- PR間隔：QRS幅と同様、常に一定
- QRS波の極性：誘導によって異なる
- Q波：病的なものもあるが、持続時間が0.4秒未満なら正常
- T波：若干丸みを帯びた陽性波。本来の極性は第Ⅰ、第Ⅱ、V_3-V_6誘導では陽性、第Ⅲ、aV_F、aV_R、aV_L、V_1誘導では陰性。増高、先鋭化、ノッチはないことが望ましい。
- ST部分：本来は等電位であり、最小限の変動に留まることが望ましい

電気軸

- 心室脱分極期における心臓の電気的活動の平均的方向

電気軸の求め方

- 四分円法：第Ⅰ、aV_F誘導のQRS波の極性から判定する
- 角度法：6軸座標系の角度により電気軸を特定する
- 6つの肢誘導（第Ⅰ、第Ⅱ、第Ⅲ、aV_R、aV_L、aV_F誘導）の波形を調べる
- 正常な電気軸：0度と+90度の間
- 左軸偏位：0度と-90度の間
- 右軸偏位：+90度と+180度の間
- 極度の軸偏位：-180度と-90度の間

12誘導心電図に影響を及ぼす疾患

狭心症

- 心電図に生じ得る変化：T波の先鋭化または平坦化、陰性T波、T波の陰性化を伴うまたは伴わないST低下

脚ブロック

- QRS幅が0.12秒を上回る
- V_1誘導（心臓の右側）とV_6誘導（心臓の左側）を用いて右脚ブロックと左脚ブロックを判定する
- 右脚ブロック：QRS波はrsR'のパターン、V_1誘導の陰性T波、V_6誘導の幅広いS波と陽性T波
- 左脚ブロック：幅広いS波（Q波や小さいR波が先行することがある）、V_1誘導の小さい陽性T波、V_6誘導のノッチのある増高R波またはスラーを呈するR波および陰性T波

心筋梗塞

- 心電図に現れる3つの病的変化：虚血、損傷、梗塞形成

病的な心電図変化

- 虚血領域：陰性T波
- 損傷領域：ST上昇
- 梗塞領域：貫壁性心筋梗塞における病的Q波

梗塞部位の特定

- 前壁：V_2-V_4誘導、責任血管は左前下行枝
- 心室中隔：V_1-V_2誘導、責任血管は左前下行枝
- 下壁：第Ⅱ、第Ⅲ、aV_F誘導、責任血管は右冠動脈
- 側壁：第Ⅰ、aV_L、V_5、V_6誘導、責任血管は左回旋枝
- 後壁：V_7、V_8、V_9誘導、責任血管は右冠動脈または左回旋枝
- 右室壁：V_{4R}、V_{5R}、V_{6R}誘導、責任血管は右冠動脈

右側胸部誘導からの情報がなければ、右室心筋梗塞の判定は難しいです。

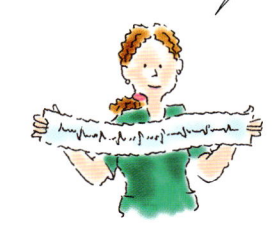

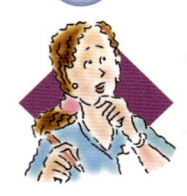

クイッククイズ

1. 第Ⅰ誘導とaV_F誘導のQRS波がともに陽性波である場合、四分円法で電気軸を求めると
    A. 正常軸
    B. 左軸偏位
    C. 右軸偏位
    D. 極度の軸偏位

    答え：A． どちらの誘導でもQRS波が陽性波であれば、電気軸は正常である。

2. 第Ⅰ誘導のQRS波が陰性、aV_F誘導のQRS波が陽性の場合、四分円法で電気軸を求めると
    A. 正常軸
    B. 左軸偏位
    C. 右軸偏位
    D. 極度の軸偏位

    答え：C． 第Ⅰ誘導が陰性でaV_F誘導が陽性の場合は、右軸偏位がある。どちらも陰性の場合は不定軸となる。

3. 第Ⅱ、第Ⅲ、aV_F誘導で陰性T波、ST上昇、病的Q波が認められる場合、どの部位に梗塞巣のある急性心筋梗塞が疑われるか。
    A. 前壁
    B. 下壁
    C. 側壁
    D. 心室中隔

    答え：B． 第Ⅱ、第Ⅲ、aV_F誘導は左心室の下壁に面しているため、これらの誘導の心電図変化は急性下壁心筋梗塞を示唆する。

4. V_1誘導のQRS波にR'波が認められる場合、次のうちどれが疑われるか。
    A. 右室肥大
    B. 左室肥大
    C. 左脚ブロック
    D. 右脚ブロック

    答え：D． 右脚ブロックでは、左心室の脱分極時間が正常より長くなるため、V_1誘導にR'波が現れる。

5. 心筋の損傷は心電図上でどのように描出されるか。
    A. 陰性T波
    B. ST上昇

C. 病的Q波
　　D. ST低下
　　答え：B.　ST上昇は、心筋の損傷に伴う心電図変化である。心筋の損傷は長時間に及ぶ血液供給の途絶によって生じる。

6. 後壁心筋梗塞は12誘導心電図にどのような変化をもたらすか。
　　A. V_1、V_4誘導に深く幅広いQ波が現れる。
　　B. V_1、V_2誘導に逆（鏡像関係）の変化が現れる。
　　C. すべての誘導でST上昇が見られる。
　　D. 前胸部誘導のR波の増高不良が見られる。
　　答え：B.　後壁心筋梗塞が発生すると鏡像的変化がV_1、V_2誘導に現れる。後壁心筋梗塞の有無を判定するには、これらの誘導の波形と鏡像関係になる波形について検討する。

7. ST部分がベースラインから1.5mm上昇している場合、どのように見なされるか。
　　A. 正常
　　B. 軽度の低下
　　C. 異常な上昇
　　D. 等電位
　　答え：C.　ST部分は本来等電位であり、変動があったとしても最小限に留まることが望ましい。ベースラインからの1mmを超えるST上昇は異常所見と見なされる。

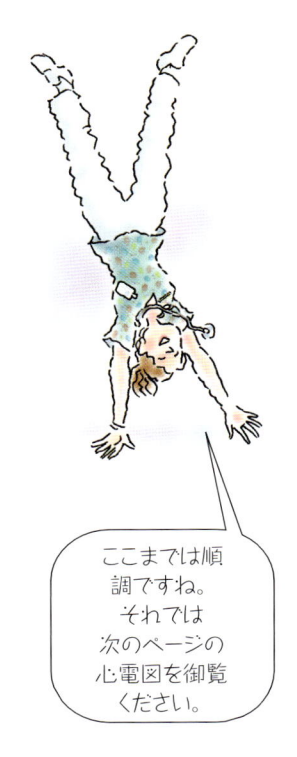

ここまでは順調ですね。それでは次のページの心電図を御覧ください。

心電図演習問題

8. 下の12誘導心電図では、V_1誘導にrsR'のパターンと陰性T波が認められる。V_6誘導では幅広いS波と陽性T波が見られる。これらの変化は何を示唆するか。

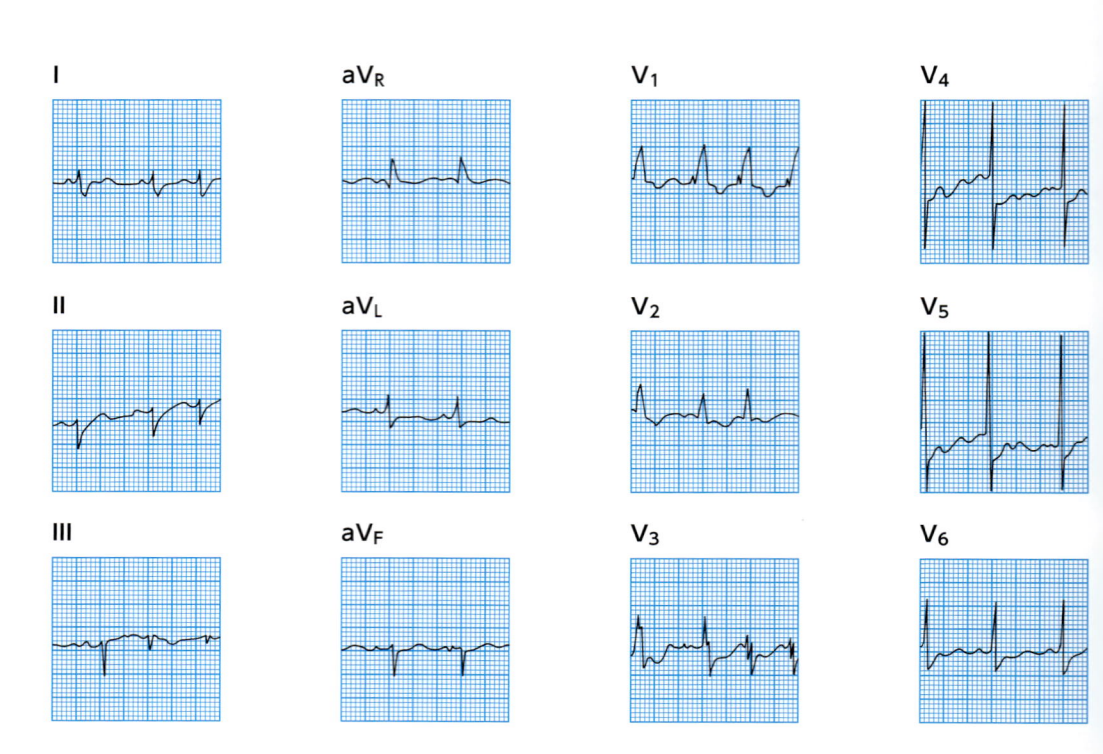

A. 右室心筋梗塞
B. 左脚ブロック
C. 右脚ブロック
D. 狭心症

答え：C.　V_1誘導のrsR'の波形とV_6誘導の幅広いS波は右脚ブロックを示唆する。

9. 患者は、約3年前に心臓発作を起こしていたかもしれないが、診察を受けなかったため確かなことはわからないと言う。入院時の心電図から、確かに患者が過去に心筋梗塞を起こしていたことがわかる。その根拠は次のうちどれか。

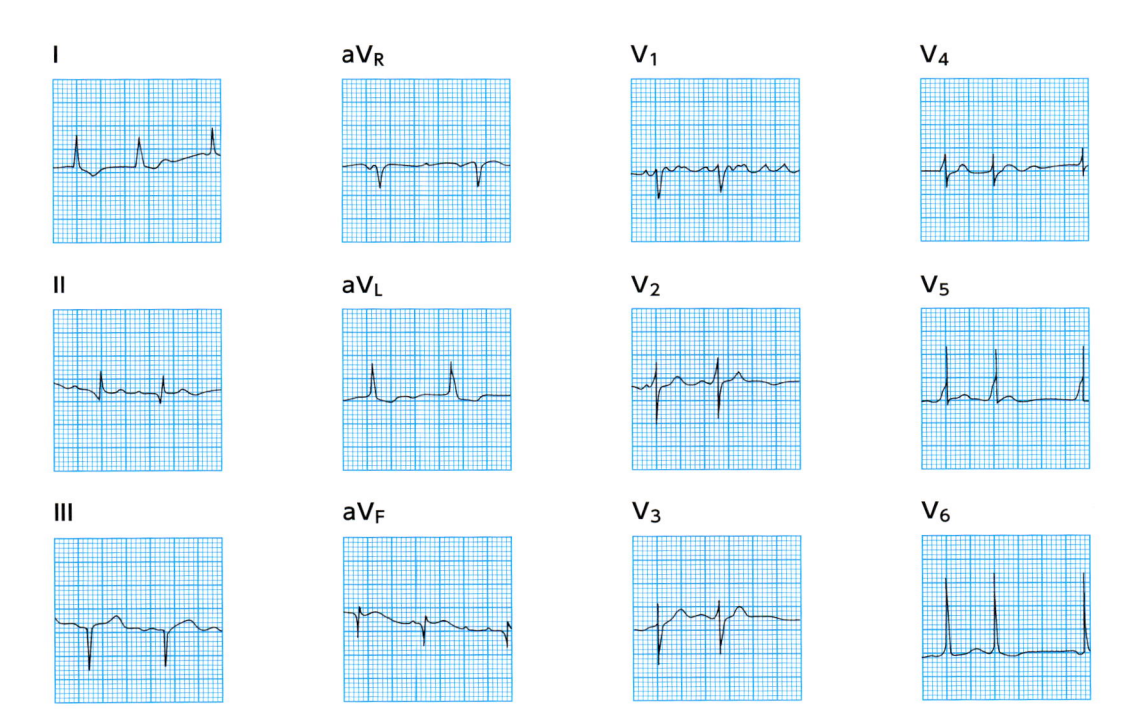

A. 第Ⅱ、第Ⅲ、aV_F誘導の病的Q波
B. 第Ⅰ、aV_L、V_6誘導の陰性T波
C. 第Ⅱ、aV_L、V_5誘導のST低下
D. 0度と+90度の間に電気軸があること

答え：A． この症例では第Ⅱ、第Ⅲ、aV_F誘導の病的Q波により、過去の心筋損傷が示唆される。これらの所見から、患者が過去に下壁心筋梗塞を発症していたことが疑われる。

採 点

☆☆☆ 9問全問正解だった人、ワーォ！　あなたは12誘導心電図大学を優秀な成績で卒業しました。

☆☆ 7問から8問正解だった人、素晴らしい！　あなたは12誘導心電図大学院に入学できますよ。

☆ 正解が6問以下だった人、進む方向は間違っていませんよ。12誘導心電図解釈のノートを基礎からおさらいしてみてね。

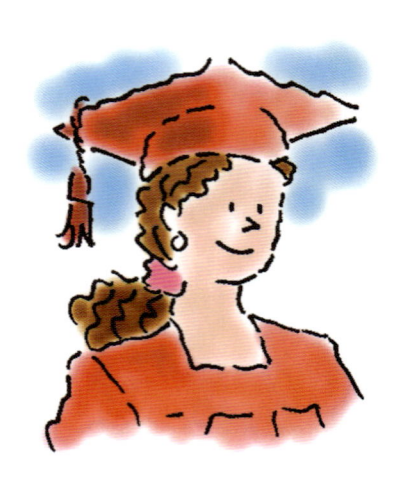

巻末資料

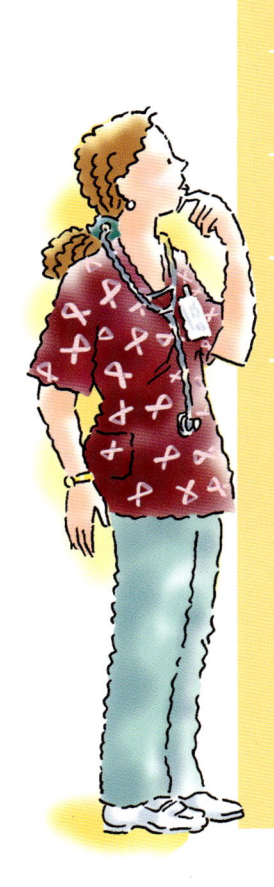

演習問題 ……………………………………… 286

二次救命処置アルゴリズム ……………… 304

心電図読解演習問題 ………………………… 310

よく似た心電図の鑑別診断 ……………… 339

不整脈クイックガイド …………………… 350

用語集 ………………………………………… 355

参考文献 ……………………………………… 357

索引 …………………………………………… 358

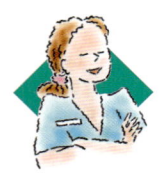

演習問題

1. あなたは僧帽弁逸脱の既往歴のある患者を看護している。解剖学的知識に基づき、僧帽弁の位置を答えよ。
   A. 左心房と左心室の間
   B. 左心室の大動脈起始部
   C. 右心房と右心室の間
   D. 右心室と肺動脈の間

2. 45歳の男性が、心カテーテル検査後の経過観察のため入院する。検査結果から回旋枝の閉塞が明らかとなる。回旋枝は心臓のどの領域に酸素化された血液を供給しているか。
   A. 左心室前壁
   B. 左心房
   C. 右脚
   D. 右心室

3. 心拍数を低下させるものは次のうちどれか。
   A. ノルエピネフリン（ノルアドレナリン）
   B. 迷走神経
   C. エピネフリン
   D. イソプロテレノール（プロタノール）

4. 心筋細胞が休止状態となるのは、どの時相か。
   A. 早期の再分極
   B. 分極
   C. 急速な脱分極
   D. 絶対不応期

5. 急性心筋梗塞で入院している患者が胸痛を訴える。心電図モニターを見ると、心拍数は35回/分である。ペースメーカーの機能を引き継いだのはどの部位か。
   A. 洞房結節
   B. 房室結節
   C. ヒス束
   D. プルキンエ線維

6. 12誘導心電図のV₁誘導と等価な心電図モニターの誘導は次のうちどれか。
   A. 第I誘導
   B. MCL₆誘導
   C. aV_F誘導
   D. MCL₁誘導

7. 37歳男性が芝刈り作業中に胸痛を発症して救急外来を受診する。直ちに心電図モニタリングを開始し、酸素を投与する。さらに12誘導心電図をとる。6つの肢誘導から、心臓のどの領域に関する情報が得られるか。
   A. 前額面
   B. 水平面
   C. 垂直面
   D. 後面

8. 内科外科病棟から心不全患者が搬送されて来た。心電図モニタリングを始める前にすることは次のうちどれか。
   A. 患者の皮膚を赤くなるまでこする
   B. 電極の外側の粘着性辺縁部を患者の胸部に密着させる。
   C. 電極の片側を患者の皮膚に密着させる。
   D. クリップ式のリード線を電極に接続してから、電極を患者の胸部に装着する。

9. 58歳の患者が急性心筋梗塞で入院する。心電図モニタリングを始めたところ、ベースラインが太く、不安定である。この所見をどう解釈するか。
   A. 電気的干渉
   B. アーチファクト
   C. ベースラインドリフト
   D. 弱い信号

10. 心電図の横軸は何を表すか。
    A. 振幅
    B. 時間
    C. 電圧
    D. 心拍数

11. 狭心症と診断された65歳の患者がテレメトリーユニットに入院する。心電図モニタリングを開始し、単一誘導心電図を記録する。8ステップ法を用いて心電図を解釈するには、最初に何をすべきか。
    A. 心拍数の計算
    B. P波の評価
    C. リズムの確認
    D. PR間隔の測定

演習問題

12. 72歳の患者が、下顎に放散する胸骨下胸痛を訴えたため、心電図を記録し、バイタルサインを監視する。心電図波形のどの部分が上昇あるいは低下した場合に心筋の損傷が示唆されるか。
    A. T波
    B. ST部分
    C. QRS波
    D. P波

13. 76歳の心不全患者が、フロセミド（ラシックス）40mgを1日2回静脈内投与されている。この患者の心電図を見ると、著明なU波が認められる。心電図にU波が現れた原因は次のうちどれか。
    A. 低カリウム血症
    B. 低カルシウム血症
    C. 心不全の悪化
    D. 心膜炎

14. 心房細動の既往歴のある80歳の患者が、ジゴキシン毒性のため入院する。10倍法を用いて心電図を評価したところ、心拍数は40回/分である。この所見に基づき、次に行うべきことは何か。
    A. 患者の脈拍をとり、心電図上の心拍数と一致するか確認する。
    B. 数列法を用いて心電図上の心拍数を再確認する。
    C. 再度心電図をとり、心電図上の心拍数を再評価する。
    D. 1500法を用いて心電図上の心拍数を再確認する。

15. 発作性心房頻拍の既往歴のある患者にジゴキシン毒性が発現する。ジゴキシン毒性はPR間隔の延長をもたらす可能性があるため、心電図を綿密に監視する必要がある。PR間隔の正常範囲は次のうちどれか。
    A. 0.06-0.10秒
    B. 0.12-0.20秒
    C. 0.24-0.30秒
    D. 0.36-0.44秒

16. 洞不全症候群と診断された患者がテレメトリーユニットに入院する。症候性イベントの発生に備えて、すぐに投与できるよう準備しておくべき薬物は次のうちどれか。
    A. イソプロテレノール（プロタノール）
    B. ベラパミル（ワソラン）
    C. リドカイン
    D. アトロピン

17. 45歳の患者が急性心筋梗塞で入院する。救急治療室にて胸痛緩和のためニトログリセリンとモルヒネを投与され、現在胸痛は解消している。心電図モニターは、心拍数123回/分の洞頻脈を示している。心筋梗塞発症後の洞頻脈について、正しいものは次のうちどれか。
    A. 洞頻脈は正常な反応であり、通常、発生から24時間後には改善する。
    B. 洞頻脈は広範な心筋の損傷と関連性があり、予後不良の徴候である。
    C. 洞頻脈はモルヒネの投与に対する典型的な反応である。
    D. 洞頻脈は、心筋の治癒が始まっていることを示す徴候である。

18. ジゴキシン（ジゴシン）を投与されている患者に、突然、下図に示すような調律が発現する。この調律をどのように解釈するか。
    A. 正常洞調律
    B. 洞不整脈
    C. 洞徐脈
    D. 接合部補充調律

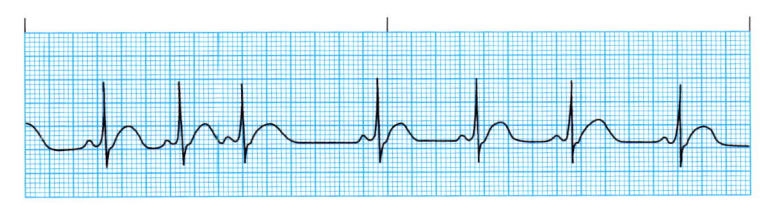

19. ある患者に洞徐脈が発生する。心拍出量の低下を示唆する症状は次のうちどれか。
    A. 高血圧とさらなる心拍数の低下
    B. 低血圧とめまい
    C. 尿量増加と失神
    D. 暖かく乾燥した皮膚と低血圧

20. 2日前に急性心筋梗塞で入院した患者に、突然、心房期外収縮が発生する。この不整脈の原因として最も可能性の高いものは次のうちどれか。
    A. カフェイン摂取量の増加
    B. 差し迫った心原性ショック
    C. 心不全の発症
    D. 差し迫った心停止

21. 心不全と診断された患者がテレメトリーユニットに入院する。患者の訴えによれば黄緑色の光輪が見え、吐き気のため食事を摂れない状態が数日間続いているとのことである。これらの所見から疑われるのは次のうちどれか。
    A．ジゴキシン毒性
    B．心房細動
    C．心不全の悪化
    D．心筋梗塞

22. 心臓外科手術を終え病棟に戻ってきた患者を評価したところ、心電図モニターは心拍数160回/分の心房細動を示した。患者は突然胸痛を訴え始める。これらの所見に基づき、次のうち最も適切な治療を選べ。
    A．ジゴキシン（ジゴシン）の投与
    B．除細動
    C．カルディオバージョン
    D．フレカイニド（タンボコール）の投与

23. WPW症候群の既往歴のある32歳の患者が、胆嚢の手術を終え病棟に入院する。WPW症候群患者に特徴的な心電図所見は次のうちどれか。
    A．PR間隔の延長とQRS幅の短縮
    B．PR間隔の延長とデルタ波の出現
    C．PR間隔の短縮とQRS幅の短縮
    D．QRS幅の延長とデルタ波の出現

24. 心不全の既往歴のある68歳の患者がジゴキシン（ジゴシン）を投与されている。あなたは勤務開始時にこの患者の心電図をとり、下のような結果が得られた。この心電図を解釈せよ。
    A．接合部頻拍
    B．移動性ペースメーカー
    C．促進接合部調律
    D．洞頻脈

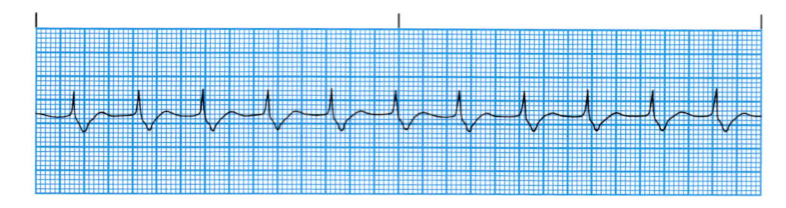

25. 慢性閉塞性肺疾患の既往歴のある患者が低酸素血症で入院する。心電図モニタリングを始めたところ、下に示す心電図が得られた。これを解釈せよ。
    A. 接合部期外収縮
    B. 移動性ペースメーカー
    C. 促進接合部調律
    D. 心房期外収縮

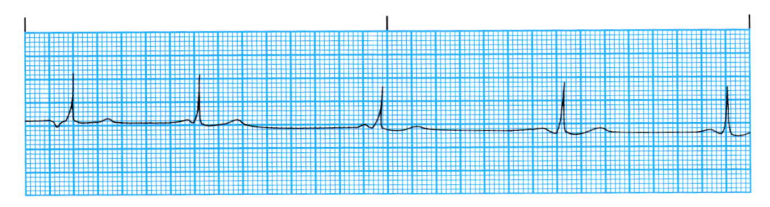

26. ある患者がジゴキシン毒性のために入院する。心電図を記録したところ、リズムは規則的で心拍数は80回／分、P波は第Ⅱ誘導では陰性波で、常にQRS波の前に出現する。以上の所見からこの調律を解釈せよ。
    A. 促進接合部調律
    B. 接合部頻拍
    C. 接合部補充調律
    D. 発作性心房頻拍

27. 急性心筋梗塞患者に不整脈が発生する。心電図を記録したところ、以下のような波形が得られた。この不整脈は次のうちどれか。
    A. 心室固有調律
    B. 接合部補充調律
    C. 接合部期外収縮
    D. 洞徐脈

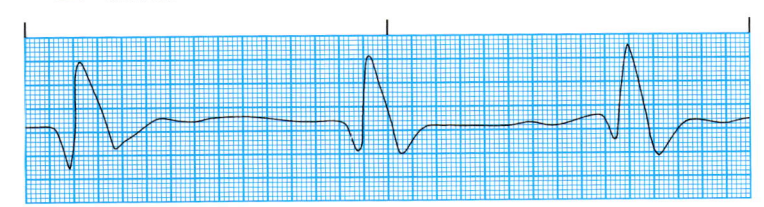

28. 問題27の不整脈患者は低血圧を呈している。心拍数を上げるため直ちに薬物を投与する必要があるが、次のうちどれが適切か。
    A. リドカイン
    B. イソプロテレノール（プロタノール）
    C. アトロピン
    D. アミオダロン（アンカロン）

29. マグネシウム濃度の低下を示す患者に不整脈が発生し、以下に示すような心電図が得られた。この不整脈を判定せよ。
    A. 単形性心室頻拍
    B. 心室細動
    C. 発作性上室頻拍
    D. トルサード・ド・ポアン

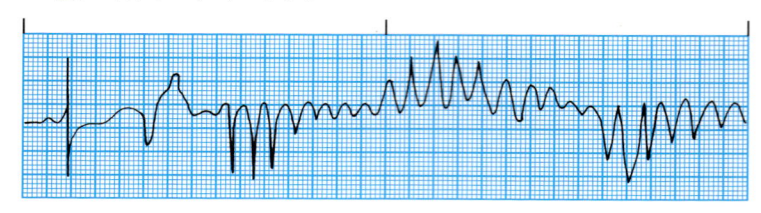

30. 急性前壁心筋梗塞の患者に第3度心ブロックが発生する。血圧は78/44mm/Hgで、めまいを訴える。直ちにアトロピンを投与し、その後どのような処置を行うべきか。
    A. イソプロテレノール（プロタノール）1回量を投与する
    B. 経皮的ペースメーカーを装着する
    C. 患者にトレンデレンブルグ体位をとらせる
    D. 同期カルディオバージョンの準備をする

31. ある冬の寒い日に86歳の患者が暖房のないアパートで発見され、低体温症で入院する。心電図モニタリングを始めると、以下に示す心電図が得られる。この心電図をどのように記録するか。
    A. 第1度房室ブロックを伴う正常洞調律
    B. 第2度I型房室ブロック
    C. 洞頻脈
    D. 接合部頻拍

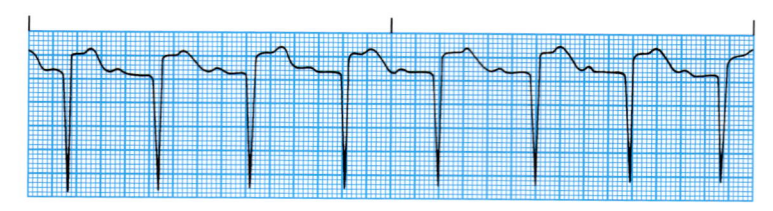

32. 急性心筋梗塞発症後の合併症のため経静脈的ペースメーカーが必要となった患者を看護していたところ、心電図モニターの警報が鳴り、以下に示す心電図が記録された。これはどのようなタイプのペースメーカーの機能不全と考えられるか。
   A. 捕捉不全
   B. ペーシング不全
   C. アンダーセンシング
   D. オーバーセンシング

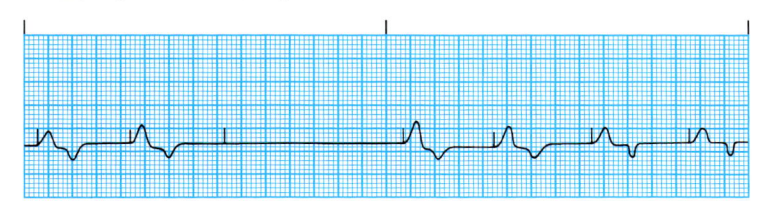

33. ジゴキシン毒性のため循環器病棟に入院していた患者に、経静脈的ペースメーカーによる治療が必要となった。患者を評価していたところ、モニターに下のような心電図が表示された。この心電図は何を示しているか。
   A. オーバーセンシング
   B. 感知不全
   C. ペーシング不全
   D. アンダーセンシング

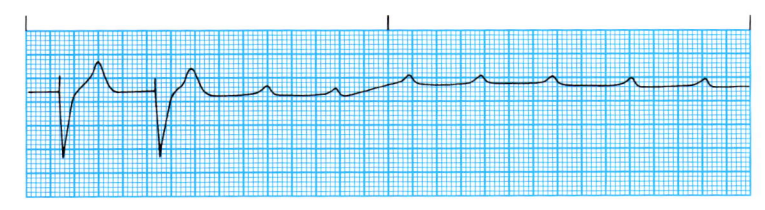

34. 患者は脈拍が抜ける感じがすると訴えている。直ちにモニター心電図をとり、バイタルサインを確認する。以下に示す心電図に基づき、医師にはどのように報告すべきか。
   A. 感知不全
   B. オーバーセンシング
   C. ペースメーカーによる頻拍
   D. ペーシング不全

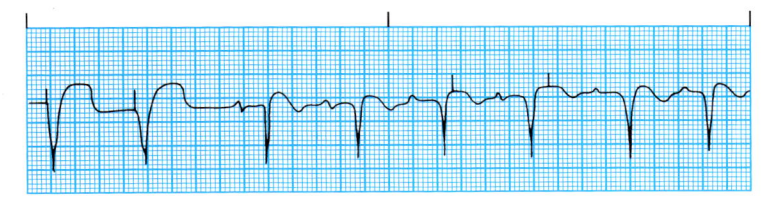

35. 恒久的ペースメーカー植込み術後の患者教育では、どのような指示を行うべきか。
    A. CTスキャン検査は避けるよう指示する。
    B. ペースメーカー挿入後数日間はひゃっくりが出るが、これは正常なものであると伝える。
    C. 胸部や襟元を締め付けるような服装は避けるように指示する。
    D. MRI検査は安全であると説明する。

36. 上室頻拍の管理のためプロカインアミドを投与されている75歳の患者に対し、退院前にどのような指示を行うべきか。
    A. 薬剤を噛み砕くと一度に大量の薬物が吸収されるため、噛まずに服用するよう指示する。
    B. ループス様症状が発現するが、これは正常なものであり、薬物療法開始から2-3週間で消失すると伝える。
    C. 苦味が感じられるのはよくあることであると伝える。
    D. 徐放性製剤が飲み込みにくい場合は噛み砕いてもよいと伝える。

37. ある患者が右肺下葉切除術を受け周術期病棟から帰ってくる。心電図モニタリングを始めたところ、以下に示すような波形が表示された。この調律を速やかに変換するため、医師が処方すると思われる薬物はどれか。
    A. プロパフェノン（プロノン）
    B. トカイニド
    C. プロカインアミド
    D. イブチリド

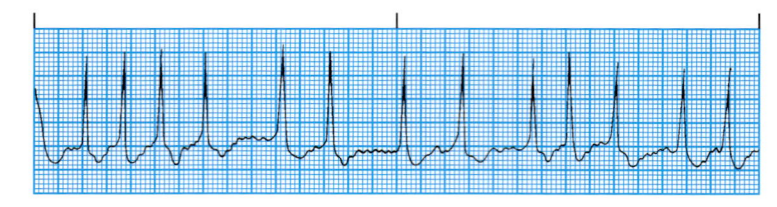

38. 患者にキニジンを投与した後、心電図にQT間隔の延長が認められた。直ちに医師に報告する必要があるが、それはQT間隔の延長がどのようなリスクと関連しているからか。
    A. 心房細動
    B. 接合部頻拍
    C. 多形性心室頻拍
    D. 心房粗動

39. 74歳の失神患者が救急治療室からあなたの病棟に入院する。心電図モニターから以下に示す心電図が得られる。この心電図から判断して、この患者に投与してはならない薬物は次のうちどれか。
    A. ワルファリン(ワーファリン)
    B. ベラパミル(ワソラン)
    C. エピネフリン
    D. アトロピン

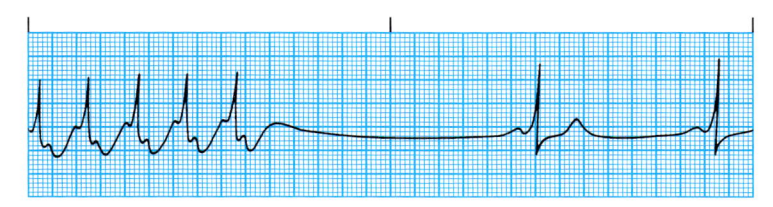

40. 過去に心臓移植を受けた36歳の患者が、虫垂切除術後の経過観察のためあなたの病棟に入院する。この患者が症候性徐脈を発症した場合、どの薬物の適応となるか。
    A. アトロピン
    B. イソプロテレノール(プロタノール)
    C. ドパミン
    D. プロプラノロール(インデラル)

41. 午前中に開胸術が予定されている患者に12誘導心電図の準備をするよう外科医から指示される。次のうち双極誘導はどれか。
    A. aV_R、aV_L、aV_F誘導
    B. 第I、第II、第III誘導
    C. V_1、V_2、V_3誘導
    D. V_4、V_5、V_6誘導

42. 12の誘導はそれぞれ異なる角度から心臓を見ている。第I誘導は心臓のどの領域を見ているか。
    A. 下壁
    B. 前壁
    C. 後壁
    D. 側壁

43. 急性心筋梗塞患者の加算平均心電図をとるよう医師から指示される。この検査の目的は何か。
    A. 後壁の損傷を調べる
    B. 持続性心室頻拍から突然死に至るリスクの有無を調べる
    C. 右心室の損傷の有無を調べる
    D. 前壁心筋梗塞における左脚ブロックの有無を調べる

44. 狭心症の既往歴のある入院患者が胸痛を訴えている。この患者については胸痛発作が起きたら必ず12誘導心電図をとるよう入院時に指示されているので、直ちに心電計を用意する。V₁誘導の電極の正しい装着部位はどこか。
    A. 第4肋間腔胸骨右縁
    B. 第4肋間腔胸骨左縁
    C. 第5肋間腔前腋窩線上
    D. 第5肋間腔左鎖骨中線上

45. 胸痛を訴えて救急外来を受診した32歳の患者の12誘導心電図をとるよう指示される。12誘導心電図は、心臓のどの領域の状態を評価するために用いられるか。
    A. 右心室
    B. 右心室と左心室
    C. 左心室
    D. 右心房と左心房

46. 不安定狭心症で入院した72歳の患者が胸痛を訴えている。訴えによれば、胸痛の強度は0から10の評価スケール（10が最悪の痛み）で8である。直ちに12誘導心電図をとる。狭心症に伴う心電図の変化として予想されるものは次のうちどれか。
    A. 病的Q波
    B. 陰性T波
    C. QRS幅の延長
    D. R波の増高不良

47. ある患者の心電図が左軸偏位を示している。左軸偏位が正常と見なされるのはどの年齢か。
    A. 乳児
    B. 幼児
    C. 妊婦
    D. 健常成人

48. 不安定狭心症と診断された38歳の患者が入院する。不安定狭心症について事実を述べているのは次のうちどれか。
    A. 通常、運動やストレスにより疼痛が発生する。
    B. 疼痛は安静により改善する。
    C. 通常、疼痛は2分以上は続かない。
    D. 睡眠中に疼痛が発生することがある。

49. 胸骨下胸痛が発生してから約4時間後、患者が自ら運転して救急外来を受診する。直ちにトリアージが行われ、12誘導心電図検査が行われる。この患者の心電図の変化で、心筋の壊死に関連するものはどれか。
　A．病的Q波
　B．陰性T波
　C．ST上昇
　D．QRS幅の短縮

50. 患者の12誘導心電図を調べたところ、脚ブロックを示す所見が認められた。右脚と左脚のどちらにブロックが生じているかを判定するには、どの誘導を調べたらよいか。
　A．V_1、V_6誘導
　B．第Ⅱ、aV_F誘導
　C．V_4、V_5誘導
　D．第Ⅰ、第Ⅲ誘導

51. 冠動脈バイパス術後の患者から、以下に示すようなテレメトリー心電図が得られた。この心電図をどのように解釈するか。
　A．心房粗動
　B．第2度Ⅱ型房室ブロック
　C．洞不整脈
　D．第3度房室ブロック

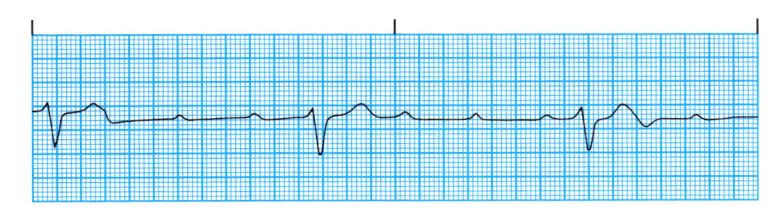

52. 進行性前側壁心筋梗塞の患者の12誘導心電図では、どの誘導に変化が見られるか（複数回答可）。
　A．第Ⅰ誘導
　B．第Ⅲ誘導
　C．aV_F誘導
　D．V_4誘導
　E．V_6誘導

53. 術前評価のため12誘導心電図の準備をする。下の図を用いて、V_1誘導の電極の装着部位を示せ。

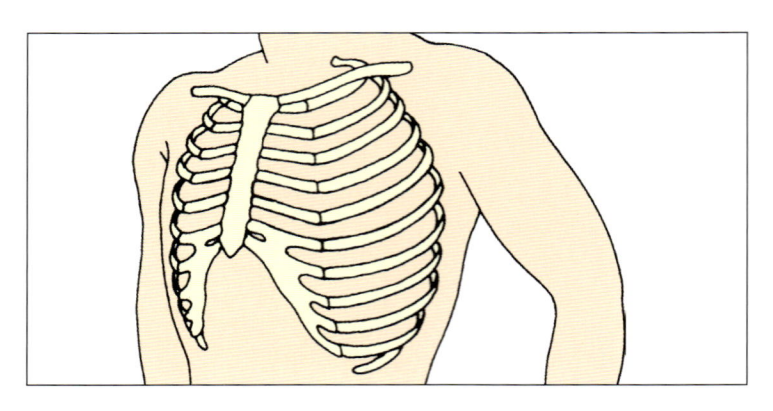

54. テレメトリーユニットに入院したばかりの患者から、以下に示すような心電図が得られた。この心電図のPR間隔を求めよ。

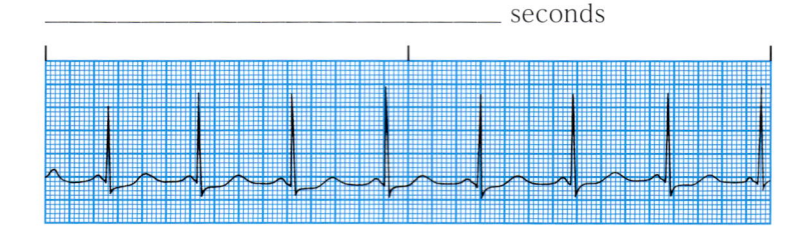

_____ seconds

解 答

1. A． 二尖弁（通称僧帽弁）は左心房と左心室の間にある。
2. B． 回旋枝は左心室側壁、左心房、左脚後枝に酸素化された血液を供給する。
3. B． 迷走神経を介して伝達されるインパルスにより、心拍数が低下し房室伝導が促進される。
4. B． 分極状態の心筋細胞は休止状態にある。
5. D． プルキンエ線維がペースメーカーの機能を引き継ぐと、通常20-40回/分の頻度でインパルスが発生する。
6. D． MCL_1誘導は、12誘導心電図のV_1誘導と等価である。
7. A． 6つの肢誘導（第I、第II、第III、aV_R、aV_L、aV_F誘導）から、心臓の前額面に関する情報が得られる。
8. A． 心電図モニタリングを始める前に、患者の皮膚の前処理を行う。電極の裏側に付いている専用の粗布や、乾いたタオル、ガーゼなどを用いて、電極装着部位を皮膚が赤くなるまでこする。
9. A． 電気的干渉は、太く不安定なベースラインとして心電図上に現れる。電気的干渉の原因は漏電である。また、同室内の他の機器からの干渉や、機器の不適切な接地によっても発生する。
10. B． 心電図の横軸は時間を表す。
11. C． 8ステップの心電図解釈法では、まずリズムを確認し、つぎに心拍数を計算する。さらに、P波の評価、PR間隔とQRS波の確認、T波の確認、QT間隔の測定、そして最後に異所性拍動などの異常所見の確認をする。
12. B． ST部分の変化は心筋の損傷を示唆する。ST部分は上昇することもあれば低下することもある。
13. A． U波はすべての心電図に現れるわけではない。低カリウム血症、高カルシウム血症、ジゴキシン毒性により著明なU波が現れることがある。
14. A． 心拍数の計算に10倍法、1500法、数列法を用いてもよいが、得られた数値を鵜呑みにしてはいけない。必ず脈拍をとり、心電図上の心拍数と一致するか確認する。
15. B． PR間隔の正常範囲は0.12-0.20秒である。

16. D.　洞不全症候群による症候性徐脈には、アトロピンまたはエピネフリンを投与するとよい。したがって、これらの薬物をすぐに投与できるよう準備しておく必要がある。

17. B.　洞頻脈は、急性心筋梗塞患者の30％に発生する。広範な心筋の損傷と関連性があり、予後不良徴候と見なされる。

18. B.　心電図は洞不整脈を示している。ジゴキシンを投与されている患者に突然洞不整脈が発生した場合は、ジゴキシン毒性が発現していると考えられる。

19. B.　洞徐脈の症状が現れる場合、洞徐脈による心拍出量の低下から、低血圧やめまいなどの徴候や症状が現れる。

20. C.　急性心筋梗塞患者に発生する心房期外収縮は、心不全または電解質不平衡の初期徴候である可能性がある。

21. A.　ジゴキシン毒性により、不整脈、視覚障害、低血圧、心不全の重篤化、黄緑色の光輪が見える、食欲不振、悪心、嘔吐などの症状が発現する。

22. C.　心房細動患者が胸痛を訴えた場合、カルディオバージョンなどの緊急処置が必要となる。ジゴキシンは、無症候性心房細動患者の心室応答の制御に用いられる。

23. D.　WPW症候群はPR間隔の短縮（0.10秒未満）とQRS幅の延長（0.10秒超）をもたらす。QRS波の立ち上がりはスラーを呈することがある。この特徴的所見はデルタ波と呼ばれる。

24. A.　この心電図は接合部頻拍を示している。リズムは規則的で、心拍数は110回／分、QRS波の後にP波が現れ、PR間隔は測定不能である。

25. B.　この心電図は移動性ペースメーカーを示している。鍵となる特徴的所見は、P波の形状が変化することである。

26. A.　患者の心電図所見から、促進接合部調律であることがわかる。

27. A.　心電図は心室固有調律を示している。

28. C.　心室固有調律に対する第一選択薬はアトロピンである。アトロピンを投与した後、ペースメーカーが必要となると考えられる。

29. D.　心電図はトルサード・ド・ポアンを示している。

30. B.　十分な心拍出量が得られない場合（血圧低下、めまい）、直ちにアトロピンを投与し経皮的ペースメーカーを装着する必要がある。心ブロックが解消するまで経静脈的ペースメーカーが必要となることもある。心ブロックが解消しない場合、恒久的ペースメーカーが必要となる。

> スラーを呈するQRS波はデルタ波と呼ばれます。

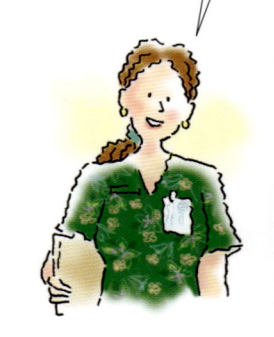

演習問題（解答）

31. **A．** 心電図モニターは第1度房室ブロックを伴う正常洞調律を示している、と記録するべきである。低体温症は第1度房室ブロックの一因となる。

32. **A．** 心電図はペースメーカーの捕捉不全を示している。ペースメーカースパイクの後にQRS波が認められない。

33. **C．** 心電図はペースメーカーのペーシング不全を示している。ペースメーカーによる拍動が2回記録された後、ペースメーカーの活動が全く見られない。

34. **A．** ペースメーカースパイクが不適切なタイミングで発生しており、感知不全が示唆される。

35. **C．** 患者には以下のような指示を行う。胸部や襟元を締め付けるような服装や、ジェネレーターに直接圧力がかかるような状態を避けること。MRIスキャン検査など特定の診断検査を避けること。錯乱、めまい、息切れなどの症状があれば医師に報告すること。動悸、ひゃっくり、心拍数の上昇や異常な低下などの症状も医師に報告すること。

36. **A．** 経口プロカインアミドを噛み砕くと、一度に大量の薬物が吸収されるため、噛まずに服用するよう指導する。ループス様症状はプロカインアミドの長期投与と関連があり、服用を中止する必要があると考えられる。苦味もプロカインアミドの有害作用の1つである。徐放性製剤は噛まずに服用すべきである。

37. **D．** 心電図は心房細動を示している。イブチリドは発生後間もない心房細動や心房粗動を速やかに洞調律に復帰させるために用いられる。

38. **C．** QT間隔の延長が認められる患者は、多形性心室頻拍を発症する可能性が高い。

39. **B．** 心電図は洞不全症候群を示している。ペースメーカー未装着の洞不全症候群や第2度・第3度房室ブロックの患者、WPW症候群による心房細動や心房粗動の患者には、ベラパミルを用いてはならない。

40. **B．** 過去に心臓移植を受けた患者の症候性徐脈に対する第一選択薬はイソプロテレノールである。心臓移植手術により迷走神経が切断されるため、こうした患者にはアトロピンは無効である。

41. **B．** 12誘導には、3つの双極肢誘導（第I、第II、第III誘導）、3つの増幅単極肢誘導（aV_R、aV_L、aV_F誘導）、および6つの単極胸部誘導（V_1、V_2、V_3、V_4、V_5、V_6誘導）が含まれる。

42. **D．** 第I誘導は心臓の側壁を見ている。

演習問題(解答)

43. B. 加算平均心電図は、持続性心室頻拍から突然死に至るリスクのある患者を特定するのに有用な検査法である。この方法では、12誘導心電図では検出できない遅延電位を、コンピューターを用いて検出する。

44. A. V_1誘導の電極は第4肋間腔胸骨右縁に装着する。

45. C. 12誘導心電図は、左心室の刺激伝導を評価するために用いられる。右心室の刺激伝導を評価するには右側胸部誘導心電図が必要となる。

46. B. 狭心症に伴う典型的な心電図変化には、T波の先鋭化や平坦化、陰性T波、陰性T波を伴うST低下、T波の陰性化を伴わないST低下などがある。

47. C. 妊婦の左軸偏位や、乳児・幼児の右軸偏位は正常所見である。

48. D. 不安定狭心症は比較的軽い刺激により誘発され、睡眠中に胸痛発作が起きて目が覚めることもある。胸痛発作は予測不能であり、時間の経過とともに悪化する傾向がある。安定狭心症では運動やストレスにより胸痛が誘発され、安静により改善することが多い。発作は毎回同様のパターンで起きる。

49. A. 心筋壊死領域は梗塞巣と呼ばれる。壊死領域に見られる心電図変化は病的Q波である。心筋の損傷領域ではST上昇が、虚血領域では陰性T波が認められる。

50. A. 脚ブロックを認めたら、心臓の右側に面するV_1誘導と、心臓の左側に面するV_6誘導を精査する。これらの誘導の波形から、右脚と左脚のどちらにブロックが生じているかわかる。

51. D. 心電図は第3度房室ブロックを示している。この不整脈の特徴として、心房のリズムは規則的で、心室のリズムは規則的だが緩徐であること、P波とQRS波の間に関連性が見られないこと、P波とR波が心電図の端から端まで規則正しい歩調で行進するように見えることなどがある。

52. A, D, E. 前側壁心筋梗塞では、第I、aV_L、V_4、V_5、V_6誘導に心電図変化が生じる。

53. V₁誘導の電極装着部位は、第4肋間腔胸骨右縁である。

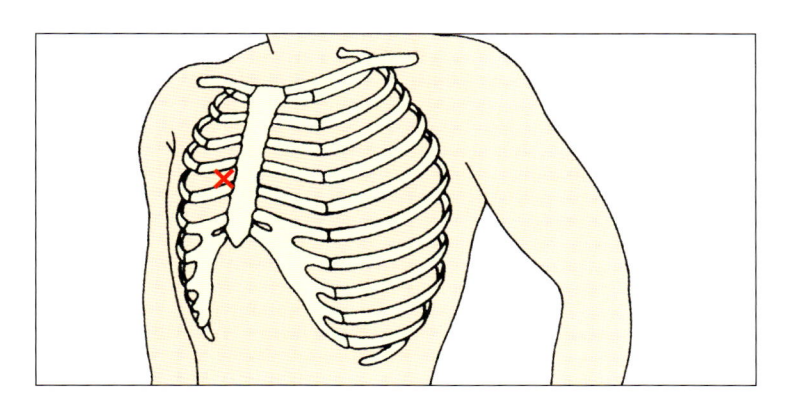

54. 0.14秒。PR間隔はP波の起始部からQRS波の起始部までの時間である。PR間隔の正常範囲は、0.12-0.20秒である。

二次救命処置アルゴリズム

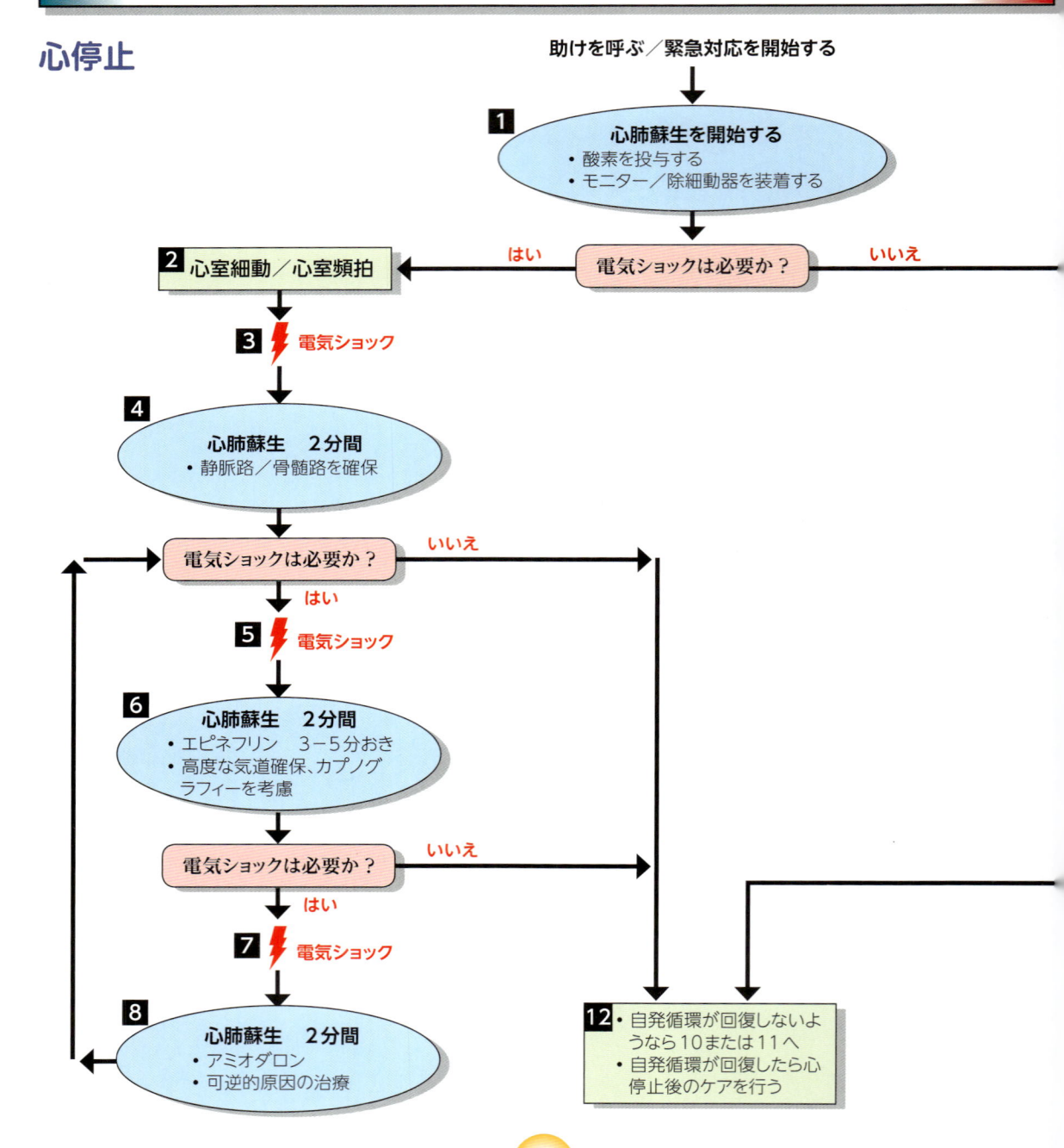

心停止

助けを呼ぶ／緊急対応を開始する

1 心肺蘇生を開始する
- 酸素を投与する
- モニター／除細動器を装着する

電気ショックは必要か？
- はい →
- いいえ →

2 心室細動／心室頻拍

3 ⚡ 電気ショック

4 心肺蘇生　2分間
- 静脈路／骨髄路を確保

電気ショックは必要か？
- いいえ →
- はい ↓

5 ⚡ 電気ショック

6 心肺蘇生　2分間
- エピネフリン　3-5分おき
- 高度な気道確保、カプノグラフィーを考慮

電気ショックは必要か？
- いいえ →
- はい ↓

7 ⚡ 電気ショック

8 心肺蘇生　2分間
- アミオダロン
- 可逆的原因の治療

12
- 自発循環が回復しないようなら10または11へ
- 自発循環が回復したら心停止後のケアを行う

304

二次救命処置アルゴリズム

9 心静止／無脈性電気活動

10 心肺蘇生　2分間
- 静脈路／骨髄路の確保
- エピネフリン　3－5分おき
- 高度な気道確保、カプノグラフィーを考慮

電気ショックは必要か？　はい／いいえ

11 心肺蘇生　2分間
- 可逆的原因の治療

電気ショックは必要か？　はい

5または7へ

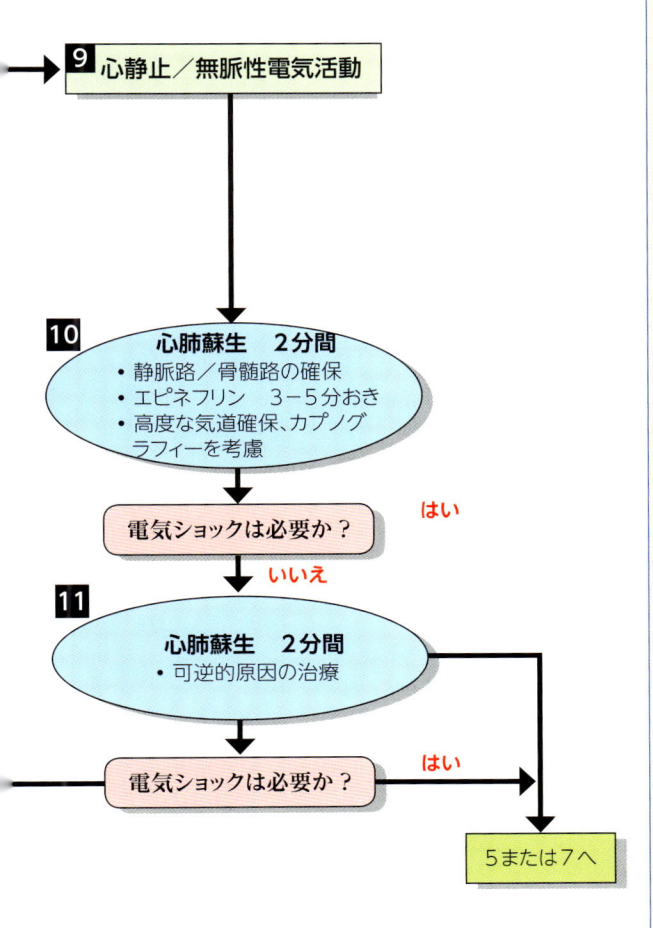

用量／詳細

心肺蘇生の質
- 胸骨圧迫は深く（5cm以上）速い頻度（100回／分以上）で行い、胸壁が完全に元の位置に戻るよう圧迫を解除する。
- 胸骨圧迫の中断は最小限に留める。
- 過換気を避ける。
- 胸骨圧迫者は2分ごとに交代する。
- 高度な気道確保器具がない場合は、胸骨圧迫30回に対して2回の人工呼吸を行う
- 定量的波形カプノグラフィー（呼気CO_2モニター）
  - P_{ETCO_2}＜10mmHgなら心肺蘇生の質の改善に努める
- 動脈内圧
  - 拡張期圧＜20mmHg未満なら心肺蘇生の質の改善に努める

自発循環の回復
- 脈拍と血圧
- 突然のP_{ETCO_2}の上昇（通常≧40mmHg）
- 動脈内モニタリングにて自発的な動脈圧脈波を感知

電気ショックのエネルギー量
- 二相性除細動器：製造業者の推奨値（120－200J）、推奨値不明であれば最大値
2回目以降も同じエネルギー量で行うべきだが、より高い値での電気ショックを考慮しても良い。
- 単相性除細動器：360J

薬物療法
- エピネフリン（静脈内／骨髄内投与）1mgを3－5分おきに
- バソプレシン（静脈内／骨髄内投与）40単位を1－2回目のエピネフリンのかわりに投与してもよい
- アミオダロン（静脈内／骨髄内投与）1回目は300mgをボーラス投与、2回目は150mg

高度な気道確保
- 気管内挿管・声門上気道デバイスによる気道確保
- 波形カプノグラフィーで気管内挿管の確認・監視をする
- 胸骨圧迫を続けながら毎分8－10回の呼吸を確保する

可逆的原因
- 循環血液量減少
- 低酸素症
- 水素イオン（アシドーシス）
- 低カリウム血症／高カリウム血症
- 低体温
- 緊張性気胸
- 心タンポナーデ
- 毒物
- 肺動脈血栓症
- 冠動脈血栓症

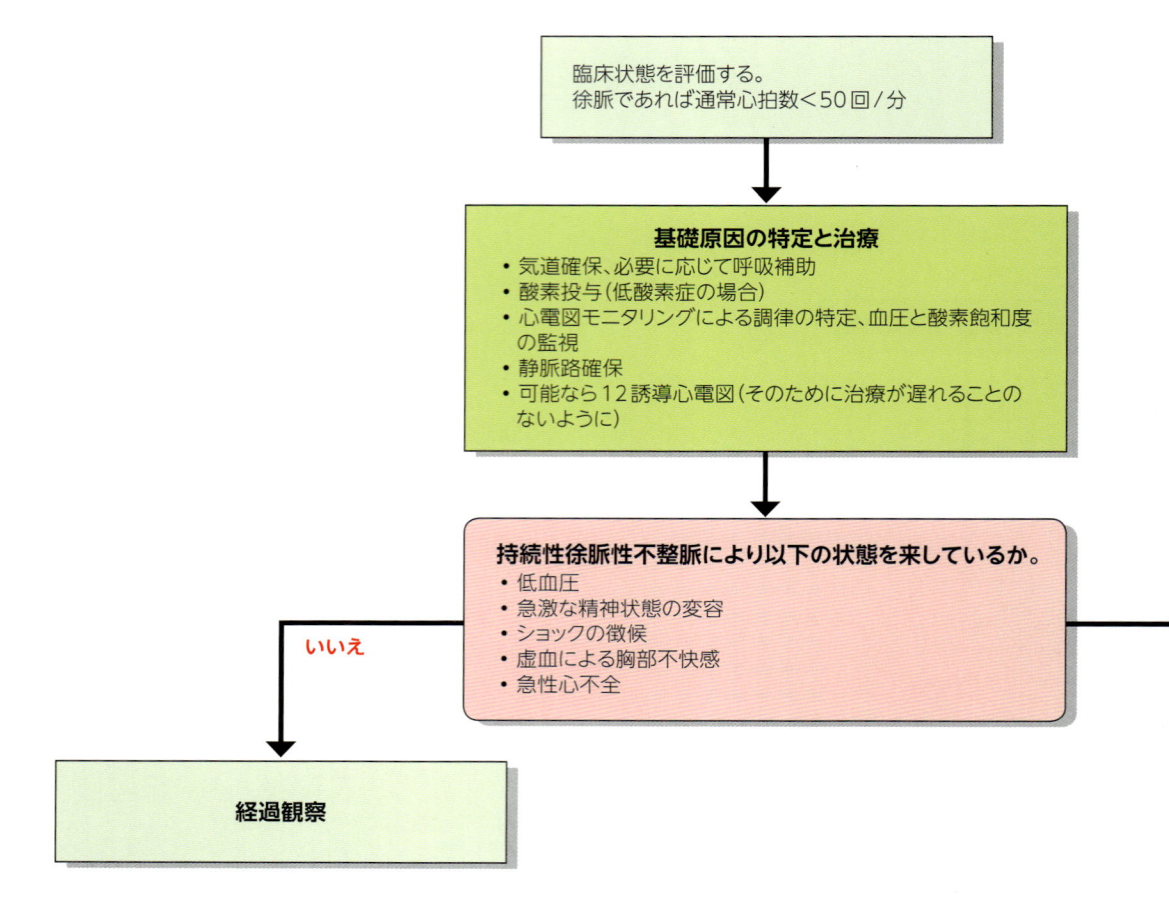

徐 脈

```
┌─────────────────────────┐
│ 臨床状態を評価する。        │
│ 徐脈であれば通常心拍数<50回/分 │
└─────────────────────────┘
              │
              ▼
┌─────────────────────────────────────┐
│ **基礎原因の特定と治療**              │
│ ・気道確保、必要に応じて呼吸補助      │
│ ・酸素投与(低酸素症の場合)            │
│ ・心電図モニタリングによる調律の特定、 │
│  血圧と酸素飽和度の監視              │
│ ・静脈路確保                          │
│ ・可能なら12誘導心電図(そのために治療が│
│  遅れることのないように)              │
└─────────────────────────────────────┘
              │
              ▼
┌─────────────────────────────────────┐
│ 持続性徐脈性不整脈により以下の状態を  │
│ 来しているか。                        │
│ ・低血圧                              │
│ ・急激な精神状態の変容                │
│ ・ショックの徴候                      │
│ ・虚血による胸部不快感                │
│ ・急性心不全                          │
└─────────────────────────────────────┘
      │                          │
    いいえ                        │
      ▼
┌──────────┐
│ 経過観察  │
└──────────┘
```

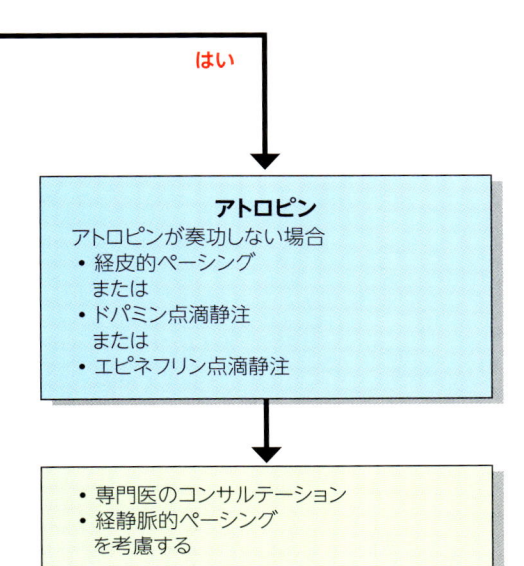

二次救命処置アルゴリズム

はい

アトロピン
アトロピンが奏功しない場合
- 経皮的ペーシング
  または
- ドパミン点滴静注
  または
- エピネフリン点滴静注

- 専門医のコンサルテーション
- 経静脈的ペーシング
  を考慮する

用量／詳細
アトロピン静注：
初回量：0.5mgをボーラス投与
3−5分おきに反復投与
最大用量：3mg
ドパミン点滴静注：
2−10μg/kg/分
エピネフリン点滴静注：
2−10μg/分

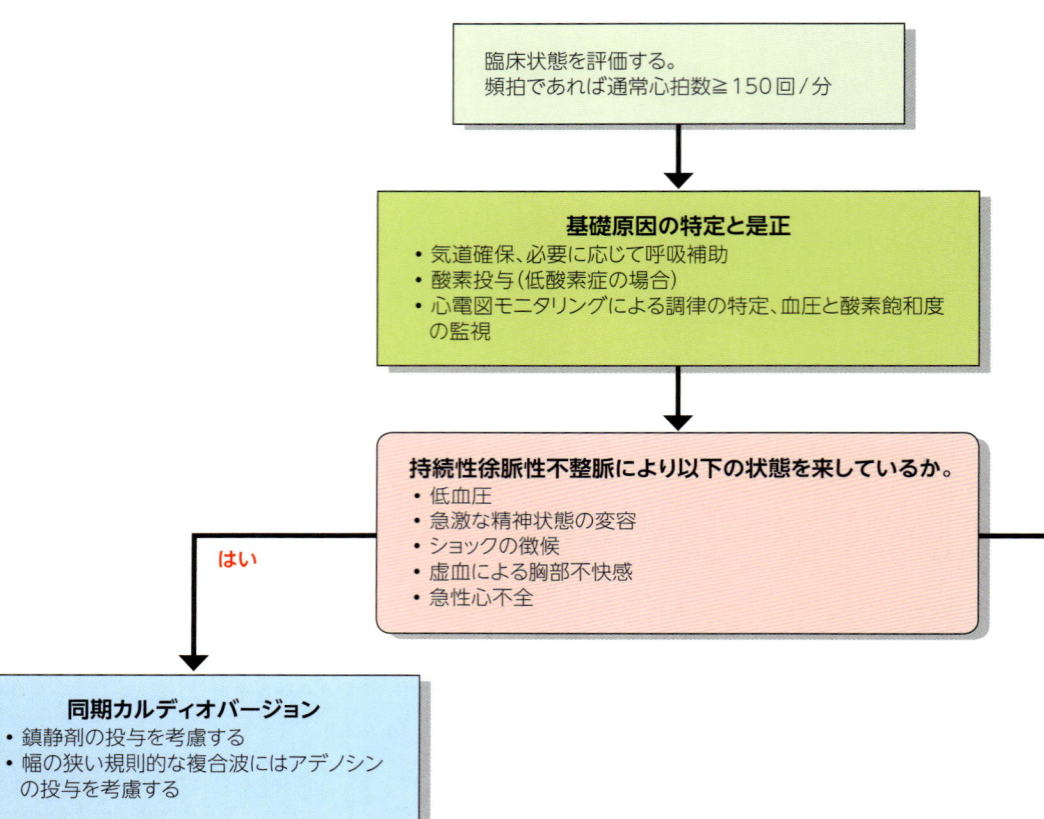

頻拍

```
┌─────────────────────────────────┐
│ 臨床状態を評価する。             │
│ 頻拍であれば通常心拍数≧150回/分 │
└─────────────────────────────────┘
                ↓
┌─────────────────────────────────────────────┐
│ **基礎原因の特定と是正**                    │
│ ・気道確保、必要に応じて呼吸補助            │
│ ・酸素投与(低酸素症の場合)                  │
│ ・心電図モニタリングによる調律の特定、血圧と酸素飽和度 │
│   の監視                                    │
└─────────────────────────────────────────────┘
                ↓
┌─────────────────────────────────────────────┐
│ 持続性徐脈性不整脈により以下の状態を来しているか。 │
│ ・低血圧                                    │
│ ・急激な精神状態の変容                      │
│ ・ショックの徴候                            │
│ ・虚血による胸部不快感                      │
│ ・急性心不全                                │
└─────────────────────────────────────────────┘
        ↓ はい
┌─────────────────────────────┐
│ **同期カルディオバージョン**│
│ ・鎮静剤の投与を考慮する    │
│ ・幅の狭い規則的な複合波にはアデノシン │
│   の投与を考慮する          │
└─────────────────────────────┘
```

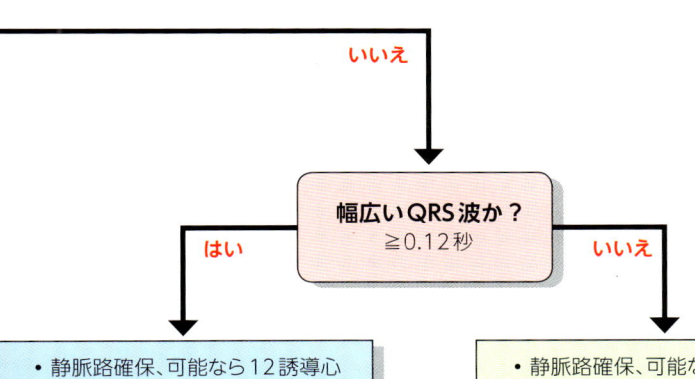

二次救命処置アルゴリズム

用量／詳細

同期カルディオバージョン
初回推奨用量
- 幅が狭く規則的：50－100J
- 幅が狭く不規則：二相性で120－200J、または単相性で200J
- 幅が広く規則的：100J
- 幅が広く不規則：除細動（非同期）の用量

アデノシン静注：
初回量：6mgを急速静注、生理食塩水で後押し
2回目の用量：必要なら12mg

広いQRS幅の安定頻拍に対する抗不整脈薬の点滴投与

プロカインアミド静注：
20－50mg／分の注入速度で、不整脈が抑制されるまで、あるいは血圧低下やQRS幅の延長（50％超）を来すまで、もしくは最大用量17mg／kgに達するまで投与する。

維持量（点滴）：
1－4mg／分（QT間隔の延長やうっ血性心不全が認められる場合は差し控える）

アミオダロン静注：
初回量：150mgを10分かけて静注。心室細動が再発したら必要に応じて反復投与。さらに維持用量として1mg／分の速度で6時間点滴静注。

ソタロール静注：
100mg（1.5mg／kg）を5分かけて静注。QT間隔の延長が認められる場合は差し控える。

```
            いいえ
              ↓
       ┌──────────────┐
       │ 幅広いQRS波か？│
       │   ≧0.12秒    │
       └──────────────┘
         はい        いいえ
```

［はい］
- 静脈路確保、可能なら12誘導心電図
- 規則的な単形性頻拍にのみアデノシンの投与を考慮
- 抗不整脈薬の点滴投与を考慮する
- 専門医のコンサルテーションを考慮する

［いいえ］
- 静脈路確保、可能なら12誘導心電図
- 迷走神経刺激手技
- アデノシン（規則的であれば）
- β遮断薬またはカルシウムチャネル遮断薬
- 専門医のコンサルテーションを考慮する

心電図読解演習問題

以下のサンプル心電図を用いて心電図解釈のスキルを磨こう。空欄にリズム、拍数、波形の特徴を記入し、解答と比べてみよう。

1.

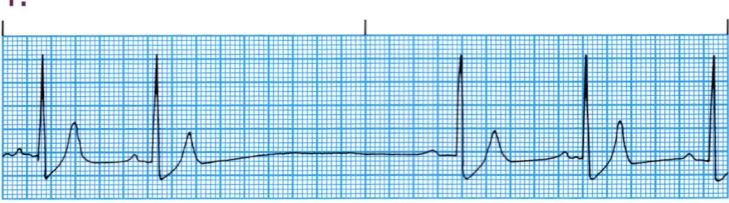

心房のリズム：_____　　QRS波：_____
心室のリズム：_____　　T波：_____
心房拍数：_____　　QT間隔：_____
心室拍数：_____　　その他：_____
P波：_____　　解釈：_____
PR間隔：_____

2.

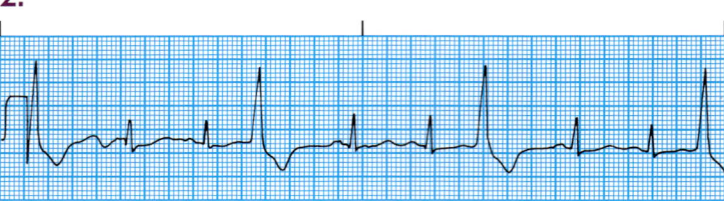

心房のリズム：_____　　QRS波：_____
心室のリズム：_____　　T波：_____
心房拍数：_____　　QT間隔：_____
心室拍数：_____　　その他：_____
P波：_____　　解釈：_____
PR間隔：_____

3.

心房のリズム：_____　　QRS波：_____
心室のリズム：_____　　T波：_____
心房拍数：_____　　QT間隔：_____
心室拍数：_____　　その他：_____
P波：_____　　解釈：_____
PR間隔：_____　　_____

4.

心房のリズム：_____　　QRS波：_____
心室のリズム：_____　　T波：_____
心房拍数：_____　　QT間隔：_____
心室拍数：_____　　その他：_____
P波：_____　　解釈：_____
PR間隔：_____　　_____

5.

心房のリズム：_____　　QRS波：_____
心室のリズム：_____　　T波：_____
心房拍数：_____　　QT間隔：_____
心室拍数：_____　　その他：_____
P波：_____　　解釈：_____
PR間隔：_____　　_____

6.

心房のリズム：＿＿＿＿＿＿＿＿＿＿　QRS波：＿＿＿＿＿＿＿＿＿＿
心室のリズム：＿＿＿＿＿＿＿＿＿＿　T波：＿＿＿＿＿＿＿＿＿＿＿＿
心房拍数：＿＿＿＿＿＿＿＿＿＿＿＿　QT間隔：＿＿＿＿＿＿＿＿＿＿
心室拍数：＿＿＿＿＿＿＿＿＿＿＿＿　その他：＿＿＿＿＿＿＿＿＿＿
P波：＿＿＿＿＿＿＿＿＿＿＿＿＿＿　解釈：＿＿＿＿＿＿＿＿＿＿＿
PR間隔：＿＿＿＿＿＿＿＿＿＿＿＿　＿＿＿＿＿＿＿＿＿＿＿＿＿＿

7.

心房のリズム：＿＿＿＿＿＿＿＿＿＿　QRS波：＿＿＿＿＿＿＿＿＿＿
心室のリズム：＿＿＿＿＿＿＿＿＿＿　T波：＿＿＿＿＿＿＿＿＿＿＿＿
心房拍数：＿＿＿＿＿＿＿＿＿＿＿＿　QT間隔：＿＿＿＿＿＿＿＿＿＿
心室拍数：＿＿＿＿＿＿＿＿＿＿＿＿　その他：＿＿＿＿＿＿＿＿＿＿
P波：＿＿＿＿＿＿＿＿＿＿＿＿＿＿　解釈：＿＿＿＿＿＿＿＿＿＿＿
PR間隔：＿＿＿＿＿＿＿＿＿＿＿＿　＿＿＿＿＿＿＿＿＿＿＿＿＿＿

8.

心房のリズム：＿＿＿＿＿＿＿＿＿＿　QRS波：＿＿＿＿＿＿＿＿＿＿
心室のリズム：＿＿＿＿＿＿＿＿＿＿　T波：＿＿＿＿＿＿＿＿＿＿＿＿
心房拍数：＿＿＿＿＿＿＿＿＿＿＿＿　QT間隔：＿＿＿＿＿＿＿＿＿＿
心室拍数：＿＿＿＿＿＿＿＿＿＿＿＿　その他：＿＿＿＿＿＿＿＿＿＿
P波：＿＿＿＿＿＿＿＿＿＿＿＿＿＿　解釈：＿＿＿＿＿＿＿＿＿＿＿
PR間隔：＿＿＿＿＿＿＿＿＿＿＿＿　＿＿＿＿＿＿＿＿＿＿＿＿＿＿

9.

心房のリズム：_____　　QRS波：_____
心室のリズム：_____　　T波：_____
心房拍数：_____　　QT間隔：_____
心室拍数：_____　　その他：_____
P波：_____　　解釈：_____
PR間隔：_____　　_____

10.

心房のリズム：_____　　QRS波：_____
心室のリズム：_____　　T波：_____
心房拍数：_____　　QT間隔：_____
心室拍数：_____　　その他：_____
P波：_____　　解釈：_____
PR間隔：_____　　_____

11.

心房のリズム：_____　　QRS波：_____
心室のリズム：_____　　T波：_____
心房拍数：_____　　QT間隔：_____
心室拍数：_____　　その他：_____
P波：_____　　解釈：_____
PR間隔：_____　　_____

12.

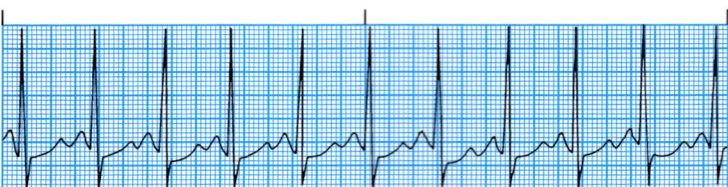

心房のリズム：_____　　QRS波：_____
心室のリズム：_____　　T波：_____
心房拍数：_____　　　　QT間隔：_____
心室拍数：_____　　　　その他：_____
P波：_____　　　　　　解釈：_____
PR間隔：_____　　　　　_____

13.

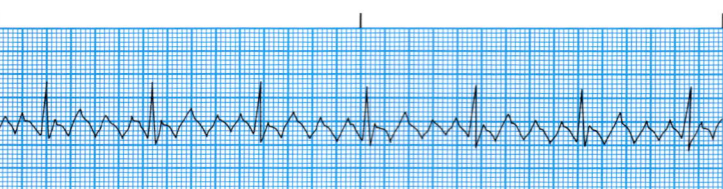

心房のリズム：_____　　QRS波：_____
心室のリズム：_____　　T波：_____
心房拍数：_____　　　　QT間隔：_____
心室拍数：_____　　　　その他：_____
P波：_____　　　　　　解釈：_____
PR間隔：_____　　　　　_____

14.

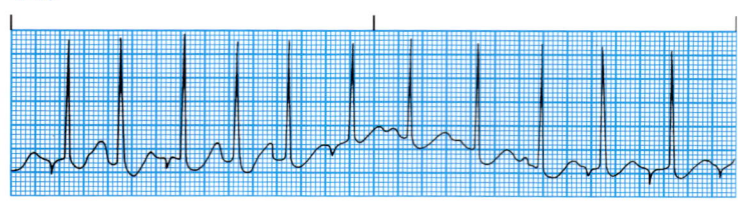

心房のリズム：_____　　QRS波：_____
心室のリズム：_____　　T波：_____
心房拍数：_____　　　　QT間隔：_____
心室拍数：_____　　　　その他：_____
P波：_____　　　　　　解釈：_____
PR間隔：_____　　　　　_____

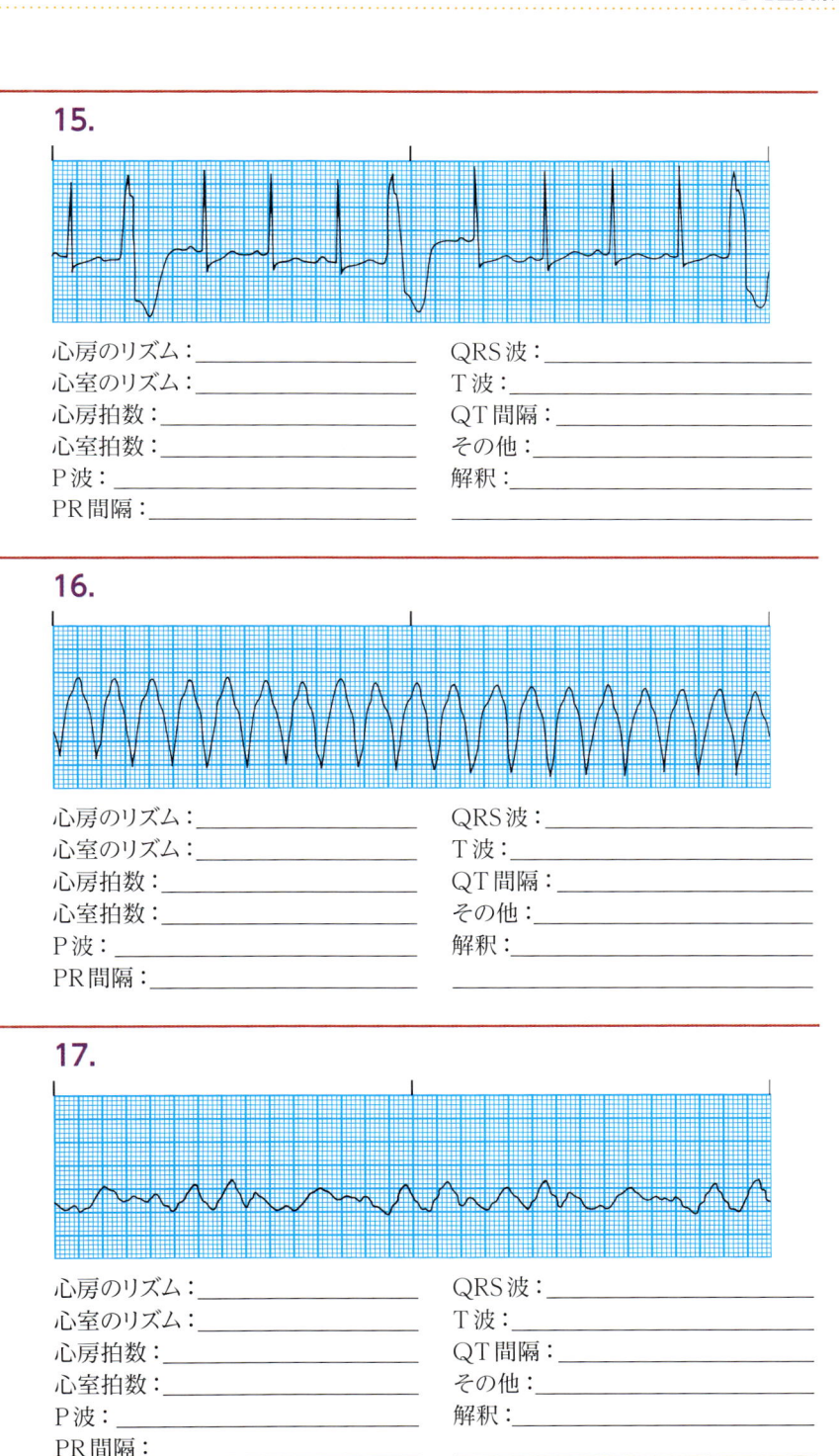

15.

心房のリズム：＿＿＿＿＿＿＿＿＿＿　　QRS波：＿＿＿＿＿＿＿＿＿＿
心室のリズム：＿＿＿＿＿＿＿＿＿＿　　T波：＿＿＿＿＿＿＿＿＿＿＿
心房拍数：＿＿＿＿＿＿＿＿＿＿＿＿　　QT間隔：＿＿＿＿＿＿＿＿＿＿
心室拍数：＿＿＿＿＿＿＿＿＿＿＿＿　　その他：＿＿＿＿＿＿＿＿＿＿
P波：＿＿＿＿＿＿＿＿＿＿＿＿＿＿　　解釈：＿＿＿＿＿＿＿＿＿＿＿
PR間隔：＿＿＿＿＿＿＿＿＿＿＿＿　　　＿＿＿＿＿＿＿＿＿＿＿＿＿

16.

心房のリズム：＿＿＿＿＿＿＿＿＿＿　　QRS波：＿＿＿＿＿＿＿＿＿＿
心室のリズム：＿＿＿＿＿＿＿＿＿＿　　T波：＿＿＿＿＿＿＿＿＿＿＿
心房拍数：＿＿＿＿＿＿＿＿＿＿＿＿　　QT間隔：＿＿＿＿＿＿＿＿＿＿
心室拍数：＿＿＿＿＿＿＿＿＿＿＿＿　　その他：＿＿＿＿＿＿＿＿＿＿
P波：＿＿＿＿＿＿＿＿＿＿＿＿＿＿　　解釈：＿＿＿＿＿＿＿＿＿＿＿
PR間隔：＿＿＿＿＿＿＿＿＿＿＿＿　　　＿＿＿＿＿＿＿＿＿＿＿＿＿

17.

心房のリズム：＿＿＿＿＿＿＿＿＿＿　　QRS波：＿＿＿＿＿＿＿＿＿＿
心室のリズム：＿＿＿＿＿＿＿＿＿＿　　T波：＿＿＿＿＿＿＿＿＿＿＿
心房拍数：＿＿＿＿＿＿＿＿＿＿＿＿　　QT間隔：＿＿＿＿＿＿＿＿＿＿
心室拍数：＿＿＿＿＿＿＿＿＿＿＿＿　　その他：＿＿＿＿＿＿＿＿＿＿
P波：＿＿＿＿＿＿＿＿＿＿＿＿＿＿　　解釈：＿＿＿＿＿＿＿＿＿＿＿
PR間隔：＿＿＿＿＿＿＿＿＿＿＿＿　　　＿＿＿＿＿＿＿＿＿＿＿＿＿

18.

心房のリズム：＿＿＿＿＿＿＿＿＿＿＿　　QRS 波：＿＿＿＿＿＿＿＿＿＿＿
心室のリズム：＿＿＿＿＿＿＿＿＿＿＿　　T 波：＿＿＿＿＿＿＿＿＿＿＿＿＿
心房拍数：＿＿＿＿＿＿＿＿＿＿＿＿＿　　QT 間隔：＿＿＿＿＿＿＿＿＿＿＿
心室拍数：＿＿＿＿＿＿＿＿＿＿＿＿＿　　その他：＿＿＿＿＿＿＿＿＿＿＿
P 波：＿＿＿＿＿＿＿＿＿＿＿＿＿＿＿　　解釈：＿＿＿＿＿＿＿＿＿＿＿＿
PR 間隔：＿＿＿＿＿＿＿＿＿＿＿＿＿　　　　＿＿＿＿＿＿＿＿＿＿＿＿＿

19.

心房のリズム：＿＿＿＿＿＿＿＿＿＿＿　　QRS 波：＿＿＿＿＿＿＿＿＿＿＿
心室のリズム：＿＿＿＿＿＿＿＿＿＿＿　　T 波：＿＿＿＿＿＿＿＿＿＿＿＿＿
心房拍数：＿＿＿＿＿＿＿＿＿＿＿＿＿　　QT 間隔：＿＿＿＿＿＿＿＿＿＿＿
心室拍数：＿＿＿＿＿＿＿＿＿＿＿＿＿　　その他：＿＿＿＿＿＿＿＿＿＿＿
P 波：＿＿＿＿＿＿＿＿＿＿＿＿＿＿＿　　解釈：＿＿＿＿＿＿＿＿＿＿＿＿
PR 間隔：＿＿＿＿＿＿＿＿＿＿＿＿＿　　　　＿＿＿＿＿＿＿＿＿＿＿＿＿

20.

心房のリズム：＿＿＿＿＿＿＿＿＿＿＿　　QRS 波：＿＿＿＿＿＿＿＿＿＿＿
心室のリズム：＿＿＿＿＿＿＿＿＿＿＿　　T 波：＿＿＿＿＿＿＿＿＿＿＿＿＿
心房拍数：＿＿＿＿＿＿＿＿＿＿＿＿＿　　QT 間隔：＿＿＿＿＿＿＿＿＿＿＿
心室拍数：＿＿＿＿＿＿＿＿＿＿＿＿＿　　その他：＿＿＿＿＿＿＿＿＿＿＿
P 波：＿＿＿＿＿＿＿＿＿＿＿＿＿＿＿　　解釈：＿＿＿＿＿＿＿＿＿＿＿＿
PR 間隔：＿＿＿＿＿＿＿＿＿＿＿＿＿　　　　＿＿＿＿＿＿＿＿＿＿＿＿＿

心電図読解演習問題

21.

心房のリズム：＿＿＿＿＿＿＿＿＿＿　　QRS波：＿＿＿＿＿＿＿＿＿＿＿＿
心室のリズム：＿＿＿＿＿＿＿＿＿＿　　T波：＿＿＿＿＿＿＿＿＿＿＿＿＿
心房拍数：＿＿＿＿＿＿＿＿＿＿＿＿　　QT間隔：＿＿＿＿＿＿＿＿＿＿＿
心室拍数：＿＿＿＿＿＿＿＿＿＿＿＿　　その他：＿＿＿＿＿＿＿＿＿＿＿
P波：＿＿＿＿＿＿＿＿＿＿＿＿＿＿　　解釈：＿＿＿＿＿＿＿＿＿＿＿＿
PR間隔：＿＿＿＿＿＿＿＿＿＿＿＿　　　＿＿＿＿＿＿＿＿＿＿＿＿＿＿

22.

心房のリズム：＿＿＿＿＿＿＿＿＿＿　　QRS波：＿＿＿＿＿＿＿＿＿＿＿＿
心室のリズム：＿＿＿＿＿＿＿＿＿＿　　T波：＿＿＿＿＿＿＿＿＿＿＿＿＿
心房拍数：＿＿＿＿＿＿＿＿＿＿＿＿　　QT間隔：＿＿＿＿＿＿＿＿＿＿＿
心室拍数：＿＿＿＿＿＿＿＿＿＿＿＿　　その他：＿＿＿＿＿＿＿＿＿＿＿
P波：＿＿＿＿＿＿＿＿＿＿＿＿＿＿　　解釈：＿＿＿＿＿＿＿＿＿＿＿＿
PR間隔：＿＿＿＿＿＿＿＿＿＿＿＿　　　＿＿＿＿＿＿＿＿＿＿＿＿＿＿

23.

心房のリズム：＿＿＿＿＿＿＿＿＿＿　　QRS波：＿＿＿＿＿＿＿＿＿＿＿＿
心室のリズム：＿＿＿＿＿＿＿＿＿＿　　T波：＿＿＿＿＿＿＿＿＿＿＿＿＿
心房拍数：＿＿＿＿＿＿＿＿＿＿＿＿　　QT間隔：＿＿＿＿＿＿＿＿＿＿＿
心室拍数：＿＿＿＿＿＿＿＿＿＿＿＿　　その他：＿＿＿＿＿＿＿＿＿＿＿
P波：＿＿＿＿＿＿＿＿＿＿＿＿＿＿　　解釈：＿＿＿＿＿＿＿＿＿＿＿＿
PR間隔：＿＿＿＿＿＿＿＿＿＿＿＿　　　＿＿＿＿＿＿＿＿＿＿＿＿＿＿

24.

心房のリズム：_____　　QRS波：_____
心室のリズム：_____　　T波：_____
心房拍数：_____　　QT間隔：_____
心室拍数：_____　　その他：_____
P波：_____　　解釈：_____
PR間隔：_____　　_____

25.

心房のリズム：_____　　QRS波：_____
心室のリズム：_____　　T波：_____
心房拍数：_____　　QT間隔：_____
心室拍数：_____　　その他：_____
P波：_____　　解釈：_____
PR間隔：_____　　_____

26.

心房のリズム：_____　　QRS波：_____
心室のリズム：_____　　T波：_____
心房拍数：_____　　QT間隔：_____
心室拍数：_____　　その他：_____
P波：_____　　解釈：_____
PR間隔：_____　　_____

27.

心房のリズム：＿＿＿＿＿＿＿＿＿＿　　QRS波：＿＿＿＿＿＿＿＿＿＿＿
心室のリズム：＿＿＿＿＿＿＿＿＿＿　　T波：＿＿＿＿＿＿＿＿＿＿＿＿
心房拍数：＿＿＿＿＿＿＿＿＿＿＿＿　　QT間隔：＿＿＿＿＿＿＿＿＿＿
心室拍数：＿＿＿＿＿＿＿＿＿＿＿＿　　その他：＿＿＿＿＿＿＿＿＿＿
P波：＿＿＿＿＿＿＿＿＿＿＿＿＿＿　　解釈：＿＿＿＿＿＿＿＿＿＿＿
PR間隔：＿＿＿＿＿＿＿＿＿＿＿＿

28.

心房のリズム：＿＿＿＿＿＿＿＿＿＿　　QRS波：＿＿＿＿＿＿＿＿＿＿＿
心室のリズム：＿＿＿＿＿＿＿＿＿＿　　T波：＿＿＿＿＿＿＿＿＿＿＿＿
心房拍数：＿＿＿＿＿＿＿＿＿＿＿＿　　QT間隔：＿＿＿＿＿＿＿＿＿＿
心室拍数：＿＿＿＿＿＿＿＿＿＿＿＿　　その他：＿＿＿＿＿＿＿＿＿＿
P波：＿＿＿＿＿＿＿＿＿＿＿＿＿＿　　解釈：＿＿＿＿＿＿＿＿＿＿＿
PR間隔：＿＿＿＿＿＿＿＿＿＿＿＿

29.

心房のリズム：＿＿＿＿＿＿＿＿＿＿　　QRS波：＿＿＿＿＿＿＿＿＿＿＿
心室のリズム：＿＿＿＿＿＿＿＿＿＿　　T波：＿＿＿＿＿＿＿＿＿＿＿＿
心房拍数：＿＿＿＿＿＿＿＿＿＿＿＿　　QT間隔：＿＿＿＿＿＿＿＿＿＿
心室拍数：＿＿＿＿＿＿＿＿＿＿＿＿　　その他：＿＿＿＿＿＿＿＿＿＿
P波：＿＿＿＿＿＿＿＿＿＿＿＿＿＿　　解釈：＿＿＿＿＿＿＿＿＿＿＿
PR間隔：＿＿＿＿＿＿＿＿＿＿＿＿

30.

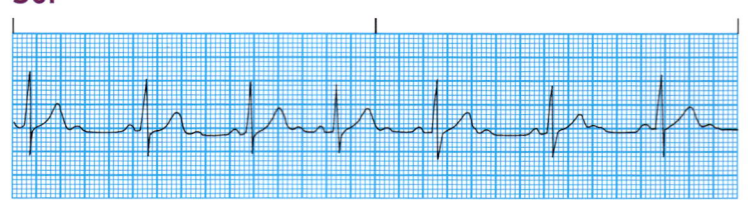

心房のリズム：_____　　QRS波：_____
心室のリズム：_____　　T波：_____
心房拍数：_____　　QT間隔：_____
心室拍数：_____　　その他：_____
P波：_____　　解釈：_____
PR間隔：_____　　_____

31.

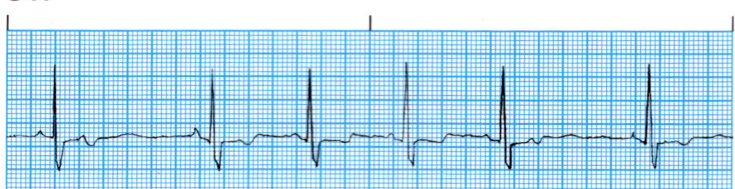

心房のリズム：_____　　QRS波：_____
心室のリズム：_____　　T波：_____
心房拍数：_____　　QT間隔：_____
心室拍数：_____　　その他：_____
P波：_____　　解釈：_____
PR間隔：_____　　_____

32.

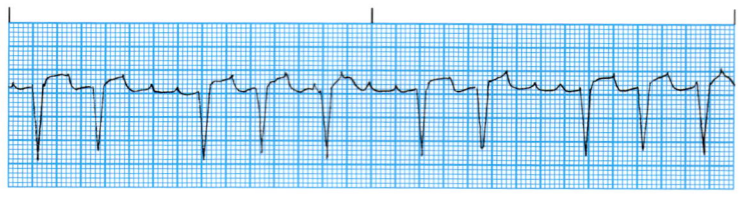

心房のリズム：_____　　QRS波：_____
心室のリズム：_____　　T波：_____
心房拍数：_____　　QT間隔：_____
心室拍数：_____　　その他：_____
P波：_____　　解釈：_____
PR間隔：_____　　_____

33.

心房のリズム：＿＿＿＿＿＿＿＿＿＿　QRS波：＿＿＿＿＿＿＿＿＿＿＿
心室のリズム：＿＿＿＿＿＿＿＿＿＿　T波：＿＿＿＿＿＿＿＿＿＿＿＿
心房拍数：＿＿＿＿＿＿＿＿＿＿＿＿　QT間隔：＿＿＿＿＿＿＿＿＿＿＿
心室拍数：＿＿＿＿＿＿＿＿＿＿＿＿　その他：＿＿＿＿＿＿＿＿＿＿＿
P波：＿＿＿＿＿＿＿＿＿＿＿＿＿＿　解釈：＿＿＿＿＿＿＿＿＿＿＿＿
PR間隔：＿＿＿＿＿＿＿＿＿＿＿＿　　　＿＿＿＿＿＿＿＿＿＿＿＿＿

34.

心房のリズム：＿＿＿＿＿＿＿＿＿＿　QRS波：＿＿＿＿＿＿＿＿＿＿＿
心室のリズム：＿＿＿＿＿＿＿＿＿＿　T波：＿＿＿＿＿＿＿＿＿＿＿＿
心房拍数：＿＿＿＿＿＿＿＿＿＿＿＿　QT間隔：＿＿＿＿＿＿＿＿＿＿＿
心室拍数：＿＿＿＿＿＿＿＿＿＿＿＿　その他：＿＿＿＿＿＿＿＿＿＿＿
P波：＿＿＿＿＿＿＿＿＿＿＿＿＿＿　解釈：＿＿＿＿＿＿＿＿＿＿＿＿
PR間隔：＿＿＿＿＿＿＿＿＿＿＿＿　　　＿＿＿＿＿＿＿＿＿＿＿＿＿

35.

心房のリズム：＿＿＿＿＿＿＿＿＿＿　QRS波：＿＿＿＿＿＿＿＿＿＿＿
心室のリズム：＿＿＿＿＿＿＿＿＿＿　T波：＿＿＿＿＿＿＿＿＿＿＿＿
心房拍数：＿＿＿＿＿＿＿＿＿＿＿＿　QT間隔：＿＿＿＿＿＿＿＿＿＿＿
心室拍数：＿＿＿＿＿＿＿＿＿＿＿＿　その他：＿＿＿＿＿＿＿＿＿＿＿
P波：＿＿＿＿＿＿＿＿＿＿＿＿＿＿　解釈：＿＿＿＿＿＿＿＿＿＿＿＿
PR間隔：＿＿＿＿＿＿＿＿＿＿＿＿　　　＿＿＿＿＿＿＿＿＿＿＿＿＿

36.

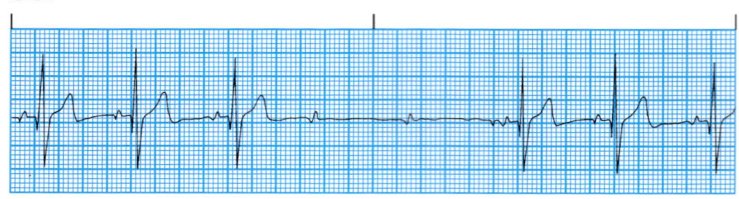

心房のリズム：_____　　QRS波：_____
心室のリズム：_____　　T波：_____
心房拍数：_____　　QT間隔：_____
心室拍数：_____　　その他：_____
P波：_____　　解釈：_____
PR間隔：_____　　_____

37.

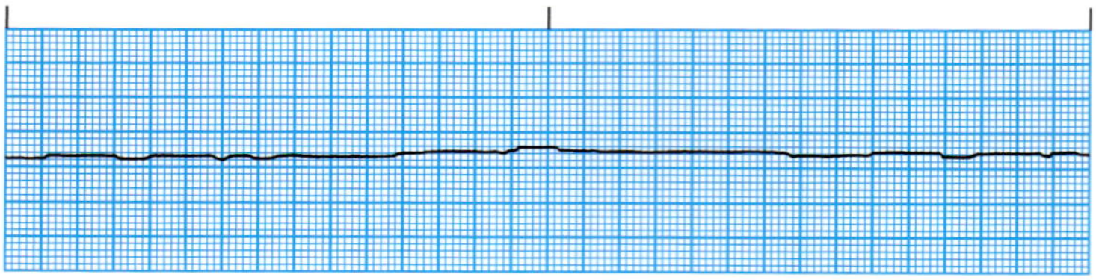

心房のリズム：_____　　QRS波：_____
心室のリズム：_____　　T波：_____
心房拍数：_____　　QT間隔：_____
心室拍数：_____　　その他：_____
P波：_____　　解釈：_____
PR間隔：_____　　_____

38.

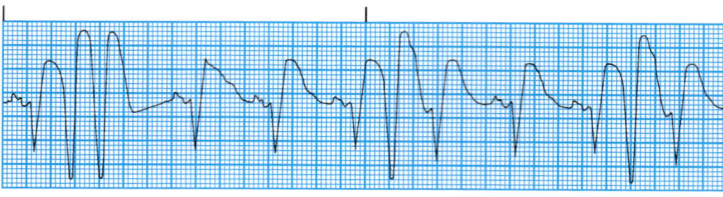

心房のリズム：_____　　QRS波：_____
心室のリズム：_____　　T波：_____
心房拍数：_____　　QT間隔：_____
心室拍数：_____　　その他：_____
P波：_____　　解釈：_____
PR間隔：_____　　_____

39.

心房のリズム：_____　　QRS波：_____
心室のリズム：_____　　T波：_____
心房拍数：_____　　QT間隔：_____
心室拍数：_____　　その他：_____
P波：_____　　解釈：_____
PR間隔：_____

40.

心房のリズム：_____　　QRS波：_____
心室のリズム：_____　　T波：_____
心房拍数：_____　　QT間隔：_____
心室拍数：_____　　その他：_____
P波：_____　　解釈：_____
PR間隔：_____

41.

心房のリズム：_____　　QRS波：_____
心室のリズム：_____　　T波：_____
心房拍数：_____　　QT間隔：_____
心室拍数：_____　　その他：_____
P波：_____　　解釈：_____
PR間隔：_____

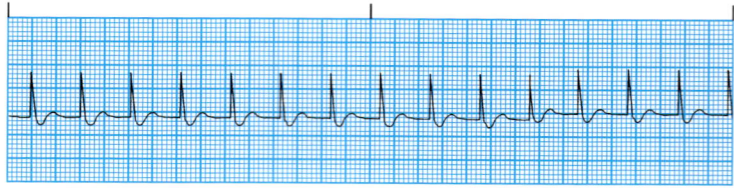

42.

心房のリズム：_____　　QRS 波：_____
心室のリズム：_____　　T 波：_____
心房拍数：_____　　QT 間隔：_____
心室拍数：_____　　その他：_____
P 波：_____　　解釈：_____
PR 間隔：_____　　_____

43.

心房のリズム：_____　　QRS 波：_____
心室のリズム：_____　　T 波：_____
心房拍数：_____　　QT 間隔：_____
心室拍数：_____　　その他：_____
P 波：_____　　解釈：_____
PR 間隔：_____　　_____

44.

心房のリズム：_____　　QRS 波：_____
心室のリズム：_____　　T 波：_____
心房拍数：_____　　QT 間隔：_____
心室拍数：_____　　その他：_____
P 波：_____　　解釈：_____
PR 間隔：_____　　_____

45.

心房のリズム：_____　　QRS波：_____
心室のリズム：_____　　T波：_____
心房拍数：_____　　QT間隔：_____
心室拍数：_____　　その他：_____
P波：_____　　解釈：_____
PR間隔：_____　　_____

46.

心房のリズム：_____　　QRS波：_____
心室のリズム：_____　　T波：_____
心房拍数：_____　　QT間隔：_____
心室拍数：_____　　その他：_____
P波：_____　　解釈：_____
PR間隔：_____　　_____

47.

心房のリズム：_____　　QRS波：_____
心室のリズム：_____　　T波：_____
心房拍数：_____　　QT間隔：_____
心室拍数：_____　　その他：_____
P波：_____　　解釈：_____
PR間隔：_____　　_____

48.

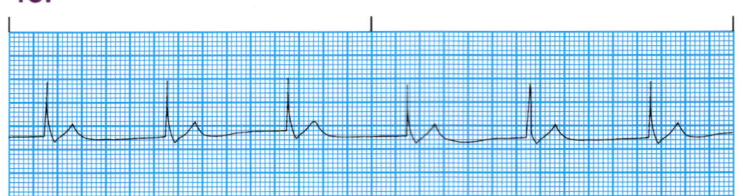

心房のリズム：＿＿＿＿＿＿＿＿＿＿　　QRS波：＿＿＿＿＿＿＿＿＿＿
心室のリズム：＿＿＿＿＿＿＿＿＿＿　　T波：＿＿＿＿＿＿＿＿＿＿＿
心房拍数：＿＿＿＿＿＿＿＿＿＿＿＿　　QT間隔：＿＿＿＿＿＿＿＿＿＿
心室拍数：＿＿＿＿＿＿＿＿＿＿＿＿　　その他：＿＿＿＿＿＿＿＿＿＿
P波：＿＿＿＿＿＿＿＿＿＿＿＿＿＿　　解釈：＿＿＿＿＿＿＿＿＿＿＿
PR間隔：＿＿＿＿＿＿＿＿＿＿＿＿　　＿＿＿＿＿＿＿＿＿＿＿＿＿＿

49.

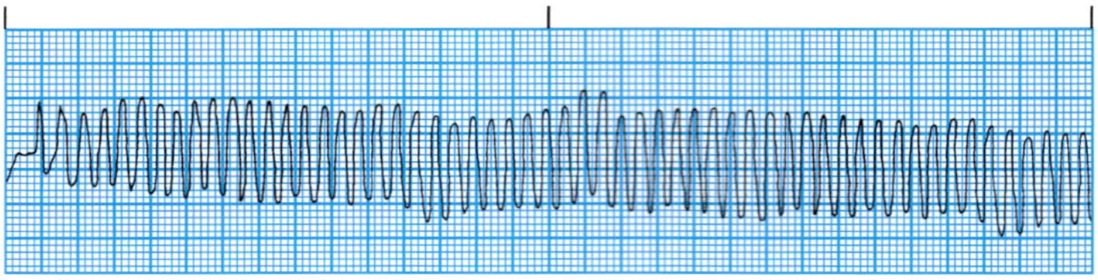

心房のリズム：＿＿＿＿＿＿＿＿＿＿　　QRS波：＿＿＿＿＿＿＿＿＿＿
心室のリズム：＿＿＿＿＿＿＿＿＿＿　　T波：＿＿＿＿＿＿＿＿＿＿＿
心房拍数：＿＿＿＿＿＿＿＿＿＿＿＿　　QT間隔：＿＿＿＿＿＿＿＿＿＿
心室拍数：＿＿＿＿＿＿＿＿＿＿＿＿　　その他：＿＿＿＿＿＿＿＿＿＿
P波：＿＿＿＿＿＿＿＿＿＿＿＿＿＿　　解釈：＿＿＿＿＿＿＿＿＿＿＿
PR間隔：＿＿＿＿＿＿＿＿＿＿＿＿　　＿＿＿＿＿＿＿＿＿＿＿＿＿＿

50.

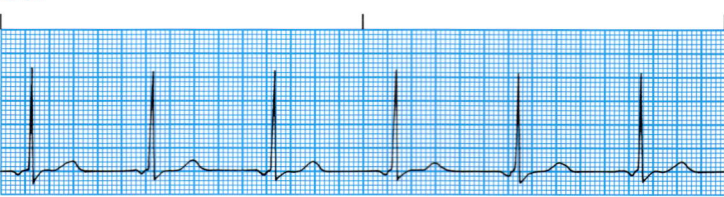

心房のリズム：＿＿＿＿＿＿＿＿＿＿　　QRS波：＿＿＿＿＿＿＿＿＿＿
心室のリズム：＿＿＿＿＿＿＿＿＿＿　　T波：＿＿＿＿＿＿＿＿＿＿＿
心房拍数：＿＿＿＿＿＿＿＿＿＿＿＿　　QT間隔：＿＿＿＿＿＿＿＿＿＿
心室拍数：＿＿＿＿＿＿＿＿＿＿＿＿　　その他：＿＿＿＿＿＿＿＿＿＿
P波：＿＿＿＿＿＿＿＿＿＿＿＿＿＿　　解釈：＿＿＿＿＿＿＿＿＿＿＿
PR間隔：＿＿＿＿＿＿＿＿＿＿＿＿　　＿＿＿＿＿＿＿＿＿＿＿＿＿＿

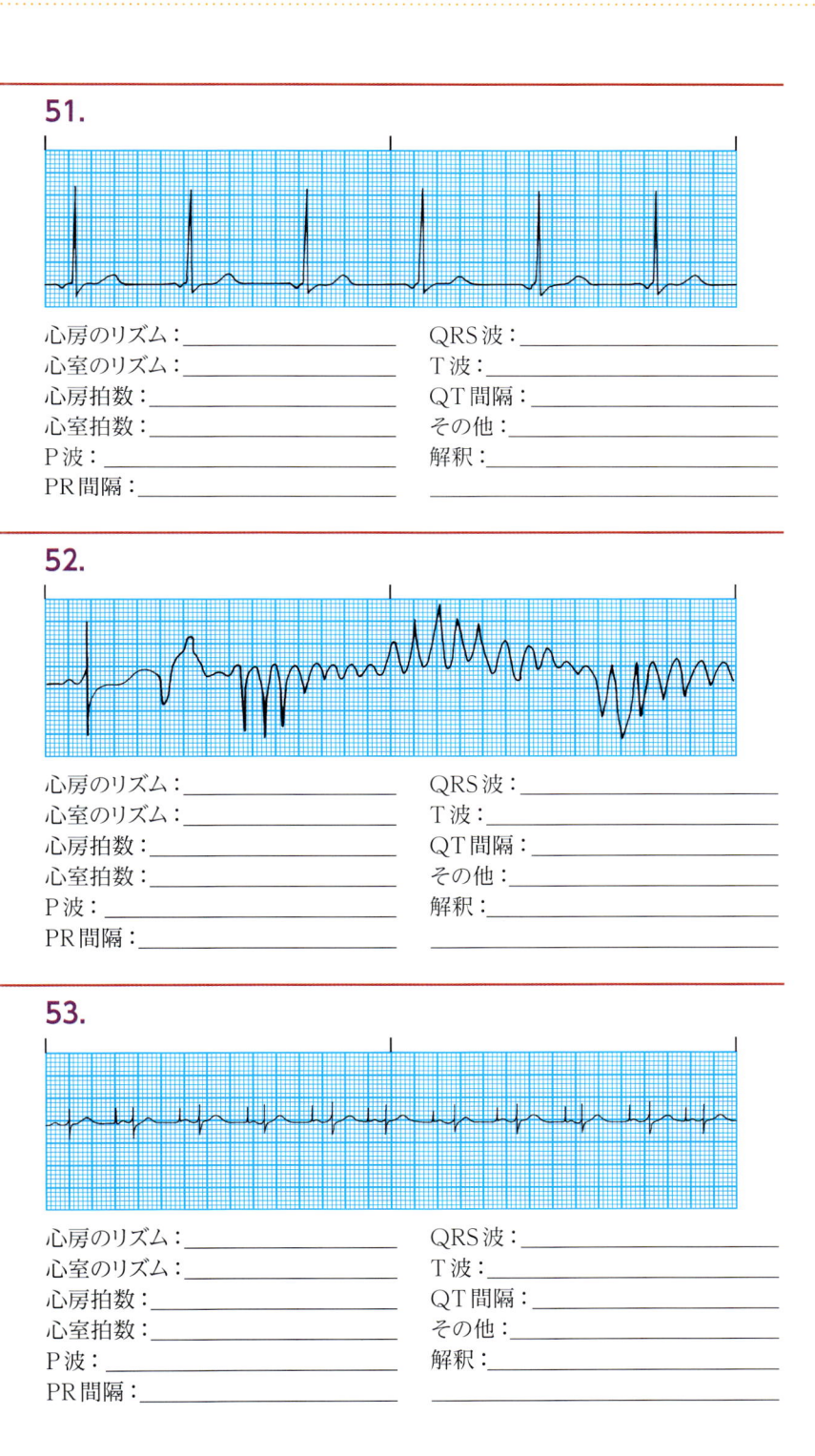

51.

心房のリズム：＿＿＿＿＿＿＿＿＿＿　QRS波：＿＿＿＿＿＿＿＿＿＿＿＿
心室のリズム：＿＿＿＿＿＿＿＿＿＿　T波：＿＿＿＿＿＿＿＿＿＿＿＿＿
心房拍数：＿＿＿＿＿＿＿＿＿＿＿＿　QT間隔：＿＿＿＿＿＿＿＿＿＿＿
心室拍数：＿＿＿＿＿＿＿＿＿＿＿＿　その他：＿＿＿＿＿＿＿＿＿＿＿
P波：＿＿＿＿＿＿＿＿＿＿＿＿＿＿　解釈：＿＿＿＿＿＿＿＿＿＿＿＿
PR間隔：＿＿＿＿＿＿＿＿＿＿＿＿　＿＿＿＿＿＿＿＿＿＿＿＿＿＿

52.

心房のリズム：＿＿＿＿＿＿＿＿＿＿　QRS波：＿＿＿＿＿＿＿＿＿＿＿＿
心室のリズム：＿＿＿＿＿＿＿＿＿＿　T波：＿＿＿＿＿＿＿＿＿＿＿＿＿
心房拍数：＿＿＿＿＿＿＿＿＿＿＿＿　QT間隔：＿＿＿＿＿＿＿＿＿＿＿
心室拍数：＿＿＿＿＿＿＿＿＿＿＿＿　その他：＿＿＿＿＿＿＿＿＿＿＿
P波：＿＿＿＿＿＿＿＿＿＿＿＿＿＿　解釈：＿＿＿＿＿＿＿＿＿＿＿＿
PR間隔：＿＿＿＿＿＿＿＿＿＿＿＿　＿＿＿＿＿＿＿＿＿＿＿＿＿＿

53.

心房のリズム：＿＿＿＿＿＿＿＿＿＿　QRS波：＿＿＿＿＿＿＿＿＿＿＿＿
心室のリズム：＿＿＿＿＿＿＿＿＿＿　T波：＿＿＿＿＿＿＿＿＿＿＿＿＿
心房拍数：＿＿＿＿＿＿＿＿＿＿＿＿　QT間隔：＿＿＿＿＿＿＿＿＿＿＿
心室拍数：＿＿＿＿＿＿＿＿＿＿＿＿　その他：＿＿＿＿＿＿＿＿＿＿＿
P波：＿＿＿＿＿＿＿＿＿＿＿＿＿＿　解釈：＿＿＿＿＿＿＿＿＿＿＿＿
PR間隔：＿＿＿＿＿＿＿＿＿＿＿＿　＿＿＿＿＿＿＿＿＿＿＿＿＿＿

54.

心房のリズム：_____　　QRS波：_____
心室のリズム：_____　　T波：_____
心房拍数：_____　　QT間隔：_____
心室拍数：_____　　その他：_____
P波：_____　　解釈：_____
PR間隔：_____　　_____

55.

心房のリズム：_____　　QRS波：_____
心室のリズム：_____　　T波：_____
心房拍数：_____　　QT間隔：_____
心室拍数：_____　　その他：_____
P波：_____　　解釈：_____
PR間隔：_____　　_____

56.

心房のリズム：_____　　QRS波：_____
心室のリズム：_____　　T波：_____
心房拍数：_____　　QT間隔：_____
心室拍数：_____　　その他：_____
P波：_____　　解釈：_____
PR間隔：_____　　_____

解答

1.
心房のリズム：PQRST複合波が欠落することを除けば規則的
心室のリズム：PQRST複合波が欠落することを除けば規則的
心房拍数：40回/分、基本調律では50回/分
心室拍数：40回/分
P波：正常なサイズと波形、停止中は欠落
PR間隔：0.20秒
QRS波：0.08秒
T波：正常な波形、停止中は欠落
QT間隔：0.40秒
その他：なし
解釈：洞停止

2.
心房のリズム：不規則
心室のリズム：不規則
心房拍数：60回/分、基本調律では88回/分
心室拍数：90回/分
P波：心室期外収縮では欠落。QRS波の前に出現
PR間隔：0.16秒
QRS波：基本調律では0.08秒、心室期外収縮では0.16秒
T波：正常な波形、心室期外収縮では陰性
QT間隔：0.42秒
その他：なし
解釈：心室期外収縮(3段脈)を伴う正常洞調律

3.
心房のリズム：規則的
心室のリズム：規則的
心房拍数：125回/分
心室拍数：125回/分
P波：正常なサイズと波形
PR間隔：0.14秒
QRS波：0.08秒
T波：正常な波形
QT間隔：0.32秒
その他：なし
解釈：洞頻脈

4.
心房のリズム：不規則
心室のリズム：不規則
心房拍数：60回/分、基本調律では71回/分
心室拍数：70回/分
P波：心室期外収縮では欠落。QRS波の前に出現。
PR間隔：0.16秒
QRS波：0.08秒、心室期外収縮では0.14秒
T波：正常な波形
QT間隔：0.40秒
その他：なし
解釈：心室期外収縮を伴う正常洞調律

5.
心房のリズム：不規則
心室のリズム：不規則
心房拍数：40回／分、基本調律では70回／分
心室拍数：70回／分
P波：心室期外収縮では欠落。QRS波の前に出現
PR間隔：0.16秒
QRS波：0.08秒、心室期外収縮では0.16秒
T波：正常な波形
QT間隔：0.40秒
その他：なし
解釈：一連の心室期外収縮を伴う正常洞調律

6.
心房のリズム：欠落
心室のリズム：無秩序
心房拍数：欠落
心室拍数：不確定
P波：欠落
PR間隔：測定不能
QRS波：識別不能
T波：識別不能
QT間隔：測定不能
その他：なし
解釈：心室細動

7.
心房のリズム：規則的
心室のリズム：規則的
心房拍数：90回／分、基本調律では107回／分
心室拍数：110回／分
P波：正常なQRS波の前には存在する
PR間隔：0.16秒
QRS波：0.08秒
T波：正常な波形
QT間隔：0.32秒
その他：ランダムなペースメーカースパイク
解釈：ペースメーカーの感知不全を伴う洞頻脈

8.
心房のリズム：測定不能
心室のリズム：規則的
心房拍数：測定不能
心室拍数：40回／分（ペースメーカーの発火頻度は75回／分）
P波：欠落
PR間隔：測定不能
QRS波：測定不能
T波：測定不能
QT間隔：測定不能
その他：なし
解釈：捕捉不全を伴うペーシング調律

9.
心房のリズム：不規則
心室のリズム：不規則
心房拍数：識別不能
心室拍数：80回／分
P波：欠落。細かい細動波が見られる。
PR間隔：識別不能
QRS波：0.08秒
T波：識別不能
QT間隔：測定不能
その他：なし
解釈：心房細動

10.
心房のリズム：規則的
心室のリズム：不規則
心房拍数：50回／分
心室拍数：40回／分
P波：P波は正常だが、その後にQRS波が欠落することがある
PR間隔：0.16秒で一定（延長することもある）
QRS波：0.08秒
T波：正常な波形。QRS波が欠落する時はT波も欠落する
QT間隔：0.04秒
その他：なし
解釈：第2度Ⅱ型房室ブロック

11.
心房のリズム：不規則
心室のリズム：不規則
心房拍数：60回／分
心室拍数：70回／分
P波：頻度も波形も変動する
PR間隔：調律により変動する
QRS波：0.10秒
T波：波形が変化する
QT間隔：変動する
その他：なし
解釈：洞不全症候群

12.
心房のリズム：規則的
心室のリズム：規則的
心房拍数：110回／分
心室拍数：110回／分
P波：正常なサイズと波形
PR間隔：0.16秒
QRS波：0.10秒
T波：正常な波形
QT間隔：0.36秒
その他：なし
解釈：洞頻脈

13.
心房のリズム：規則的
心室のリズム：規則的
心房拍数：270回／分
心室拍数：70回／分
P波：鋸歯状波
PR間隔：測定不能
QRS波：0.10秒
T波：識別不能
QT間隔：識別不能
その他：なし
解釈：心房粗動（4:1ブロック）

14.
心房のリズム：不規則
心室のリズム：不規則
心房拍数：約110回／分
心室拍数：約110回／分
P波：サイズと波形が変動
PR間隔：変動
QRS波：0.08秒
T波：陰性波
QT間隔：0.22秒
その他：なし
解釈：多源性心房頻拍

15.
心房のリズム：不規則
心室のリズム：不規則
心房拍数：100回／分
心室拍数：100回／分
P波：期外収縮以外では正常なサイズと波形
PR間隔：0.16秒。期外収縮では測定不能
QRS波：0.06秒
T波：正常な波形
QT間隔：0.36秒
その他：なし
解釈：心室期外収縮を伴う洞頻脈

16.
心房のリズム：測定不能
心室のリズム：規則的
心房拍数：測定不能
心室拍数：187回／分
P波：欠落
PR間隔：測定不能
QRS波：0.18秒。幅広い奇妙な波形
T波：QRS波と逆の極性
QT間隔：測定不能
その他：なし
解釈：心室頻拍（単形性）

17.
心房のリズム：測定不能
心室のリズム：測定不能、細動波が見られる
心房拍数：測定不能
心室拍数：測定不能
P波：欠落
PR間隔：欠落
QRS波：測定不能
T波：QRS波と逆の極性
QT間隔：欠落
その他：なし
解釈：心室細動

18.
心房のリズム：規則的
心室のリズム：不規則
心房拍数：75回/分
心室拍数：50回/分
P波：正常なサイズと波形
PR間隔：心拍ごとに延長していき、ついには欠落する
QRS波：0.06秒
T波：正常な波形
QT間隔：0.38秒
その他：なし
解釈：第2度I型（モビッツI型またはウェンケバッハ型）房室ブロック

19.
心房のリズム：規則的
心室のリズム：規則的
心房拍数：90回/分
心室拍数：30回/分
P波：T波に埋没する時以外は正常なサイズと波形
PR間隔：変動
QRS波：0.16秒
T波：正常な波形
QT間隔：0.56秒
その他：なし
解釈：第3度房室ブロック

20.
心房のリズム：規則的
心室のリズム：規則的
心房拍数：60回/分
心室拍数：60回/分
P波：正常なサイズと波形
PR間隔：0.36秒
QRS波：0.08秒
T波：正常な波形
QT間隔：0.40秒
その他：なし
解釈：第1度房室ブロックを伴う正常洞調律

21.
心房のリズム：規則的
心室のリズム：規則的
心房拍数：35回/分
心室拍数：35回/分
P波：正常な波形
PR間隔：0.18秒
QRS波：0.12秒
T波：正常な波形
QT間隔：0.44秒
その他：なし
解釈：洞徐脈

22.
心房のリズム：不規則
心室のリズム：不規則
心房拍数：50回/分
心室拍数：50回/分
P波：正常な波形
PR間隔：0.20秒
QRS波：0.08秒
T波：正常な波形
QT間隔：0.52秒
その他：なし
解釈：心房期外収縮を伴う洞徐脈

23.
心房のリズム：不規則
心室のリズム：不規則
心房拍数：測定不能
心室拍数：60回/分
P波：出現しない
PR間隔：測定不能
QRS波：0.06秒
T波：平坦化
QT間隔：測定不能
その他：なし
解釈：接合部補充調律

24.
心房のリズム：規則的
心室のリズム：規則的
心房拍数：測定不能
心室拍数：38回/分
P波：欠落
PR間隔：測定不能
QRS波：0.04秒
T波：正常な波形
QT間隔：0.44秒
その他：なし
解釈：接合部調律

25.
心房のリズム：規則的
心室のリズム：規則的
心房拍数：68回/分
心室拍数：43回/分
P波：正常な波形
PR間隔：測定不能
QRS波：0.12秒
T波：正常な波形
QT間隔：測定不能
その他：P波とQRS波が全く無関係に出現する
解釈：第3度房室ブロック

26.
心房のリズム：規則的
心室のリズム：規則的
心房拍数：100回/分
心室拍数：100回/分
P波：初めは正常だが後に陰性化し、PR間隔が短縮する
PR間隔：初めは0.14秒だが後に測定不能となる
QRS波：0.08秒
T波：正常な波形
QT間隔：0.36秒
その他：なし
解釈：洞頻脈から接合部頻拍へ

27.
心房のリズム：観察されない
心室のリズム：規則的
心房拍数：観察されない
心室拍数：30回/分
P波：欠落
PR間隔：測定不能
QRS波：異常
T波：異常な波形
QT間隔：測定不能
その他：なし
解釈：心室固有調律

28.
心房のリズム：不規則
心室のリズム：不規則
心房拍数：280回/分
心室拍数：110回/分
P波：粗動波
PR間隔：測定不能
QRS波：0.08秒
T波：識別不能
QT間隔：測定不能
その他：なし
解釈：房室伝導比の変動を伴う心房粗動

29.
心房のリズム：規則的
心室のリズム：規則的
心房拍数：94回/分
心室拍数：94回/分
P波：陰性
PR間隔：0.12秒
QRS波：0.08秒
T波：陰性
QT間隔：0.30秒
その他：なし
解釈：促進接合部調律

30.
心房のリズム：不規則
心室のリズム：不規則
心房拍数：70回/分
心室拍数：70回/分
P波：正常
PR間隔：0.16秒
QRS波：0.10秒
T波：二相性
QT間隔：0.38秒
その他：なし
解釈：洞不整脈

31.
心房のリズム：不規則
心室のリズム：不規則
心房拍数：60回/分
心室拍数：60回/分
P波：波形が変動する
PR間隔：0.16秒
QRS波：0.10秒
T波：陰性
QT間隔：0.36秒
その他：なし
解釈：移動性ペースメーカー

32.
心房のリズム：不規則
心室のリズム：不規則
心房拍数：180回/分
心室拍数：100回/分
P波：異常、軽度の鋸歯状波
PR間隔：測定不能
QRS波：0.10秒
T波：異常な波形
QT間隔：測定不能
その他：なし
解釈：房室伝導比の変動を伴う心房粗動

33.
心房のリズム：不規則
心室のリズム：不規則
心房拍数：88回/分
心室拍数：88回/分
P波：正常
PR間隔：0.16秒
QRS波：0.08秒
T波：正常
QT間隔：0.40秒
その他：ST低下
解釈：心房期外収縮を伴う正常洞調律

34.
心房のリズム：わずかながら不規則
心室のリズム：わずかながら不規則
心房拍数：110回/分
心室拍数：110回/分
P波：様々な波形のP波が見られる
PR間隔：測定不能
QRS波：0.08秒
T波：識別不能
QT間隔：測定不能
その他：なし
解釈：多源性心房頻拍

35.
心房のリズム：電気的活動が認められない
心室のリズム：電気的活動が認められない
心房拍数：0回／分
心室拍数：0回／分
P波：消失
PR間隔：測定不能
QRS波：消失
T波：消失
QT間隔：測定不能
その他：なし
解釈：心静止

36.
心房のリズム：規則的
心室のリズム：不規則
心房拍数：80回／分
心室拍数：60回／分
P波：二相性
PR間隔：0.12秒
QRS波：0.12秒
T波：正常
QT間隔：0.34秒
その他：QRS波を伴わないP波が2拍見られる
解釈：第2度Ⅱ型房室ブロック

37.
心房のリズム：電気的活動が認められない
心室のリズム：電気的活動が認められない
心房拍数：0回／分
心室拍数：0回／分
P波：消失
PR間隔：測定不能
QRS波：消失
T波：消失
QT間隔：測定不能
その他：なし
解釈：心静止

38.
心房のリズム：不規則
心室のリズム：不規則
心房拍数：60回／分
心室拍数：120回／分
P波：出現する時は二相性
PR間隔：0.16秒
QRS波：0.10秒
T波：上昇
QT間隔：測定可能な時は0.40秒
その他：なし
解釈：心室期外収縮を伴う正常洞調律

39.
心房のリズム：識別不能
心室のリズム：不規則
心房拍数：識別不能
心室拍数：38回／分
P波：識別不能
PR間隔：測定不能
QRS波：0.36秒
T波：識別不能
QT間隔：測定不能
その他：なし
解釈：心室固有調律

40.
心房のリズム：規則的
心室のリズム：不規則
心房拍数：70回／分
心室拍数：140回／分
P波：洞性収縮では正常
PR間隔：0.14秒
QRS波：0.08秒
T波：変形
QT間隔：測定不能
その他：なし
解釈：心室期外収縮（2段脈）を伴う正常洞調律

41.
心房のリズム：不規則
心室のリズム：不規則
心房拍数：識別不能
心室拍数：100回/分
P波：識別不能
PR間隔：測定不能
QRS波：0.08秒
T波：平坦化
QT間隔：測定不能
その他：なし
解釈：心房細動

42.
心房のリズム：不規則
心室のリズム：不規則
心房拍数：識別不能
心室拍数：150回/分
P波：なし
PR間隔：測定不能
QRS波：自発的収縮では0.04秒
T波：平坦化
QT間隔：測定不能
その他：ST低下
解釈：心室ペーシングを伴う心房細動

43.
心房のリズム：欠落
心室のリズム：無秩序
心房拍数：欠落
心室拍数：測定不能
P波：識別不能
PR間隔：測定不能
QRS波：測定不能
T波：識別不能
QT間隔：測定不能
その他：なし
解釈：心室細動

44.
心房のリズム：不明
心室のリズム：規則的
心房拍数：識別不能
心室拍数：150回/分
P波：見えない
PR間隔：測定不能
QRS波：0.12秒
T波：正常
QT間隔：0.24秒
その他：なし
解釈：接合部頻拍

45.
心房のリズム：不規則
心室のリズム：不規則
心房拍数：80回/分
心室拍数：80回/分
P波：正常な波形
PR間隔：0.22秒
QRS波：0.10秒
T波：正常な波形
QT間隔：0.38秒
その他：なし
解釈：心房期外収縮（2段脈）を伴う第1度房室ブロック

46.
心房のリズム：規則的
心室のリズム：規則的
心房拍数：150回/分
心室拍数：150回/分
P波：先鋭化
PR間隔：0.12秒
QRS波：0.08秒
T波：平坦化
QT間隔：0.24秒
その他：なし
解釈：心房頻拍

47.
心房のリズム：規則的
心室のリズム：規則的
心房拍数：79回／分
心室拍数：79回／分
P波：正常な波形
PR間隔：0.16秒
QRS波：0.08秒
T波：正常な波形
QT間隔：0.40秒
その他：なし
解釈：正常洞調律

48.
心房のリズム：認められない
心室のリズム：規則的
心房拍数：識別不能
心室拍数：60回／分
P波：欠落
PR間隔：測定不能
QRS波：0.06秒
T波：正常な波形
QT間隔：0.32秒
その他：なし
解釈：接合部補充調律

49.
心房のリズム：識別不能
心室のリズム：無秩序
心房拍数：測定不能
心室拍数：300回／分を上回る
P波：識別不能
PR間隔：測定不能
QRS波：異常
T波：識別不能
QT間隔：測定不能
その他：なし
解釈：心室頻拍

50.
心房のリズム：わずかながら不規則
心室のリズム：わずかながら不規則
心房拍数：70回／分
心室拍数：70回／分
P波：正常な波形
PR間隔：0.20秒
QRS波：0.08秒
T波：正常な波形
QT間隔：0.36秒
その他：心拍数が周期的に変化する
解釈：洞不整脈

51.
心房のリズム：規則的
心室のリズム：規則的
心房拍数：60回／分
心室拍数：60回／分
P波：陰性
PR間隔：0.08秒
QRS波：0.12秒
T波：正常な波形
QT間隔：0.44秒
その他：なし
解釈：接合部補充調律

52.
心房のリズム：測定不能
心室のリズム：不規則
心房拍数：測定不能
心室拍数：測定不能
P波：欠落
PR間隔：欠落
QRS波：測定不能
T波：識別不能
QT間隔：測定不能
その他：QRS波の極性が陽性と陰性の間で連続的に変化する
解釈：トルサード・ド・ポアン

53.
心房のリズム：規則的
心室のリズム：規則的
心房拍数：107回／分（ペースメーカーにより発生）
心室拍数：107回／分（ペースメーカーにより発生）
P波：ペーシングスパイクに続いて出現
PR間隔：0.12秒
QRS波：0.06秒
T波：正常な波形
QT間隔：0.28秒
その他：ペースメーカーのスパイク
解釈：房室ペーシング

54.
心房のリズム：規則的
心室のリズム：不規則
心房拍数：80回／分
心室拍数：60回／分
P波：正常な波形
PR間隔：0.24秒
QRS波：0.12秒
T波：正常な波形
QT間隔：0.38秒
その他：心室の収縮が欠落する
解釈：第2度Ⅱ型房室ブロックを伴う正常洞調律

55.
心房のリズム：不規則
心室のリズム：不規則
心房拍数：70回／分
心室拍数：80回／分
P波：正常な波形、期外収縮では欠落
PR間隔：0.20秒
QRS波：0.08秒
T波：平坦化
QT間隔：測定不能
その他：なし
解釈：接合部期外収縮を伴う正常洞調律

56.
心房のリズム：規則的
心室のリズム：規則的
心房拍数：50回／分
心室拍数：50回／分
P波：正常な波形
PR間隔：0.16秒
QRS波：0.12秒
T波：正常な波形
QT間隔：0.44秒
その他：なし
解釈：洞徐脈

よく似た心電図の鑑別診断

　心電図の鑑別診断は複雑で扱いにくい問題であり、特に波形のパターンが極めてよく似ている場合はそうである。以下に示す心電図は、最も鑑別が難しい組み合わせの例である。それぞれの心電図を正しく判定して、知識とスキルを確かめよう（解答は343ページから）。

1.

心電図 A

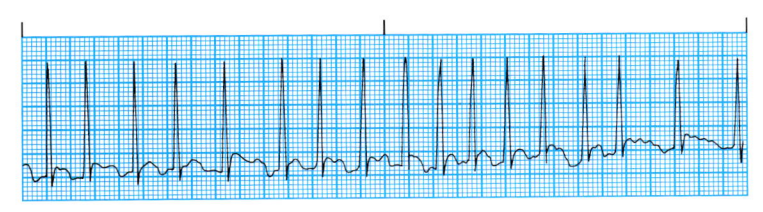

心電図Aは：＿＿＿＿＿＿＿＿＿＿＿＿＿＿＿＿＿＿＿＿＿＿＿

心電図 B

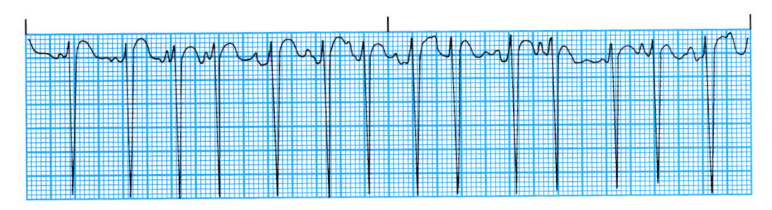

心電図Bは：＿＿＿＿＿＿＿＿＿＿＿＿＿＿＿＿＿＿＿＿＿＿＿

よく似た心電図の鑑別診断

2.

心電図 A

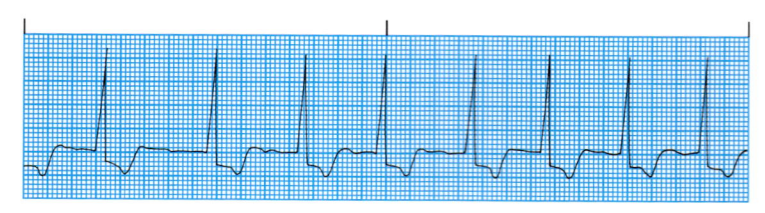

心電図Aは：＿＿＿＿＿＿＿＿＿＿＿＿＿＿＿＿＿＿＿＿＿＿＿＿＿＿＿＿＿＿＿

心電図 B

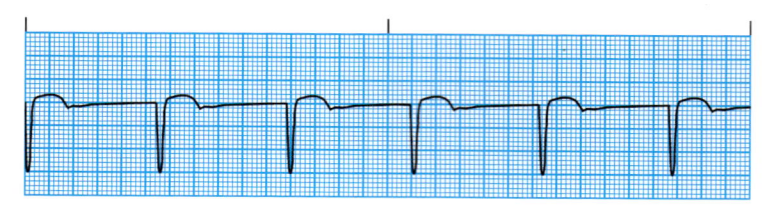

心電図Bは：＿＿＿＿＿＿＿＿＿＿＿＿＿＿＿＿＿＿＿＿＿＿＿＿＿＿＿＿＿＿＿

3.

心電図 A

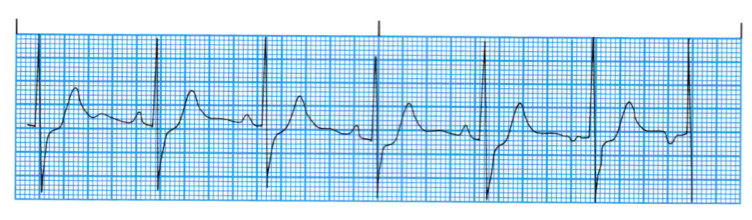

心電図Aは：＿＿＿＿＿＿＿＿＿＿＿＿＿＿＿＿＿＿＿＿＿＿＿＿＿＿＿＿＿＿＿

心電図 B

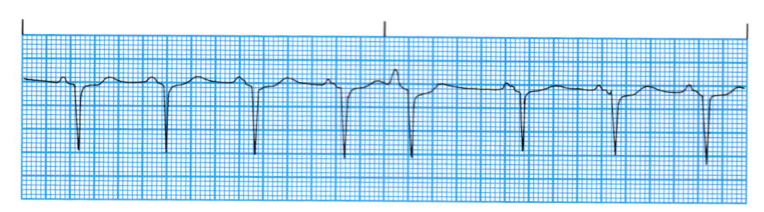

心電図Bは：＿＿＿＿＿＿＿＿＿＿＿＿＿＿＿＿＿＿＿＿＿＿＿＿＿＿＿＿＿＿＿

よく似た心電図の鑑別診断

4.

心電図 A

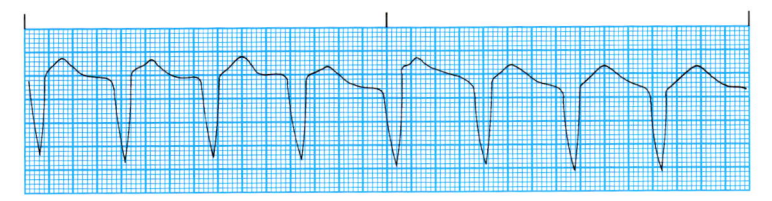

心電図Aは：＿＿＿＿＿＿＿＿＿＿＿＿＿＿＿＿＿＿＿＿＿＿＿＿

心電図 B

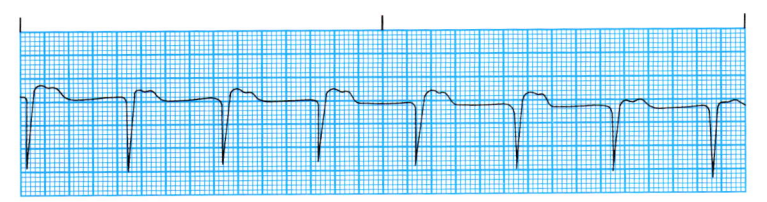

心電図Bは：＿＿＿＿＿＿＿＿＿＿＿＿＿＿＿＿＿＿＿＿＿＿＿＿

5.

心電図 A

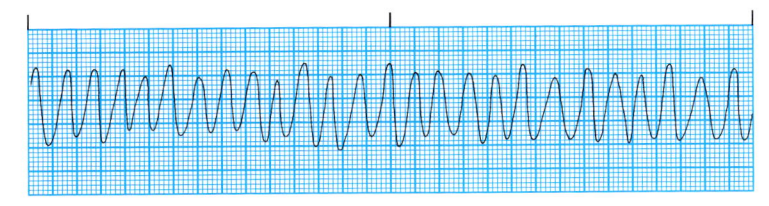

心電図Aは：＿＿＿＿＿＿＿＿＿＿＿＿＿＿＿＿＿＿＿＿＿＿＿＿

心電図 B

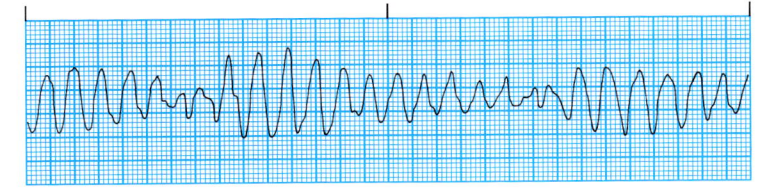

心電図Bは：＿＿＿＿＿＿＿＿＿＿＿＿＿＿＿＿＿＿＿＿＿＿＿＿

6.

心電図 A

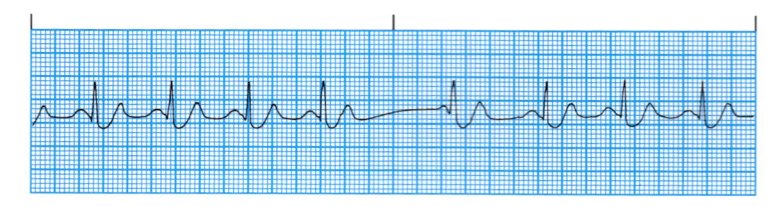

心電図Aは： _____

心電図 B

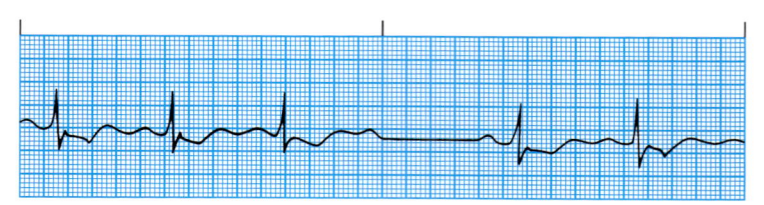

心電図Bは： _____

7.

心電図 A

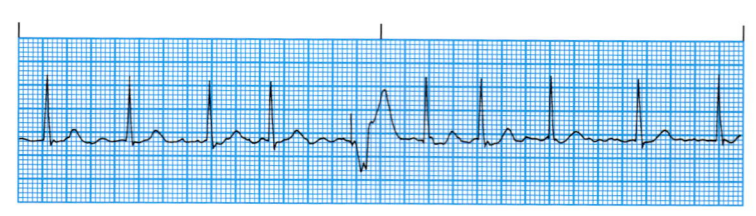

心電図Aは： _____

心電図 B

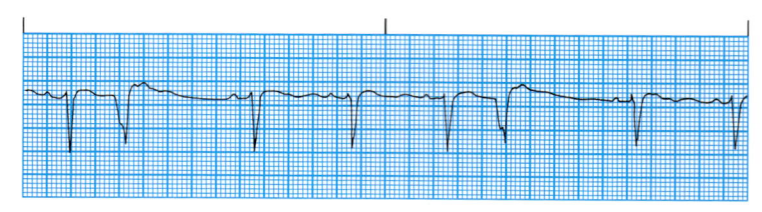

心電図Bは： _____

よく似た心電図の鑑別診断（解答）

解 答

1.
心電図A：心房細動
心電図B：多源性心房頻拍

　心房細動と多源性心房頻拍を鑑別するには、P波の有無と心房・心室のリズムに注目する。6秒以上の心電図記録があれば鑑別が容易になる。

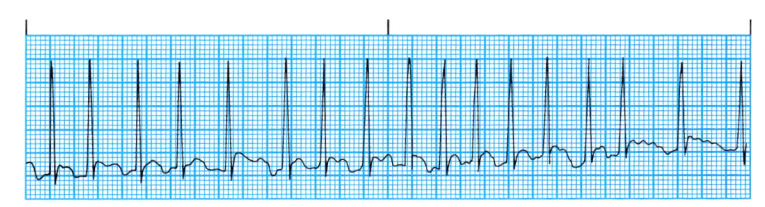

心房細動
- QRS波の前にP波がないか注意深く観察する。
- P波がはっきりと識別できない場合は、P波のかわりに細動波が見られ、リズムは不規則であることから、心房細動であると推定できる。
- RR間隔に注意して注意深くリズムを観察する。不規則的に不規則なリズムが心房細動の特徴の1つであることを思い出そう。

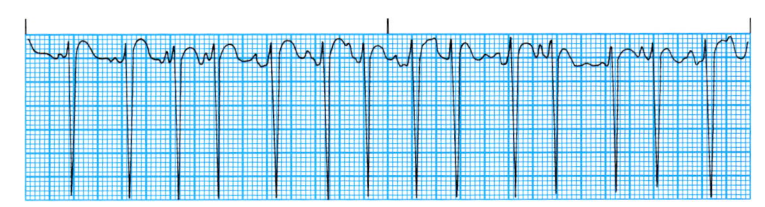

多源性心房細動
- 多源性心房細動ではP波が認められる。しかし、P波の波形は変動し、少なくとも3種類の異なる波形が1枚の心電図で観察されることに注意する。
- P波の様々な波形の（全てではなくても）大部分が繰り返し現れる。
- 心房と心室のリズムは不規則ではあるが、通常心房細動ほど顕著ではない。

2.

心電図A：心房細動
心電図B：接合部調律

時として心房細動は接合部調律とよく似た波形を示すことがある。この2つの調律の見分け方を以下に示す。

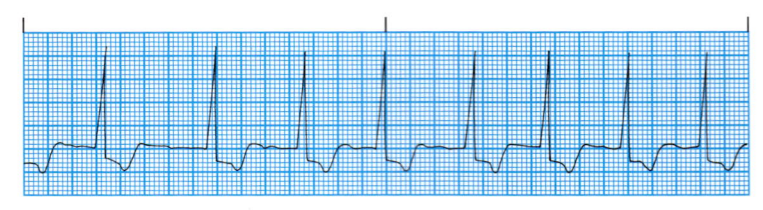

心房細動
- 第Ⅱ誘導には心房の活動がはっきりと描出されるので、第Ⅱ誘導を綿密に観察する。細動波（f波）、すなわち波打つ曲線のような波形を探す。このような波形は心房細動を示唆する。心房細動ではリズムは不規則となる。
- 慢性心房細動では細かいf波が見られ、心室拍数は控えめな値（100回／分未満）を示す傾向がある。

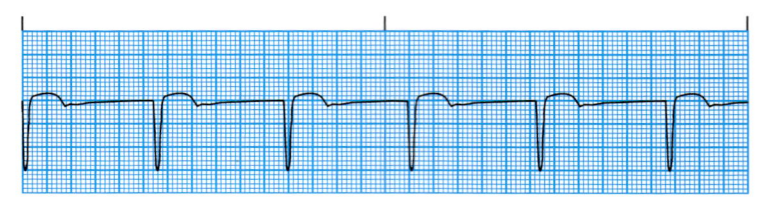

接合部調律
- 接合部調律は常に規則的である。
- 第Ⅱ誘導を綿密に観察する。P波はQRS波の前や後ろに現れることもあれば、QRS波に埋没することもある（上の図の網掛け部分）。P波は出現する時は陰性波であり、P波がQRS波の前に現れる時はPR間隔は0.12秒未満である。

3.
心電図 A：移動性ペースメーカー
心電図 B：心房期外収縮

　心房期外収縮に遭遇する頻度は高いため、うっかりすると移動性ペースメーカーを心房期外収縮と間違える可能性がある。このような場合、6秒以上の心電図があれば鑑別が容易になる。

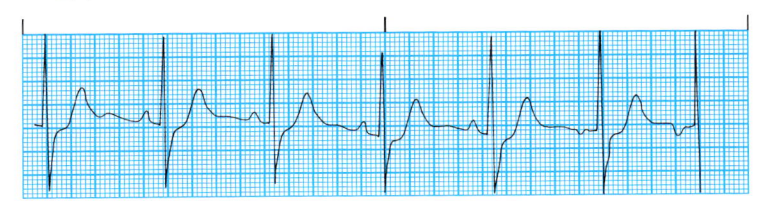

移動性ペースメーカー
- P波を注意深く観察する。移動性ペースメーカーでは少なくとも3種類の異なる波形（上の図の網掛け部分）が認められるはずである。
- 心房のリズムはわずかながら変動し、PP間隔は不規則となる。心室のリズムもわずかながら変動し、RR間隔が不規則となる。このようなリズムの変動は、インパルスの生成部位が変わるために生じる。

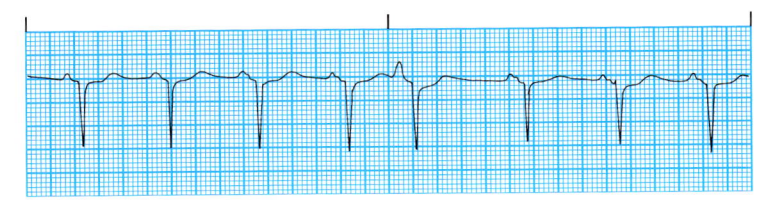

心房期外収縮
- 心房期外収縮は洞性P波よりも早い時期に発生し、洞性P波とは異なる波形を示す（上の図の網掛け部分）。まれに多源性心房期外収縮が見られることもある。この不整脈は心房内の複数の異所性ペースメーカーから発生し、P波は様々な波形を示す。
- 心房期外収縮により心房・心室のリズムが不規則になる部分を除けば、基本調律は概ね規則的である。

4.
心電図 A：促進心室固有調律
心電図 B：促進接合部調律

　心室固有調律と接合部調律は波形が似ているが、原因は異なる。両者を鑑別するには、まず QRS 幅を精査し、次に P 波を探す。

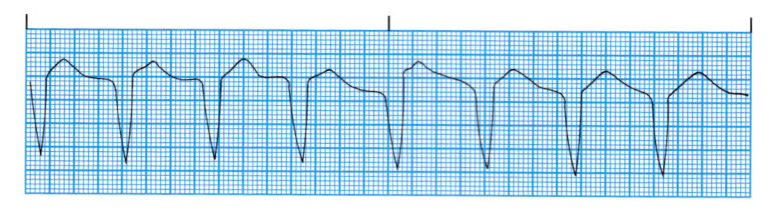

促進心室固有調律
- QRS 幅は 0.12 秒を上回る。
- QRS 波は幅広い奇妙な波形を示す。
- P 波は通常欠落する。
- 心室拍数は通常 40-100 回/分である。

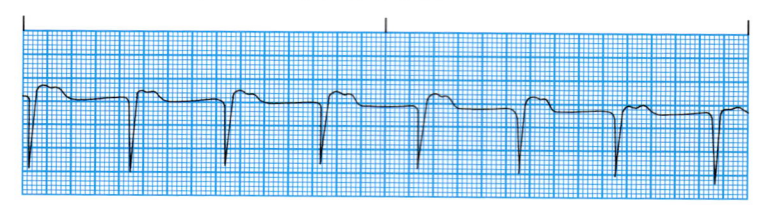

促進接合部調律
- QRS 波の幅と波形は通常正常である。
- 通常、QRS 波の前または後ろに陰性 P 波が現れる（上の図の網掛け部分）。しかし、P 波は QRS 波に埋没していることもある。
- 心室拍数は通常 60-100 回/分である。

5.

心電図A：心室粗動
心電図B：トルサード・ド・ポアン

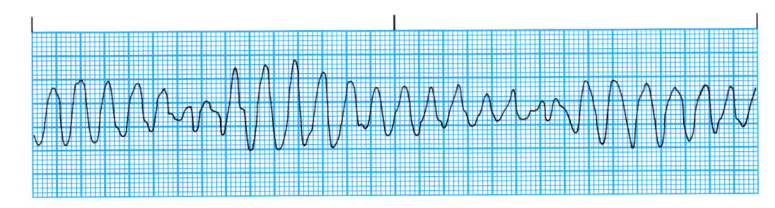

　トルサード・ド・ポアンは特殊な型の心室頻拍であり、心室拍数は250-350回/分という高い値を示す。その特徴は、QRS波の振幅が徐々に増大し減少するというパターンを周期的に繰り返すことである。このため心電図波形の輪郭はいわゆる紡錘形を描く。

　臨床で心房粗動に遭遇することはまれである。心房粗動は、速く規則的な心室の収縮が繰り返されることにより発生する。このような収縮は、単一の心室異所性中枢が250-350回/分という速さで発火するために起きる。この不整脈の特徴は、滑らかな正弦波を描くことである。

　この2つの不整脈の重要な相違点を下の図に示す。

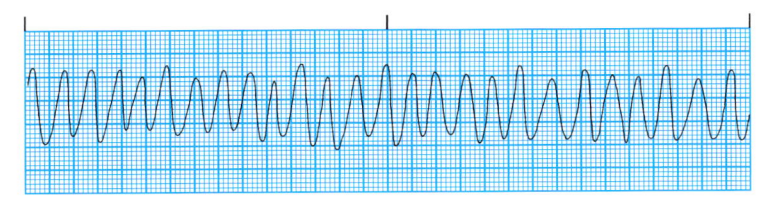

心室粗動
● 滑らかな正弦波を描く

トルサード・ド・ポアン
● 波形の輪郭が紡錘形を描く

6.
心電図A：非伝導性心房期外収縮
心電図B：第2度II型房室ブロック

　心室に伝導しない孤立したP波（後ろにQRS波を伴わないP波。下図の網掛け部分を参照）は、非伝導性心房期外収縮と第2度II型房室ブロックのどちらにも発生する。両者を鑑別するには、PP間隔が一定かどうか調べる。房室ブロックを非伝導性心房期外収縮と誤って判定した場合、重大な結果を招く可能性がある。後者は概ね良性だが、前者は生命を脅かす恐れがある。

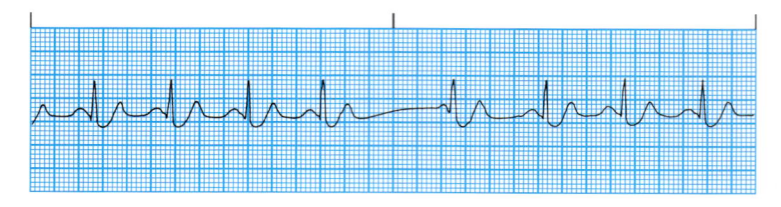

非伝導性心房期外収縮
- 孤立したP波も含めてPP間隔が一定でない場合は、非伝導性心房期外収縮である。

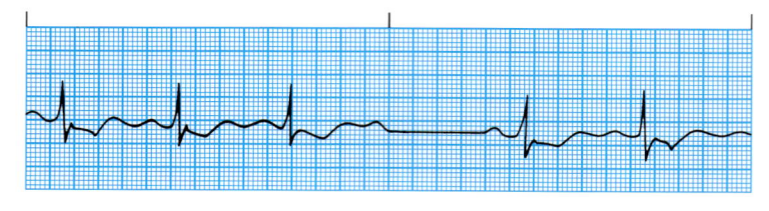

第2度II型房室ブロック
- 孤立したP波も含めてPP間隔が一定の場合は、第2度II型房室ブロックである。

非伝導性心房期外収縮は概ね良性ですが、第2度II型房室ブロックは生命を脅かす恐れがあります。

7.
心電図A：間欠的な心室ペーシング
心電図B：心室期外収縮

　ペースメーカー植込み患者であることが分かっていれば、心室ペーシングによる収縮を心室期外収縮と誤って判定することは避けられる。アーチファクトを取り除くモニタリングシステムを用いている医療施設では、モニターがペースメーカー植込み患者用の設定になっていることを確認する。正しく設定されていない場合、ペースメーカースパイクも取り除かれてしまう可能性がある。

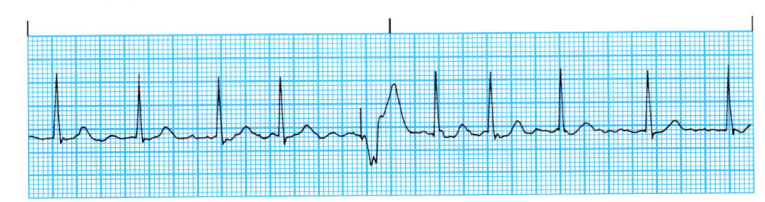

間欠的な心室ペーシング
- ペーシングによるQRS波の前には、ペースメーカースパイクが見られる（上の図の網掛け部分を参照）。双極リード式ペースメーカーの場合、ペースメーカースパイクが小さく見つけにくので、複数の誘導を調べる必要がある。
- ペースメーカーが正しく機能している場合、正常洞調律で予想されるより早いタイミングでペーシングによるQRS波が現れることはない。ペーシングによるQRS波は、自発的興奮による心室拍数がペースメーカーの設定値以下に低下した場合にのみ発生する。

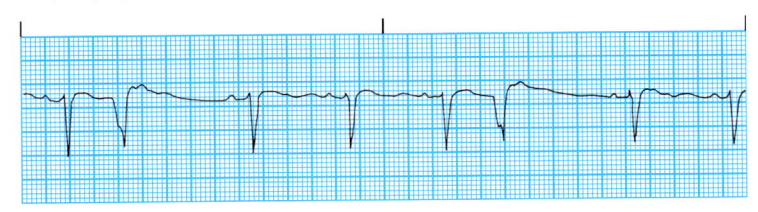

心室期外収縮
- 心室期外収縮は、正常洞調律で予想されるより早いタイミングで発生し、その前にペースメーカースパイクが現れることはない（上の図の網掛け部分を参照）。

不整脈クイックガイド

洞不整脈

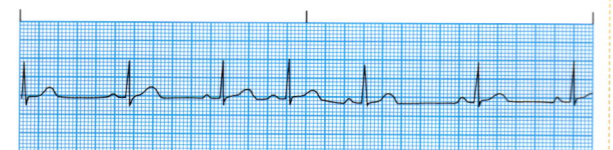

特徴
- リズムは不規則で、呼吸周期に伴い変化する
- PP間隔とRR間隔は吸気時に短く、呼気時に長くなる
- 各QRS波の前に正常なP波

治療
- 通常、治療は不要。基礎原因があれば是正する。

> 点線に添って切り離し、おさらい用のカードにしてください。

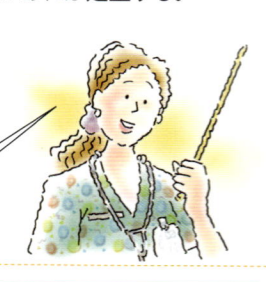

洞徐脈

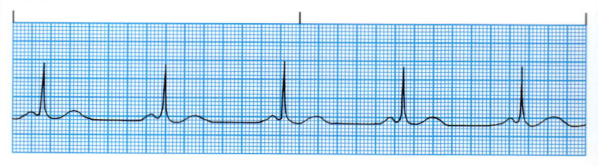

特徴
- リズムは規則的
- 心拍数＜60回／分
- 各QRS波の前に正常なP波
- 正常なQRS波
- QT間隔が延長することもある

治療
- 無症候性なら治療は不要。薬物が原因であれば投与の中止を検討する。
- 心拍出量低下、めまい、脱力、意識レベルの変化、血圧低下などには、一時的または恒久的ペースメーカー、およびアトロピン、ドパミン、またはエピネフリンなどの薬物を考慮する

洞頻脈

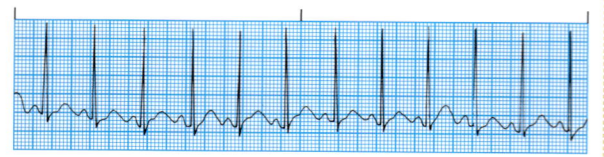

特徴
- リズムは規則的
- 心房拍数・心室拍数＞100回／分
- 各QRS波の前に正常なP波
- 正常なQRS波
- QT間隔が短縮することが多い

治療
- 無症候性なら治療は不要
- 基礎原因の是正
- 心筋虚血を来した場合には、β遮断薬やカルシウムチャンネル遮断薬を投与

洞停止

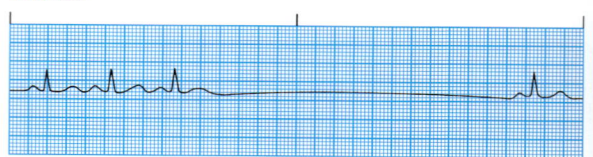

特徴
- PQRST複合波が欠落することを除けばリズムは正常
- PQRST複合波の欠落に伴いP波は間欠的に欠落する。それ以外は各QRS波の前に正常なP波が現れる

治療
- 無症候性なら治療は不要
- 軽度の症状の場合、不整脈の原因となる薬物の中止を検討する
- 症状が発現した場合、アトロピンを投与する
- 繰り返し発生する場合、一時的または恒久的ペースメーカーを装着する

心房期外収縮

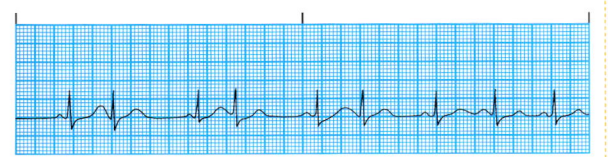

特徴
- 本来よりも早い時期に異常なP波が出現（正常P波と異なる波形）
- P波のあとにQRS波が出現（非伝導性心房期外収縮を除く）
- P波は先行するT波に埋没したり重なったりする

治療
- 無症候性なら治療は不要
- 頻繁に発生する場合はβ遮断薬またはカルシウムチャンネル遮断薬を投与
- 基礎原因の治療。誘発因子（カフェインや喫煙）を避け、ストレスを緩和する対策を講じる

心房頻拍

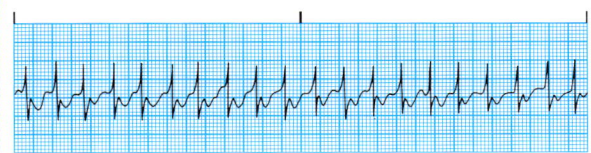

特徴
- 伝導遮断の頻度が一定ならリズムは規則的、そうでなければ不規則
- 心拍数150-250回/分
- P波は規則的だが先行するT波に埋没することもある。P波はQRS波の前に出現する。
- 突然発生し、突然解消する。

治療
- 迷走神経刺激手技やアデノシン投与
- カルシウムチャンネル遮断薬、β遮断薬、アミオダロン、プロカインアミド、ソタロール、ジゴキシンなどの投与、カルディオバージョン
- 心房オーバードライブペーシング
- 他の治療が奏効しない場合、同期カルディオバージョンを考慮してもよい

心房粗動

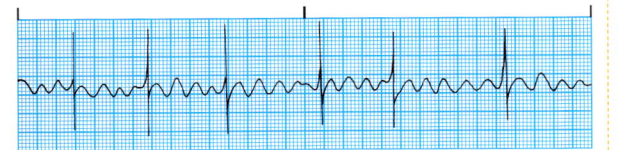

特徴
- 心房のリズムは規則的、心室のリズムは変動する
- 心房拍数は250-400回/分、心室拍数は房室ブロックの程度に依存する
- 鋸歯状P波（F波）

治療
- 容態が安定しており心機能が正常なら、カルシウムチャンネル遮断薬やβ遮断薬
- 心房粗動発生から48時間以内なら、アミオダロン、イブチリド、フレカイニド、プロパフェノン、プロカインアミド
- 容態が不安定なら直ちに同期カルディオバージョン
- 発生から48時間以上経過している場合、カルディオバージョン施行前に抗凝固薬

心房細動

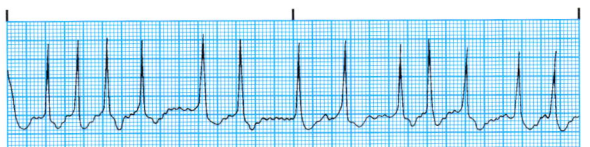

特徴
- 心房・心室ともリズムは極めて不規則
- 心房拍数>400回/分、心室拍数は様々
- P波は出現せず、代わりに細かい細動波が現れる。

治療
- 容態が安定していればカルシウムチャンネル遮断薬またはβ遮断薬
- 心房細動発生から48時間以内なら、アミオダロン、イブチリド、フレカイニド、プロパフェノン、またはプロカインアミド
- 容態が不安定なら直ちに同期カルディオバージョン
- 発生から48時間以上経過している場合、カルディオバージョン施行前に抗凝固薬

移動性ペースメーカー

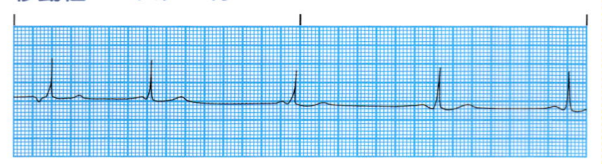

特 徴
- リズムは不規則
- PR間隔は変動する
- P波の波形が変化することから、洞房結節、心房、または房室接合部からの刺激生成が示唆される（特徴：少なくとも3つの異なるP波の波形）

治 療
- 無症候性なら治療は不要
- 症状があれば基礎原因を治療する

接合部期外収縮

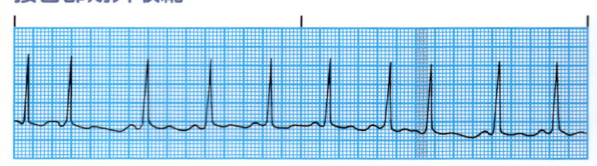

特 徴
- リズムは不規則
- P波はQRS波の前または後ろに陰性波として出現、もしくはQRS波に埋没。
- PR間隔＜0.12秒（P波がQRS波に先行する場合）
- QRS波の波形と幅は正常

治 療
- 無症候性なら治療は不要
- 基礎原因の是正
- ジゴキシンの投与は中止する
- カフェインの摂取を控える

接合部頻拍

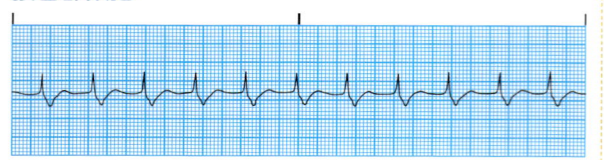

特 徴
- リズムは規則的
- 心拍数100-200回/分
- P波はQRS波の前または後ろに陰性波として出現、もしくはQRS波に埋没。

治 療
- 基礎原因の是正
- ジゴキシンの投与は中止する
- 迷走神経刺激手技、アデノシン、アミオダロン、β遮断薬、カルシウムチャンネル遮断薬などを用いて心拍数を下げる
- ペースメーカーの挿入
- 再発する場合はアブレーション療法

接合部補充調律

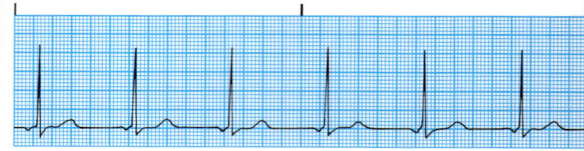

特 徴
- 規則的なリズム
- 心拍数40-60回/分
- P波はQRS波の前または後ろに陰性波として出現、もしくはQRS波に埋没。
- PR間隔＜0.12秒（P波がQRS波に先行する場合）

治 療
- 基礎原因の治療
- 心拍数低下による症状が発現したらアトロピンを投与
- 薬物療法抵抗性ならペースメーカーを挿入
- ジゴキシンの投与は中止する

第1度房室ブロック

特徴
- リズムは規則的
- PR間隔間隔＞0.20秒
- 各QRS波の前にP波、QRS波は正常

治療
- ジゴキシン、カルシウムチャンネル遮断薬、β遮断薬は慎重に用いる
- 基礎原因の是正

第2度Ⅰ型房室ブロック（モビッツⅠ型、ウェンケバッハ型）

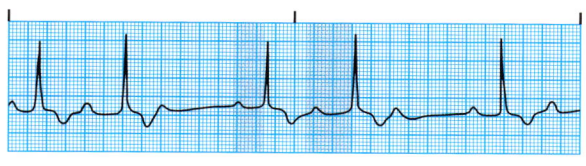

特徴
- 心房のリズムは規則的
- 心室のリズムは不規則
- 心房拍数＞心室拍数
- PR間隔が心拍ごとに徐々に延長し、ついにはQRS波が欠落（心拍が欠落）

治療
- 基礎原因の治療
- 症候性徐脈にはアトロピンを投与、または一時的ペースメーカー
- ジゴキシンの投与は中止する

第2度Ⅱ型房室ブロック（モビッツⅡ型）

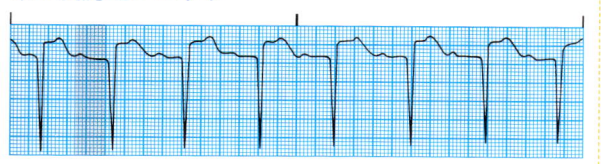

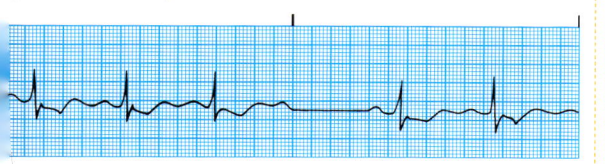

特徴
- 心房のリズムは規則的
- 心室のリズムは不規則なこともある（伝導遮断の程度に依存する）
- QRS波が間欠的に欠落する

治療
- 基礎原因の治療
- 症候性徐脈にはアトロピン、ドパミン、またはエピネフリンを投与（アトロピンは心筋梗塞の虚血を悪化させることがある）
- 一時的または恒久的ペースメーカー
- ジゴキシンの投与は中止する

第3度房室ブロック（完全心ブロック）

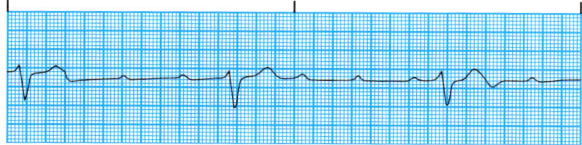

特徴
- 心房・心室のリズムは規則的
- 心室拍数は40-60回/分（房室結節由来）または40回/分未満（プルキンエ系由来）
- P波とQRS波は全く無関係に出現
- QRS波は正常（房室結節由来）または幅広く奇妙な波形（プルキンエ系由来）

治療
- 基礎原因の治療
- 症候性徐脈にはアトロピン、ドパミン、またはエピネフリン（幅広いQRS波にはアトロピンを用いてはならない）
- 一時的または恒久的ペースメーカー

心室期外収縮

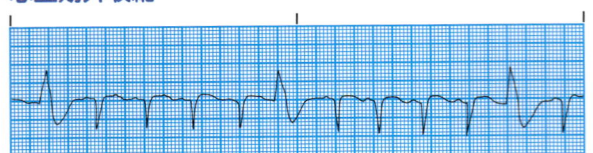

特 徴
- 基本調律は規則的、心室期外収縮ではP波が欠落
- 心室期外収縮が発生すると心室のリズムは不規則に
- 通常、期外収縮QRS波の後には代償性休止期
- QRS波は幅広く奇妙な波形、QRS幅＞0.12秒
- 期外収縮QRS波は単発性のこともあれば、2拍または3拍連続することもある。単源性または多源性。
- 複数回連続するものや、多源性を示すもの、R-on-T型などは最も危険

治 療
- 必要に応じてプロカインアミド、リドカイン、アミオダロンなどを投与する。
- 基礎原因の治療
- 低カリウム血症が原因の場合、塩化カリウムを静注

心室頻拍

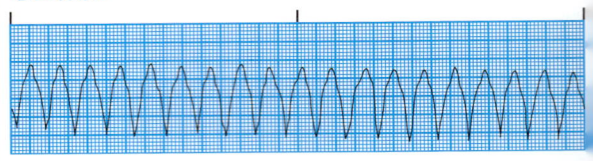

特 徴
- 心室拍数100-250回/分
- QRS波は幅広く奇妙な波形、QRS幅＞0.12秒
- P波は識別不能

治 療
- 脈拍のある単形性心室頻拍：アミオダロンを投与し、二次救命処置を行う。奏功しない場合は同期カルディオバージョン
- 多形性心室頻拍：直ちに除細動
- ドルサード・ド・ポアン：QT間隔延長作用のある薬物を中止し、電解質不平衡を是正
- 脈が無い心室頻拍：心肺蘇生を開始し、心室細動の治療に準じた治療を行う。

心室細動

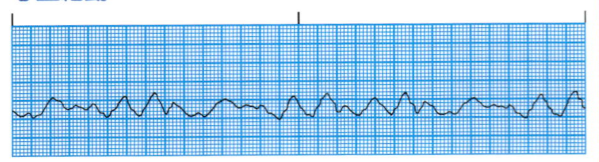

特 徴
- 心室のリズムは速く無秩序
- QRS波は幅広く不規則、P波は見られない

治 療
- 除細動と心肺蘇生
- エピネフリンまたはバソプレシン、アミオダロンまたはリドカイン。奏功しない場合は硫酸マグネシウムまたはプロカインアミド。
- 気管内挿管
- 心室細動の再発リスクがある場合、植込み型除細動器

心静止

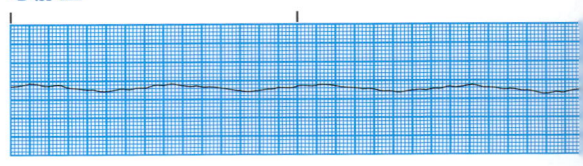

特 徴
- 心房・心室ともに拍動もリズムも観察されない
- P波、QRS波、T波のいずれも全く認められない

治 療
- 二次救命処置プロトコルに従い心肺蘇生
- 気管内挿管
- 基礎原因の治療
- 指示に従いエピネフリンを反復投与

用語集

アブレーション：外科的処置または高周波電流により過敏な異所性中枢を除去すること。頻脈性不整脈の予防に用いる。

アーチファクト：患者の体動や、電子機器の不適切な設置または故障などにより、心電図上に生じる波形干渉

異所性収縮：洞房結節と異なる部位から生成したインパルスにより生じる収縮

陰性：心電図波形の陰性（下向き）の振れ

外因性：心臓の電気系のうち、生来のものとは異なる部分のこと

拡張期：心周期において両心房（心房拡張期）または両心室（心室拡張期）が弛緩し、血液が充満する時相のこと

カルディオバージョン：電気ショックまたは薬物療法により正常調律に復帰させること。

脚ブロック：一方の脚枝においてインパルスの伝導遅延または伝導途絶が生じること

逆行性脱分極：脱分極が下向きに（心室へ）ではなく逆向きに（心房へ）進むこと。その結果、陰性P波が現れる。

頸動脈洞マッサージ：頸動脈洞を指で押さえて圧迫し、心拍数を下げる方法。

梗塞部誘導：心臓の梗塞部位を直接描出する誘導

後負荷：左心室が大動脈に血液を駆出する時にかかる抵抗のこと

興奮性：心筋細胞が電気刺激に反応する能力のこと

催不整脈：薬物療法などにより不整脈が誘発される、または悪化すること

再分極：脱分極後、心筋細胞の細胞膜電位が静止電位に戻ること

3段脈：期外収縮が2拍おきに発生すること。正常なQRS波が2拍続いた後に期外収縮のQRS波波が1拍現れる。

三連発：期外収縮が3拍連続して発生すること

持続性心室頻拍：30秒以上続く心室頻拍

自動能：心筋細胞が自らインパルスを発生する能力

自動能亢進：ペースメーカー細胞の発火頻度が上昇し、固有発火頻度よりも高くなった状態

収縮期：心周期において、心房が収縮する時相のことを心房収縮期、心室が収縮する時相のことを心室収縮期と呼ぶ。

収縮能：心筋細胞がインパルスを受けて収縮する能力のこと

除細動：電気ショックにより細動を停止させること

心電図複合波：1回の心周期の電気的現象を描出する波形。主に5つの波形（P、Q、R、S、T波）から構成され、特殊な状態においては6番目の波形（U波）が現れる。PR間隔、QT間隔、ST部分などのパラメーターもその構成要素である。

心拍出量：左心室から1分間に駆出される血液量のこと。正常値は4-8 L／分。

振幅：波形の高さ

心房キック：心房収縮によって心室に送られる血液の量。心拍出量の約30％に相当する。

ストークス-アダムズ発作：突然の心拍数低下や心拍停止により生じる、めまいや意識消失の発作

生体内変換：酵素の働きにより物質が一連の化学変化を受けること。薬物の生体内変換により活性型または不活性型の代謝産物が生成する。

旋回性リエントリー：一方向性ブロックが存在する伝導路において伝導遅延が生じ、インパルスが活性を保ったままブロック部位周辺組織に再び到着して2度目の興奮を生じること。

前負荷：心室拡張期末期に、心室内に充満する血液が心室筋を伸展させる力

代償性休止期：期外収縮の後、再び洞房結節からの正常な刺激伝導が可能になるまで、心臓の収縮が欠落する期間のこと。

多形性：心室頻拍のタイプを表す用語で、QRS波が一泊ごとに変化することを意味する

対側誘導：梗塞部位の反対側の領域を描出する誘導

多形性（多源性）：心室期外収縮のタイプを表す用語で、複数の異所性中枢でインパルスが発生するためQRS波が様々な波形を示すことを意味する

脱分極：電気的インパルスに対する心筋細胞の反応。イオンの細胞膜透過を惹起し、心筋の収縮を引き起こす。

単一誘導心電図：特定の誘導において心臓の電気的活動を示す複数の心電図複合波を記録したもの

単形性（単源性）：心室期外収縮のタイプを表す用語で、単一の異所性中枢に由来するためQRS波が一様な波形を示すことを意味する

単形性：心室頻拍のタイプを表す用語で、すべてのQRS波が一様な波形を示すことを意味する

遅延電位：脱分極後に起きる心臓の電気的活動。遅延電位が認められる患者は心室頻拍を起こしやすい。

治療抵抗性：不整脈のタイプを表す用語で、通常の治療に反応しないことを意味する

電気軸：前額面誘導で観察される脱分極の波が進む方向

伝導：電気的インパルスが心筋を介して伝わること

伝導性：1個の心筋細胞が他の細胞に電気的インパルスを伝える能力のこと。

内因性：心臓の刺激伝導系から自然に発生する電気刺激

二相性：複合波に上向きの振れと下向きの振れが含まれること。通常、誘導軸に対して電流が垂直に流れるときに観察される。

2段脈：期外収縮が1拍おきに発生すること。正常QRS波と期外収縮のQRS波が交互に現れる。

2連発：連続して2拍の期外収縮が発生すること

非持続性心室頻拍：発生から30秒以内に停止する心室頻拍

不応期：心筋の興奮性が低下する時相

不整脈：本来とは異なる部位からの刺激生成、あるいは刺激伝導の異常により、正常な心調律が妨げられること

ヴァルサルヴァ手技：声門を閉じて強く息を吐く方法。心拍数を下げるために用いる。

振れ：波形の向き。電流の方向に依存する。

変行伝導：正常な刺激伝導系とは異なる経路を介してインパルスが伝導すること

ペースメーカー：インパルスを発生して心筋を脱分極させる細胞のこと。もしくは、心臓に電気刺激を送り心筋を脱分極させる電池式デバイスのこと。

捕捉：心臓ペーシングが成功すること。心電図上では、ペースメーカースパイクの後にP波とQRS波が現れる。

発作性：不整脈のエピソードが突然始まり突然終わること

迷走神経刺激：薬物または手技により迷走神経を刺激し、心拍数を下げること

誘導：胸壁に装着した電極を通して心臓の特定領域の電気的活動を検出し描出すること

4段脈：期外収縮が3拍おきに発生すること。正常QRS波が3拍続いた後に期外収縮のQRS波が1拍現れる。

リエントリーの機序：インパルスが正常な刺激伝導路を伝わらず、環状の伝導路を旋回すること

参考文献

"2005 American Heart Association Guidelines for Cardiopulmonary Resuscitation and Emergency Cardiovascular Care, Part 7.2: Management of Cardiac Arrest," *Circulation* 112:IV-58-IV-66, 2005.

"2005 American Heart Association Guidelines for Cardiopulmonary Resuscitation and Emergency Cardiovascular Care, Part 7.3: Management of Symptomatic Bradycardia and Tachycardia," *Circulation* 112:IV-58-IV-66, 2005.

"2005 American Heart Association Guidelines for Cardiopulmonary Resuscitation and Emergency Cardiovascular Care," *Circulation* 112:IV-67-IV-77, 2005.

Baranchuk, A., et al. "Electrocardiography Pitfalls and Artifacts: The 10 Commandments," *Critical Care Nurse* 29(1):67–73, February 2009.

Cardiovascular Care Made Incredibly Easy, 2nd ed. Philadelphia: Lippincott Williams & Wilkins, 2009.

Cohen, B.J., and Taylor, J.J. *Memmler's Structure and Function of the Human Body*, 9th ed. Philadelphia: Lippincott Williams & Wilkins, 2009.

Drew, B., et al. "AHA Scientific Statement Endorsed by the International Society of Computerized Electrocardiology and the American Association of Critical-Care Nurses," *Journal of Cardiovascular Nursing* 20(2):76–106, March-April 2005.

Edgerton, J.R., et al. "Minimally Invasive Surgical Ablation of Atrial Fibrillation: Six-month Results," *Journal of Thoracic and Cardiovascular Surgery* 138(1):109–14, July 2009.

García-Niebla, J. "Comparison of P-Wave Patterns Derived from Correct and Incorrect Placement of V1-V2 Electrodes," *Journal of Cardiovascular Nursing* 24(2):156–61, March-April 2009.

Jacobson, C. "Alternative Monitoring Leads for Arrhythmia Interpretation," *AACN Advanced Critical Care* 20(1):392–96, October-December 2009.

Jacobson, C. "ECG Challenges: Diagnosis of Acute Coronary Syndrome," *AACN Advanced Critical Care* 19(1):101–08, January-March 2008.

Kumar, D. "Cardiac Monitoring: New Trends and Capabilities: Learn How Advances in Technology and Research Have Enhanced Your Ability to Monitor Patients for Dysrhythmias and Ischemia," *Nursing2008* 38(3):1–4, Spring 2008.

Lynn-McHale Wiegand, D.J., and Carlson, K.K., eds. *AACN Procedure Manual for Critical Care*, 5th ed. Philadelphia: W.B. Saunders Co., 2005.

Moses, H.W., and Mullin, J.C. *A Practical Guide to Cardiac Pacing*, 6th ed. Philadelphia: Lippincott Williams & Wilkins, 2007.

Nursing Know-How: Interpreting ECGs. Philadelphia: Lippincott Williams & Wilkins, 2009.

Pelter, M.M. "Electrocardiographic Monitoring in the Medical-Surgical Setting: Clinical Implications, Basis, Lead Configurations, and Nursing Implications," *MedSurg Nursing* 17(6):421–28, December 2008.

Rocca, J. "Responding to Atrial Fibrillation," *Nursing2009 Critical Care* 4(2):5–8, March 2009.

Sandau, K., and Smith, M. "Continuous ST-Segment Monitoring: Protocol for Practice," *Critical Care Nurse* 29(4):39–49, August 2009.

Stern, S., and Sclarowsky, S. "The ECG in Diabetes Mellitus," *Circulation* 120(16):1633–36, October 2009.

Surawicz, B., and Knilans, T. *Chou's Electrocardiography in Clinical Practice*, 6th ed. Philadelphia: W.B. Saunders Co., 2008.

Wagner, G.S., and Marriott, H.G. *Marriott's Practical Electrocardiography*, 11th ed. Philadelphia: Lippincott Williams & Wilkins, 2008.

索引

iは図、tは表を表す

60Hz干渉 37
　トラブルシューティング 39t
AAIペースメーカーモード 183, 184i
aV_F誘導 28, 29i
　電極装着部位 246i
　描出される心臓の部位 241i
aV_R誘導 28, 29i
　電極装着部位 246i
　描出される心臓の部位 241i
aV_L誘導 28, 29i
　電極装着部位 246i
　描出される心臓の部位 241i
DDDペースメーカーモード 185-186, 185i
　心電図の評価 186
ICD（植込み型除細動器を参照）
J点 48
MCL_1誘導 30-31
MCL_6誘導 31
Mobitz, Woldemar 158
Modified chest lead 30-31
PAC（premature atrial contraction）（心房期外収縮を参照）
PR間隔 44i, 45, 257
　移動性ペースメーカーの− 104, 104i
　小児の− 46
　心室期外収縮の− 129, 129i
　心室固有調律の− 134, 134i
　心室細動の− 142, 143i
　心室頻拍の− 138, 138i
　心房期外収縮の− 89, 90i
　心房細動の− 101i
　心房粗動の− 97i
　心房頻拍の− 92, 92i
　正常洞調律の− 57

　接合部期外収縮の− 114, 115i
　接合部頻拍の− 120i, 121
　接合部補充調律の− 116, 117i
　促進接合部調律の− 118i, 119
　測定 54
　第1度房室ブロック 156, 156i
　第3度房室ブロック 164, 165i
　第2度I型房室ブロック 158, 158i
　第2度II型房室ブロック 162i
　多源性心房頻拍の− 94i
　洞徐脈の− 68, 69i
　洞停止の− 76, 76i
　洞頻脈の− 71, 71i
　洞不整脈の− 65i
　洞不全症候群の− 79, 80i
　特徴 45
　変動 45
　発作性心房頻拍の− 94i
PP間隔 51, 52i
　洞不整脈の− 65
PVC（premature ventricular contraction）（心室期外収縮を参照）
P波 43-45, 44i, 257
　移動性ペースメーカーの− 104, 104i
　心室期外収縮の− 129-130, 129i
　心室細動の− 142, 143i
　心室頻拍の− 138, 138i
　心房期外収縮の− 89, 90i
　心房細動の− 100, 101i
　心房粗動の− 97, 97i
　心房頻拍の− 91-92, 92i
　正常洞調律の− 56i, 57
　接合部期外収縮の− 114, 115i
　接合部頻拍の− 120-121, 121i
　接合部補充調律の− 116, 117i

　促進接合部調律の− 118i, 119
　第1度房室ブロック 156, 156i
　第3度房室ブロック 164, 165i
　第2度I型房室ブロック 158, 158i
　第2度II型房室ブロック 162i
　多源性心房頻拍の− 94i
　洞徐脈の− 68, 69i
　洞停止の− 76, 76i
　洞頻脈の− 71, 71i
　洞不整脈の− 65i
　洞不全症候群の− 79, 80i
　特徴 43-44
　評価 54
　変動 45
　発作性心房頻拍の− 94i
　心室固有調律の− 134, 134i
QRS波 45-48, 46t, 47i, 257
　移動性ペースメーカーの− 104, 104i
　記録 47i
　小児の− 46t
　心室期外収縮の− 129-130, 129i
　心室固有調律の− 134, 134i
　心室細動の− 142, 143i
　心室頻拍の− 138, 138i
　心房期外収縮の− 89, 90i
　心房細動の− 101i
　心房粗動の− 97i, 98
　心房頻拍の− 91-92, 92i
　正常洞調律の− 56i, 57
　接合部期外収縮 114, 115i
　接合部頻拍の− 120-121, 120i
　接合部補充調律の− 116, 117i
　促進接合部調律の− 118i, 119
　測定 54
　第1度房室ブロック 156, 156i
　第3度房室ブロック 164, 165i

358

第2度I型房室ブロック　158, 158i
　第2度II型房室ブロック　161, 162i
　多源性心房頻拍の−　94i
　洞徐脈の−　68, 69i
　洞停止の−　76, 76i
　洞頻脈の−　71, 71i
　洞不整脈の−　65i
　洞不全症候群の−　79, 80i
　波形　47i
　発作性心房頻拍の−　94i
QT延長症候群　50
QT間隔　44i, 49-50
　移動性ペースメーカーの−　104, 104i
　心室期外収縮の−　129, 129i
　心室固有調律の−　134, 134i
　心室細動の−　142, 143i
　心室頻拍の−　138, 138i
　心房期外収縮の−　90i
　心房細動の−　101i
　心房粗動の−　97i, 98
　心房頻拍の−　92i, 93
　正常洞調律の−　57
　接合部期外収縮　114, 115i
　接合部頻拍の−　120i
　接合部補充調律の−　116, 117i
　促進接合部調律の−　118i, 119
　測定　55
　第1度房室ブロック　156, 156i
　第3度房室ブロック　165i
　第2度I型房室ブロック　158i
　第2度II型房室ブロック　162i
　多源性心房頻拍の−　94i
　洞徐脈の−　68, 69i
　洞停止の−　76, 76i
　洞頻脈の−　71, 71i
　洞不整脈の−　65i
　洞不全症候群の−　79, 80i
　特徴　49
　補正　55

　発作性心房頻拍の−　94i
　−を延長させる薬物　47i
Q波　44i, 47, 257
　小児の−　270
RR間隔　51-52, 52i
　移動性ペースメーカーの−　104
　心房細動の−　100
　洞不整脈の−　65
R波　44i, 47
　−の増高　256, 256i
R-on-T現象　130, 132i
S波　44i, 47
ST部分　257
　上昇　48i
　低下　48i
　特徴　48
　変化　48i
T波　44i, 49, 257
　移動性ペースメーカーの−　104, 104i
　心室期外収縮の−　129i, 130
　心室固有調律の−　134, 134i
　心室細動の−　142, 143i
　心室頻拍の−　138, 138i
　心房期外収縮の−　89, 90i
　心房細動の−　101i
　心房粗動の−　97i,
　心房頻拍の−　92-93, 92i
　正常洞調律の−　57
　接合部期外収縮　114, 115i
　接合部頻拍の−　120i, 121
　接合部補充調律の−　116, 117i
　促進接合部調律の−　118i, 119
　第1度房室ブロック　156, 156i
　第3度房室ブロック　164, 165i
　第2度I型房室ブロック　158i
　第2度II型房室ブロック　162i
　多源性心房頻拍の−　94i
　洞徐脈の−　68, 69i
　洞停止の−　76, 76i
　洞頻脈の−　71, 71i

　洞不整脈の−　65i
　洞不全症候群の−　79, 80i
　特徴　49
　評価　55
　発作性心房頻拍の−　94i
U波　44i, 51
　特徴　51
VVIペースメーカーモード　184-185, 184i
V_1誘導　29, 30i
　電極装着部位　244, 247i
　描出される心臓の部位　241i
V_2誘導　29, 30i
　電極装着部位　244, 247i
　描出される心臓の部位　241i
V_3誘導　29, 30i
　電極装着部位　244, 247i
　描出される心臓の部位　241i
V_4誘導　29, 30i
　電極装着部位　244, 247i
　描出される心臓の部位　241i
V_5誘導　29, 30i
　電極装着部位　244, 247i
　描出される心臓の部位　241i
V_6誘導　29, 30i
　電極装着部位　244, 247i
　描出される心臓の部位　241i
Wenckebach, Karel Frederik　158
WPW症候群　112i
β_1アドレナリン受容体　216
β_2アドレナリン受容体　216
βアドレナリン受容体遮断薬　216-218
　効果　217
　心血管系有害作用　218
　心選択性−　216
　治療ガイドライン　218
　投与ガイドライン　217-218
　非心血管系有害作用　218
　非選択性−　216

索引

Ia群抗不整脈薬　207-211
　　活動電位と―　206i
　　効果　209i
　　非心血管系有害作用　210, 211
Ib群抗不整脈薬　212-213
　　活動電位と―　206i
　　効果　212i
　　非心血管系有害作用　213
Ic群抗不整脈薬　213-216
　　活動電位と―　206i
　　効果　214i
　　非心血管系有害作用　214, 216
II群抗不整脈薬　216-219
　　活動電位と―　206i
　　効果　217i
　　非心血管系有害作用　218
III群抗不整脈薬　219-223
　　活動電位と―　206i
　　効果　219i
　　非心血管系有害作用　220, 223
IV群抗不整脈薬　223-226
　　活動電位と―　206i
　　効果　224i
　　非心血管系有害作用　225, 226

あ

アイントーヴェン三角　28i
アセチルコリン　12
圧受容器　13
アデノシン　226-227
　　心血管系有害作用　227
　　治療ガイドライン　227
　　投与ガイドライン　227
　　非心血管系有害作用　227
アドレナリン作動性神経支配　11
アトロピン　228-229
　　心血管系有害作用　228
　　治療ガイドライン　228-229
　　投与ガイドライン　228
　　非心血管系有害作用　228

アミオダロン　219-221
　　効果　219i
　　心血管系有害作用　220
　　治療ガイドライン　220-221
　　投与ガイドライン　219
　　非心血管系有害作用　220
アンダーセンシング（ペースメーカーの）　118i, 189
アーチファクト　37, 39
　　トラブルシューティング　38t
異所性興奮　18
一時的ペースメーカー　178-181
　　経静脈的―　178
　　経皮的―　179-180
　　心外膜　178
　　適応　178
1回拍出量　11
　　―に影響を及ぼす因子　11
移動性ペースメーカー　103-105
　　原因　103
　　心電図　104i
　　治療　105
　　特徴　104, 104i
イブチリド　221-222
　　効果　219i
　　心血管系有害作用　221
　　治療ガイドライン　221-222
　　投与ガイドライン　221
ウェンケバッハ周期　158
植込み型除細動器　197
　　患者教育　199-200
　　機構　197
　　治療ガイドライン　199
　　―による治療　197-198, 198t
　　プログラミング　198-199
右脚　17
右脚ブロック
　　関連する疾患　264
　　心電図変化　264-265, 266i
　　心拍依存性―　264
　　病態生理　265i

右室心筋梗塞　275-277
　　合併症　276
　　損傷部位の特定　271i
　　特徴的心電図所見　276-277, 277i
ヴァルサルヴァ洞　8
エスモール　217（II群抗不整脈薬も参照）
エピネフリン　11, 230-231
　　心血管系有害作用　231
　　治療ガイドライン　231
　　投与ガイドライン　230
　　非心血管系有害作用　231
オーバーセンシング（ペースメーカーの）　189

か

回旋枝　9
カウントダウン法による心拍数の求め方　53
拡張期　8, 9
角度法による心臓の電気軸の求め方　260, 261i
加算平均心電図　250-251
　　検査対象となる患者　250
　　仕組み　250-251
　　電極装着部位　250i
下大静脈　4, 6i, 7
活動電位曲線　13, 15i
活動電位と抗不整脈薬　205、206i
下壁心筋梗塞　273
　　合併症　273
　　原因　273
　　損傷部位の特定　271t
　　特徴的心電図所見　273, 276i
紙と鉛筆でリズムを測定する方法　52i
カリウムチャンネル遮断薬（III群抗不整脈薬を参照）
カルシウムチャンネル遮断薬（IV群抗不整脈薬を参照）

カルディオバージョン　198t
間欠的心室ペーシングの心電図　185, 186i
冠静脈洞　9
完全心ブロック（第3度房室ブロックを参照）
完全房室解離　166
感知不全（自発性興奮の）　188i, 189
冠動脈　8-9
冠動脈口　8
機器の故障　39
キシロカイン（リドカインを参照）
キニジン　208-210
　効果　209i
　心血管系有害作用　209
　治療ガイドライン　209-210
　投与ガイドライン　208-209
　非心血管系有害作用　210
脚ブロック　264-267
　右－　264-265, 265i, 266i
　左－　265-267, 267i, 268i
逆流　6
逆行性伝導　18
キャリパーによるリズムの測定　52i
狭心症　262-264
　安定－　263
　心電図変化　263-264, 263i
　不安定－　263
虚血領域　269i, 270
クリップ式リード線　35, 35i
経静脈的ペースメーカー　178
頸動脈洞マッサージ　13, 95, 95i
　高齢患者　95
経皮的ペースメーカー　136i, 179-180
撃発活動　19
　心房不整脈の原因　88
結節間路　16i
毛羽立ったベースライン　37
　トラブルシューティング　39t

腱索　6i, 7
ケント束　112i
交感神経系と心臓　11
恒久的ペースメーカー　178
　ペーシング　179i
高周波アブレーション　155, 194-197
　患者教育　196-197
　治療　196
　適応　194
　手順　194-196, 195i
梗塞領域　269-270, 269i
後脱分極　19, 88
高度房室ブロック　161i
抗頻拍ペーシング　198t
後負荷　11, 12i
抗不整脈薬　205-232
　活動電位と－　205, 206i
　患者教育　232
　分布とクリアランス　207-208
　分類　206-207
興奮性　13
後壁心筋梗塞　278-279
　原因　278
　損傷部位の特定　271t
　特徴的心電図所見　278-279, 278i
高齢者
　頸動脈洞マッサージ　95
　ジルチアゼムの作用時間の延長　226
　心臓の変化　5
　心電図の変化　47
　ペースメーカー　181
　房室ブロック　154
呼吸と洞不整脈　64, 64i
5点誘導法　31
　電極装着部位　32-33i
コリン作動性神経支配　11-13
コーディングシステム（ペースメーカーの）　181-183, 182i

さ

最後の砦の調律（心室固有調律を参照）
細動波　99
再分極　13
左脚　17
左脚ブロック
　心電図変化　266-267, 268i
　病態生理　267i
　－を伴う疾患　265
三尖弁　6-7, 6i
3点誘導法　31
　電極装着部位　32-33i
ジェネレーター（ペースメーカーの）　176-177, 180-181, 180i
ジゴキシン　229-230
　効果　229i
　心血管系有害作用　229-230
　治療ガイドライン　230
　投与ガイドライン　229
　非心血管系有害作用　230
ジゴキシン毒性の徴候　91
ジゴシン（ジゴキシンを参照）
失神と洞停止　77
自動体外式除細動器　143-144
自動能　13, 18
　心房不整脈の原因　87
死の不整脈（心静止を参照）
四分円法による心臓の電気軸の求め方　259-260, 259i
縦隔と心臓の位置　3
収縮期　8, 9
収縮性　11, 12i, 13
12誘導心電図　25, 239
　解釈　255-279
　小児での測定　243
　測定記録の見方　248-249, 249i
　測定の準備　243-244, 245-247i, 246-248
　多チャンネル心電計　248, 249i

―で特定される病的状態　239
―で用いられる誘導　240-242
電気軸　242
電話伝送モニタリング　240
―に影響を及ぼす疾患　262-271
描出される心臓の部位　25, 241i
利点　239
10倍法による心拍数の求め方　52-53
循環
　側副―　9
　体―　7
　肺―　7
瞬時ベクトル　242
上室頻拍　121
上大静脈　4, 6i, 7
小児
　QRS波　46t
　Q波　270
　徐脈　68
　心臓の位置　4
　心電図測定　243
　正常な心電図所見　257
　トルサード・ド・ポアン　139
　発火頻度　17, 18
　頻拍　68
　ペースメーカー　183
漿膜性心膜　4, 5i
除細動　142-143, 198t
徐脈（洞徐脈も参照）
　症候性―　70
　小児の―　68
　―による失神　68
徐脈に対する二次救命処置アルゴリズム　306i-307i
徐脈頻脈症候群　78
徐脈ペーシング　198t
ジルチアゼム　225-226
　効果　224i
　心血管系有害作用　225
　治療ガイドライン　226

投与ガイドライン　225
非心血管系有害作用　226
心音　6
心外膜　4, 5i
心外膜ペースメーカー　178
心筋　4, 5i
心筋梗塞　267-271
　鏡像的変化　268, 269i
　患者のモニタリング　270
　虚血領域　269i, 270
　梗塞領域　269-270, 269i
　種類の特定　271-273, 271t, 272i, 274i, 275-279, 275i, 276i, 277i, 278i
　心電図変化　270
　損傷部位の特定　271t
　損傷領域　269i, 270
　治療　270-271
心血管系
　解剖学　3-9
　生理学　9-19
心雑音　7
心室　5, 6
心室期外収縮
　原因　128
　3段脈　131i
　心電図　129i
　代償性休止期　130
　多形性―　131i
　他の調律との鑑別　131
　徴候と症状　130
　治療　132
　特徴　129-130, 129i
　2段脈　131i
　2連発　131i
　臨床的意義　128-129
　R-on-T現象　132i
心室期外収縮の鑑別　131
心室駆出（心周期の時相）　10i
心室固有調律　133-136
　原因　133

心室補充収縮と―　133
促進―　134, 135i
徴候と症状　134
治療　135-136, 136i
特徴　133-134, 134i, 135i
臨床的意義　133
心室細動　141-144
　原因　141
　徴候と症状　142
　治療　142-144
　特徴　142, 143i
　臨床的意義　142
心室充満（心周期の時相）　10i
心室静止（心静止を参照）
心室中隔　5
心室デマンド型ペースメーカー　184-185, 184i
心室内伝導障害　192
心室のリズムの測定　51, 52i
心室頻拍　137-141
　原因　137
　徴候と症状　139-140
　治療　140-141
　特徴　137-138, 138
　トルサード・ド・ポアン　139i
　小児の―　139
　臨床的意義　137
心室不整脈　127-146
　徴候と症状　127
　特徴　127
　臨床的意義　128
心室補充収縮　133
心周期　9-11, 10i
　心拍出量と―　10-11
　―の時相　13-14, 15i
心静止
　原因　144-145
　徴候と症状　144, 145
　治療　145-146
心臓
　解剖学　3-7

索引

　刺激伝導系　15-18
　小児の心臓の位置　4
　神経分布　11-13
　心臓内部の血液の流れ　7-9
　水平面　25
　前額面　25
　電気的インパルスの伝播　13-15
　年齢による変化　5
心臓再同期療法（両心室ペースメーカーを参照）
心臓の静脈　9
心臓のリズムの測定　51-52, 52i
心調律の観察　35-37, 36i
心停止に対する二次救命処置アルゴリズム　142, 304i-305i
心電図記録紙　36, 36i
　縦軸　36i, 37
　横軸　36i, 37
心電図記録紙の方眼　36, 36i
心電図検査法
　記録される情報　24
　高齢者の－　47
　種類　25
　電流の方向と波形の振れ（極性）　24, 24i
　面　25
　モニタリング　26
　誘導　24
心電図の複合波　43-51, 44i, 46t, 47i, 48i, 50t
心内膜　4, 5i
心内膜ペースメーカーの植込み術　179i
心拍出量　10-11
心拍数上昇アラームの誤作動　38t
心拍数の求め方　51-52, 52i
心房　4
心房期外収縮　88-90
　原因　88
　心電図　90i
　第2度Ⅱ型房室ブロックとの鑑別

　　89i
　徴候と症状　89-90
　治療　90
　伝導性－　88, 89
　特徴　89, 90i
　非伝導性－　88, 89
　病態生理　88-89
　誘発因子　88
　臨床的意義　88-89
心房キック　10
心房細動　99-103
　原因　99
　徴候と症状　101
　治療　101-103
　洞調律復帰に伴うリスク　100
　特徴　100-101, 101i
　病態生理　99-100
　臨床的意義　100
心房静止　73
心房粗動　96-99
　原因　96-97
　徴候と症状　98
　治療　98-99
　洞頻脈との鑑別　98
　特徴　97-98, 97i
　病態生理　96-97
　臨床的意義　97
心房中隔　4
心房デマンド型ペースメーカー　183, 184i
心房のリズムの測定　51, 52i
心房頻拍　91-96
　原因　91
　多源性－　94i
　徴候と症状　93, 95
　治療　95-96
　特徴　91-93, 92i
　病態生理　91
　発作性－　94i
　臨床的意義　91
心房不整脈　87-105

　原因　87-88
心房弁　6-7, 6i
心膜　4, 5i
心膜液　4
心膜液貯留　4
心膜腔　4, 5i
水平面（心臓の）　25
数列法による心拍数の求め方　53, 53i
スターリングの法則　12i
ストークス-アダムズ発作　68
スナップ式リード線　35, 35i
静止電位　13
正常洞調律　56-57, 56i
　特徴　56-57
精神状態の変容と洞不全症候群　81
生体内変換　208
接合部期外収縮
　原因　114
　徴候と症状　115
　治療　115
　特徴　114, 115i
接合部頻拍　119-122
　原因　120
　徴候と症状　121
　治療　121-122
　特徴　120-121, 120i
　臨床的意義　120
接合部不整脈　111-122
　心拍数の比較　121i
　心房不整脈との鑑別　113
　P波の位置　113i
接合部補充調律　116-117
　原因　116
　小児と運動選手の－　116
　心電図　117i
　徴候と症状　117
　治療　117
　特徴　116-117, 117i
　臨床的意義　116
線維性心膜　4, 5i

索引

前額面(心臓の)　25
前胸部誘導　28-29, 242
　　電極装着部位　30i, 244, 247i
　　描出される心臓の部位　241i
1500法による心拍数の求め方　53
前負荷　11, 12i
前壁心筋梗塞　271-273
　　合併症　273
　　損傷部位の特定　271t
　　特徴的心電図所見　272i, 273
双極肢誘導　240, 241i, 244
　　電極装着部位　244, 251i
　　描出される心臓の部位　241i
増幅肢誘導　241, 241i, 242
　　電極装着部位　246i
　　描出される心臓の部位　241i
僧帽弁　6-7, 6i
促進接合部調律
　　原因　118
　　小児の−　119
　　徴候と症状　119
　　治療　119
　　特徴　118i, 119
　　臨床的意義　118-119
塞栓症の徴候　81
側副循環　9
側壁心筋梗塞　273
　　合併症　273
　　原因273
　　損傷部位の特定　271t
　　特徴的心電図所見　273, 275i
ソタロール　218(II群抗不整脈薬も参照)
粗動波　96
損傷領域　269i, 270

た

第1度洞房ブロック　74i
第1度房室ブロック　155-157
　　原因　155

徴候と症状　156
治療　157
特徴　156, 156i
臨床的意義　155-156
第I誘導　27
　　電極装着部位　28i, 245i
　　描出される心臓の部位　241i
第3度洞房ブロック　75i
第3度房室ブロック　163-167
　　原因　163-164
　　先天性心疾患修復術後の−　164
　　徴候と症状　164-165
　　治療　165-167
　　特徴　164, 165i
　　臨床的意義　164
第III誘導　27
　　電極装着部位　28i
体循環　7
代償性休止期　130
大動脈　7, 8
大動脈弁　6i, 7
第2度I型洞房ブロック　74i
第2度I型房室ブロック　157-159
　　原因　157
　　徴候と症状　159
　　治療　159
　　特徴　157-158, 158i
　　臨床的意義　157
第2度II型洞房ブロック　74i
第2度II型房室ブロック　160-163
　　原因　160
　　徴候と症状　162
　　治療　162-163
　　特徴　161, 162i
　　臨床的意義　160
第II誘導　27
　　電極装着部位　28i, 245i
　　描出される心臓の部位　241i
多源性心房頻拍
　　心電図　94i
多チャンネル心電計　248

心電図記録　248, 249i
脱分極−再分極サイクル　13
　　−の時相　13-14, 14i
単一誘導心電図　25
　　解釈　43-57
　　8ステップ法　51-55
　　−による電気的活動の監視　25
　　パターン　158, 159i
タンボコール(フレカイニドを参照)
遅延後脱分極　19
中隔心筋梗塞　273
　　損傷部位の特定　274t
　　特徴的心電図所見　273, 274i
デルタ波　112i
テレメトリーモニタリング　26
　　電極装着部位　31, 32-33i
　　利点　26
電気軸　242
　　軸偏位
　　　　原因　262
　　　　−に影響を及ぼす因子　260-262
　　　　年齢による変化　259
　　　　求め方　257-260, 258i, 259i
　　　　6軸座標系　258, 258i
電気的インパルス
　　異常な−　18-19
　　−の伝播　13-15, 14i, 15i
電気的干渉　37
　　トラブルシューティング　39t
伝導系　15-17, 16i
伝導性　13
電流の方向と波形の振れ　24, 24i
電話伝送モニタリング　240
同期カルディオバージョン　102
同期ペースメーカー　181
洞結節機能不全(洞不全症候群を参照)
洞結節不整脈　63-81
洞徐脈　66-70(徐脈も参照)
　　原因　67

徴候と症状　67
治療　68-69
特徴　68, 69i
臨床的意義　67
洞調律復帰に伴うリスク(心房細動から)　100
洞停止　73-78
原因　73
失神　77
徴候と症状　76
治療　76-78
洞不全症候群　77
特徴　75-76, 76i
評価　74-75
臨床的意義　73, 75
等電位線　24
洞頻脈　70-73
原因　70
徴候と症状　71
治療　72-73
特徴　71, 71i
臨床的意義　70
洞不整脈　64-66
原因　64
呼吸　64, 64i
治療　66
洞不全症候群　65
特徴　65-66, 65i
臨床的意義　64-65
洞不全症候群
合併症　79
関連する調律障害　79
原因　78-79
精神状態の変容　81
塞栓症　81
徴候と症状　80
治療　81
特徴　79-80, 80i
臨床的意義　79
洞房結節　15-16, 16i
血液供給　63

神経支配　63
発火頻度　63
洞房ブロック　74-75i
等容性弛緩(心周期の時相)　10i
等容性収縮(心周期の時相)10i
トカイニド　212(Ib群抗不整脈薬も参照)
ドフェチリド　222-223
効果　219i
心血管系有害作用　222
治療ガイドライン　222-223
投与ガイドライン　222
非心血管系有害作用　223
トルサード・ド・ポアン
小児の-　139
心電図　139i

な

ナトリウムチャネル遮断薬(Ia群抗不整脈薬を参照)
2:1第2度房室ブロック　160
ノルエピネフリン　11

は

肺循環　7
肺静脈　6i, 7
肺静脈アブレーション　195i
肺動脈　6i, 7
肺動脈弁　7, 10i
背部誘導心電図　244, 246, 247
波形干渉　37
　トラブルシューティング　38t
波形の振れ(極性)と電流の方向　24, 24i
バッハマン束　16
速いチャンネルの遮断薬(Ia群抗不整脈薬を参照)
半月弁　6, 7
万能型ペースメーカー(DDDペースメーカーモードを参照)
ヒス束　16, 17
ヒス-プルキンエ系　17
非薬物治療　175-200
頻脈(洞頻脈も参照)
小児　68
病態生理　72
頻脈に対する二次救命処置アルゴリズム　308i-309i
副交感神経と心臓　12-13
プルキンエ線維　16i, 17
小児の-の発火頻度　18
フレカイニド　213-215
効果　214i
心血管系有害作用　213-214
治療ガイドライン　214-215
投与ガイドライン　213
非心血管系有害作用　214
プロカインアミド　210-211
効果　209i
心血管系有害作用　211
治療ガイドライン　211
投与ガイドライン　210-211
非心血管系有害作用　211
モニタリング　211
プロノン(プロパフェノンを参照)
プロパフェノン　215-216
効果　214i
心血管系有害作用　215
治療ガイドライン　215
投与ガイドライン　215
非心血管系有害作用　216
プロプラノロール　216, 217(II群抗不整脈薬も参照)
平均QRSベクトル　242
平均瞬時ベクトル　242
ベラパミル　224-225
効果　224i
心血管系有害作用　224
治療ガイドライン　224-225
投与ガイドライン　224

索引

非心血管系有害作用　225
ヘルベッサー（ジルチアゼムを参照）
ペーシング不全　188i, 189
ペーシングリード　176, 176i
ペースメーカー
　一時的—　178-181
　患者教育　190-191
　機構　175-177
　恒久的—　178
　留置　179i
　高齢者の—　181
　コーディングシステム　181-183, 182i
　ジェネレーター　176-177, 180-181, 180i
　小児患者の—　183
　スパイク　177, 177i
　治療ガイドライン　189-190
　適応　175
　同期型—　181
　トラブルシューティング　187-189, 188i
　評価　186-187
　ペーシングリード　176, 176i
　モード　183-186, 184i, 185i
　両心室ペースメーカー　191-194, 192i
ペースメーカー細胞　18, 18i
ペースメーカースパイク　177, 177i
ベースライン　39t
ベースラインドリフト　37
　トラブルシューティング　38t
房室結節　16-17
　小児の—の発火頻度　17, 18
房室結節アブレーション　195i, 196
房室ブロック　153-167

　高齢者の—　154
　分類　155
　誘発因子　153-155
捕捉不全　187, 188i, 189

ま

右側胸部誘導心電図　244, 247-248
無脈性電気活動　146
迷走神経とインパルスの伝播　12-13
面　25
モニタリングシステム　26
モニターのトラブル　37, 39
　トラブルシューティング　38-39t
モビッツI型ブロック（第2度I型房室ブロックを参照）
モビッツII型ブロック（第2度II型房室ブロックを参照）

や

薬物治療　205-232
有線式モニタリング　26
　短所　26
　電極装着部位　31, 32-33i, 34i
　連続的表示　26
誘導　27-35
　modified chest lead　30-31
　前胸部誘導　28-29
　　電極装着部位　30i
　双極肢誘導　27
　　電極装着部位　29i
　増幅肢誘導　28
　　電極装着部位　29i
　電極の装着　31, 32-33i, 34-35, 34i
　リード線の接続法　31, 32-33i, 34i
弱いシグナル　38t

ら

リエントリー　18
　—心房不整脈の原因　88
リドカイン　212-213
　効果　212i
　心血管系有害作用　213
　治療ガイドライン　213
　投与ガイドライン　212
　非心血管系有害作用　213
硫酸マグネシウム　231-232
　心血管系有害作用　232
　治療ガイドライン　232
　投与ガイドライン　231
　非心血管系有害作用　232
両心室ペースメーカー　191-194, 192i
　患者教育　194
　装着患者の看護　193
　適応　193
　利点　191-192
　リード留置部位　191, 192i
リード線の接続法
　電極装着部位　28i, 32-33i
　電極の装着　31, 34-35, 35i
6軸座標系　258, 258i

わ

ワソラン（ベラパミルを参照）

著者：
ダイアン・M・アレン (Diane M. Allen)
ナンシー・ベッケン (Nancy Bekken)
カレン・クリスフラ (Karen Crisfulla)
モーリス・H・エスピノザ (Maurice H. Espinoza)
キャスリーン・M・ヒル (Kathleen M. Hill)
シェリル・カベリ (Cheryl Kabeli)
カレン・ナイトフランク (Karen Knight-Frank)
マーセラ・アン・ミカライティス (Marcella Ann Mikalaitis)
シェリル・レイダー (Cheryl Rader)
リー・アン・トゥルヒーオ (Leigh Ann Trujillo)
レベッカ・アンルー (Rebecca Unruh)
オパール・V・ウィルソン (Opal V. Wilson)
肩書はp.ivを参照。

監修者：
山下 武志 (やました たけし)
心臓血管研究所 所長・院長。東京大学医学部卒業、大阪大学医学部第二薬理学講座、東京大学医学部循環器内科を経て、(財)心臓血管研究所研究本部長を経て現職。日本心電学会木村栄一賞、日本循環器学会 Young Investigator's Awards 、世界心電学会 Young Investigator's Awards 等を受賞。『心筋細胞の電気生理学』『心が動けば医療も動く!?』（ともにメディカルサイエンスインターナショナル）、『ナース・研修医のための心電図が好きになる!』（南江堂）、『心房細動に出会ったら』『不整脈で困ったら』『3秒で心電図を読む本』（メディカルサイエンス社）等、著書多数。

翻訳者：
平山 いずみ (ひらやま いずみ)
千葉大学理学部化学科卒業、筑波大学修士課程環境科学研究科修了。酵素メーカー研究開発部にて研究員としての勤務を経て医薬翻訳者となる。

ECG Interpretation made Incredibly Easy!
最強のモニター心電図

発　　行　2013年9月15日
発 行 者　平野　陽三
発 行 所　株式会社 ガイアブックス
　　　　　〒169-0074 東京都新宿区北新宿 3-14-8
　　　　　TEL.03 (3366) 1411　FAX.03 (3366) 3503
　　　　　http://www.gaiajapan.co.jp

Copyright GAIABOOKS INC. JAPAN2013
ISBN978-4-88282-883-9 C3047

落丁本・乱丁本はお取り替えいたします。
本書を許可なく複製することは、かたくお断わりします。
Printed in China